轻松母婴护理

Maternal-Neonatal Nursing Made Incredibly Easy

注　意

本书提供了药物的准确的适应证、副作用和疗程计量，但有可能发生改变。读者须阅读药商提供的外包装上的用药信息。作者、编辑、出版者或发行者对因使用本书信息所造成的错误、疏忽或任何后果不承担责任，对出版物的内容不做明示的或隐含的保证。作者、编辑、出版者或发行者对由本书引起的任何人身损伤或财产损害不承担任何责任。

出版者

轻松母婴护理

Maternal-Neonatal Nursing Made Incredibly Easy

（第2版）

主　编　Springhouse 工作室

主　译　曹枫林　李明

译　者　（按姓氏笔画排序）

仝春兰　刘　丽　李　明　李　静

陈新霞　袁秋环　曹枫林

北京大学医学出版社

Peking University Medical Press

图书在版编目（CIP）数据

轻松母婴护理：第2版 / 美国Springhouse工作室主编；曹枫林等译. — 北京：北京大学医学出版社，2008. 11

书名原文：Maternal-Neonatal Nursing Made Incredibly Easy

ISBN 978-7-81116-288-2

Ⅰ. 轻… Ⅱ. ①美… ②曹… Ⅲ. ①妊娠期—护理—基本知识②产褥期—护理—基本知识③新生儿—护理—基本知识 Ⅳ. R473.71 R174

中国版本图书馆CIP数据核字（2008）第147955号

轻松母婴护理

主　　译： 曹枫林　李明
出版发行： 北京大学医学出版社（电话：010-82802230）
地　　址：（100191）北京市海淀区学院路38号 北京大学医学部院内
网　　址： http://www.pumpress.com.cn
E - mail： booksale@bjmu.edu.cn
印　　刷： 北京佳信达欣艺术印刷有限公司
经　　销： 新华书店
责任编辑： 李娜　罗德刚　　**责任校对：** 杜悦　　**责任印制：** 郭桂兰
开　　本： 787mm × 1092mm　1 / 16　**印张：** 37.5　**插页：** 4　**字数：** 795千字
版　　次： 2009年1月第1版　2009年1月第1次印刷
书　　号： ISBN 978-7-81116-288-2
定　　价： 118.00元

原著者名单

Christine C. Askham, RN, BSN
VN Faculty
Unitek College
Fremont, Calif.

Kimberly Attwood, RN, PhD(c)
Instructor
DeSales University
Center Valley, Pa.

Beatrice Beth Benda, RNC, MSN
Staff Nurse
Allina Hospitals & Clinics
University of Minnesota Fairview
Riverside Maternal Fetal Medicine Clinic
Minneapolis

Anita Carroll, EdD, MSN
Nursing Instructor
West Texas A&M University
Canyon

Marsha L. Conroy, RN, MSN, APN
Nursing Instructor
Cuyahoga Community College
Cleveland

Kim Cooper, RN, MSN
Nursing Department Program Chair
Ivy Tech Community College of Indiana
Terre Haute

Patti F. Gardner, MSN, CNM, IBCLC
Clinical Nurse Specialist: Women's Health & Lactation
United Medical Center
Cheyenne, Wyo.

Valera A. Hascup, RNC, MSN, PhD (c), CCES, CTN
Assistant Professor of Nursing and Director of the Transcultural Nursing Institute
Kean University
Union, N.J.

Vivian Haughton, RN, MSN, CCE, IBCLC
Clinical Nurse Specialist–Maternal/Child Health
Good Samaritan Health System
Lebanon, Pa.

Dana M. L. Hinds, RN, MSN, FNP
Nursing Instructor, Family Nurse Practitioner
Central Maine Medical Center School of Nursing
Lewiston

Beverly Kass, RNC, MS
Faculty
William Paterson University
Wayne, N.J.

Randy S. Miller, RN-C, BS, MSN
Student Coordinator
Orlando (Fla.) Regional Healthcare

James F. Murphy, RNC, MS
Educator/Instructor
ViaHealth/Rochester General Hospital
Isabella Graham Hart School of Nursing
Rochester, N.Y.

Noel C. Piano, RN, MS
Instructor/Coordinator
Lafayette School of Practical Nursing
Adjunct Faculty
Thomas Nelson Community College
Williamsburg, Va.

Janet Somlyay, RN, MSN, CNS, CPNP
Clinical Nurse Specialist—Pediatrics and Nursery
United Medical Center
Cheyenne, Wyo.

Robin R. Wilkerson, RN, PHD
Associate Professor of Nursing
University of Mississippi
Jackson

译者前言

这是一本与众不同的教科书，为我们打开了一扇惊奇之门！

多年来，我们已经习惯了各种医学教科书近乎相同的编写模式和风格，我们一直追求教科书的科学性和严谨性，力图呈现给学生最全、最新的信息，但我们却忽略了教材的趣味性，试问这种千篇一律的模式是否还能激起学生学习的兴趣？作为专业教师，我们一直试图让学生在获取知识的同时能体会到学习的乐趣。终于，我们遇到了《轻松母婴护理》。这本书以轻松简洁的形式，介绍了从妊娠、分娩到产后这个女性一生中极为特殊的时期所具有的生理和心理特点、可能出现的问题以及相应的护理，另外还介绍了新生儿及高危新生儿的护理。整本书以大量的卡通插图、幽默的语言、丰富的图表有效地吸引了读者的注意，将复杂的理论介绍得通俗易懂、深入浅出，令人印象深刻。

正因为本书鲜明的特点，也增加了翻译工作的挑战性。面对中西方文化的差异和课程体系的不同，我们力求在保持原书风貌的同时，能适应中国读者的阅读习惯，将这本书的启发性、趣味性和实用性发挥到极致。翻译过程中曾遇到过无数的难题和困惑，感谢山东大学护理学院的领导和同事对我们的帮助和鼓励，感谢翻译团队的每一位成员辛勤的劳动，正是有了这样的合作和努力，才能使这本书有机会同大家见面。但由于时间仓促和翻译经验的不足，译文中难免有疏漏和错误之处，敬请广大读者不吝指正！

医学典籍浩如烟海，其中不乏不朽之作。《轻松母婴护理》是医学教育园地的一枝奇葩，引发了我们无尽的思索，也冀其裨益于同道！

曹枫林　李明
山东大学护理学院
2008年10月

前　言

长期以来，护理教育者致力于为护理专业的学生及护士提供重要的护理学知识。也正因此，我们经常提出疑问，这些护理概念、护理实践和研究结果是如何融入她们的大脑中，从而指导其合理运用护理程序并形成富有知识的评判性思维的？问题的答案如下。

首先，如果有催化剂的帮助，学习过程将更容易。目前教育者意识到，通过鼓励学生积极参与到学习过程中，并运用各种成人学习方法，我们可以使学生更容易获取知识和运用知识。这些方法包括各种形式的测验、个案假设和情景模拟。

其次，教育者如果能将有趣的经历和学习过程结合起来，将是一种积极的学习方式。这些经历可以以卡通、有趣的诗歌、谜语、辩论、笑话、幽默或者巧妙的比喻，甚至是歌曲的形式再现，而采取的方法没有任何限制。

作为一名护理教育者，我对将积极的学习与娱乐结合起来的元素非常着迷。而第二版的《轻松母婴护理》吸引我的地方正是这种结合。

熟悉第一版的读者将非常高兴地见到本书保留了许多读者喜爱的特点，这也是该书成为一个优秀资源的原因。大量的信息仍以多种简洁的方式表达，有效地吸引了读者的注意力。原有的内容被加以更新和提高，并且表格、图表、图解、阶段测试以及令人愉悦的卡通等可帮助读者注意重点内容。附加的内容包括悲伤和失落、卧床休息、产后抑郁、替代疗法和药物滥用。

除此之外，本书的图解插画可引起你对重要问题的关注：

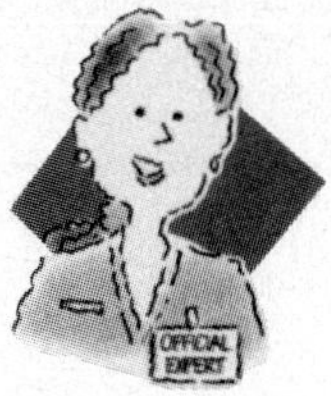

专家建议（Advice from the experts）：由专业人士——产科及新生儿科护士提供关于母婴护理的建议和技巧。

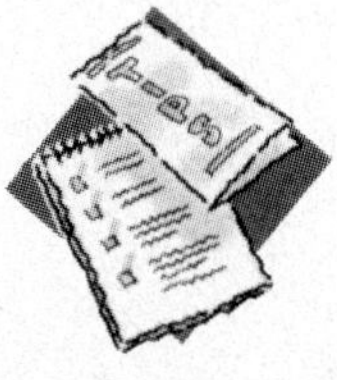

教育园地（Education edge）：为患者提供健康教育的建议，这亦有助于护士的教育工作，这些内容对于促进健康的妊娠、预防并发症是非常重要的。

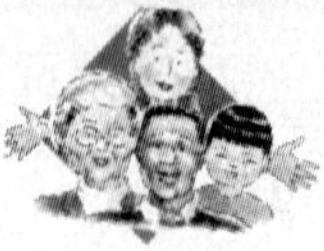

跨文化护理（Bridge the gap）：提供可能影响护理工作的文化差异中的细节。

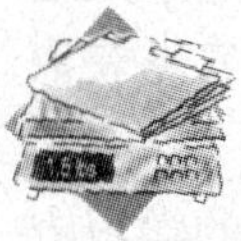

注重证据（Weighing the evidence）：指导循证护理实践。

享用这个综合性的且充满趣味的资源吧，这的确是一本内容丰富的书！

Joan E. Edwards, RNC, MN, CNS
Assistant Clinical Professor
Texas Woman's University
Houston

目　录

第一章　母婴护理概述 ………………………………… 1
第二章　受精及胎儿的发育 ………………………… 27
第三章　计划生育、避孕和不孕症 ………………… 59
第四章　妊娠期生理和心理调适 ………………… 103
第五章　产前护理 ………………………………… 147
第六章　高危妊娠 ………………………………… 209
第七章　分娩 ……………………………………… 291
第八章　分娩期并发症的护理 …………………… 361
第九章　产后护理 ………………………………… 417
第十章　产褥期并发症 …………………………… 447
第十一章　新生儿评估与护理 …………………… 475
第十二章　高危新生儿的护理 …………………… 517
附　录
孕妇和非孕妇实验室检查参考值 ………………… 561
母体每日饮食中选择的营养素摄入量 …………… 563
新生儿实验室检查正常参考值 …………………… 565
NANDA-Ⅰ分类Ⅱ…………………………………… 569
术语表 ……………………………………………… 573
主要参考文献 ……………………………………… 577
专业词汇中英对照 ………………………………… 579

1

第一章 母婴护理概述

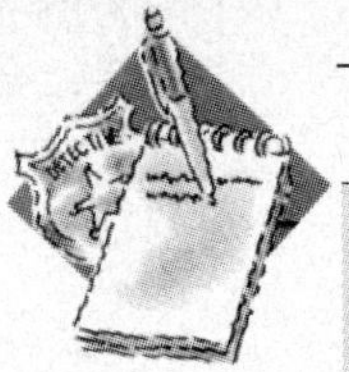

主要内容

在本章中，你将学习：

- ◆ 产科及新生儿科护士的角色
- ◆ 以家庭为中心的护理动态
- ◆ 家庭的结构和功能
- ◆ 家庭对妊娠反应的影响因素
- ◆ 与母婴护理相关的法律与伦理学问题

母婴护理

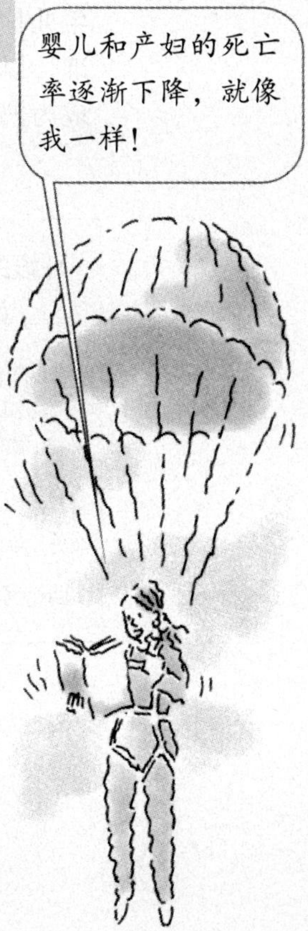

在北美，每年有400多万孕妇需要护理照顾。提供这种护理具有挑战性也是有意义的。因为护士必须有效地运用护理技能，对孕妇进行详尽的教育，并且要保持敏感性，对孕妇情感上的需求提供支持。

下降趋势

近几十年来，婴儿及产妇死亡率不断下降，即使在年龄超过35岁的产妇中也一样。导致这种下降的因素包括如前置胎盘和异位妊娠等疾病的发生率下降，以及对相关并发症的预防。另外，妊娠期高血压并发症的有效控制以及分娩麻醉药物的使用减少，也是造成死亡率下降的原因。

发展的空间

尽管已取得了这些进步，但是在提高产妇和新生儿健康照顾方面还有发展的空间。在穷困的孕妇、少数民族以及青少年妈妈中，婴儿和产妇的死亡率仍较高——很大程度上是因为缺乏良好的产前护理。

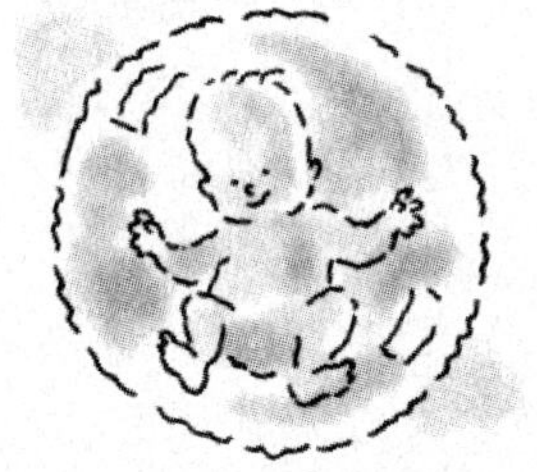
你的工作是照顾好我、我的妈妈和其他家庭成员。我出生后，会感谢你的！

母婴护理的目标

母婴护理的主要目标是对孕妇、家庭、婴儿提供综合性的以家庭为中心的护理，并将其贯穿于妊娠全过程。（见：妊娠的 3 个时期）

制定标准

1980 年，美国护士协会母婴保健护理实践分会为母婴护理制定了标准。这些标准为护理计划及患者预期效果的制定提供了依据。之后，妇女保健协会、助产及新生儿护士协会在这些标准的基础上制定了现在的实践标准，以促进产妇和新生儿的健康。现在，这些标准已经成为护士为产妇和新生儿提供循证护理的准则。

妊娠的 3 个时期

妊娠可以分为以下 3 个时期：

- 产前期：从受精至分娩开始的时期；
- 分娩期：从导致宫颈扩张的宫缩开始至新生儿和胎盘娩出后最初的 1～4 小时内；
- 产后期：指新生儿及胎盘娩出后 6 星期，也称作产褥期，这一时期持续至母亲的生殖器官恢复至未孕状态时止。

实践环境

产科及新生儿科护士可在不同的环境下工作，包括社区健康中心、医生办公室、医院诊所、急诊医院、妇科医院、分娩中心及患者家里。

没有任何一个地方像家里一样……

截止到 2000 年，98%的分娩是在医院的待产室、分娩室或者产房中进行的。现在，越来越多的家庭选择在其他环境中分娩，如分娩诊所或家中。在这些环境中，通过允许家属更多地参与到分娩过程中，以使他们对此过程有更多的了解。

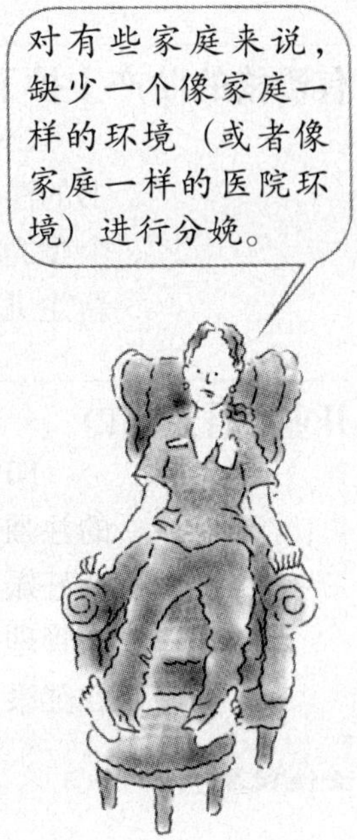
对有些家庭来说，缺少一个像家庭一样的环境（或者像家庭一样的医院环境）进行分娩。

……或者远离家庭的“家庭”

为了满足产妇对更加放松和家庭式的分娩环境的需求，医院将她们的待产室、分娩室改建成更接近自然的分娩环境。目前在大多数医院都可看到待产室、产房、产后康复病房，或者待产室、产房、产后康复及产褥期病房。在这些家庭式的环境中，陪同者、家属及其他给予支持的人们在整个分娩过程中都可以待在病房里，产妇则可以在分娩的房间中度过产后恢复期。在对产妇和新生儿的健康照顾中，这种家庭式的环境体现了一种整体的、以家庭为中心的护理方式。

母婴护理的角色和功能

从事母婴护理的护士承担着多种角色，包括护理提供者、教育者、支持者和顾问。每一种角色所发挥的作用取决于护士的教育层次。从事母婴护理的护士包括注册护士、取得合格证的助产士护士（CNMs）、开业护士（NPs）或者临床护理专家（CNSs）。

注册护士（RN）

注册护士是得到认证的护理项目的毕业生，并成功通过国家执业资格考试委员会的考试，由护士工作所在州颁发执照。要在产科及新生儿科工作，注册护士需要接受大量的上岗培训，包括能力测试和继续教育。她们不仅为患者提供直接的护理，满足患者和家庭的教育需求，而且也作为患者的支持者和顾问发挥着重要的作用。

有资格的助产士护士（CNM）

CNM是已经达到硕士研究生教育水平或已得到CNM证书的注册护士。CNM可以独立地开展工作，并且有能力对一个低危孕妇的整个妊娠过程提供护理。CNM也可以接生新生儿。

开业护士（NP）

NP也是已经达到硕士研究生教育水平或已得到NP证书的注册护士。她们可以开展更广泛、更高级的业务。在妊娠期或产褥期，NP可以收集病史、进行体格检查和管理护理过程（与医生进行商讨）。她们可以担任女性健康NP、家庭NP、新生儿NP或儿科NP。

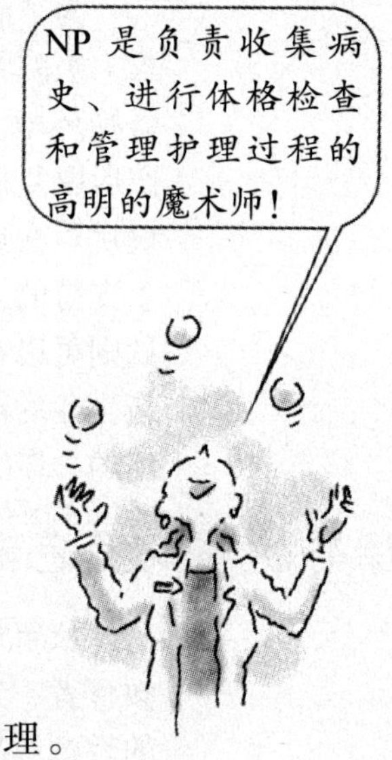
NP是负责收集病史、进行体格检查和管理护理过程的高明的魔术师！

女性健康NP

女性健康NP的重要作用是为女性提供身体方面和预防保健方面的知识宣教。她们为有性传播疾病的女性提供护理，并对她们的生育和避孕问题提供建议。女性健康NP帮助女性保持健康以使她们顺利度过妊娠期，并终身都能拥有健康的身体。

家庭NP

家庭NP（FNP）为各年龄段的所有患者提供护理。她们可以为患者进行健康体检、收集妊娠资料、作出诊断和进行妇科检查、为家庭制订妊娠期及分娩后的护理计划，还可为普通孕妇提供产前护理。FNP为整个家庭提供的护理，着重于提高整个家庭成员的健康状况、促进身心健康和发挥最佳的家庭功能。

新生儿 NP

新生儿 NP（NNP）是在新生儿护理方面有专业技能的护士，并且可以在不同的工作环境中从事不同水平的护理工作，从健康婴儿托儿所到高级别的重症监护室和早产婴儿室。她们也可以在新生儿重症监护病房（NICUs）或者是新生儿随访诊所工作。NNP 的工作职责包括正常新生儿的评估、体格检查，以及高危婴儿的随访和制订护理计划。

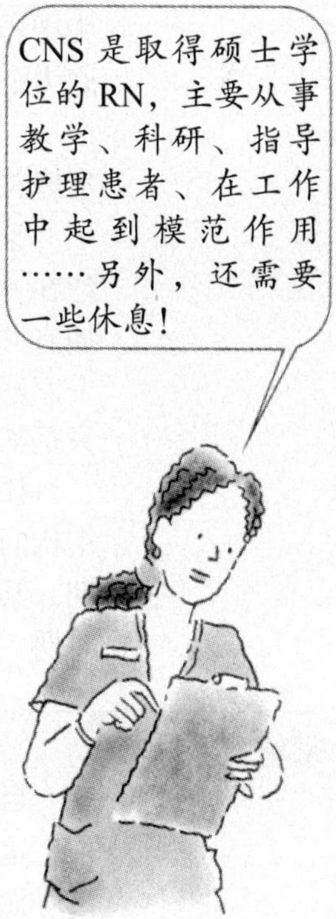
CNS 是取得硕士学位的 RN，主要从事教学、科研、指导护理患者、在工作中起到模范作用……另外，还需要一些休息！

儿科 NP

儿科 NP（PNP）可以为健康婴儿提供护理、为母亲提供咨询、进行身体评估以及采集患儿的详细病史。PNP 主要从事卫生保健工作。她们可以安排诊断检查、开具合适的治疗药方，当然处方权因各州的规定而有所不同。如果 PNP 诊断出一个儿童患有某种疾病，如心脏病，她们可以和儿科医生或者其他专家共同参与患儿的治疗。

临床护理专家（CNS）

CNS 是已获硕士学位的 RN。CNS 主要从事健康促进、患者教育、提供直接的护理照顾及从事研究工作。CNS 是提供高质量护理工作的榜样和老师。她们也是在母婴护理领域工作的注册护士的顾问。

特殊的专家

通过培训 CNS 可以：

- 在 NICUs 从事护理工作；
- 作为产妇的教育者，开展分娩教育项目，为孕产妇及家属做好准备，并为在正常情况下分娩的产妇及家属提供护理服务；
- 作为产妇的哺乳顾问，帮助并指导产妇如何进行母乳喂养。

以家庭为中心的护理

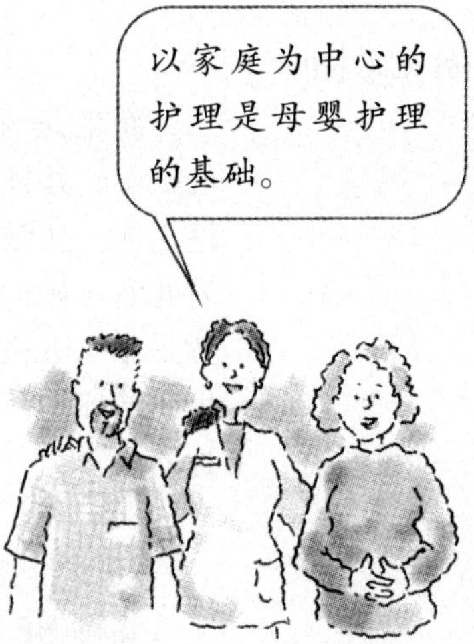
以家庭为中心的护理是母婴护理的基础。

产科及新生儿科护士的职责是为孕妇、胎儿和家属提供整体化的护理。这种护理模式称为以家庭为中心的护理。了解家庭的结构和功能，对于以家庭为中心的护理的实施是非常重要的。

家庭关系

家庭是由两个或两个以上的成员组成，共同居住在一起，发挥着某种相互关联的社会功能，并且拥有共同的情感纽带。家庭可以深刻地影响着每一个家庭成员。因此，在护理中兼顾整个家庭，而不只是某个成员，已经成为现代护理实践的焦点。

任何变化，例如家庭中多了一个新成员，都可以引起家庭结构的改变。如果一位家庭成员患病或是正处于一段不幸的时期，其他家庭成员都会感受到一种巨大的压力。在妊娠和分娩时期，家庭成员的角色必须进行充分的调整来适应种种变化。

家庭结构

目前，存在几种不同的家庭结构。在家庭的整个生命周期中，这些结构可能会因为某些因素，如工作、出生、死亡、离婚等而发生变化。家庭结构也会因为家庭的角色、生育问题、家庭收入方式和社会文化因素等而有所不同。

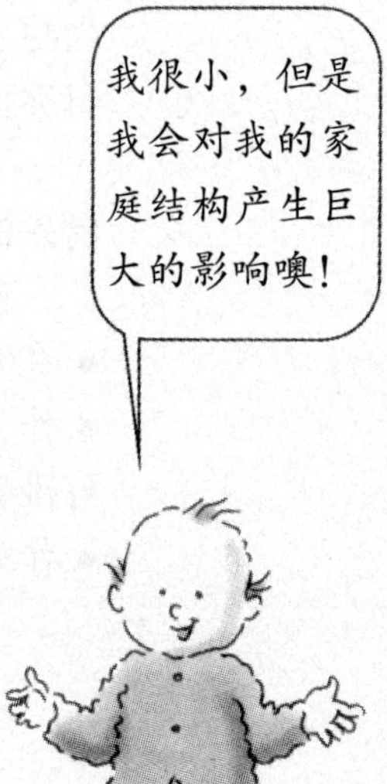
我很小，但是我会对我的家庭结构产生巨大的影响噢！

家庭结构的类型包括：

- 核心家庭
- 同居家庭
- 扩展家庭或者多代家庭
- 单亲家庭
- 混合家庭
- 社区家庭
- 同性恋家庭
- 抚养家庭
- 收养家庭

核心家庭

传统上，核心家庭被定义为由妻子、丈夫、一个或多个孩子组成的家庭。因为核心家庭的规模相对较小，它可以对自己的家庭成员提供支持和爱护。然而，规模小也有其弱点。例如，当危机到来时比如一场疾病，将会有很少的家庭成员可以共同承受负担和提供支持。

同居家庭

同居家庭是由住在一起但是没有结婚的异性恋人组成的。这种居住关系可能是长期的也可能是短期的。同居家庭可以采取像传统的核心家庭一样的方式，对它的家庭成员提供精神上和物质上的支持。

扩展家庭或者多代家庭

扩展家庭或者多代家庭包括核心家庭成员和其他家庭成员，比如祖父母、阿姨、叔叔、表姊妹和孙子。在这种类型的家庭中，主要的支持成员不一定是妻子、丈夫或亲密的人。主要提供照顾的人可能是祖父母、阿姨或者叔叔。这种类型的家庭典型的表现是有更多的家庭成员，可以分担家庭负担和提供支持，但是由于家庭里要供养的人数较多，也可能会遇到经济上的问题。

单亲家庭

目前，在学龄儿童的家庭中，单亲家庭占 50%～60%。尽管很多单亲家庭中，母亲是孩子的照顾者，但是现在，越来越多的父亲也在单独抚养孩子。单亲家庭存在的原因有很多，包括离婚、配偶死亡以及选择在没有婚姻的情况下抚养孩子。

努力工作赚钱

经济问题比如低收入，可能对单亲父母来说是一个难题。虽然越来越多的单身父母是父亲，但是大多数还是母亲。传统上，女性的工资要比男性的工资低。当母亲的工资是家庭的唯一收入来源时，就会出现经济问题。

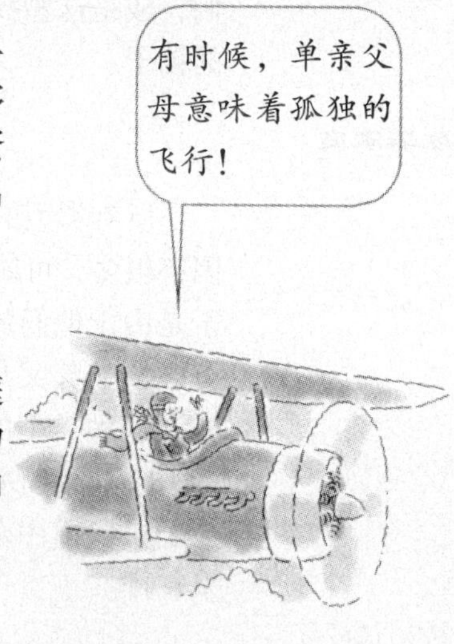

孤独的生活

单亲家庭的另一个困难是在抚养孩子时缺乏家庭成员的支持，特别是当单身父母患病时这种问题尤为突出。单身父母也可能无法满足一般父母的多种角色，比如除了是家庭中唯一收入来源的提供者之外，同时还要做一个好父亲和好母亲。

混合家庭

在混合家庭中，由于再婚使两个单独的家庭组合成一个家庭。很多时候，当孩子们被置于一个新的家庭环境时，冲突和敌对就会在这样的家庭中出现。家庭成员之间会出现嫉妒和摩擦，特别是当这个新的混合家庭的父母都有自己的孩子时。另一方面，混合家庭的孩子对新的环境也需要更多的适应。

社区家庭

社区家庭是由一群愿意生活在一起的人组成，他们不一定有婚姻关系或是血缘关系，而可能是由于社会或是宗教信仰而联系在一起。社区家庭中的成员并不遵守传统的卫生保健程序，但是他们会主动参与自己的卫生保健，而且更容易接受对患者的教育。

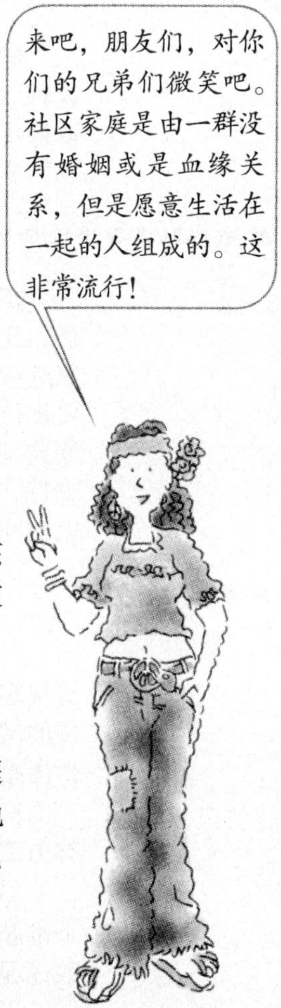
来吧，朋友们，对你们的兄弟们微笑吧。社区家庭是由一群没有婚姻或是血缘关系，但是愿意生活在一起的人组成的。这非常流行！

同性恋家庭

一些同性恋夫妇选择组成自己的家庭，包括孩子。这些孩子可能是收养的，或者来自代孕母亲、人工授精或是原来的家庭和婚姻。

抚养家庭

养父母照顾那些被自己的亲生父母遗弃的孩子。抚养家庭通常是暂时存在的，直到孩子的亲生父母再重新开始照顾他们，或是这些孩子由别的家庭收养。养父母可能有或没有自己的孩子。

收养家庭

所有类型的家庭均可以变成收养家庭。家庭收养孩子的原因有很多，可能包括不能生育孩子。在某些情况下，收养的孩子是由于他们的亲生父母无力养育并且同意孩子被别人收养。有时候，养父母可能是被收养孩子的同胞或是亲生父母的亲戚。这种类型的家庭是非常有益的，但是同时会对家庭关系带来挑战，特别是当家庭中还有养父母的亲生孩子时。收养孩子可以由中介，也可以通过国际性的收养机构或私人机构来安排。

家庭职能

为了确保家庭成为一个有效的单元以及每一个家庭成员功能的发挥，一个健康的家庭应履行 8 项职能。包括：

- 资源的分配
- 家庭成员的社会化
- 劳动分工
- 物质需求
- 维持秩序
- 家庭成员的出生、离开与增加
- 家庭成员在社会中的定位
- 保护动力和士气

资源的分配

由于每一个家庭的资源有限，因此需要决定这些资源该如何分配。有时候，有些家庭成员的需要可以得到满足而有些则不能。例如，一个孩子可以得到新的鞋子，而另一个孩子只能穿旧鞋。

金钱不是万能的

金钱并不是唯一的资源。有些资源比如感情和空间也是需要进行分配的。例如，年龄大的孩子可以拥有自己的房间而年龄小的孩子们只能共享一个房间。大多数家庭可以很好地作出决定，但是功能不良的家庭或是有经济问题的家庭可能无法履行这项职能。

家庭成员的社会化

为孩子融入社会以及与社会上其他成员相处做准备，是另一项重要的家庭职能。如果家庭的文化和它所居住的环境不同，这将会是一项困难的任务。

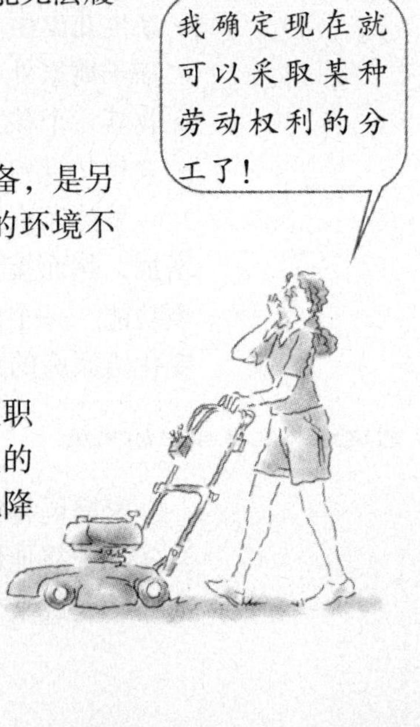
我确定现在就可以采取某种劳动权利的分工了！

劳动分工

劳动分工是将责任分配到每一位家庭成员的家庭职能。比如，家庭成员必须决定谁来为家庭提供经济上的支持，谁管理家务，以及谁来照顾孩子们。当新生儿降生时，家庭的劳动分工可能会发生变化，特别是当父母双方都需要全日制工作时。

物质需求

物质需求包括提供基本的需求，比如衣、食、住和卫生保健等。家庭通过寻找固定的工作和安全的住所来满足这些需求。拥有足够的资源来履行这些职能是非常重要的，否则家庭很容易处于危机之中。在提供基本需求时，资源的不合理分配也会产生问题。物质需求也包括当家庭中某个成员生病时，对其提供情感上的支持和照顾。

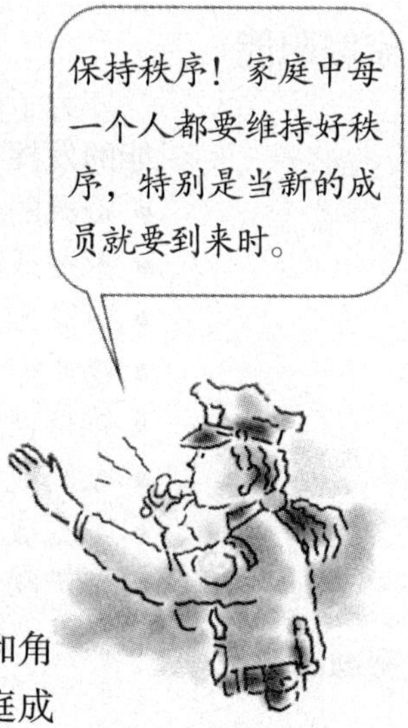
保持秩序！家庭中每一个人都要维持好秩序，特别是当新的成员就要到来时。

维持秩序

维持秩序的职能不仅包括家庭成员之间的交流，还包括为家庭成员制订规则和为每一个成员在家庭中定位。例如，当新生儿降生时，有良好秩序的，以及有明确的规则和角色定位的家庭将会明白这个新的成员应该定位在哪里。家庭成员会欢迎这个新生儿加入到家庭中来，并且能够理解其作为一个家庭成员的角色和功能。而不健康的家庭则会发现很难履行这一职能，家庭成员可能会感到一种威胁，认为这个新生儿的到来将会改变他们的角色或者取代他们在家庭中的地位，他们将视这个新生儿为入侵者。

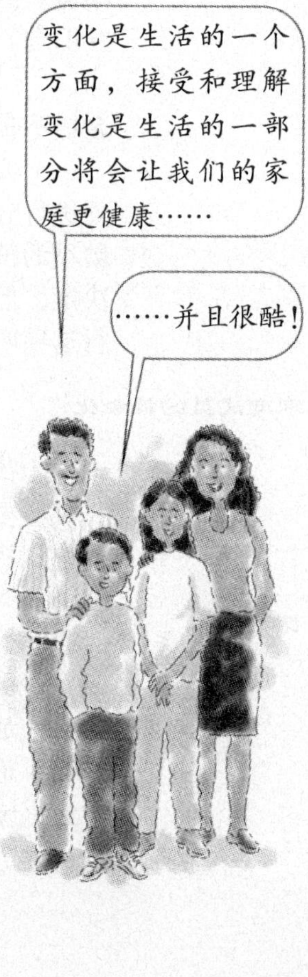
变化是生活的一个方面，接受和理解变化是生活的一部分将会让我们的家庭更健康……
……并且很酷！

家庭成员的出生、离开与增加

家庭成员的出生、离开与增加可以在不同的情况下发生。例如：

- 新生儿出生（出生）
- 孩子离家外出上学（离开）
- 收养一个孩子（增加）
- 老年父母到来与核心家庭同住（增加）

虽然家庭成员通常并不控制家庭成员的出生、离开与增加，然而接受这些生活中可能发生的变化也是家庭的一项功能。一个健康的家庭会接受这些变化，并且理解这些变化给家庭的角色和功能所带来的影响。

家庭成员在社会中的定位

家庭同样需要决定他们在社会中的定位。换句话说，当父母选择他们居住的地方以及为孩子们选择学校时，家庭开始变成某个社区中的一部分而融入社会。家庭选择教堂或者参加犹太人集会、体育活动、俱乐部等，同样体现了家庭在社会中的位置。

保护动力与士气

当家庭的荣誉感出现时，保护动力和士气的职能得以体现，而大部分情况下是通过家庭成员情感上的鼓励和支持来实现的。如果家庭成员为他们的成就而感到自豪，那么每一个成员和整个家庭的自豪感也会随之产生。这会让他们更加相互关心，更加保护家庭及家庭的活动。而且，当危机来临时，他们也会更加相互支持。

护理程序

产科及新生儿科护士通过以下的护理程序来提供护理：

- 评估
- 护理诊断
- 计划
- 护理措施
- 结果评价

这些步骤的实施确保了高质量的和持续的护理。

评估

母婴护理评估应该包括对患者及其家庭的评估。评估指的是持续地收集资料，来判断患者现存的和潜在的健康需求。根据美国护士协会的指导方针，所收集的资料应该准确地反映患者的生活经历和生活方式。为了做到这一点，在收集资料的时候，要采用客观的和非裁决性的方式。资料可以通过护理病史、体格检查，以及查看有关的实验室数据和治疗信息来获得。

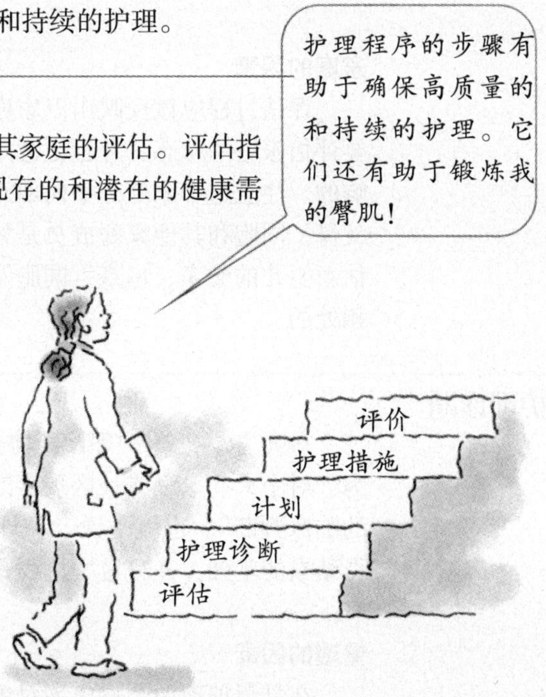

妈妈的因素

在妊娠时期，所要评估的母亲的因素包括：

- 孕妇的年龄
- 既往的医疗、孕产史
- 对胎动的反应
- 营养状况

记住：母亲的健康状况将直接影响到胎儿的状态。

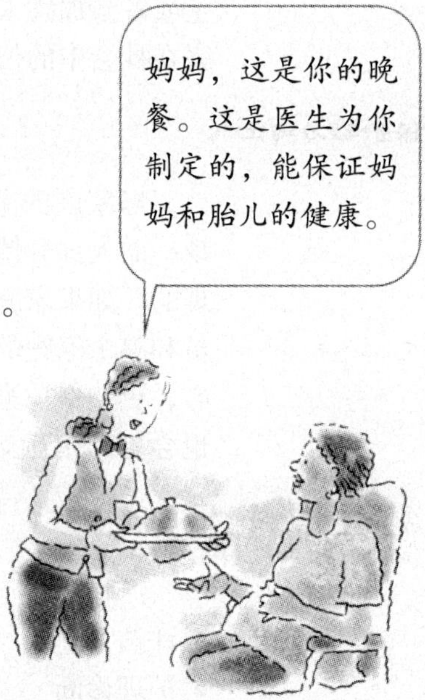
妈妈，这是你的晚餐。这是医生为你制定的，能保证妈妈和胎儿的健康。

婴儿的因素

分娩后，所要评估的新生儿的因素包括：

- Apgar 评分
- 孕龄
- 与孕龄相应的体重
- 生命体征
- 喂养方式
- 肌张力
- 囟门的状态
- 新生儿啼哭的特点

家庭的因素

评估过程应该反映出以家庭为中心的护理模式。因此务必要评估家庭的状态，并且注意妊娠和分娩是如何对家庭产生影响的。注意这个家庭是如何面对新生儿的降生，以及新生儿的父母、同胞和其他家庭成员是如何受到影响的。同样，还要评估新生儿的父亲、母亲、同胞及其他家庭成员是如何同新生儿相处的。

护理诊断

1990 年，北美护理诊断协会（NANDA）将护理诊断定义为:“对个人、家庭或社区现存的或潜在的健康问题和生命过程的临床判断”。也就是说，护理诊断是护士选择护理措施、获得结果的基础，并且这一过程是由护士来负责的。

繁琐的因素

在母婴护理中，你应该对患者、家庭和新生儿都作出护理诊断，而且这些诊断要分别与产前期、分娩期和产后期相符合。在护理评估阶段所收集的资料可以用来帮助你做出正确的护理诊断。例如，一位新妈妈可能会觉得沮丧，因为她的婴儿在母乳喂养后一个小时内仍哭闹。基于这些评估获得的信息，给患者下的护理诊断为：母乳喂养无效。

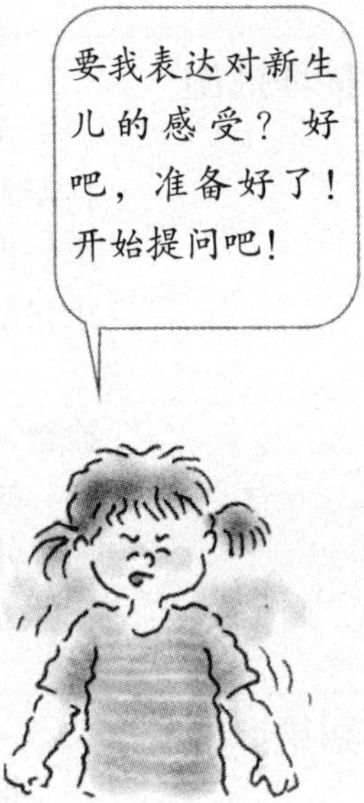
要我表达对新生儿的感受？好吧，准备好了！开始提问吧！

计 划

作出护理诊断以后，就需要制订护理计划。一份护理计划就如同护理人员之间的交流工具，确保护理的连续性。计划中包括预期的结果，即在一段特定时间内可以达到的行为或结果，以及为达到这些结果而采取的护理干预措施。

将计划融入家庭中

在制订和执行护理计划时，要确保让患者和家属参与其中。例如，当你为一位护理诊断是“家庭运作过程紊乱”的患者制订护理计划时，你应该确保这份计划能鼓励家庭成员表达出他们对妊娠的感受。同时要注意到家庭需要的变化，以及新妈妈的敏感性和情感上的需求。（见：确保制订一份成功的护理计划）

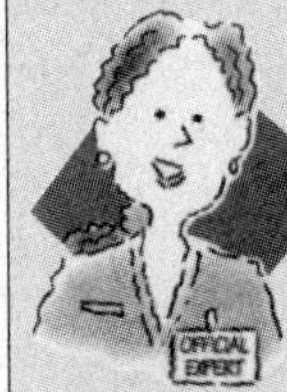

专家建议

确保制订一份成功的护理计划

护理计划必须建立在细心选择护理诊断的基础上。它必须适合患者的需要、年龄、发展水平、文化、优势、弱点以及参与到这份计划中来的意愿和能力。护理计划应该帮助患者将其功能发挥到可能的最高水平，并且造成最小的危险和不产生新的问题。如果不可能达到完全康复，护理计划应该帮助患者从身体上和心理上应对已下降的健康状态。

运用下面的指导可以帮助你制订有效的计划。

实用性

避免制订对患者难以达到的目标。如果患者不能达到预期的结果，她会感到气馁、沮丧和情绪淡漠。

针对性

使结果陈述和护理干预措施个体化。记住：每一位患者都是不同的，没有任何两位患者的问题是完全相同的。

避免模糊的术语

最好运用准确的、量化的术语而不用模糊的术语。例如，如果患者对她的婴儿有矛盾心理，可以这样描述这种行为：“当婴儿哭泣时没有任何反应”，“当更换婴儿尿布时看电视”或者“频繁地要求把婴儿带回托儿所然后她可以打电话”。如果要指出患者的生命体征是平稳的，运用明确的测量方法，比如“心率低于100次/分”或者“收缩压高于100mmHg”。

护理措施

在护理程序的实施阶段，要将计划付诸行动。护理措施包括所有的护理干预，旨在解决患者的问题和满足她们的健康需求。当执行护理措施时，可以从患者、家属及其他照顾者中寻求帮助。

检查、修正、更新计划

执行护理计划以后，要继续观察患者以评定措施的有效性，并且在患者的状态发生变化时对措施进行调整。要根据可行的方针，定期检查、修正、更新全部的护理计划。

结果评价

护理程序中结果评价这一步是要评价患者达到护理计划的目标或结果的程度，它同时也评价护理计划的有效性。为了有效地评价计划，必须制订出衡量目标和结果的标准。然后，必须评估患者对这些措施的反应。这些反应可以帮助护士决定原来的护理计划是否要继续、终止或是被修改。这些评价必然会产生新的评估信息，而这些信息将会有助于作出新的护理诊断和修改护理计划。

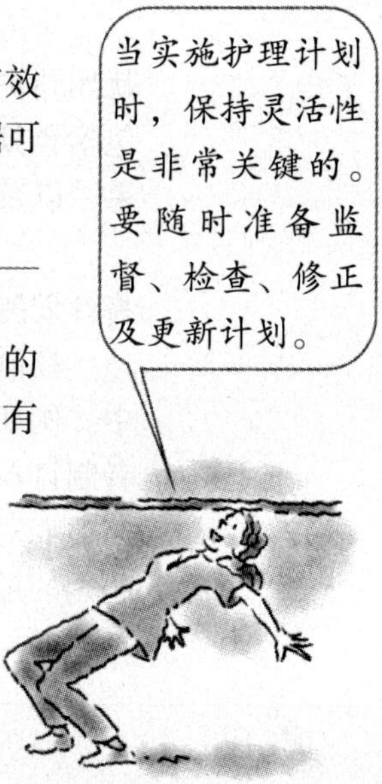
当实施护理计划时，保持灵活性是非常关键的。要随时准备监督、检查、修正及更新计划。

经常随访

要经常评价护理计划。当患者和家庭的需要改变时，就需要考虑修改和修正计划，从而确保护理计划能准确地反映出家庭当时的需要。

家庭对怀孕的反应

家庭对怀孕的反应的影响因素包括：

- 孕妇的年龄
- 文化信仰
- 怀孕是否是计划的
- 家庭动力
- 社会和经济资源
- 其他家庭成员的年龄和健康状况
- 孕妇的医疗和产科病史

应对或是郁闷？

家庭的支持系统在试图应对妊娠的过程中也会受到影响。事实证明，让家庭参与到父母育儿班、分娩培训班和产前护理中是有效的应对方式，而延迟对妊娠的诊断、隐瞒妊娠和延迟产前护理，都是无效的应对机制。

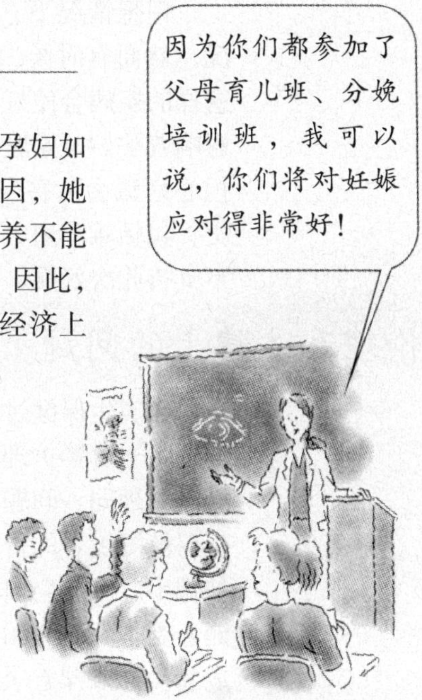
因为你们都参加了父母育儿班、分娩培训班，我可以说，你们将对妊娠应对得非常好！

社会和经济资源

经济状况同样可以影响家庭对妊娠的反应。孕妇如果生活在经济负担过重的家庭，那么因为经济原因，她的产前护理可能会被延迟，或者产前所必需的营养不能得到供给。很多家庭几乎不能再获得两份收入，因此，妊娠使家庭收入减少，从而导致家庭在精神上和经济上的压力。

其他家庭成员的年龄和健康状况

其他家庭成员的健康状况是影响家庭如何看待妊娠的另一个因素。如果一个家庭成员患病或者有长期的慢性疾病，需要其他家庭成员许多的照顾和支持，这时增加一个新的家庭成员就会被认为是不合适的。它也会影响家庭成员照顾患者的时间。因此，家庭成员的角色需要发生变化。

他不是家庭的负担——他是我的弟弟

同胞兄弟姐妹同样也会因为新成员的到来而受到影响。有些同胞兄弟姐妹可能会将新成员视为自己在家中地位的威胁，并且产生忌妒。这种威胁可能是真实的或者是想象的，特别是当母亲住院，他们需要与母亲分开时。

一岁会产生什么不同

同胞兄弟姐妹的反应取决于他们的年龄。例如，刚学走路的孩子意识到母亲外表上的变化，并且当母亲离开时不愿意和母亲分离。他将这种紧张展示为行为的退化。学龄前和学龄儿童可能对母亲怀孕感兴趣并且会问许多问题，他们还可能愿意照顾婴儿。青少年，从另一方面来说，更可能会为母亲的怀孕而觉得尴尬，因为那代表了父母之间的性生活。然而，他们也可能更关心母亲的需要。

孕妇的医疗和产科病史

理想情况下，在开始怀孕时，女性应该有良好的健康状况。然而有时候，患有疾病的妇女（如心脏疾病）也会怀孕。这样的疾病会使妊娠过程复杂化并为孕妇带来许多麻烦，同时影响着孕妇及家庭中其他成员对这个消息的反应。家庭成员会担心妊娠会危害孕妇的健康。同样地，如果孕妇有过产科病史，包括难产史，家庭成员不只是会担心孕妇的健康，而且会不支持此次妊娠。

伦理和法律上的问题

在卫生保健过程中最难做的决定是有关孩子和他们的家庭的。由于母婴护理是以家庭为中心的，因此很容易因为家庭成员在处理同一问题上的意见不一致而发生家庭冲突。另外，卫生保健提供者的价值观也可能与家庭的价值观有冲突。在母婴护理中，可能会出现伦理和法律上的问题，包括流产、产前监测、受孕问题、胎儿组织研究、优生和基因操作手术，以及高危新生儿和早产儿的治疗。（见：伦理和法律问题的处理）

流　产

流产对护士及她的患者来说都是一个复杂的伦理难题。从伦理上或道德上都反对流产的护士，是不能被强迫参与到这个过程中的。但是，护士的雇用者会坚持让护士对所有的患者提供护理。

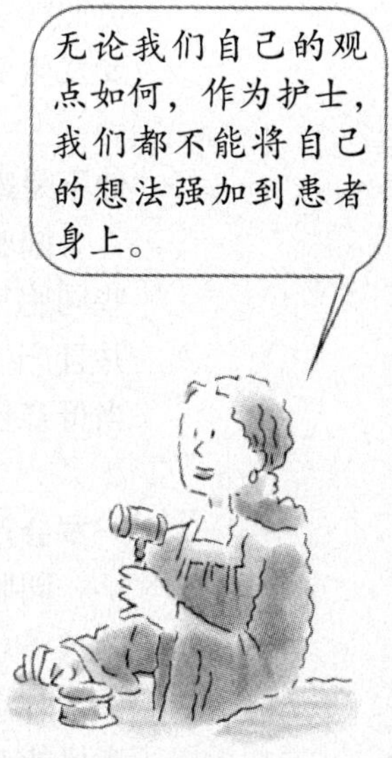
无论我们自己的观点如何，作为护士，我们都不能将自己的想法强加到患者身上。

实践，但不倡导

不管你个人对流产的观念是怎样的，不要让个人感情干扰了你对流产后的患者的护理，并且不要试图将你的观点强加到患者身上。护士的角色是尽可能提供最好的护理，而不是对患者的个人决定作出判断或评价。

伦理和法律问题的处理

当在实践中遇到伦理或法律上的问题时，如流产或体外授精，要根据下列原则来处理，从而确保能为患者提供最佳的护理，同时履行作为护士的职责。

告知和被告知

通过提供真实的信息、聆听患者倾诉及帮助家庭认清问题的价值，护士可以帮助患者作出明智的决定。

有自知之明

为了对伦理或法律问题作出决定，护士需要诚实地和认真地审视自己的观点。要根据新的医学信息和自己的经验，定期地重新评估自己的位置。如果对某一特定的问题有强烈的意见，应该考虑寻找和自己的观念相吻合的工作环境。

记住你的角色

每一位护士都有伦理上的义务去提供令人满意的且富有同情心的护理。即使对某一问题的观点和患者有很大的不同，也不要让个人的感情影响你提供高质量的护理。

产前筛查

由于一些诊断程序如羊膜穿刺术、超声、甲胎蛋白筛查和绒毛膜取样等技术的应用，使得在分娩前鉴别出遗传性和先天性疾病成为可能。在少数情况下，诊断可以成为在子宫内修复胎儿缺陷的前提。然而，遗传缺陷的鉴别要比治疗容易得多。产前筛查通常可以让患者选择流产或者是在承受着感情和经济负担的同时，养育一个严重残疾的孩子。

优点 Vs 危险

产前诊断程序对胎儿有一定的危险性。例如，在大约 0.5%的患者中，羊膜穿刺术可以引起严重的并发症或死亡。有些人认为，这种危险造成了胎儿的权利和父母获知胎儿健康状况的权利之间的冲突。

了解是成功的一半

如果检查对患者和她的家庭来说是合理的，护士必须让患者完全明白检查过程，了解通过检查可以得知哪些结果、不能得知哪些结果，以及其他可能的选择。因此，对于合理的产前筛查程序来说，有效的检查前和检查后的咨询是必要的。

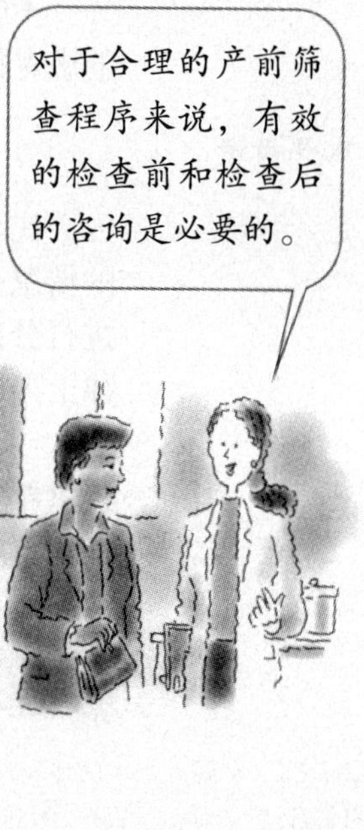

受孕问题

对渴望拥有孩子的夫妻来说，不孕对于他们的感情有破坏性的影响。因此，许多夫妻宁愿花费很多时间和金钱受孕或收养一个孩子。当医学的治疗（如生育能力的药物治疗、子宫输卵管吻合术、人工授精）失败或者不选择收养孩子时，不孕的夫妻会选择体外授精（IVF），或者代孕母亲。

体外授精

在体外授精中，卵子从母亲的卵巢中取出，置于装满无菌培养基的培养皿中，然后提供健康且有活力的精子来授精。受精后10～14天，3～5个胚胎被移植入母亲的子宫内，剩下的已受精的卵子被冷冻，供日后之用或被丢弃。IVF也可以用丈夫的精子（同源的）或是捐献者的精子（异源的）。

剩下的怎么处理?

有些人惊叹将卵子和精子用医学的方式来结合是一个奇迹，而有些人担心IVF会废除自然的生殖过程。IVF的另一个问题则是剩下的胚胎。一次授精大概会产生15～20个胚胎，但是只有3～5个被移植入母亲的子宫中。问题是丢掉剩下的胚胎、破坏它们或将它们运用于科学研究是否合乎伦理。

不管你对于IVF的观点如何，请记住你的目标是为你的患者提供最佳的护理。

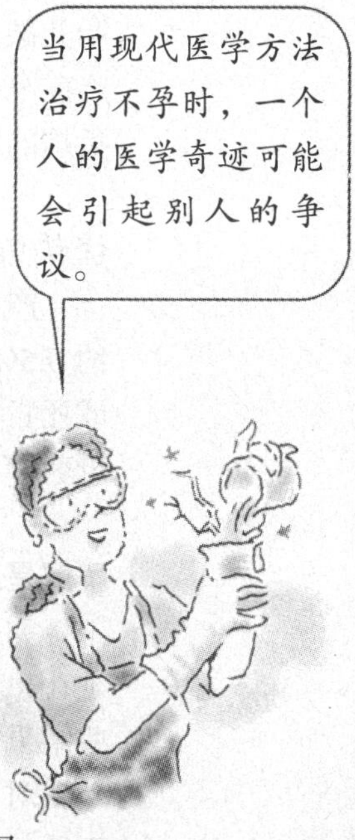
当用现代医学方法治疗不孕时，一个人的医学奇迹可能会引起别人的争议。

代孕母亲

代孕母亲是携带了另一个妇女的受精卵，或者更常见的情况是通过与生物学上父亲的精子进行人工授精，然后进行分娩的母亲。在后一种情况中，生物学上的父亲从法律上可以收养婴儿。

提供希望

代孕母亲为妻子不能生育的夫妻提供了希望。它也为那些由于年龄或者身体状态会引起高危妊娠的妇女提供了选择。与一般的分娩相比，代孕分娩不会对胎儿（或代孕母亲）产生更大的危险性。

谁的权利是正确的？

关于代孕母亲的一个伦理学问题是涉及代孕母亲、不孕的夫妻、胎儿的权利和社会问题之间的潜在冲突。最基本的争议在于谁对孩子有最大的权利。代孕母亲是否因为生物学的关系拥有这个权利？代孕合同是否保证了不孕的夫妻对孩子拥有这份权利？法律通常将权利裁定给不孕的夫妻。

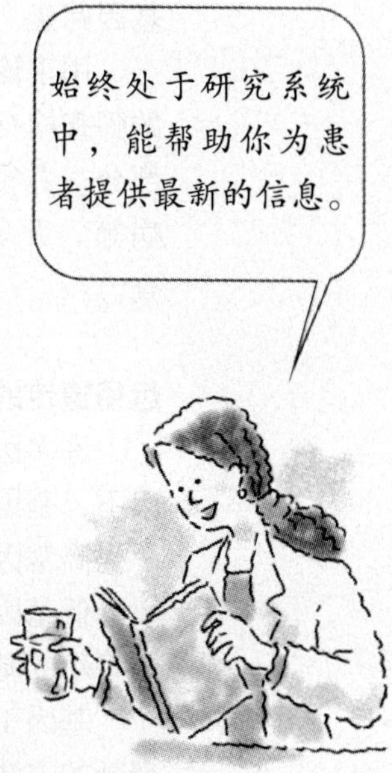
始终处于研究系统中，能帮助你为患者提供最新的信息。

支持系统

在有代孕母亲的情况下，护士的角色是对患者提供支持。如果患者是代孕母亲，则有必要同社会工作者或心理专家合作进行工作。

胎儿组织研究

用流产胎儿的干细胞进行移植，已为帕金森病、阿尔兹海默病、糖尿病及其他退化性疾病的治疗提供了希望。干细胞具有分化成任何体细胞的能力，但是在分化成某种特定的细胞之前只有很短的一段时间。干细胞是不成熟的组织，因此也降低了引起移植排斥反应的危险性。现在，骨髓干细胞是唯一广泛应用于治疗疾病的干细胞。

处于研究系统中

然而，这种治疗是有争议的，可能会同护士的价值观或者患者的价值观相冲突。作为护士，你需要熟悉科学研究的进展，从而为患者提供更多最新的信息。

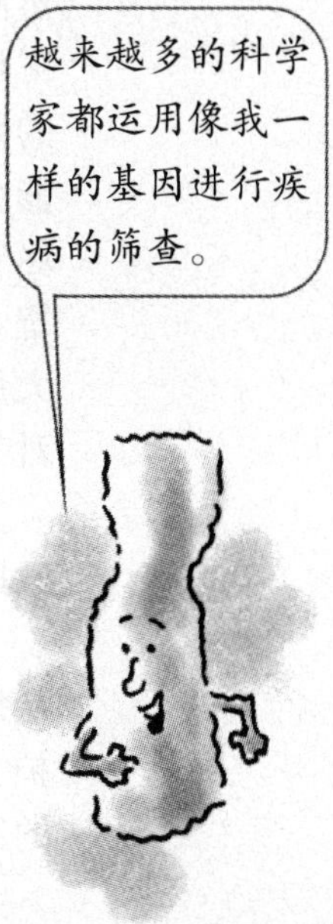
越来越多的科学家都运用像我一样的基因进行疾病的筛查。

优生和基因操作手术

优生学是通过控制遗传因素，换句话说，通过操控基因库而提高物种质量的科学。过去，医学研究在修复或阻止由疾病和损伤引起的损害方面是有限的。然而今天，基因操作手术和基因工程成为改变人类发展过程的巨大潜力。

由基因决定

运用现代技术，研究者们在胎儿出生之前就能知道许多事情，包括它的性别或者它是否出现某种严重的医学状况。脱氧核糖核苷酸（DNA）甚至能告诉父母他们的孩子会有什么颜色的头发以及孩子的身高。

基因筛查

用于诊断遗传性疾病和先天性畸型的基因鉴定，促进了新的筛查检查的发展。现在基因测试已普遍成为产前护理的组成部分，并很容易鉴别出胎儿是否有如唐氏综合征和 Tay-Sachs 病等。大多数州在法律上要求对新生儿进行苯丙酮尿症的筛查。

运用遗传的力量

许多医学问题都没有安全的和有效的治疗方法。在有些情况下，基因治疗可以改变这种状况。基因治疗可以用在：

- 提高基因在体内的活性
- 降低基因在体内的活性
- 将新的基因引入体内

基因工程甚至可以重新创造人的身体。科学家们不断地发现新的方法，这些方法能将所有生物的遗传材料——从单细胞生物体到人体，进行鉴别和操作。

被设计的基因

在目前的实践过程中运用基因治疗，关于它的伦理学问题几乎没有什么争议。然而，有些人表现出对未来的担忧。基因工程潜在地允许父母可以选择他们想拥有的孩子的特征。这些“设计出的婴儿”可能会为某些卫生保健者造成伦理上的困境。尽管在某些复杂的特征，如头发的颜色、智力、身高等可以被选择之前，还需要有大量技术上的进步，但在未来，这些选择对父母而言很可能是可实现的。

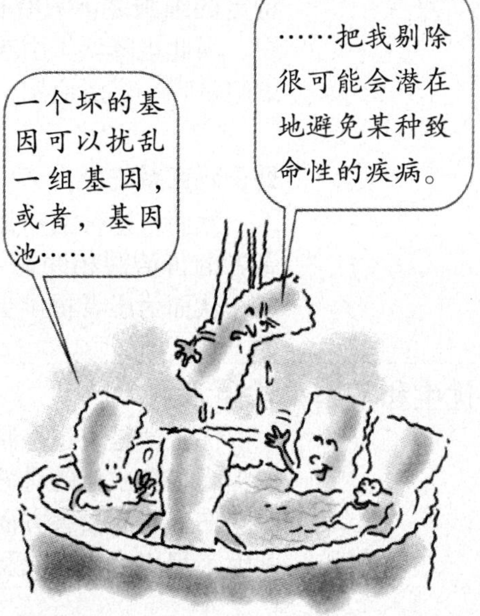
一个坏的基因可以扰乱一组基因，或者，基因池……
……把我剔除很可能会潜在地避免某种致命性的疾病。

保持信息灵通

在某些情况下，基因操作手术和基因治疗仍然处于试验阶段。因此，几乎没有护士直接参与到基因研究的这些方面。但是，护士有伦理上的义务熟知这些研究，并且为捍卫法律和科技而努力。

早产儿和高危新生儿

20 年前，孕龄在 26 周的婴儿出生后几乎不能存活。今天，这种情况不复存在。新生儿科学的发展，如宫内手术、合成的肺表面活性物质和新抗体的出现，日益帮助挽救更小、更虚弱的婴儿。

生和死的问题

当你护理一个极度不成熟或患严重疾病的婴儿和他的母亲时，家属会期待你帮他们作出生与死的决定。为了从伦理上帮助这些新生儿的父母作出合理的决定，护士需要运用简单的术语，怀着富有同情心的、没有偏见的态度，将所有可行的选择都列出来。通过帮助家属分析给予治疗和拒绝治疗的所有正面的和负面的情况，可以帮助他们对新生儿的状况达成一致意见，从而作出决定。

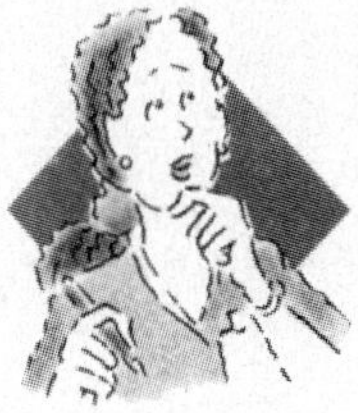

快速测试

1．分娩期开始于：

A．新生儿和胎盘娩出后

B．宫缩开始时

C．受精

D．孕中期

答案：B．分娩期是从导致宫颈扩张的宫缩开始至新生儿和胎盘娩出后最初的 1～4 小时内。

2．已经达到硕士研究生教育水平或已通过认证，可以为一个低危孕妇提供护理并且可以接生新生儿的注册护士，被称作：

A．开业护士

B．临床护理专家

C．儿科开业护士

D．有资格的助产士护士

答案：D．有资格的助产士护士是经过进一步教育的注册护士，可以为一个低危孕妇提供护理，并且可以接生新生儿。

3．由父母、祖父母和孙子组成的家庭被称作：

A．同居家庭

B．扩展家庭

C．混合家庭

D．社区家庭

答案：B．扩展家庭或者多代家庭，包括核心家庭的成员和其他家庭成员，比如祖父母、阿姨、叔叔、表姊妹和孙子。

4．当一个母亲携带了另一个妇女受精的卵子然后分娩，被称作：

A．体外授精

B．剖宫产分娩

C．代孕母亲

D．配子受精

答案：C．代孕母亲是携带了另一个妇女受精的卵子，或者是通过与生物学上的父亲的精子进行人工授精，然后分娩的母亲。

5．通过操控基因库控制遗传因素，而提高物种质量的科学被称作：

A．优生学

B．体外授精

C．胎儿组织研究

D．家系学

答案：A．优生学是通过操控基因库控制遗传因素，而提高物种质量的科学。

评分

☆☆☆ 如果你回答对了全部的5个问题，太棒了！你已劳有所获！

☆☆ 如果你回答对了4个问题，很好！你会在后来的章节中再取得这样的成绩。

☆ 如果你回答正确的问题少于4个，不用担心！深呼吸，放松一下，然后继续努力（复习一下这个章节就可以了）。

（刘丽 译）

2

第二章 受精及胎儿的发育

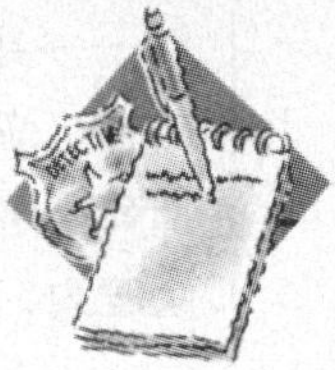

主要内容

在本章中，你将学习：

- ◆ 男性和女性生殖系统解剖结构和功能
- ◆ 激素对性别发育的影响
- ◆ 受精的过程
- ◆ 胎儿的发育阶段
- ◆ 妊娠引起的结构上的变化

受精及胎儿的发育

人体的生长发育从卵子受精开始，涉及细胞的分裂、分化等一系列复杂的过程。发育从精子和卵子的结合（受精）开始，结合形成的细胞含有来自父母双方的染色体。结合的细胞（受精卵）不断地进行分化。最后，分化的细胞群组织成复杂的结构，如脑、脊髓、肝、肾及其他器官，这些器官又组成一个有机体。

为了彻底了解妊娠期间机体发生的巨大变化，你必须熟知生殖系统的解剖和生理，以及胎儿发育的各个阶段。让我们从男性生殖系统开始学习。

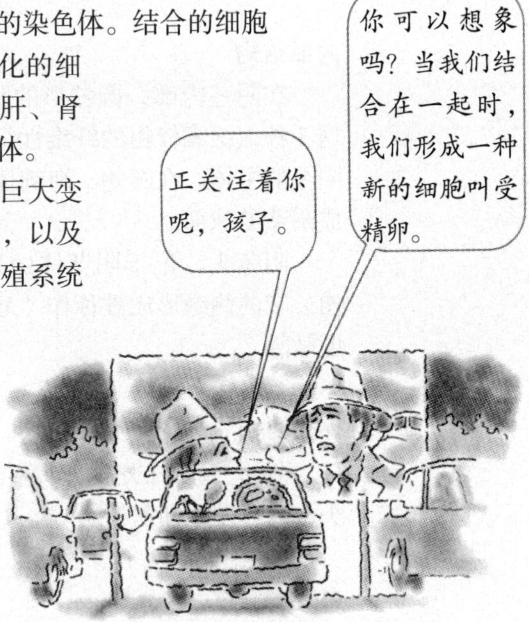
你可以想象吗？当我们结合在一起时，我们形成一种新的细胞叫受精卵。
正关注着你呢，孩子。

男性生殖系统

解剖学上，男性和女性最主要的区别是男性有明显的外生殖器。相反，女性最主要的生殖器官位于盆腔内。

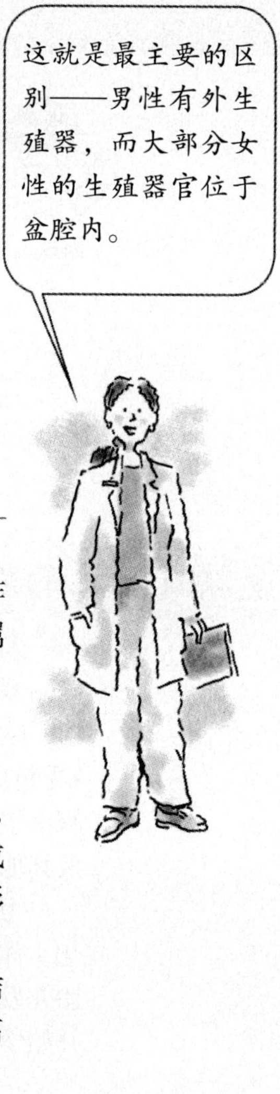
这就是最主要的区别——男性有外生殖器，而大部分女性的生殖器官位于盆腔内。

简介

男性生殖系统的功能是产生、输送精子，并将成熟的精子输送入女性生殖道内，在那里进行受精。（见：男性生殖系统的结构）

多功能

除了提供男性生殖细胞（精子生成）以外，男性生殖系统的作用还包括分泌男性性激素。

阴茎

作为性交的器官，阴茎向女性生殖道内输送精子，并且作为泌尿道的终末管道，阴茎也是尿液排出的通道。阴茎由附属的根部、游离体部和膨大的头端组成。

内部结构

在阴茎内部，圆柱形的阴茎体由 3 种勃起性的组织组成，这 3 种组织靠较粗的纤维性组织结合在一起。两个海绵体构成阴茎的主体。在腹侧，海绵体包绕尿道。它邻近的末端膨大形成阴茎的球部。

阴茎头，位于阴茎体的顶端，是由海绵体形成的锥形结构。它的侧缘形成被称作“冠状沟”的嵴。阴茎头对性刺激高度敏感。

外部结构

薄的、疏松的皮肤覆盖在阴茎体上。尿道的开口通过阴茎头，进行排尿和射精。

血管

阴茎的血供来自阴部内动脉。然后血液经阴茎动脉流入海绵体。静脉血液从髂内静脉回流入腔静脉。

男性生殖系统的结构

男性生殖系统由阴茎、阴囊及其内容物、前列腺和腹股沟等结构组成。

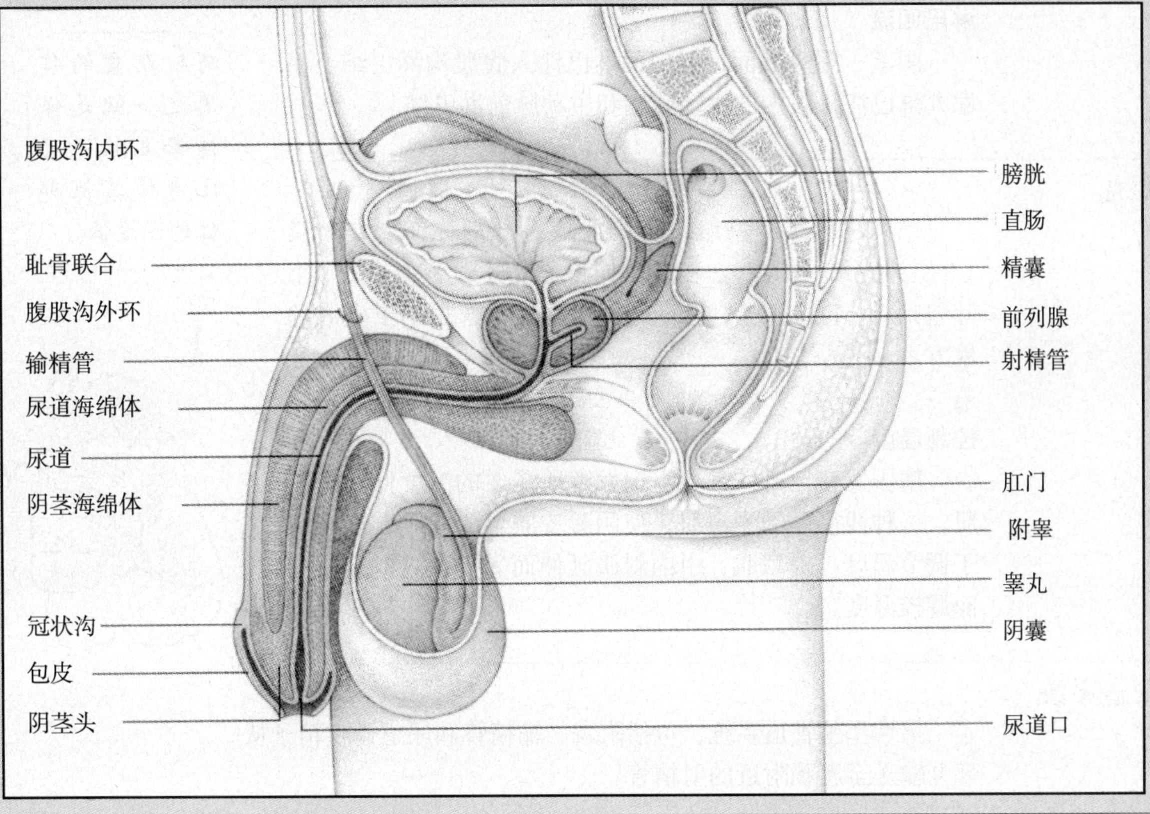

阴囊

阴茎和阴囊在阴茎阴囊的连接处相连。阴囊位于阴茎之后、肛门之前，是由一薄层皮肤组成的位于腹壁外的囊袋，且这层皮肤覆盖在紧张性较高的类肌层之上。而这层类肌层又覆盖在鞘膜之上，鞘膜是覆盖在阴囊内腔的浆液性膜。

管和环

在内部，隔膜将阴囊划分成两个囊，每个囊都含有一个睾丸、一个附睾和一个精索。精索是一个结缔组织鞘，包围着自主神经纤维、血管、淋巴管和输精管。

精索从睾丸开始通过腹股沟管，出阴囊分别经腹股沟外环、腹股沟内环进入腹腔。腹股沟管位于内外环之间。

淋巴回流

阴茎、阴囊表面、肛门的淋巴注入腹股沟淋巴结，而睾丸淋巴注入腹内的主动脉侧和主动脉前淋巴结。

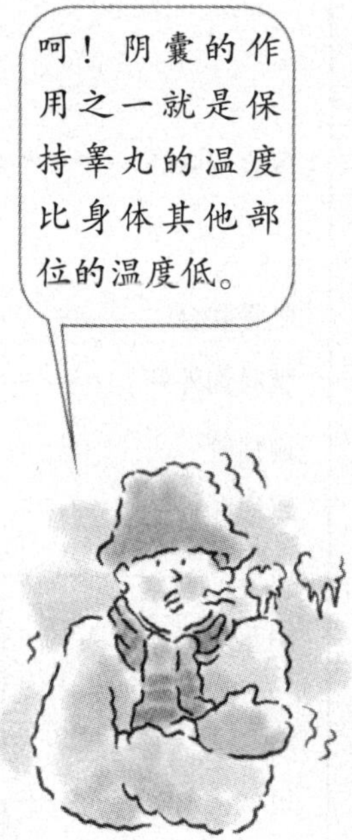
呵！阴囊的作用之一就是保持睾丸的温度比身体其他部位的温度低。

睾丸

睾丸由两层结缔组织包围而成，分别称作睾丸鞘膜（外层）和白膜（内层）。白膜延伸将睾丸分成小叶。每个小叶包括 1～4 个生精小管，这些小的生精管是精子生成的地方。

控制温度

精子发育比身体其他组织发育所需要的温度低。肉膜肌，一种浅筋膜的平滑肌，使阴囊皮肤形成褶皱，这有助于调节温度。提睾肌，由内斜肌延伸而来，通过提升睾丸而调控温度。

管道系统

男性生殖管道系统，包括附睾、输精管和尿道，将精子从睾丸输送至膀胱附近的射精管。

游泳者，做好你的标记！

附睾是一个线圈样的管道，位于睾丸的上面并附着在睾丸的后侧缘。在射精过程中，附睾平滑肌收缩，将精子射入输精管。

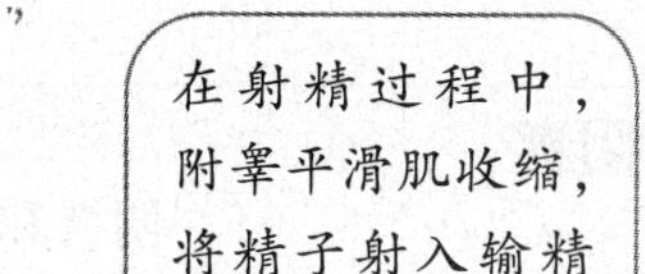

下降的管道

输精管从睾丸进入腹腔，沿腹股沟管上升，弓形越过尿道，并在膀胱后方下降。它扩大的部分，称作壶腹，与精囊管合并后形成短短的射精管。输精管穿过前列腺后，与尿道相连接。

与外部相通的管道

从膀胱底部引出半径较小的管道（尿道）通向外部，尿道由三部分组成：

- 后尿道：由前列腺包绕并从膀胱引出
- 尿道膜部：通过尿生殖膈
- 尿道海绵体部：占整个尿道的 75%

附属生殖腺

附属生殖腺，包括精囊、尿道球腺（Cowper 腺）和前列腺，功能是产生大部分的精液。

两个“成对的结构”

精囊是一对位于膀胱底部的囊状器官。尿道球腺，也是成对存在的，位于前列腺的下方。

增加受孕机会

如核桃大小的前列腺位于膀胱下方，并环绕尿道。它由三叶组成：左叶、右叶、中间叶。

前列腺不断地分泌前列腺液，一种稀薄的、乳白色的碱性液体。在性活动中，前列腺液的分泌增加了精液的量。它还提高了精子的活性，并且通过中和男性尿道和女性阴道的酸性环境而增加受孕机会。

呈碱性

精液是一种白色黏性的分泌物，并略呈碱性（pH7.8～8），它是由精子及附属腺的分泌物组成。精液液体成分中约 60%是由精囊产生的，30%是由前列腺产生的，尿道球腺所分泌的一种黏性液体同样也是精液的组成部分。

精子发生

精子的形成（也称作精子发生），从男性进入青春期开始，持续于整个生命过程中。

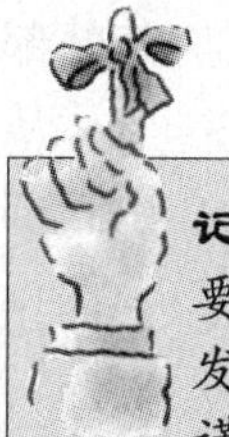

记忆小窍门

要记住精子发生的含义，谨记发生的含义是“开始”或“新的”。因此，精子发生意味着新精子的形成。

分化和形成

精子发生由4个阶段来完成：

- 在第一阶段，初级生殖上皮细胞，称作精原细胞，生长和发育成初级精母细胞。精原细胞和初级精母细胞都含有46条染色体，包括44条常染色体和2条性染色体，X和Y。
- 然后，初级精母细胞分化形成次级精母细胞。在这一阶段没有新的染色体生成，只是成对染色体分开。每一个次级精母细胞包含常染色体数目的一半，为22条；其中一个次级精母细胞含有一条X染色体，而另一个含有一条Y染色体。
- 在第三阶段，每一个次级精母细胞再次分化形成精细胞（也称为精子细胞）。
- 最后，精细胞要经历一系列结构上的变化才能转变为成熟的精子。每个精子都含有头、颈、体、尾四部分。头部含有细胞核；尾部含有大量的三磷腺苷，为精子的活动提供能量。

精子的数量和活性影响着受精。精子数量较少（每毫升精液少于2千万）可能会造成不孕。

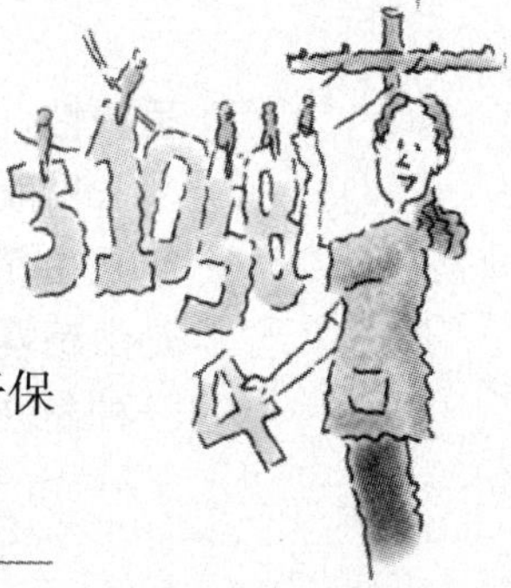

排队等候

新生成的成熟精子从生精小管经直精小管进入附睾。只有一小部分精子可以在附睾内储存，大部分精子进入输精管储存，直到性活动的刺激而引发排精。

存活期

射精后，精子在体温条件下可存活24～72小时。精子保留其受精能力，在女性生殖道内可存活4天。

激素的调控和性别的发育

雄激素（男性性激素）在睾丸和肾上腺内生成，对男性性器官和第二性征的发育有重要作用。睾丸激素是主要的雄激素之一。

"队长"

位于睾丸中的输精小管之间的间质细胞分泌最重要的男性性激素——睾丸激素。睾丸激素对男性性器官和第二性征（如面部的毛发和声带增粗）的发育和维持有重要作用。精子发生的过程也需要睾丸激素。

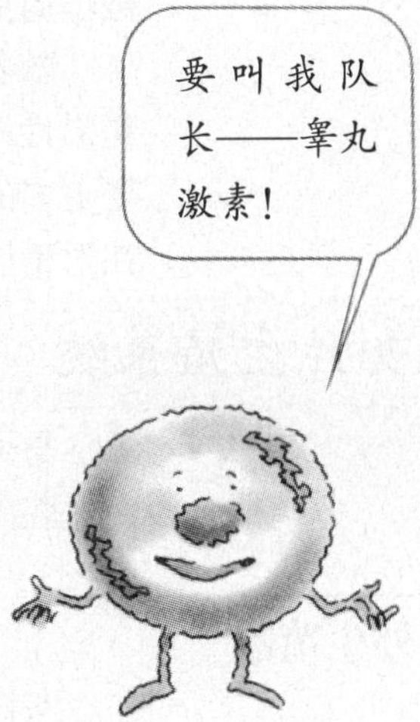

作用

睾丸激素的分泌开始于受精后约 2 个月，由胎盘的绒(毛)膜促性腺激素刺激男性胎儿的间质细胞而产生。睾丸激素直接影响了胎儿的性别分化。有睾丸激素的胎儿，生殖器发育成阴茎、阴囊和睾丸；没有睾丸激素的胎儿，生殖器发育成阴蒂、阴道和其他女性器官。

在妊娠的最后 2 个月，睾丸激素促使睾丸下降至阴囊内。如果胎儿出生后出现睾丸未降，可以利用外源的睾丸激素治疗。

其他主要的队员

其他激素也影响着男性性征。其中的两种，促黄体生成素（LH）——也称作促间质细胞激素，和促卵泡素（FSH）直接影响着睾丸激素的分泌。

等待

在儿童早期，男孩不分泌促性腺激素，因此体内几乎没有睾丸激素循环。腺垂体分泌促性腺激素，通常开始于 11～14 岁，这也是青春期开始的标志。这些垂体分泌的促性腺激素刺激睾丸功能的发育和睾丸激素的分泌。

让我也加入吧，教练！

在青春期，阴茎和睾丸增大，男性拥有成年的男性性征和生殖能力。青春期也是男性第二性征发育的标志，这些性征包括：

- 显著的体毛分布
- 皮肤的变化（例如皮脂腺和汗腺分泌增加）
- 声音变粗（喉部膨大）
- 肌肉、骨骼发育增快
- 其他细胞内和细胞外的变化

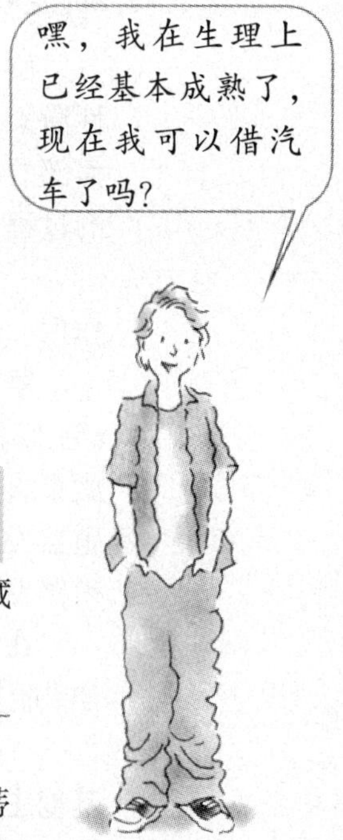
嘿，我在生理上已经基本成熟了，现在我可以借汽车了吗？

明星队员

男性通常在20岁时，身体上达到完全的成熟，性功能和生殖功能在整个生命中都会保持相对稳定。

微小的变化

随着年龄的增长，性功能可能会出现微小的变化，但是男性不会丧失生殖能力。例如，年龄较大的男性可能需要更多的时间达到勃起状态，不很坚硬，并且射精量较少。在射精以后，需要更多的时间来重新勃起。

女性生殖系统

与男性生殖系统不同，女性生殖系统大多位于体内，隐藏在盆腔内。

外生殖器

女性外生殖器或外阴，包括阴阜、大阴唇、小阴唇、阴蒂及邻近的结构。这些结构在望诊时都可看到。（见：女性生殖系统结构，36～37页）

阴阜

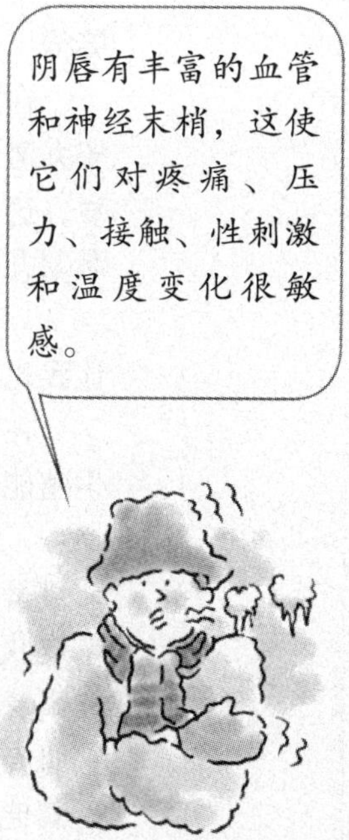
阴唇有丰富的血管和神经末梢，这使它们对疼痛、压力、接触、性刺激和温度变化很敏感。

阴阜是位于耻骨联合（由前面的耻骨联合而形成的关节）前面的圆形脂肪垫和结缔组织，其上面覆盖着呈三角形分布的粗而卷曲的阴毛。

大阴唇

大阴唇是一对隆起的脂肪和结缔组织皱襞，位于外阴的两侧，从阴阜向下止于会阴。第一次月经开始（称作月经初潮）以后，阴唇的外表面被阴毛覆盖，而内表面呈粉红色且潮湿。

小阴唇

小阴唇是一对潮湿的黏膜组织皱襞，呈暗红色或红色，位于大阴唇内侧。小阴唇的上半部分分成上叶和下叶，两个上叶连接处形成阴蒂包皮——一种包绕着阴蒂的帽状物，而两个下叶形成阴蒂系带——阴蒂后面的部分。

两侧小阴唇下半部分逐渐变细，从阴蒂到会阴，并在会阴处形成阴唇系带——沿着会阴前缘的薄层组织皱襞。

只是在名字上较小

小阴唇含有脂肪腺，能分泌有杀菌作用的润滑剂。和大阴唇一样，它们都含有丰富的血管和神经末梢，这使它们对刺激非常敏感。它们在性刺激时膨大，这种反应引发了其他的变化，使生殖器提前做好性交的准备。

阴蒂

阴蒂是阴阜弓下面的小而隆起的器官。它包含勃起性的组织、静脉窦间隙和特殊的感觉细胞，这些结构在性活动中都会受到刺激。

邻近的结构

前庭是一卵圆形的区域，前为阴蒂，两侧为小阴唇，后方以阴唇系带为界。

特殊的腺体

在尿道口两侧有产生黏液的腺体，为尿道旁腺。阴道口内部的后方和侧面有一对产生黏液的腺体——为巴氏腺的开口。

尿道口是位于阴蒂下方的一个裂隙状的开口，是尿液流出身体的通道。在前庭的中央处有阴道口，它可能被一种组织膜——处女膜完全地或部分地覆盖。

并不简单

会阴，位于阴道下方和肛管之间，是由肌肉、血管、筋膜、神经和淋巴组成的复杂结构。

内生殖器

女性内生殖器包括阴道、子宫颈、子宫、输卵管、卵巢及乳腺，这些特殊器官的主要功能是生殖。

（正文接38页）

女性生殖系统结构

女性生殖系统由外生殖器和内生殖器组成。这些结构包括阴道、子宫颈、子宫、输卵管、卵巢及其他结构。在女性骨盆内有执行生殖、泌尿、消化等功能的结构，包括膀胱、肛门和直肠。

膀胱截石卧位外生殖器外观

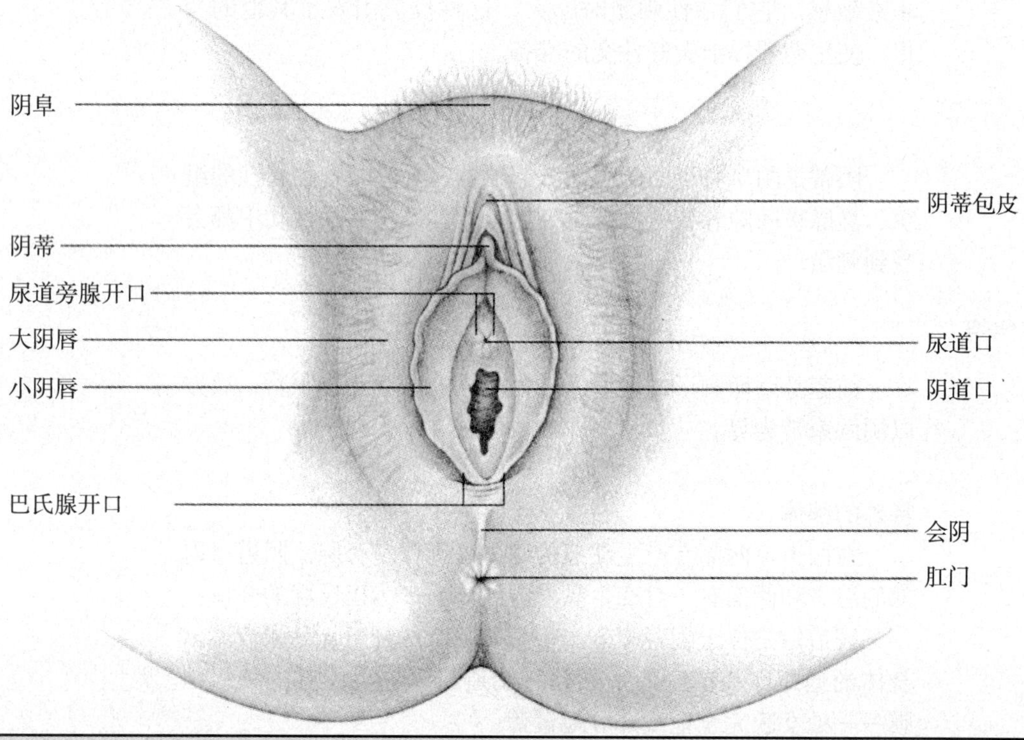

内生殖器侧面观

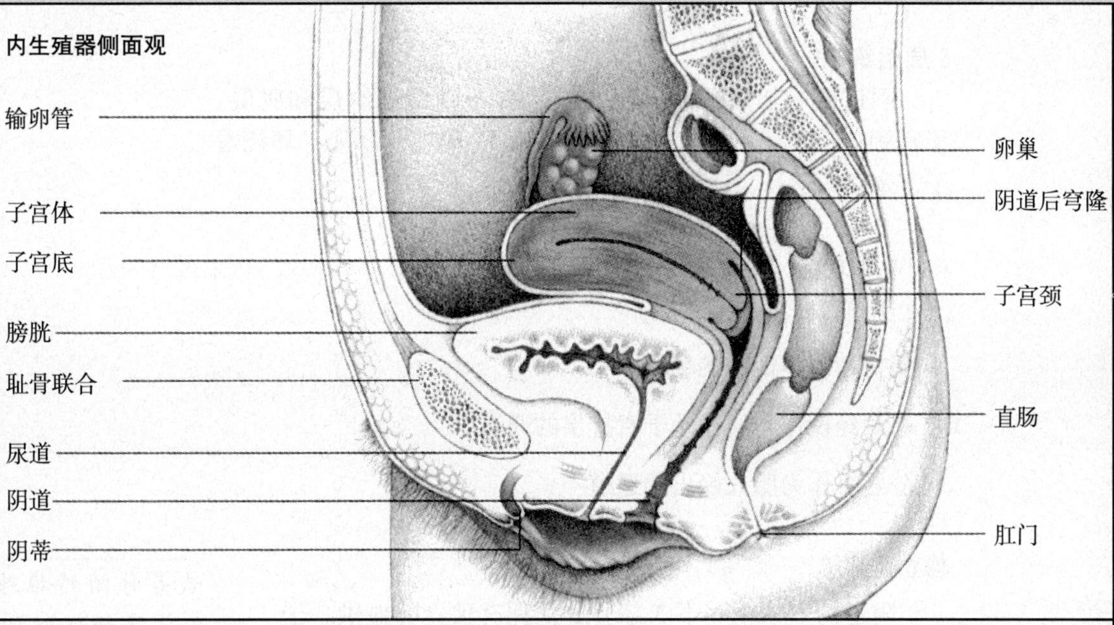

内生殖器前横断面观

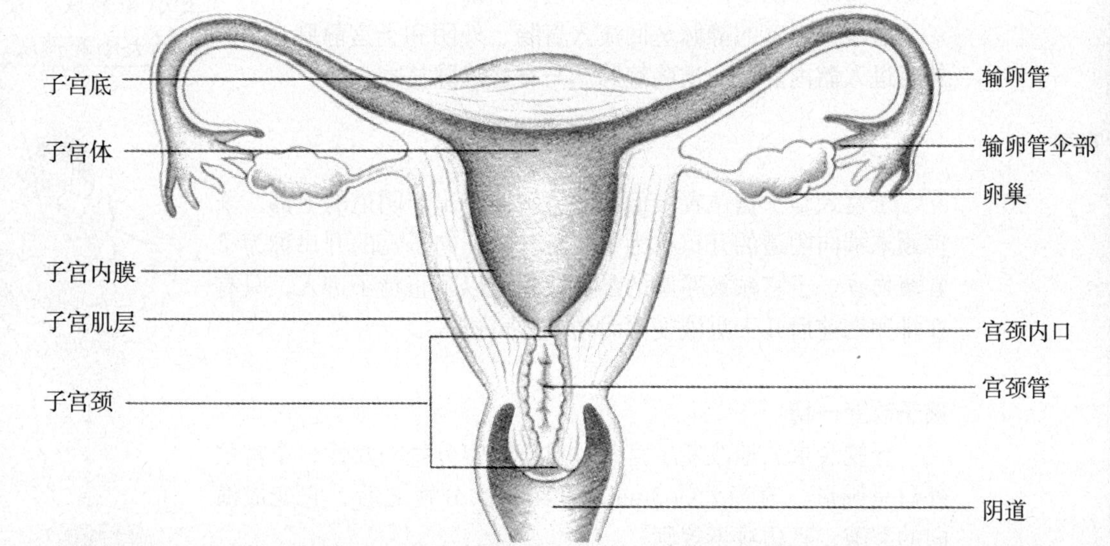

阴道

阴道是一个高度弹性的肌性管道，位于尿道和直肠之间。

3 层组织……

阴道壁有 3 层组织：上皮层、疏松结缔组织层和肌层。子宫颈连接子宫和阴道穹隆。在阴道壁有 4 个穹隆，环绕着子宫颈。

……3 种功能

阴道有 3 种主要功能：

- 提供与阴茎性交的场所
- 在月经期作为经血从子宫排出的通道
- 分娩时作为胎儿娩出的通道

独立且平等

阴道的上、中、下 3 部分分别拥有独立的血供。子宫动脉的分支供应阴道的上部，膀胱下动脉供应阴道的中部，直肠和阴部内动脉供应阴道的下部。

血液经丰富的静脉丛回流入直肠、外阴和子宫静脉，然后进入髂内静脉。这些静脉丛与脊柱静脉丛吻合。

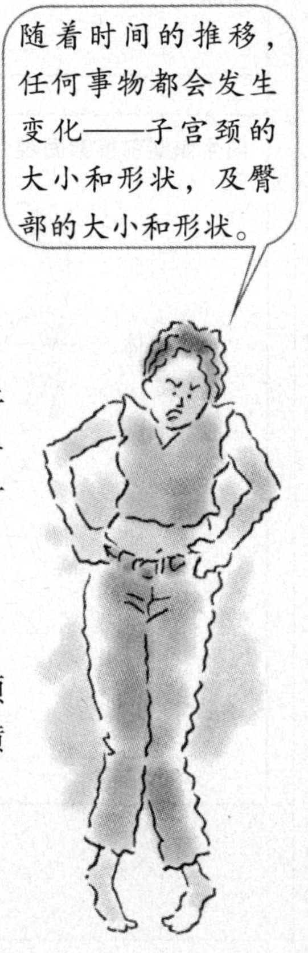
随着时间的推移，任何事物都会发生变化——子宫颈的大小和形状，及臀部的大小和形状。

子宫颈

子宫颈是子宫位置最低的部分，并突出于阴道的上部。子宫颈末端向阴道的开口称为子宫颈外口；向子宫的开口称为子宫颈内口。子宫颈被厚厚的黏液覆盖，以阻止精子进入，只有在排卵期前后几天黏液变薄时精子才可进入。

孩子改变一切！

分娩会永久地改变子宫颈。对于未曾分娩的女性，子宫颈外口呈圆形，直径大约 3mm。在第一次分娩之后，它变成横向的裂隙，且边缘不规则。

子宫

子宫是一个小而固定的、梨形的肌性器官，位于膀胱和直肠之间。典型的子宫和阴道之间夹角接近90°。子宫的黏膜层称为子宫内膜，肌肉层称为子宫肌层。

子宫底

在妊娠期间，子宫上部富有弹性的部分称为子宫底，它随着胎儿生长而变化直到胎儿足月。子宫峡部连接子宫底和宫颈，宫颈一直延伸至阴道。子宫底和峡部构成子宫的主要部分，称为子宫体。

输卵管

子宫底两侧宫角处连接着输卵管。输卵管是由肌性纤维组成的狭窄的圆柱体，也是受精发生的场所。

波浪状运动

输卵管的弯曲部分称作壶腹部，延伸至漏斗状的漏斗部。漏斗部有指状的突起，称为伞部，以波浪状运动将成熟的卵子（女性配子或生殖细胞）从卵巢送入输卵管。

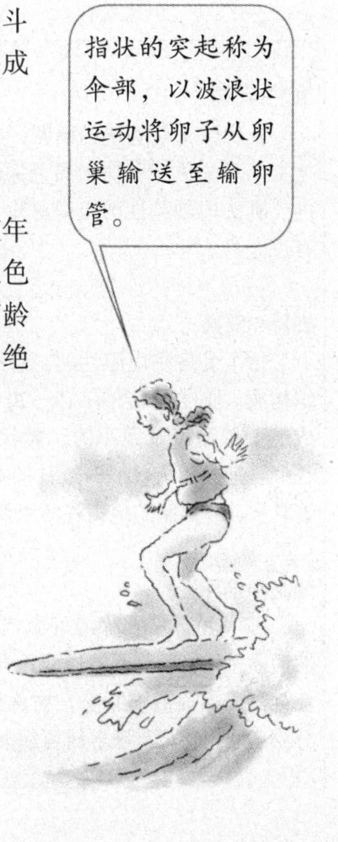
指状的突起称为伞部，以波浪状运动将卵子从卵巢输送至输卵管。

卵巢

卵巢位于子宫的两侧。卵巢的大小、形状、位置随年龄的不同而各异。在出生时，卵巢是圆形、光滑、粉红色的；在青春期，它们变大、更加扁平且呈浅灰色；在育龄期，它们的外观呈现出杏仁状、粗糙，表面凹凸不平；绝经期后，它们逐渐缩小并变成白色。

一扫而空

卵巢的主要功能是产生成熟的卵子。出生时，每个卵巢含有近400 000个格拉夫氏卵泡（成熟卵泡）。在育龄期，一个格拉夫氏卵泡可在每个月经周期的前半期内产生一个成熟卵子。当卵子成熟后，卵泡破裂，卵子被排入输卵管内。

卵巢还产生雌激素、孕激素和少量的雄激素。

乳腺

乳腺，位于胸部，是分泌乳汁的特殊附属腺体。尽管男性和女性都有乳腺，但是它们只在女性身上发挥泌乳的功能。

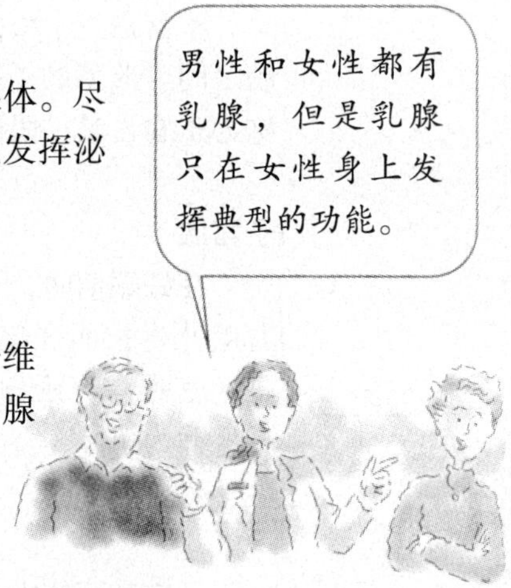
男性和女性都有乳腺，但是乳腺只在女性身上发挥典型的功能。

感谢乳腺

每个乳腺含有15～20个小叶，小叶之间靠纤维结缔组织和脂肪分隔开。在小叶内有成丛的腺泡——微小的、囊状的终末管，在哺乳期分泌乳汁。

从小叶发出的导管汇聚后形成排泌小管（乳腺管）或窦道（壶腹），用以在哺乳期储存乳汁。这些小管经乳头表面15～20个开口引流。（见：女性乳房）

女性乳房

乳房位于前胸壁的两侧，胸大肌和前锯肌之上。乳头位于乳房中央色素沉着区域的乳晕内。乳头内勃起性的组织对冷、摩擦和性刺激有反应。

支持和隔离

每个乳房是由腺性的、纤维性的和脂肪组织构成。腺性组织含有15～20个小叶，小叶由成丛的腺泡以及微小的、囊状的终末管组成，在哺乳期分泌乳汁。纤维性的Cooper韧带支持着乳房，并由脂肪组织将两个乳房分开。

分泌和排乳

每个乳房靠乳腺内的腺泡细胞分泌乳汁，然后通过输乳管将乳汁送到乳头。

乳晕表面的皮脂腺，被称作蒙氏结节，可分泌皮脂，在母乳喂养时可润滑乳晕和乳头。

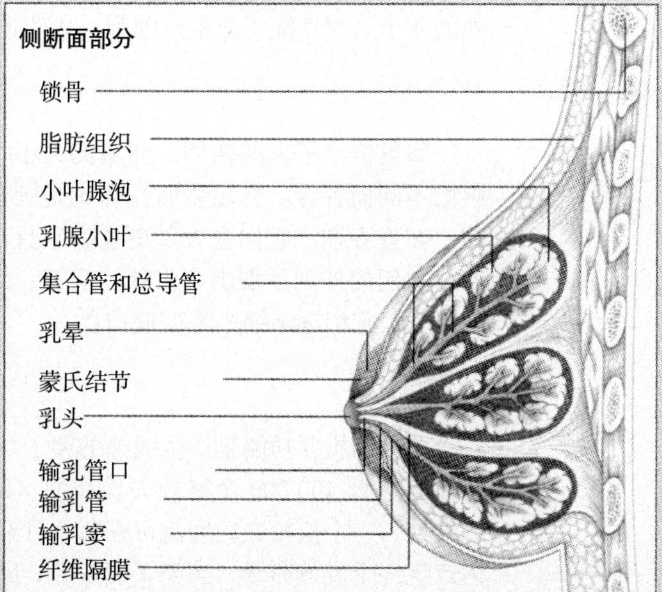

激素的功能和月经周期

和男性身体一样，由于激素的调控，女性身体也会随着年龄的增长而发生变化。当女性到月经来潮的年龄时，下丘脑、卵巢、腺垂体分泌激素——雌激素、孕激素、FSH和LH，这些激素影响子宫内膜在月经周期中的生长和脱落。（见：女性生殖周期中的变化，42～43页）

发育高峰

在青春期，激素的释放导致身体的迅速发育，并且刺激第二性征的发育。这种快速生长从11岁左右开始，一直持续到青春期的早期，或者持续到3年以后。

在这段时间内，女性由于排卵失败而常导致月经周期不规律。月经初潮时，子宫体弯曲在宫颈之上，卵巢位于盆腔内。

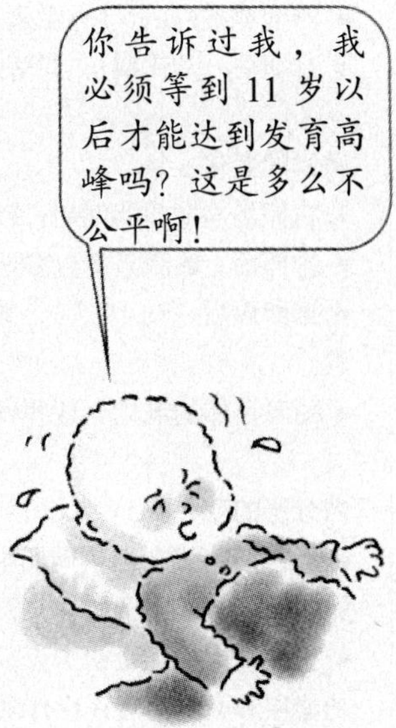
你告诉过我，我必须等到11岁以后才能达到发育高峰吗？这是多么不公平啊！

每月一次的事情

月经周期是一个复杂的过程，同时涉及生殖系统和内分泌系统。月经周期平均为28天。

供应耗尽

与男性随着年龄增长激素水平缓慢下降不同，女性激素水平在绝经期这个阶段急剧下降。尽管腺垂体仍然释放FSH和LH，但机体已耗尽了对这些激素起反应的卵巢滤泡，月经不再出现。

停经通常发生在45～55岁。有些女性较早地进入绝经期，可能是由于遗传因素、卵巢的破坏、自主功能失调或外科手术如子宫切除术。如果45岁之前进入绝经期，称为绝经期提前。

围绝经期可被分为3个阶段：围绝经期、绝经期、绝经后期。

围绝经期的时间

围绝经期指绝经期之前的8～10年（转变期），此期卵巢功能开始衰退。在这段时间，卵巢分泌的雌激素开始逐渐减少，女性月经可能会不规律——时间间隔变长而经量变少。随着向绝经期发展，卵巢完全停止分泌孕激素和雌激素。

（正文接44页）

女性生殖周期中的变化

女性生殖周期通常为 28 天。在这个周期中，同时发生 3 种主要类型的变化：排卵、激素、内分泌（包括子宫内膜）的变化。

排卵的变化

- 排卵的变化，从月经周期的第 1 天开始，通常持续 5 天。
- 周期开始以后，血液中的雌激素和孕激素处于低水平，刺激下丘脑分泌促性腺激素释放激素（Gn-RH）。然后，Gn-RH 刺激前面的腺垂体分泌卵泡刺激素（FSH）和黄体生成素（LH）。
- 卵巢中卵泡的发育（卵泡期）是受到 FSH 水平，及在更小的程度上受到 LH 水平上升的刺激。
- 卵泡成熟以后，LH 激素水平达到峰值，导致卵泡破裂，释放卵子，因此发生排卵。
- 排卵后（黄体期），脱落的滤泡形成黄体，如果没有发生受精，黄体就会退化。

激素的变化

- 在卵巢周期的卵泡期，FSH 和 LH 激素水平的增长刺激了卵泡的生长，同时也刺激了雌激素的分泌增加。
- 排卵前，雌激素的分泌达到峰值。这个峰值引起 LH 激素水平达到高峰，从而导致排卵。
- 排卵以后（约 14 天），雌激素水平迅速下降。在卵巢周期的黄体期，黄体形成，且开始释放孕激素和雌激素。
- 随着黄体的退化，这些卵巢激素的水平都逐渐下降。

内分泌的变化

- 子宫内膜只在生殖周期中一小段时间内接受胚胎的植入。因此，显然子宫内膜胚胎植入最适宜的时期是在卵巢周期释放卵子后约 7 天——刚好及时地接受受精的卵子。
- 在生殖周期的最初 5 天，子宫内膜的功能层脱落，只留下完整的基底层（最深的一层）。月经血包括剥落的功能层和在剥落过程中伴随的出血。
- 子宫内膜于第 6 天（增生期）其功能层开始增生，并受到上升的雌激素水平的刺激。
- 排卵后，孕激素分泌增多刺激了功能层转化成分泌性的黏膜（分泌期），使黏膜更容易接受受精卵的植入。
- 如果未发生种植，则黄体退化，孕激素水平下降，且子宫内膜功能层再次开始脱落。

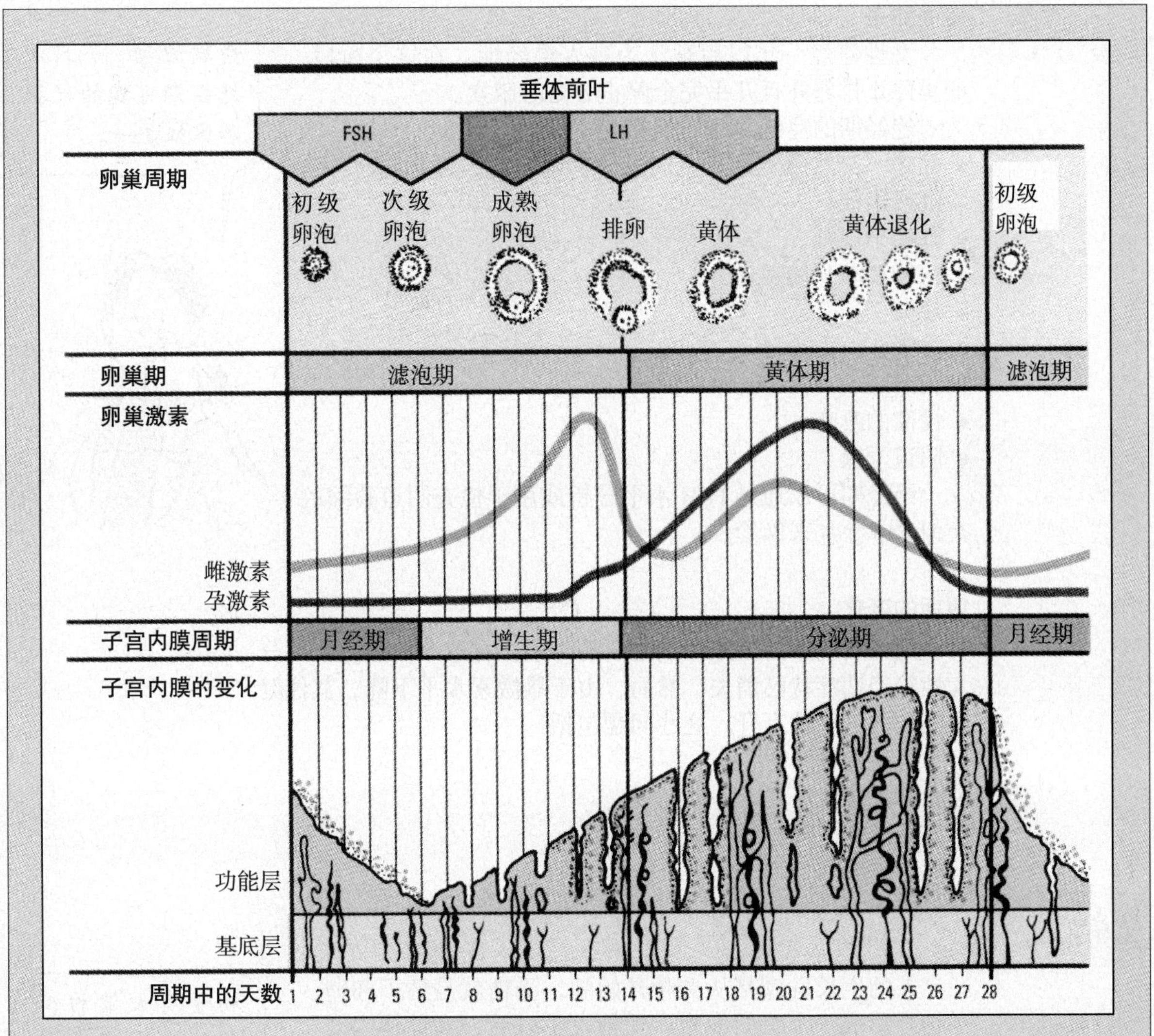
垂体前叶
FSH
LH
卵巢周期
初级
卵泡
次级
卵泡
成熟
卵泡
排卵
黄体
黄体退化
初级
卵泡
卵巢期
滤泡期
黄体期
滤泡期
卵巢激素
雌激素
孕激素
子宫内膜周期
月经期
增生期
分泌期
月经期
子宫内膜的变化
功能层
基底层
周期中的天数
1 2 3 4 5 6 7 8 9 10 11 12 13 14 15 16 17 18 19 20 21 22 23 24 25 26 27 28

丧失卵子

女性停经一年以后被认为进入绝经期。在这个阶段，卵巢停止排卵并且几乎完全停止分泌雌激素。

绝经期的症状和体征包括：

- 潮热（突然感觉到热量向身体上部漫延，可能同时伴有脸红或出汗）
- 月经不规则
- 情绪波动和易激动
- 疲劳
- 失眠
- 头痛
- 性欲的改变
- 阴道干燥

绝经期可以通过 FSH 水平分析或用于检查阴道萎缩的类似 Pap 涂片来确诊。

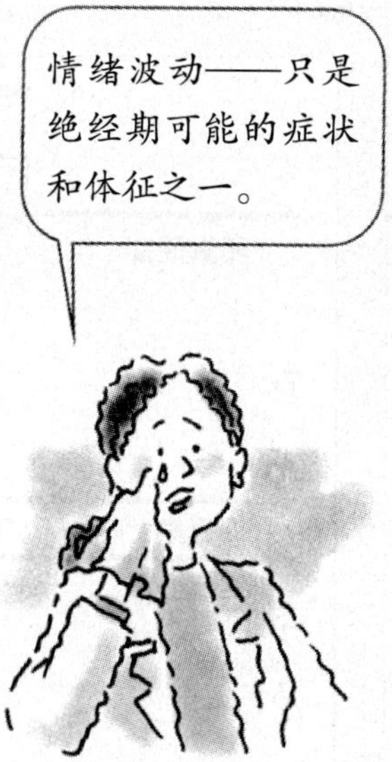
情绪波动——只是绝经期可能的症状和体征之一。

后期的变化

绝经后期指的是绝经期之后的时期。在这个阶段，大部分女性绝经期症状已消失。然而，由于雌激素水平下降，其他健康问题的危险性上升。这些问题包括：

- 骨质疏松症
- 心脏疾病
- 皮肤弹性下降
- 视力衰退

受精

人的生长发育是从受精开始的，受精就是精子和卵子结合形成一个新的细胞。受精发生以后，女性体内开始发生剧烈的变化。受精卵在向子宫腔移动的过程中不断发生分化，在到达子宫腔后植入子宫壁内。（见：受精是怎样发生的）

最佳的才能存活

然而，要发生受精，精子必须首先接触到卵子。尽管一次射精可释放出几亿个精子，但是大部分精子都被阴道的酸性分泌物破坏了。只有到达子宫颈管的精子才能存活，在那里它们会得到子宫颈黏液的保护。

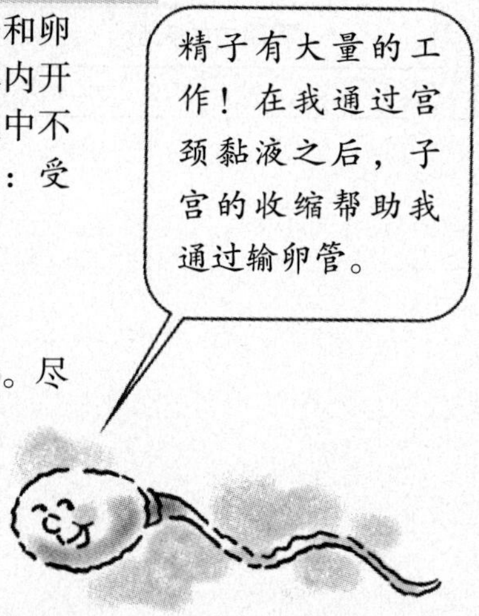
精子有大量的工作！在我通过宫颈黏液之后，子宫的收缩帮助我通过输卵管。

受精是怎样发生的

当精子与卵子接触后被激活时，受精就开始了。下面是受精发生的过程。

含有一个称作顶体的覆盖物的精子接近卵子。

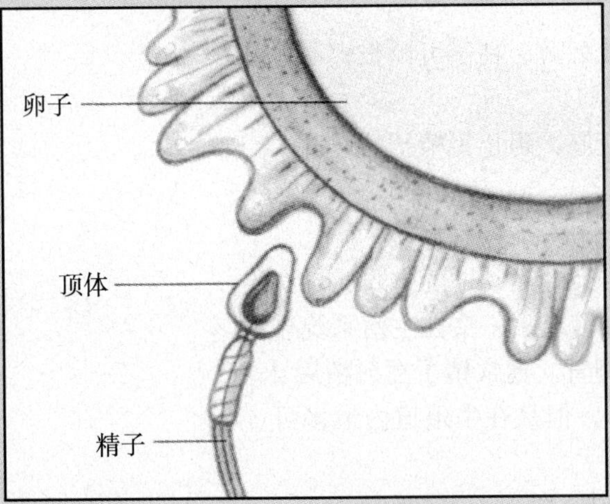

然后精子穿透透明带（卵子的内膜）。这激发了卵子的第二次减数分裂（减数分裂之后），使得其他精子不能穿透透明带。

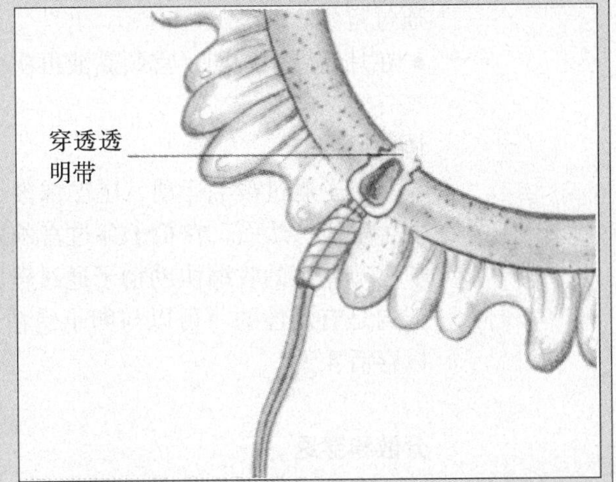

顶体制造出小的穿孔，在受精前，通过此穿孔释放精子穿透卵子保护层所需要的酶。

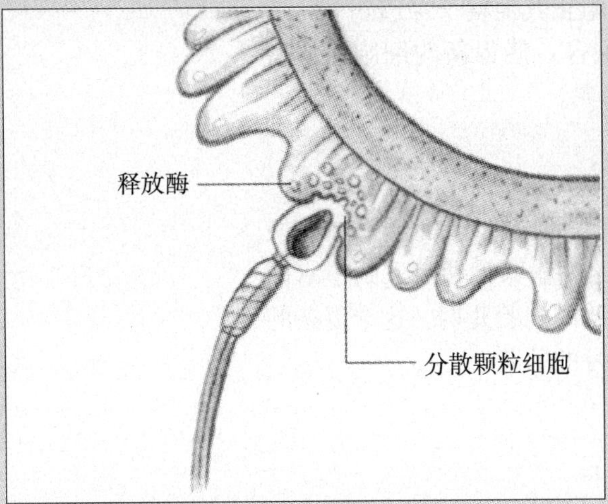

精子穿透卵子以后，它的细胞核被释放入卵子中，尾部退化，头部增大且与卵子的细胞核融合。这种融合使得受精的卵子，称为受精卵，拥有46条染色体。

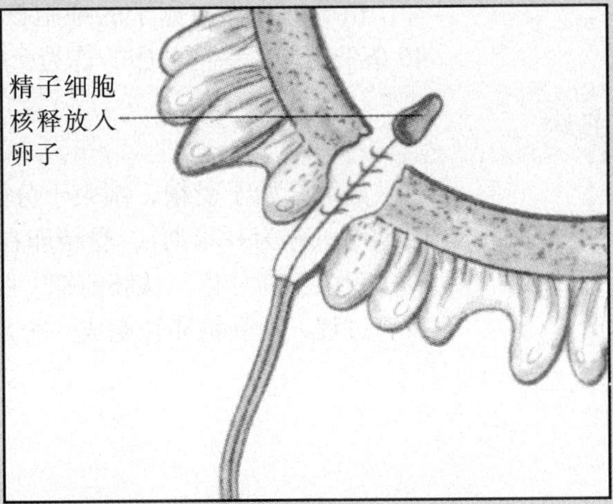

适时是最重要的

精子穿透宫颈黏液的能力取决于它通过时所处的月经周期的阶段：

- 在月经周期早期，雌、孕激素水平导致宫颈黏液较厚，使精子不容易通过宫颈。
- 在月经周期中期，宫颈黏液相对较稀薄，精子可以很容易地通过宫颈。
- 在月经周期后期，宫颈黏液再次变厚，阻止了精子的通过。

协助通过

精子通过鞭毛运动（尾巴像鞭子似的运动）的方式通过女性生殖道。然而，在精子穿过宫颈黏液之后，女性生殖系统靠子宫节律性的收缩协助精子通过输卵管。通常精子在射精后 2 天内是有活性的（可以与卵子受精），但是在生殖道内最多可以存活 4 天。

分散和穿透

在进入卵细胞之前，精子必须分泌颗粒细胞，溶解透明带，透明带是一层厚厚的透明层，环绕在尚未完全发育的卵子周围。精子释放的顶体酶有利于穿透成功。穿透以后，卵子完成第二次减数分裂，同时透明带可阻止其他精子穿透。

精子的头部与卵子的细胞核融合，使得新的细胞核含有 46 条染色体。受精的卵子称为受精卵。

妊娠

妊娠开始于受精，结束于分娩，平均持续 38 周。在这段时期内（称为妊娠期），受精卵在通过输卵管和植入到子宫内的过程中不断分化。从胚前期、胚胎期到胎儿期，这个复杂的发育过程，使受精卵转变成一个足月的胎儿。

计算预产期

由于在妊娠期间子宫不断生长，因此子宫的大小可以用来粗略地估算妊娠期。受精的日期难以得知，所以孕妇预产期一般是从她末次月经的第一天来计算的。计算预产期的方法被称为内格累规律。

下面是计算的方法：如果知道末次月经的第 1 天，从那一天开始减去 3 个月然后加上 7 天。例如，如果末次月经的第一天是 4 月 29 日，减去 3 个月，就是 1 月 29 日，然后加上 7 天，得到大约预产期就是 2 月 5 日。

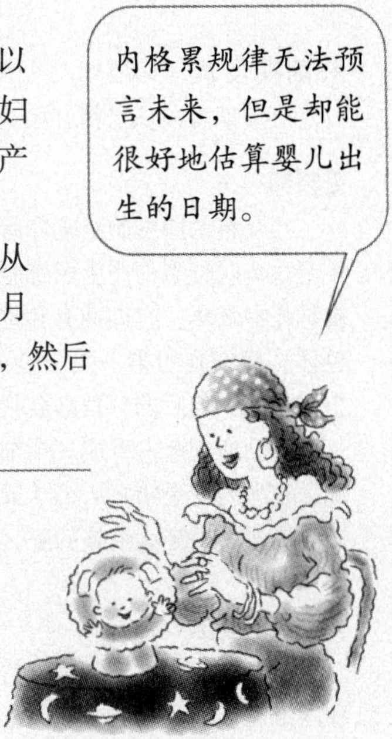
内格累规律无法预言未来，但是却能很好地估算婴儿出生的日期。

胎儿发育的阶段

在妊娠期，胎儿经历 3 个主要的发育阶段：

- 胚前期（受精到第 3 周）
- 胚胎期（第 4 周到第 7 周）
- 胎儿期（第 8 周到出生）

都是从这里开始

胚前期从卵子受精开始，持续 3 周。受精卵在通过输卵管的过程中，需要经历一系列的减数分裂或卵裂。（见：胚前期发育，48 页）

受精卵到胚胎

在胚胎期（妊娠的第 4 周到第 7 周），发育中的受精卵开始呈现出人的雏形，所以称作胚胎。每一胚层——外胚层、中胚层和内胚层最终形成胚胎中特殊的组织。（见：胚胎的发育，49 页）

器官系统的形成发生在胚胎期，在这段时间，胚胎特别容易受到孕妇用药、某种感染及其他因素的伤害。

胎儿在途中！

在胎儿发育过程中，从第 8 周到出生，胎儿逐渐成熟、体积变大和体重增加。（见：从胚胎发育成胎儿，50 页）

（正文接 51 页）

胚前期发育

胚前期阶段从受精开始至大约发育的第 3 周末。

受精卵……

当受精的卵细胞经输卵管向子宫运动时，它要经过有丝分裂而产生子细胞。这些子细胞最初被称作卵裂球，它们拥有和母细胞数目一样的染色体。卵细胞的第一次分裂大约在受精以后 30 小时结束，随后的分裂则会很快发生。

受精卵逐渐发育成一个细胞团，称之为桑葚胚，它大约在受精之后第 3 天到达子宫。桑葚胚中心形成一个充满液体的腔。

……形成胚泡

此时的结构称为胚泡，它由一层薄的滋养层和内细胞群组成，滋养层包含着胚泡腔。在以后的发育中，滋养层发育成胎膜和胎盘，内细胞层则形成胚芽（晚期胚泡）。

黏着：胚泡和子宫内膜

在下一个阶段，胚泡外面有透明带覆盖，不能与子宫附着。然后透明带退化，在受精后第 1 周末，胚泡即能和子宫内膜附着。首先能和内膜附着的是和内细胞群邻近的胚泡部分。

胚泡和子宫内膜接触之后，不断增生，并通过分裂和溶解内膜细胞侵入内膜的下层。

完全植入

在下一周，侵入的胚泡陷入子宫内膜表层以下。穿透侧迅速生长封闭，保留了子宫内膜表面的连续性。

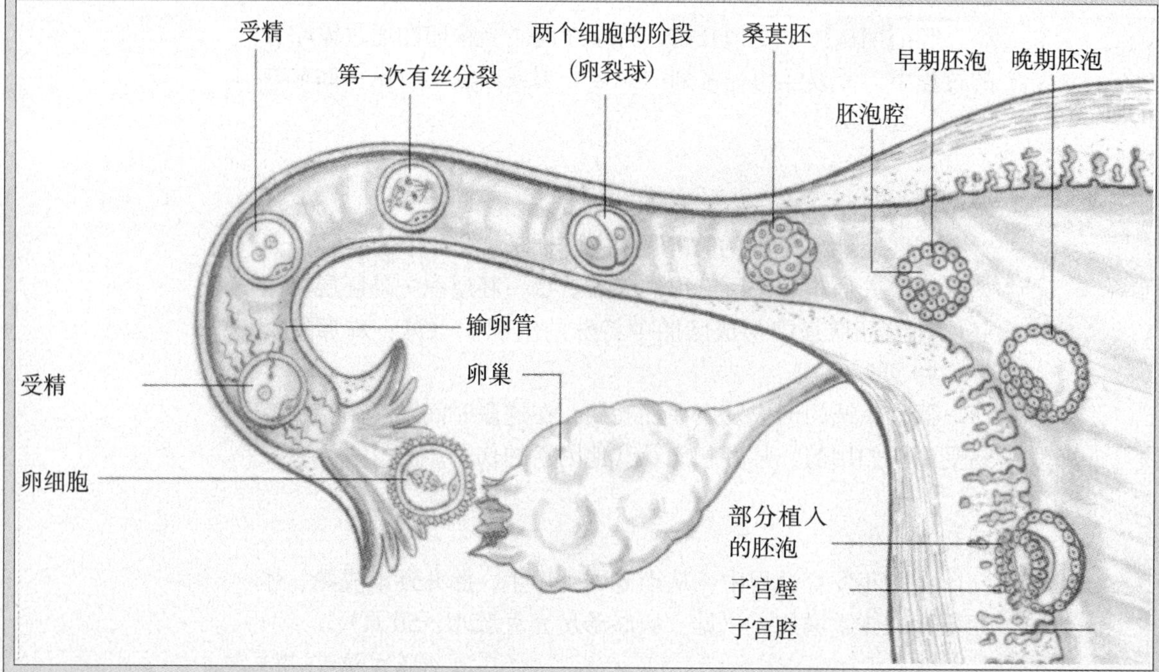

胚胎的发育

在胚胎发育过程中，3 个胚层——内胚层、中胚层、外胚层中的每一层，都形成特定的组织和器官。

外胚层

外胚层是最外面的一层，发育成：

- 表皮
- 神经系统
- 垂体
- 牙釉质
- 唾液腺
- 晶状体
- 肛管下段内层
- 毛发

中胚层

中胚层是位于中间的一层，发育成：

- 结缔组织和支持组织
- 血液和血管系统
- 肌肉组织
- 牙齿（除了釉质）
- 心包腔、胸腔、腹腔的中层
- 肾和输尿管

内胚层

内胚层是最里面的一层，发育成下列结构的上皮层：

- 咽和气管
- 耳道
- 消化管
- 肝
- 胰腺
- 膀胱和尿道
- 前列腺

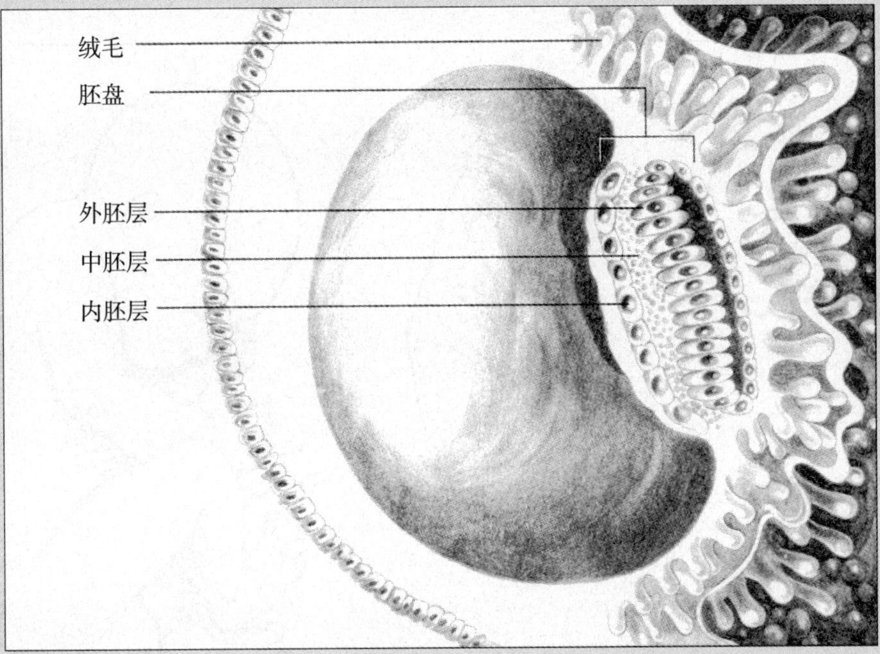

从胚胎发育成胎儿

受精以后，受精卵在最初3个月内的生长和发育是非常重要的，因为经过这个时期，胚胎会发育成一个几乎类似于足月新生儿的胎儿。

第1个月

第1个月末，胚胎已有一个明确的形状。头、躯干、将发育成四肢的体芽已经可以辨别得出。心血管系统开始发挥功能，且通常脐带以它最初的形态而存在。

第2个月

在第2个月，胚胎从第8周开始称为胎儿，发育到长2.5cm，重1g。头和面部的特征进一步发育，眼、耳、鼻、唇、舌头和牙蕾等成形，四肢也发育成形。尽管胎儿的性别还不能识别，但是所有的外生殖器已形成。心血管的功能已发育完全，且脐带形成了特定的形态。在第2个月末，除了大小外，胎儿已类似一个足月的新生儿。

第3个月

在第3个月，胎儿发育到长7.6cm，重28.3g。牙齿和骨骼开始出现，肾开始发挥功能。胎儿张开嘴巴吞咽，可以用它已发育完全的手抓握，且通过呼气和吸气为呼吸做准备（尽管肺的功能还没有出现）。在第一个3月末（妊娠被划分为3个月为一个时期），胎儿的性别就可以识别了。

3个月~9个月

在剩下的6个月中，随着身体内部和外部结构的快速发育，胎儿继续生长。在第三个3月，胎儿储存将来在子宫外生长所需要的脂肪和矿物质。出生时，足月胎儿平均长50.1cm，重3～3.5kg。

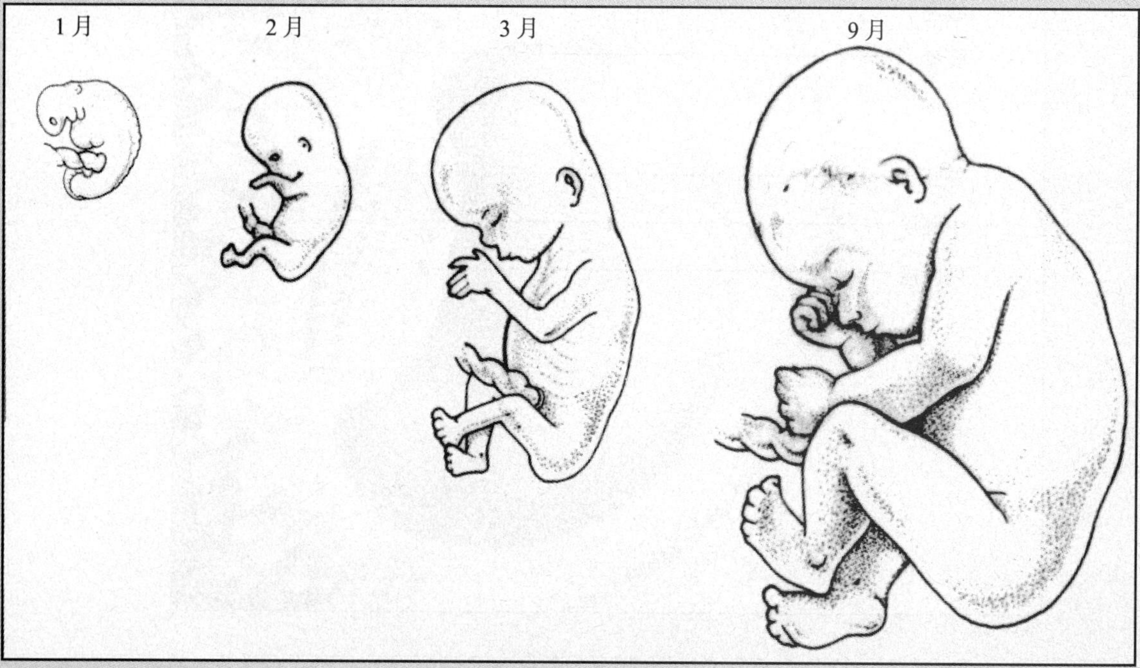

在这个阶段，胎儿呈现出两个不寻常的特点：

- 胎儿的头部与它的身体相比不成比例地增大（这个特点在出生后随婴儿生长而发生变化）。
- 胎儿缺少皮下脂肪（脂肪在胎儿一出生后即开始积聚）。

卵巢和子宫的结构变化

在妊娠期间，生殖系统会发生许多变化。

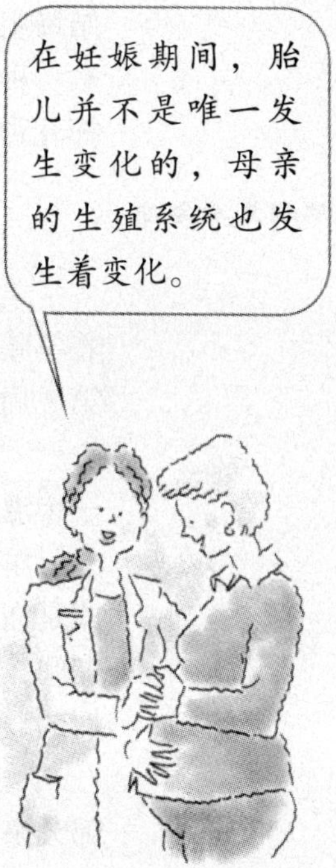
在妊娠期间，胎儿并不是唯一发生变化的，母亲的生殖系统也发生着变化。

黄体

妊娠改变了黄体通常的发育过程，且导致下列结构的发育：

- 蜕膜
- 羊膜囊和羊水
- 卵黄囊
- 胎盘

黄体功能的正常发挥需要 LH 的不断刺激，而黄体分泌的孕激素抑制了腺垂体分泌 LH。如果妊娠发生，黄体持续产生孕激素直到胎盘具有此功能。否则，在下次月经开始前 3 天黄体发生萎缩。

激素

随着时间的延长，黄体对 LH 的反应性降低。因此，除非有日益增多的 LH 的刺激，成熟的黄体将逐渐退化。

妊娠刺激胎盘组织分泌大量类似 LH 和 FSH 的人体绒毛膜促性腺激素（HCG）。HCG 阻止黄体退化，并且刺激黄体产生大量的雌激素和孕激素。

HCG 水平的上升和下降

黄体受到 HCG 的刺激分泌雌激素和孕激素，而这两种激素在最初的三个月中具有维持妊娠的作用。早在受精后 9 天，HCG 即可被发现，因此甚至在孕妇没有发现停经之前，HCG 就可以提供信息确诊妊娠。

在这段时期内，HCG 水平逐渐升高，大概在妊娠 10 周左右时达到高峰，然后逐渐下降。

蜕膜

蜕膜是子宫的内膜层，妊娠期间它在激素作用下发生变化。蜕膜细胞分泌下面3种物质：

- 一种激素，即催乳素，促进泌乳；
- 一种肽激素，即松弛素，可以促进耻骨联合和骨盆韧带结缔组织的松弛，以及宫颈的扩张；
- 一种强力的激素样的脂肪酸，即前列腺素，可以间接发挥几种生理功能。（见：蜕膜和胎膜的发育）

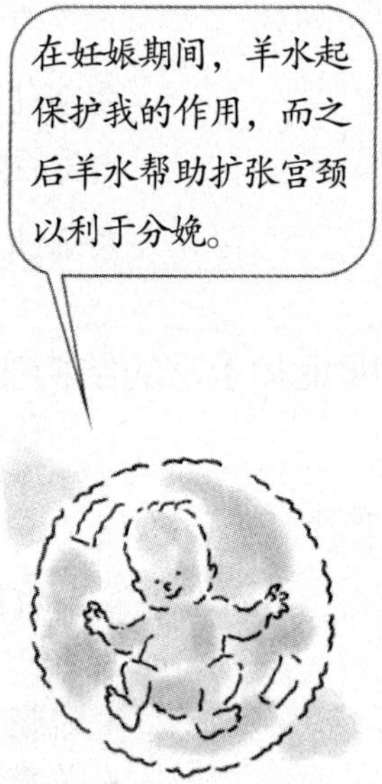
在妊娠期间，羊水起保护我的作用，而之后羊水帮助扩张宫颈以利于分娩。

羊膜囊和羊水

羊膜囊，被绒毛膜所包围，逐渐长大并围绕胚胎。随着羊膜囊变大，它扩张并进入到绒毛膜腔中，最后在妊娠第8周时充满绒毛膜腔并和绒毛膜融合。

一个温暖的、具有保护性的海洋

羊膜囊和羊水以两种重要的方式为胎儿供养，一种方式是在妊娠过程中，另一种方式是在分娩过程中。在妊娠期间，羊水为胎儿提供一种有浮力的和可控温的环境。之后的分娩过程中，前羊水囊呈楔状帮助宫颈扩张。

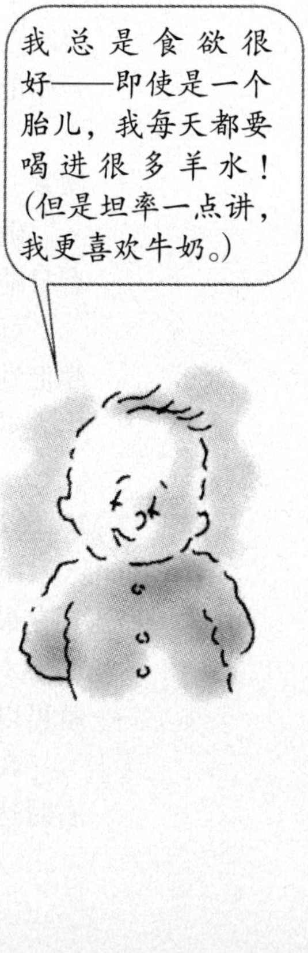
我总是食欲很好——即使是一个胎儿，我每天都要喝进很多羊水！(但是坦率一点讲，我更喜欢牛奶。)

部分来自母亲，部分来自胎儿

在妊娠早期，羊水主要有三个来源：

- 当母体的血液流经子宫时渗入到羊膜囊内的液体
- 当胎儿的血液流经胎盘时渗入到羊膜囊内的液体
- 从胎儿的皮肤及呼吸道渗入到羊膜囊内的液体

在妊娠晚期，当胎儿的肾开始发挥功能时，胎儿的尿液也进入到羊水中，并且成为羊水的主要来源。

每一个海洋都有潮汐

从母体和胎儿产生的羊水补充了从胎儿的消化道丢失的羊水。特别是，胎儿每天都要消耗掉几百毫升的羊水。羊水经胎儿的消化道被吸收到胎儿的循环系统中；有些羊

蜕膜和胎膜的发育

在胚胎发育过程中，有很多特殊的组织提供支持、保护和营养作用。在这些组织中，蜕膜和胎膜是在受精之后很快即开始发育的。

蜕膜

在妊娠期间，内胚层的内层称为蜕膜，它不仅为卵细胞的发育提供了一个巢居的场所，而且还具有一些内分泌功能。

根据蜕膜与胚胎的相对位置，将蜕膜划分为底蜕膜，位于绒毛膜下方；包蜕膜，覆盖在绒毛膜之上；壁蜕膜，是宫腔其余部分的蜕膜。

胎膜

绒毛膜是形成胚泡外壁的一层膜性结构。有血管状的突起从它的周围长出，称为绒毛膜绒毛。随着绒毛膜的生长，从绒毛膜的表层部分发生的绒毛因萎缩而使其表面变得光滑，称为平滑绒毛膜。而从绒毛膜的深层部分发生的绒毛膜被称作叶状绒毛膜，它因增生而向底蜕膜中的大血管突出，同时母体的血液通过这些大血管流动。

在生长的绒毛内形成的血管开始和绒毛膜内、体蒂及胚胎体内的血管相连接。一旦胚胎的心脏开始跳动，血液就开始在这些发育的血管网络中流动。

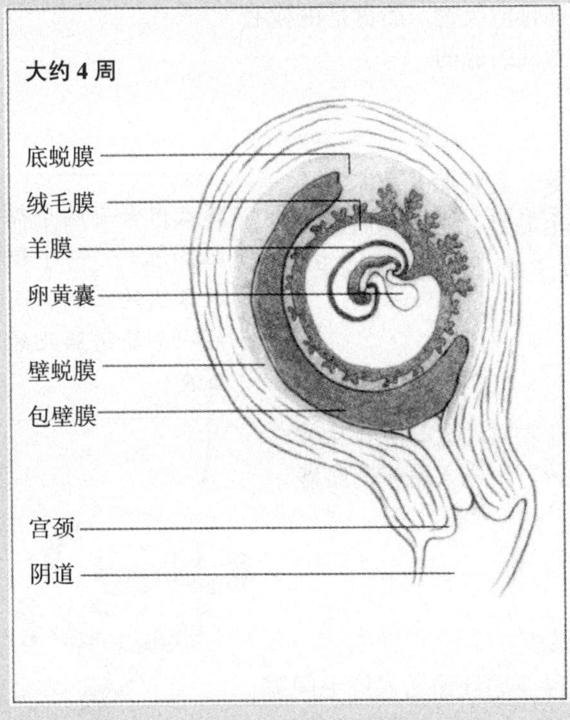

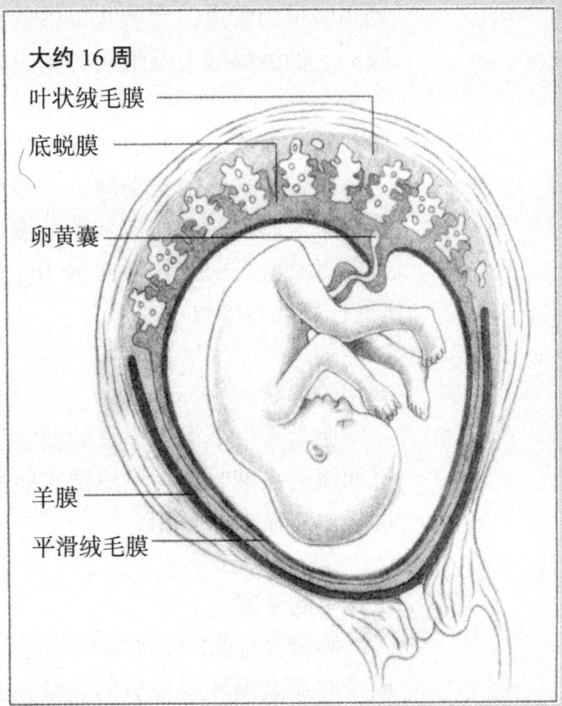

水从胎儿的循环系统进入母体的循环系统，然后从母亲的尿液中排出。

卵黄囊

卵黄囊形成于胚盘内胚层的侧壁；它的一部分被合并入生长的胚胎中并形成消化道，而另一部分生长为原始的生殖细胞，然后迁移到发育的生殖腺中，最后在性别决定后形成卵母细胞（卵子的前体）或精母细胞（精子的前体）。

今天在这里，明天就离开

在胚胎发育的早期，卵黄囊还形成血细胞。最终，卵黄囊要发生萎缩和破裂。

胎盘

从妊娠3个月开始直至胎儿出生，扁平的、圆盘状的胎盘利用脐带为管道，为胎儿提供营养和排泄废物。胎盘是由绒毛膜、它的绒膜绒毛及附属的基脱膜共同组成的。

胎儿的生命线

脐带中含有两条动脉、一条静脉，它将胎儿和胎盘连接起来。脐动脉将血液从胎儿输送至胎盘，它们在脐带内呈螺旋状，在胎盘表面分开，分支进入绒毛膜绒毛。（见：胎盘的结构）

胎盘内含有两个循环系统——一个输送母体的血液，而另一个输送胎儿的血液。

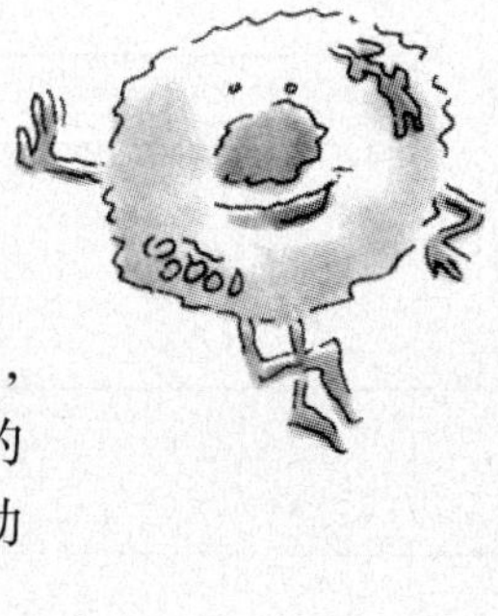

有用的静脉

胎盘是一个血管丰富的器官。它表面的大静脉将从绒毛回流的血液收集，然后送入脐静脉，由进入脐带的脐静脉将血液输送回胎儿。

工作中的专家

胎盘含有两个非常特殊的循环系统：

- 子宫胎盘循环将含氧的动脉血从母体循环输送入绒毛间隙，这些大的空隙将胎盘内绒膜绒毛分开。血液从穿透胎盘基部的子宫动脉进入绒毛间隙；然后流出绒毛间隙，经胎盘基部与动脉临近的静脉再流回到母体循环内。

胎盘的结构

到分娩时，胎盘（子宫内胎儿获取营养的海绵状结构）是扁平的、蛋糕状的，呈圆形或卵圆形。胎盘直径为 15～19.5cm，最厚的部分宽为 2～3cm。靠近母体的一侧是小叶状的，而靠近胎儿的一侧是有光泽的。

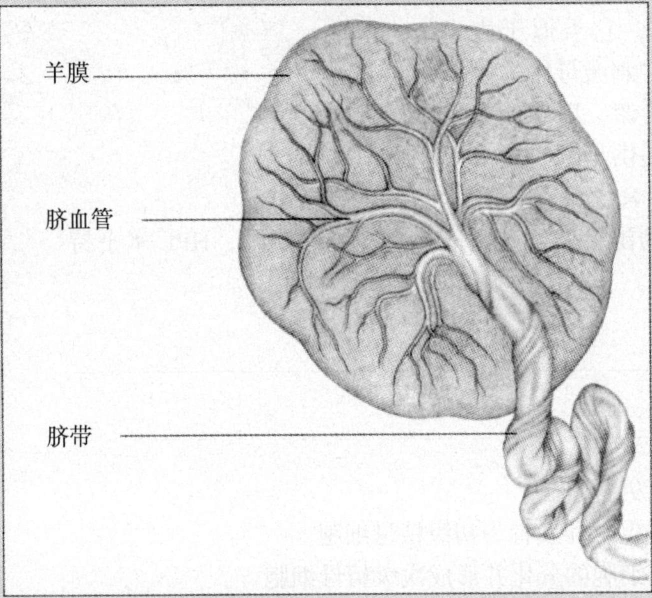

- 胎儿胎盘循环将缺氧的血液通过脐动脉从胎儿输送回绒毛内，并且将含氧的血液经脐静脉输送给胎儿。

胎盘的责任

在妊娠最初的 3 个月里，黄体是雌激素和孕激素（妊娠过程中需要的激素）的主要来源。但是从第 3 个月末开始，胎盘产生大部分的激素；黄体依然存在并产生激素，但已不再是维持妊娠所必需的。

激素水平的上升

在妊娠过程中，两种类固醇激素——雌激素和孕激素的水平持续上升。雌激素刺激了子宫的生长，以利于为胎儿提供一个合适的环境。

孕激素是由胎盘利用母体的胆固醇合成的，它不仅降低了子宫肌肉的兴奋性，并且防止胎儿自发性流产的发生。

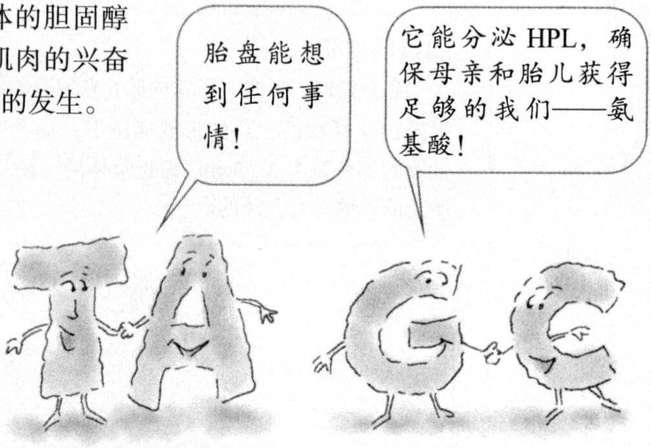
胎盘能想到任何事情！
它能分泌 HPL，确保母亲和胎儿获得足够的我们——氨基酸！

保持酸性水平

胎盘还产生人类胎盘催乳素（HPL），它类似于生长激素。HPL 刺激母体的蛋白质和脂肪代谢，以确保为母亲和胎儿提供足够的氨基酸和脂肪酸。HPL 还刺激乳房的生长，为泌乳做好准备。在整个妊娠期间，HPL 水平持续上升。

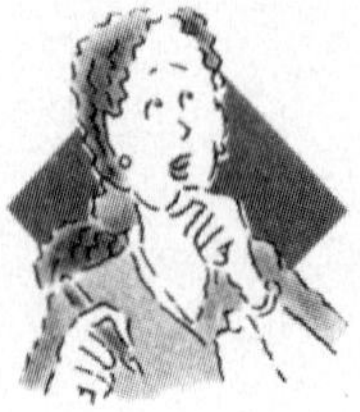

快速测试

1. 精子发生是：

A. 精子生长和发育为初级精母细胞

B. 精母细胞的分化并形成次级精母细胞

C. 精细胞的结构变化

D. 精子形成的整个过程

答案：D. 精子发生指的是精子形成的整个过程，从初级精母细胞的发育到有功能的精子的形成。

2. 精囊的主要功能是：

A. 储存新发育的精子

B. 为睾丸保持一个较低的温度

C. 在女性生殖道内释放精子

D. 为精子发生提供场所

答案：B. 精囊的功能是为睾丸保持一个较低的温度，这对于精子的形成是必要的。

3．卵巢的主要功能是：
A．在月经周期分泌影响子宫内膜增长和脱落的激素
B．在妊娠期间提供胎儿生长的场所
C．产生成熟的卵子
D．在月经期间血液从子宫排出的通道
答案：C．卵巢的主要功能是产生成熟的卵子。

4．黄体的退化是在女性生殖周期的哪一个阶段？
A．黄体期
B．滤泡期
C．增生期
D．卵巢期
答案：A．黄体的退化发生于生殖过程中卵巢周期的黄体期。

5．与月经周期相关的 4 种激素是：
A．LH、黄体酮、雌激素和睾丸激素
B．雌激素、FSH、LH 和雄激素
C．雌激素、黄体酮、LH 和 FSH
D．LH、雌激素、睾丸激素和雄激素
答案：C．与月经周期相关的 4 种激素是雌激素、黄体酮、LH 和 FSH

6．在发育过程中，3 个胚层中的每一层都形成特殊的组织和器官的是：
A．受精卵
B．卵子
C．胚胎
D．胎儿
答案：C. 在胚胎发育的过程中，3 个胚层中的每一层（外胚层、中胚层和内胚层）都形成特殊的组织和器官。

7．保护胎儿的结构是：
A．蜕膜
B．羊膜囊
C．黄体
D．卵黄囊
答案：B．通过产生一种有浮力的、可控温度的环境来保护胎儿的结构是羊膜囊。

评分

☆☆☆ 如果你回答对了全部的 7 个问题，太棒了！你已经熟悉了受精的过程。

☆☆ 如果你回答对了 5 个或 6 个问题，很好！那么在后面的章节中也要这样成功。

☆ 如果你回答正确的问题少于 5 个，不用担心！稍微复习一下，你对受精的认识将会提高。

(刘丽 译)

3

第三章 计划生育、避孕和不孕症

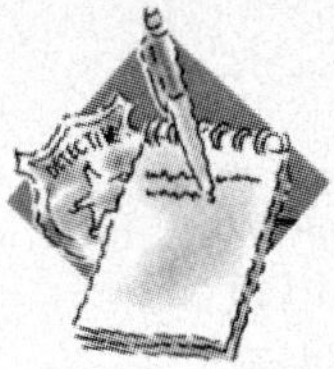

主要内容

在本章中，你将学习：

- 计划生育的目的
- 避孕的各种方法，及每种方法的优点和缺点
- 计划生育的外科方法
- 选择性终止妊娠的相关问题
- 不孕症的原因
- 治疗不孕症的方法和程序

计划生育

计划生育涉及夫妻双方或者个人作出的决定，这些决定包括他们是否应该有孩子、妊娠的时间、次数及妊娠间隔的时间。计划生育还包括选择避孕、受孕以及选择妊娠的时机和次数。计划生育属于个人的问题，同时涉及许多伦理的、身体的、情感的、宗教的和法律的潜在因素。所有避孕品的效果、费用、禁忌证及不良影响，都应该告诉患者及其配偶，以利于他们作出明智的选择。

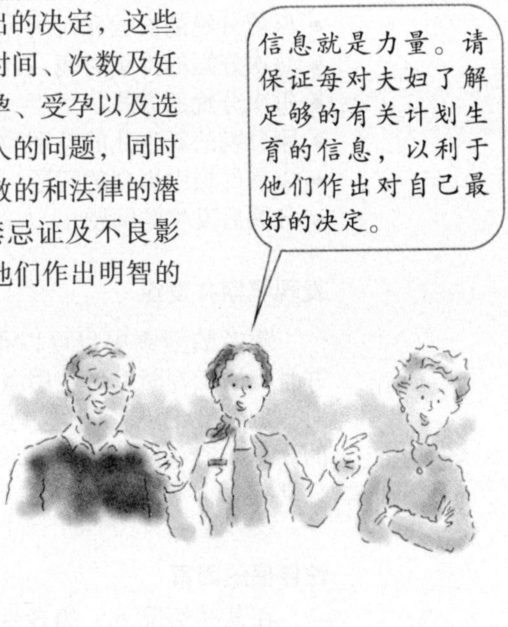
信息就是力量。请保证每对夫妇了解足够的有关计划生育的信息，以利于他们作出对自己最好的决定。

避孕

避孕是有准备的阻止受孕的过程，即利用一种方法或装置防止卵细胞受精。

选择避孕品

当与患者讨论最适合他们的避孕方法时，记住：避孕品对夫妇双方来说，应该是安全、易获得、没有不良影响、可以负担得起、易接受，且对他们未来的妊娠没有影响。另外，夫妻双方应该使用接近100%有效的避孕品。

病史

在决定哪种避孕方法对患者最好的时候，需要知道患者的月经史和产科病史。患者的病史还可以用来制订指导患者的计划。

对计划生育的评估涉及收集与生殖有关的病史，包括：

- 月经间隔时间
- 月经的持续时间和月经量
- 经期出现的问题
- 以前妊娠的次数
- 以前分娩的次数和时间
- 每次妊娠的持续时间
- 每次分娩的方式
- 刚分娩的新生儿的性别和体重
- 以前妊娠中出现的问题
- 分娩后发生的问题

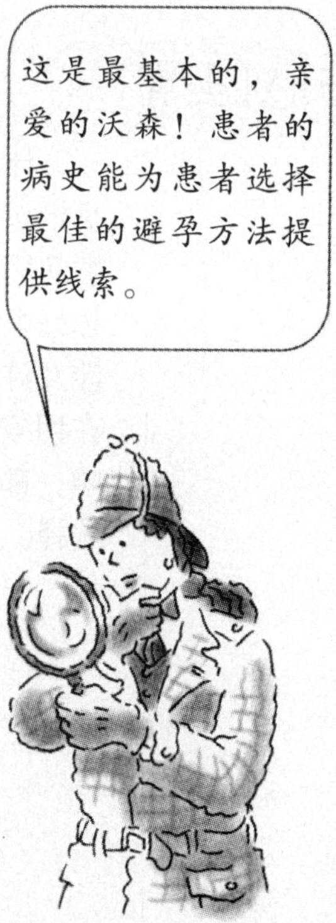
这是最基本的，亲爱的沃森！患者的病史能为患者选择最佳的避孕方法提供线索。

发现早期并发症

患者的健康史也可以帮助认清并发症的潜在危险，并且有助于判断患者使用激素类避孕药是否安全。例如，对一位哺乳的患者可以单独给予孕激素或者配以小剂量的激素类避孕药，因为激素类的避孕药可能会导致母乳分泌减少。

性伴侣的因素

在某些情况下，患者性伴侣的健康状况会影响所应用的避孕方法。例如，如果一个患者的性伴侣感染了人类免疫缺陷病毒（HIV），理想的情况是，她应该避免性生活。

如果你的患者不愿意这样做，鼓励她运用避孕套来阻止受孕和疾病的传播。

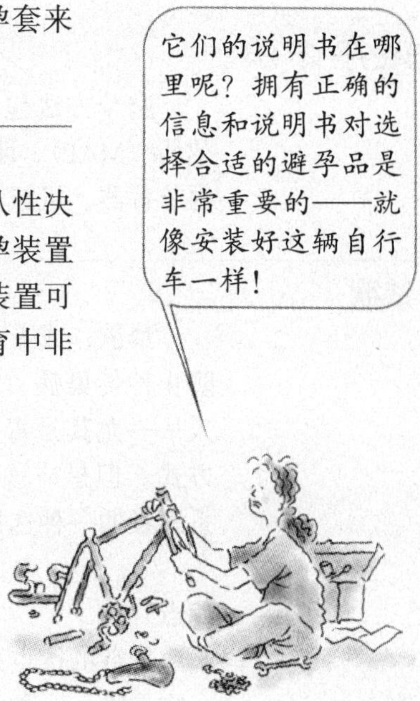
它们的说明书在哪里呢？拥有正确的信息和说明书对选择合适的避孕品是非常重要的——就像安装好这辆自行车一样！

运用所选择的避孕品

对所选避孕方法的了解程度和对该方法的依从性决定了避孕品的有效性和安全性。患者不能掌握避孕装置的使用方法，或者不愿意正确地或持续地使用该装置可能会导致怀孕。这就是为什么指导患者是计划生育中非常重要的部分。（见：避孕的指导技巧）

给予正确的指导和信息，患者应该可以做到：

- 能正确描述所选择的避孕措施的用法；
- 描述所选择的避孕品的不良反应，明确自己有责任报告出现的任何问题；
- 明确自己要准时复诊（如果需要）；
- 表示现在所选用的避孕方法是可以接受的方法。

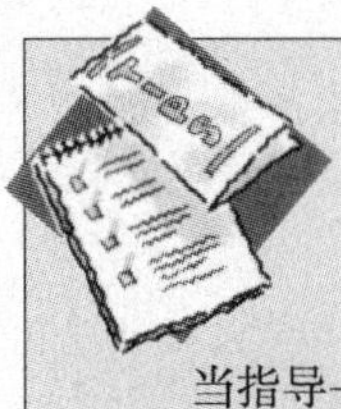

教育园地

避孕的指导技巧

当指导一个患者如何避孕时，你应该遵循下面几点：

- 教会患者正确使用所选择的避孕品，并且准确描述所选避孕方法的程序。
- 告知患者可能出现的不良反应。指导患者在出现不良反应时告诉健康照顾提供者。
- 强调复诊的重要性。在复诊的时候，要评价避孕品的使用情况和不良反应，且需重做巴氏试验。复诊时患者可以借此机会咨询所遇到的任何问题。
- 要用患者易于理解的方式回答所有问题。

避孕方法

避孕方法包括禁欲、自然避孕法、口服避孕药、事后避孕药（MAP）、阴道内避孕法、透皮避孕贴剂、肌内注射、宫内节育器、机械和化学屏障避孕法。

禁欲

禁欲，或者限制性生活，对避孕的失败率为 0。它同样是防止性传染病（STDs）传播的最有效的途径。然而，大部分人——尤其是青少年，不会考虑将这作为避孕的一种选择或方式。但是应该让患者知道，除了其他避孕方式外，禁欲也是患者的一种选择。

优点

禁欲的优点是：

- 它是唯一一种防止受孕和 STDs 的有效率达 100%的方法；
- 免费的；
- 无禁忌证。

缺点

禁欲的缺点是：

- 配偶或同伴可能对其有消极的反应；
- 需要双方承担义务和做到自我控制。

自然避孕法

自然避孕法是不用化学的或其他材料、装置来阻止受孕的避孕方法。宗教信仰可能会阻止某些人使用激素类或体内的避孕装置。有些人只喜欢一种更自然的方法来计划受孕或阻止受孕。自然避孕法包括安全期法（日历表法）、基础体温法、宫颈黏液法（Billings 法）、症状–体温法、推测排卵以及中断性交。

保持计数

大多数自然避孕法中，必须计算女性可以受孕的日期，这样她就可以在这些天中避免性交。不同的方法可以用来决定女性的受孕时期。这些方法的有效性取决于患者和患者伴侣在受孕时期避免性生活的意愿程度。失败率为10%～20%。

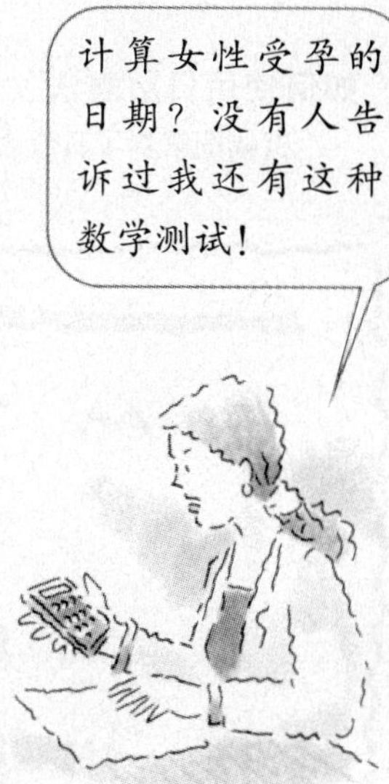
计算女性受孕的日期？没有人告诉过我还有这种数学测试！

安全期避孕法

安全期法或日历表法要求夫妻在妻子可能受孕的时期（根据月经周期）避免性交。受孕的时期通常是从排卵前3～4天持续到排卵后3～4天。

重要的日记

指导女性记录好自己的月经周期，以此来判断排卵大概发生的时间。她应该连续记录6个周期。计算安全期的方法是：根据她的记录，最短的周期减去18，最长的周期减去11。例如，如果她有6个月经周期持续26～30天，她受孕的日期是从第8天（26减去18）至第19天（30减去11）。为了确保避孕，在月经周期的第8～19天限制性交。在这段可以受孕的时期，也可以选用避孕套。（见：如何使用日历表法，64页）

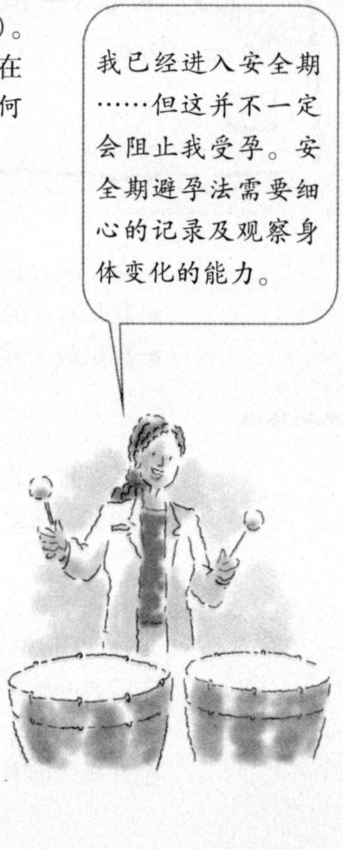
我已经进入安全期……但这并不一定会阻止我受孕。安全期避孕法需要细心的记录及观察身体变化的能力。

优点

安全期避孕法的优点是：

- 不需要任何的药物或装置；
- 免费；
- 会被有信仰宗教的反对控制生育的人们所接受；
- 有利于夫妻双方学习更多关于女性生理功能的知识；
- 有利于夫妻之间的交流；
- 也可以被用来计划妊娠。

缺点

安全期避孕法的缺点是：

- 它需要保持细心的记录，且需要女性有能力和愿意监测自己身体的变化；
- 在女性的受孕时期，它限制了性生活的自发性；

如何使用日历表法

这幅图解释了日历表法是怎样用来计算女性的受孕期（排卵）及她什么时候应该避免性交。

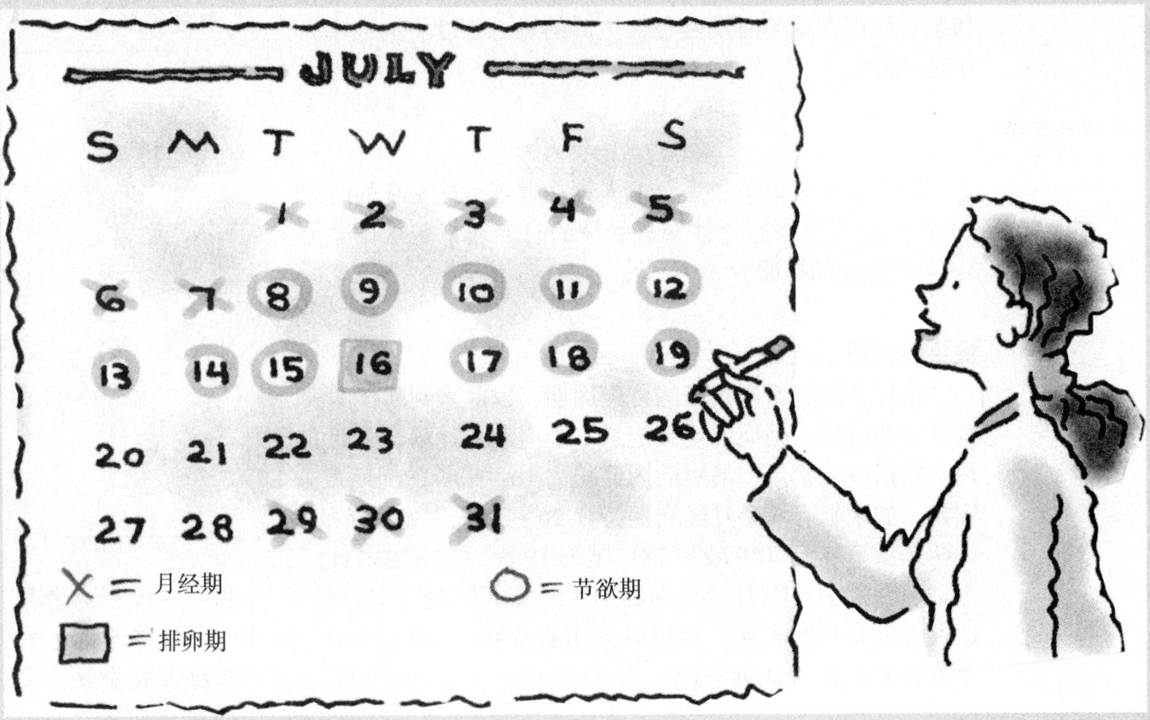

- 它要求较长时期内要避免性生活；
- 它只对月经周期规律的女性是可靠的；
- 在疾病、感染或应激时期，这个方法可能不可靠。

基础体温

在排卵期前，女性的基础体温（BBT）下降约 0.5℃。在排卵期，体温会因为孕激素的影响而上升 1℃。

上升和下降，高温和低温

运用 BBT 法进行避孕，女性需要在每天早上坐起前、下床前或开始早上的活动前测量自己的体温。（见：指导患者如何测量 BBT，66、67 页）。通过记录每天的体温，可以在体温升高之前看到一些细微的提示。体温升高表明已经排卵，因此在接下来的3天应该避免性生活。3天是很重要的，因为这是排出的卵细胞有受孕能力的时期。精子可以在女性生殖道内存活4天，所以如果BBT避孕法和日历表法结合运用，那么夫妻双方在排卵之前的几天内也要避免性生活。

各种可变因素

该方法的一个问题是有许多因素可以影响BBT。女性可能会忘记测量或者下床之后测量体温，或者她可能生病，这些情况都可能会导致体温升高。如果女性改变了她的作息规律或活动状态也会影响她的体温。这可能会使她将受孕期误认为是安全期，或是将安全期误认为是受孕期。

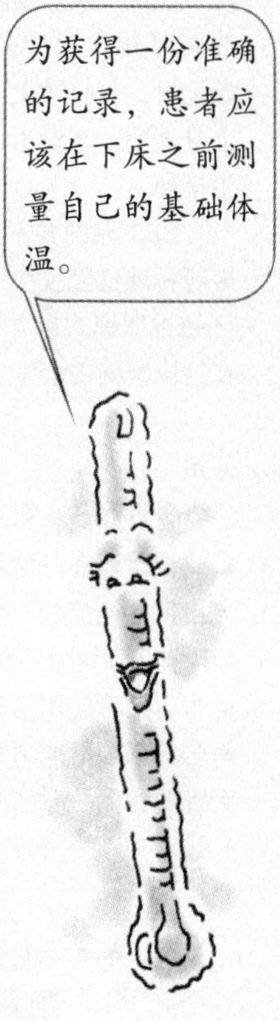

优点

BBT法的优点是：

- 花费不多。唯一需要花钱的地方是买一支精确度为十分之一度的BBT体温计；
- 不需要药物；
- 它会被有信仰宗教的反对控制生育的人们所接受；
- 有利于夫妻双方学习更多关于女性生理功能的知识；
- 有利于夫妻之间的交流；
- 也可以被用来计划妊娠。

缺点

BBT法的缺点是：

- 它需要细心的记录，且需要女性有能力和愿意监测自己身体的变化；
- 在女性的受孕时期，它限制了性生活的自发性；
- 它要求较长时期内要避免性生活；
- 它只对月经周期规律的女性是可靠的；
- 在疾病、感染或应激时期，这个方法可能是不可靠的；
- 对月经不规律的女性来说是禁忌使用的。

宫颈黏液

宫颈黏液法（也被称作Billings法），是描述排卵时宫颈黏液的变化。每个月，在月经来潮之前，宫颈黏液变稠，且将其在拇指和食指之间牵拉时可以拉长。宫颈黏液正常的拉伸度

教育园地

指导患者如何测量 BBT

下面的技巧是帮助你指导患者如何记录基础体温（BBT）的。提醒患者在排卵之前，月经周期的前两周 BBT 是比较低的。排卵之后，体温立即开始上升，且持续上升直至下一个月经周期。体温的上升表明，孕激素已经被释放入系统，女性已经发生排卵。

BBT 制图并不能预测排卵的确切日期，它只是表明排卵已经发生了。但是，这能帮助患者监测自己的排卵模式，并且给患者提供了一个时间范围，在这段时间内会发生排卵。

开始

告诉患者在测量 BBT 时遵循下面的指导：

- 建议患者在月经期间，将 98℉（36.7℃）以上的方格用淡色涂匀。她应该从月经的第一天开始（第 1 天），然后在月经结束之后的每天都要测量体温。
- 告诉患者使用精确度为十分之一度的体温计。
- 告诉患者醒来之后马上测量体温，并且告诉她每天都要在同一时间测量体温是非常重要的。
- 患者应该在表格线上与体温相应的位置上画点。[如果在排卵之前她早上醒来时的体温是 96℉或 97℉（35.6℃或 36.1℃），告诉她不要惊讶。]如果某一天她忘记测量体温，让她在图表上将那一天空出来，同时不要将点连线。
- 如果患者忘记测量体温、生病、失眠或是早上在另一个时间醒来，告诉她在图表上作出标记。还有如果她服用了药物，即使是阿司匹林，也需要标记，因为这也会影响她的体温。提醒她在自己有性生活的日期作出标记。

图表样本

浏览一下这张图表样本，是由“Susan Jones”记录的。Jones 女士用“S”作为其有性生活的标记，并且在 9 月 27 日做标记表明她失眠了。她在 9 月 19 日忘记测量体温了。注意她并没有将这一天的点连起来。她的体温在 9 月 24 日（周期的第 15 天）下降，之后体温开始上升。

当然，你的患者的体温图表会更大一些，且很可能会出现 99.3℉(37.4℃)以上或者 97℉以下的体温。

（也被称为子宫颈黏液拉丝现象）是 8～10cm。在排卵前，宫颈黏液变薄、量多，呈水样且透明。

光滑的最高峰

在排卵期的最高峰，宫颈黏液变得光滑且至少可拉伸至 2.5cm。在排卵时，乳房出现触痛，宫颈的前端会翘起。受孕期包括宫颈黏液丰富的所有时期及最高峰之后 3 天。在这些天里，女性及其配偶应该避免性生活以防止受孕。

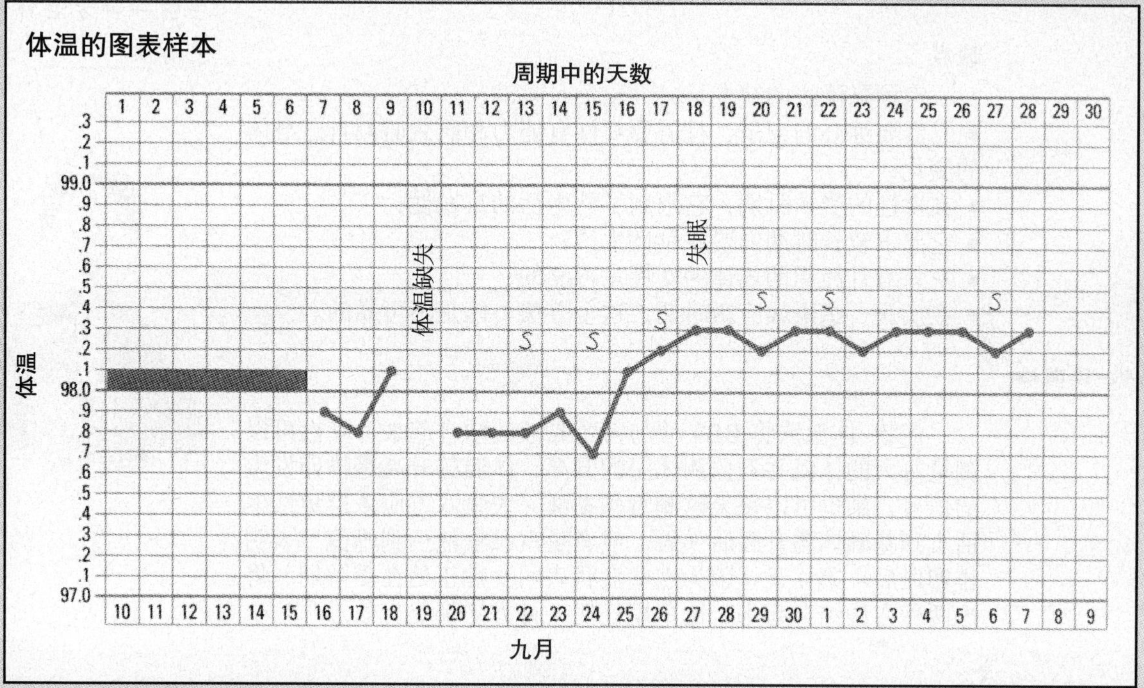

始终检查黏度

每天都应该评估宫颈黏液的黏度和量，如果出现了变化，这就意味着排卵的发生。在性交之后评估宫颈黏液是不可靠的，因为精液是稀薄的，如刚排卵后的黏度，这会和排卵期的黏液相混淆。

优点

宫颈黏液法的优点是：

- 不需要任何的药物或装置；
- 免费；
- 会被有信仰宗教的反对控制生育的人们所接受；

- 有利于夫妻双方学习更多关于女性生理功能的知识；
- 有利于夫妻之间的交流；
- 也可以被用来计划妊娠；
- 无禁忌证。

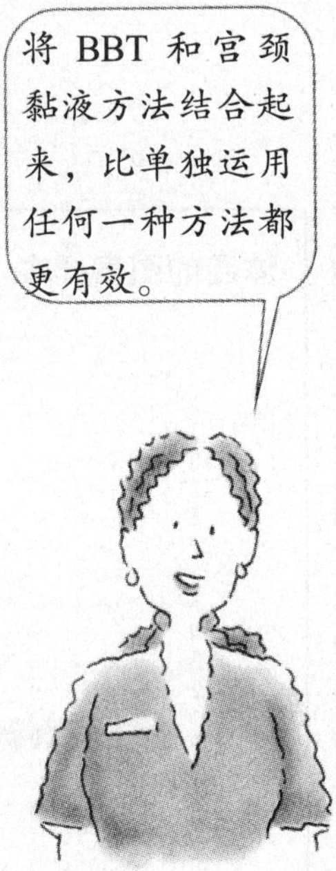
将 BBT 和宫颈黏液方法结合起来，比单独运用任何一种方法都更有效。

缺点

宫颈黏液法的缺点是：

- 它需要细心的记录，且需要女性有能力和愿意监测自己身体的变化；
- 在女性的受孕时期，它限制了性生活的自发性；
- 它要求较长时期内要限制性生活；
- 它只对月经周期规律的女性是可靠的；
- 在疾病、感染或应激时期，这个方法可能是不可靠的。

症状–体温法

症状–体温法将 BBT 法与宫颈黏液法结合起来。女性可以测量每天的体温并且监测体温的升高，体温的升高是排卵发生的信号。她也可以每天监测宫颈黏液。夫妻双方应该避免性生活直到基础体温升高后 3 天，或者是宫颈黏液达到峰值（表明排卵以后）第 4 天，因为这些症状表明女性正处在受孕期。将这两种方法结合起来，比单用任何一种方法都更有效。

优点

症状–体温法的优点是：

- 花费不多，唯一需要花钱的地方是买一支精确度为十分之一度的 BBT 体温计；
- 不需要药物；
- 会被有信仰宗教的反对控制生育的人们所接受；
- 有利于夫妻双方学习更多关于女性生理功能的知识；
- 有利于夫妻之间的交流；
- 也可以被用来计划妊娠。

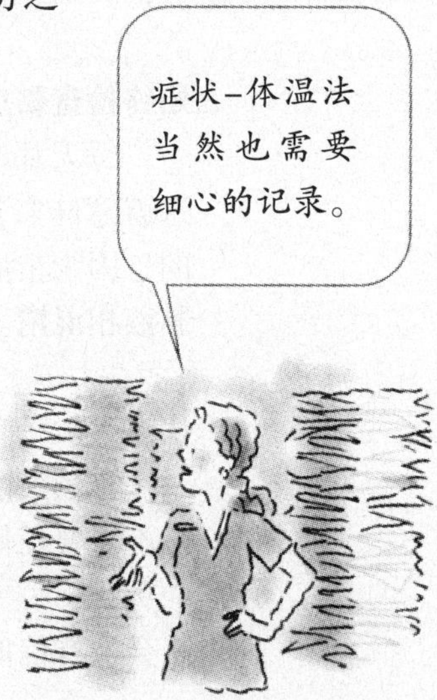
症状–体温法当然也需要细心的记录。

缺点

症状–体温法的缺点是：

- 它需要细心的记录，且需要女性有能力和愿意监测自己身体的变化；
- 在女性的受孕时期，它限制了性生活的自发性；
- 它要求较长时期内要限制性生活；
- 它只对月经周期规律的女性是可靠的；

- 在疾病、感染或应激时期，这个方法可能是不可靠的。

测试排卵

运用不需要处方的排卵测试工具，通过测量尿中的黄体生成素（LH）可判断排卵的发生。通常，在每个月经周期中，LH 水平突然升高（称之为 LH 峰），从而使卵细胞于 24～36 小时后从卵巢排出（排卵）。这个试验可以判断 LH 的高峰期，最早在排卵后 12～24 小时内即可在尿中检测出。这些工具的准确率可达 98%～100%，但是如果将其作为计划生育的首选方法，价格将非常昂贵。（见：进行家庭排卵测试，70 页）

优点

测试排卵的优点是：

- 它比 BBT 或宫颈黏液法更容易判断排卵；
- 与宫颈黏液法相比，它对女性的创伤性较小；
- 准确率高；
- 无禁忌证。

缺点

测试排卵的缺点是：

- 价格昂贵；
- 它要求较长时期内要限制性生活；
- 它只对月经周期规律的女性是可靠的。

中断性交

中断性交是最古老的避孕方法之一，它指在性交过程中，在射精之前将阴茎从阴道内退出。但是，因为在射精之前阴道内储存的液体中也可能含有精子，这样受精也可以发生。

优点

中断性交法的优点是：

- 免费的；
- 不需要保持记录；
- 无禁忌证。

缺点

中断性交法的缺点是：

- 不可靠；
- 限制了性生活的自发性。

教育园地

进行家庭排卵测试

家庭排卵测试可以帮助患者通过测定尿中的黄体生成素（LH）水平，判断试图怀孕或避孕的最佳时间。这些测试工具不需要处方即可买到。

通常在每一个月经周期中，LH水平突然升高，导致卵细胞在24～36小时后从卵巢中释放。

做好准备

告诉患者在进行家庭排卵测试前遵守下面的指导：

- 在进行测试前，认真阅读工具的使用说明。
- 测试前，计算月经周期的长度。从一次月经的开始数起，直至下一次月经的开始。（患者应该将出血的第1天记为第1天。她可以用一张如右边所示的图表来决定什么时候开始测试）
- 这项测试可以在白天或晚上的任何时间进行，但是应该在每天的同一时间进行。
- 在进行这项测试前至少4个小时不要排尿，且测试前几个小时不要喝太多液体。

测试

告诉患者在进行家庭排卵测试时遵守下面的指导：

- 从包装袋里取出测试条。
- 坐在厕所里，将测试条可吸收的一端向下，直接使其浸入尿流中至少5秒钟，或直到它完全变湿。
- 注意不要将尿弄到测试条的窗口上。
- 可供选择的另一种方法是，将尿液盛在一个清洁、干燥的杯子或容器中，然后将测试条浸入尿液中（只是可吸收的一端）至少5秒钟。
- 将测试条放在一个清洁、平坦、干燥的地方。

读取结果

指导患者读取家庭排卵测试结果：

- 在读取结果之前至少等待5分钟。当测试结束时，在小窗口（对照窗口）上出现一条细线。
- 如果在大矩形窗口（测试窗口）上没有细线，或者这条线比小矩形窗口（对照窗口）上的颜色浅，那么患者还没有进入到LH峰。她应该继续每天的测试。
- 如果她在大矩形窗口上看到的线与小矩形窗口上的类似或者颜色更深，那么她正处于LH峰。这意味着排卵会在接下来的24～36小时内发生。
- 一旦患者已经判断出她即将排卵，她就知道自己正处于周期中最易受孕的开始时期，并根据这些信息进行相应的计划。

周期的长度	开始测试的时间（从上次月经第1天开始算起）	周期的长度	开始测试的时间（从上次月经第1天开始算起）
21	5	31	14
22	5	32	15
23	6	33	16
24	7	34	17
25	8	34	18
26	9	36	19
27	10	37	20
28	11	38	21
29	12	39	22
30	13	40	23

口服避孕药

口服避孕药（生育控制药品）是由合成的雌激素和孕激素组成的激素类避孕药。雌激素抑制卵泡刺激素（FSH）和 LH 的分泌，而这两种激素又抑制了排卵。孕激素通过降低宫颈黏液的通透性，从而限制了精子与卵子的结合，起到了补充雌激素的作用。另外，孕激素还通过干扰子宫内膜的增生而降低了受精卵植入的可能性。

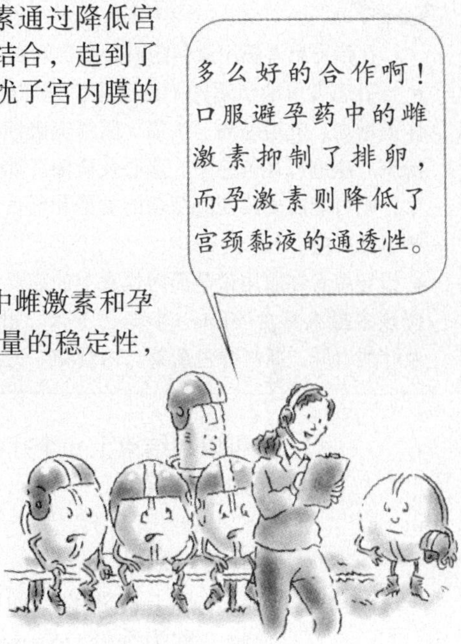
多么好的合作啊！口服避孕药中的雌激素抑制了排卵，而孕激素则降低了宫颈黏液的通透性。

两种剂量

口服避孕药有两种类型：

☝ 单相的口服避孕药提供了在 21 天的周期中雌激素和孕激素的固定剂量。这些剂量保证了雌激素剂量的稳定性，但是孕激素会在月经周期的最后 11 天中增加剂量。

✌ 三相的口服避孕药保持整个周期更像女性自然的月经周期，因为在整个周期中，雌激素和孕激素的剂量是变化的。三相的口服避孕药比单相的口服避孕药造成阴道突破性出血的发生率低。

剂量小但作用强大

曾有过血栓性静脉炎的病史而不能服用雌激素药物的女性，可以服用小剂量的药片。这种药片需要每天服用，包括月经期。药片中的孕激素抑制了子宫内膜的发育，进而阻止了受精卵的植入。

21 或 28 天的疗程

单相的和三相的口服避孕药分别服用 21 天或 28 天。第一片药通常是在月经开始后的第一个星期天服用，但是也可以在其他任何时间开始服用。对于刚结束分娩的女性，口服避孕药可以在分娩 2 周后的第一个星期天开始。还应该建议患者在开始服用避孕药后的第一周内同时采用另外一种避孕方法，因为药物通常在 7 天内不会发挥作用。（见：口服避孕药的指导技巧，72 页）

需要服用 21 天的处方避孕药，要求患者每天服用一片药物，连续服用三周。在服用药物一个周期之后第 4 天，月经来潮。28 天的疗程则是服用 21 天避孕药，服用 7 天安慰剂。女

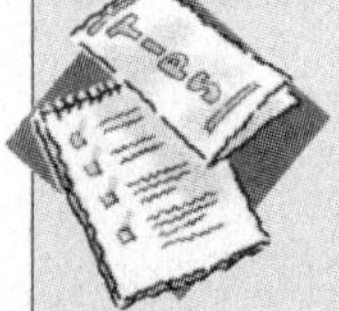

教育园地

口服避孕药的指导技巧

在指导患者服用避孕药时务必告知以下几点：

- 告诉患者可能出现的不良反应，例如体液潴留、体重增加、乳房触痛、头痛、阴道突破性出血、黄褐斑、痤疮、真菌感染、恶心及疲倦。如果反应严重，则可能需要改变避孕药的类型和剂量来减轻这些不良反应。
- 指导患者在服用避孕药时饮食上的需要。告诉她应该多摄入富含 $VitB_6$（小麦、玉米、肝、肉类）及叶酸（肝、新鲜绿色蔬菜）的食物。大约有 20%～30%的口服避孕药的女性饮食中缺乏 $VitB_6$ 和叶酸。并且，健康专家推测，口服避孕药的女性还应该增加对 VitA、B_2、B_{12}、C 及烟酸的摄入量。
- 建议患者在开始服用避孕药后的第 1 周内同时采用另外一种避孕方法，因为药物通常在 7 天内不会发挥作用。
- 当患者服用抗生素时，建议其采用其他形式的避孕方法。

性可以在结束上一个疗程之后即开始新的疗程，从而避免忘记开始新疗程。

每季度一次

市场上最新的一种口服避孕药是左旋炔孕酮和炔雌醇的化合物，称为季经（Seasonale）。这种需要每天服用一片的药物，延长了月经周期的时间，让女性一年有四次月经，而不是一月一次。

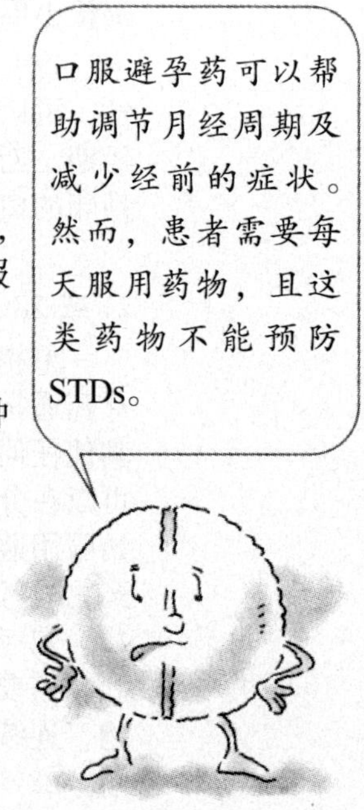

优点

口服避孕药的优点是：

- 单相的和三相的避孕药在避孕方面的有效率可达 99.5%，失败率大约是 3%，且失败的原因通常是在因为女性忘记服用药物或者因为生理上的个体差异；
- 并不限制自发的性生活；
- 可能会降低子宫内膜肿瘤、卵巢肿瘤、宫外孕、卵巢囊肿及非癌性的乳房肿瘤发生的危险性；
- 降低盆腔炎（PID）及痛经发生的危险性；
- 调节月经周期，并可能减少或消除经前的紧张。

缺点

口服避孕药的缺点是：

- 不能防止女性及其伴侣发生 STDs。
- 必须每天服用。

- 可能花费很大（每月 25～45 美元不等）。
- 引起呕吐的疾病可能会降低其药效。
- 有些抗生素能降低其药效。
- 禁忌证包括：母乳喂养或妊娠的女性；有休克、冠状动脉疾病、血栓性疾病或肝病的家族史；原因不明的阴道出血、生殖系统恶性肿瘤、恶性细胞增生或高血压。
- 年龄超过 40 岁及有过下列疾病病史或被诊断为下列疾病的女性，在服用口服避孕药物控制生育时应该特别提高警惕。这些疾病包括：糖尿病、甘油三酯及胆固醇水平增高、乳腺及生殖系统恶性肿瘤、高血压、肥胖症、癫痫、镰状细胞病、精神抑郁、偏头痛或其他血管性头痛。口服避孕药的副作用在上述女性的身上可能更严重。
- 年龄超过 35 岁的女性，每天的吸烟数多于 15 支，同时服用口服避孕药，其发生致命性心脏疾病的危险性会增加。
- 不良反应包括：恶心、头痛、体重增加、抑郁、轻微高血压、乳房触痛、阴道突破性出血及念珠菌性阴道感染。
- 在停止服用避孕药后 8 个月内，女性不能怀孕。垂体需要一段恢复期，以重新刺激周期性的促性腺激素的分泌，如 FSH 和 LH，来帮助调节排卵。另外，许多医生建议女性在停止服用避孕药 2 个月内不应该怀孕。

事后避孕药

事后避孕药(Morning-after pill，MAP)也称为紧急避孕药，用于防止未采取避孕措施的性交，或采取的避孕方法失败（如避孕套损坏）等情况下出现的妊娠。它可以从各种医疗诊所或计划生育诊所获得。MAP 是妊娠的预防措施，而不是流产药物。

MAP 通常包括两种剂量的激素：单独服用孕激素、单独服用雌激素或者两种激素合用。第一片必须于性交后 72 小时之内服用；第二片间隔 12 小时后服用。女性可以口服一定量的激素避孕药——来自于一种避孕处方药（联合运用雌激素和孕激素）或者“B 类”处方药，含有 0.75mg 的左旋炔孕酮。

需要给患者开具治疗恶心的药物，并且指导患者 3 周后来诊所复诊。另外，告诉患者必须持续采用一种避孕方法，直至月经周期开始。

优点

MAP 的优点是：

- 有效率 75%～95%，这取决于所运用的药物、性交处于月经周期中的时间、女性采用这种方法的速度，以及在过去的 72 小时内她是否经历了未采取保护措施的性交；
- 不限制性生活的自发性；
- 当不能预见的情况发生时，这确实是非常可行的方法。

缺点

MAP 的缺点是：

- 不能预防 STDs；
- 必须在性交后 72 小时之内服用，并且于 12 小时后再次服药；
- 激素的用量比口服避孕药的用量大，并且通常会出现恶心、呕吐和不舒服的症状；
- 价格昂贵；
- 禁忌证和预防与其他口服激素避孕药相似。

阴道内避孕法

另一种方法是将激素引入女性体内进行避孕，即阴道内途径。这种方法通过子宫颈环缓慢释放避孕激素，该子宫颈环被称为 Nuva 环。女性将其插入阴道内并通过阴道壁的支持使其置于阴道内 3 周。之后将其取出，月经来潮，月经结束 1 周后将其再次插入。

优点

阴道内避孕法的优点是：

- 只是每 3 周插入一次；
- 女性不需要每天服药；
- 由于激素缓慢而稳定地释放出来，女性体内的激素水平可以比较缓慢地上升和下降；
- 有效率 99%；
- 允许性生活的自发性；
- 非常安全；
- 容易操作。

缺点

阴道内避孕法的缺点是：

- 不能防止女性和其性伴侣发生 STDs。
- 禁忌证包括：怀孕或可能怀孕的女性；母乳喂养；有休克、冠状动脉疾病、凝血溶血性疾病或肝病家族史；诊断未明的阴道出血；对阴道环的制作材料过敏。
- 年龄超过 40 岁及有过下列疾病病史或被诊断为下列疾病的女性，在使用激素避孕环时应该特别提高警惕。这些疾病包括：糖尿病、甘油三酯及胆固醇水平增高、乳腺及生殖系统恶性肿瘤、高血压、肥胖症、癫痫、镰状细胞病、精神抑郁、偏头痛或其他血管性头痛及吸烟的女性。激素避孕药的副作用在上述女性的身上可能更严重。

透皮避孕贴剂

透皮避孕贴剂贴于皮肤上，有效率高且有效期为 1 周。该贴剂含有雌激素和孕激素，激素被皮肤吸收后进入血液系统中。

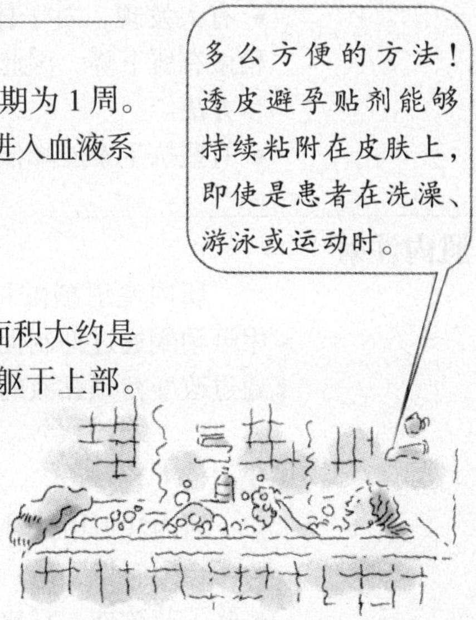
多么方便的方法！透皮避孕贴剂能够持续粘附在皮肤上，即使是患者在洗澡、游泳或运动时。

作用原理

这种贴剂非常薄，呈浅褐色且表面光滑，面积大约是 $4.4cm^2$。它可以贴于上臂外侧、臀部、腹部或躯干上部。贴剂需要一周更换一次（在每周的同一天进行更换），且连续使用 3 周。在第 4 周不需要使用该贴剂。研究表明，当患者洗澡、游泳、运动或在潮湿的空气中使用该贴剂时，仍能贴附得很好且保持有效。

优点

运用透皮避孕贴剂的优点是：

- 如果使用正确，其避孕的有效率可达 99%；
- 非常方便，在性生活之前不需要做任何准备；
- 对于经常忘记服用避孕药的患者来说是一种很好的选择。

缺点

运用透皮避孕贴剂的缺点是：

- 不能防止女性及其伴侣发生 STDs。
- 禁忌证包括：母乳喂养的女性；有休克、冠状动脉疾病、血栓性疾病或肝病的家族史；诊断未明的阴道出血；对贴剂上的黏性物质过敏的患者。
- 年龄超过 40 岁、吸烟的女性及有过下列疾病病史或被诊断为下列疾病的女性，在运用透皮避孕贴剂控制妊娠时应该特别提高警惕。这些疾病包括：糖尿病、甘油三酯及胆固醇水平增高、乳腺及生殖系统恶性肿瘤、高血压、肥胖症、癫痫、镰状细胞病、精神抑郁、偏头痛或其他血管性头痛。激素避孕药的副作用在上述女性的身上可能更严重。
- 有人发现，对于体重大于 89.8kg 的女性，该方法的有效率稍微有所下降。因此，这些女性需要考虑采用另一种形式的避孕方法。
- 有些抗生素能降低该方法的有效率。

肌内注射

肌内注射醋酸甲羟孕酮(甲孕酮)需要每 12 周进行一次。甲羟孕酮通过抑制促性腺激素的释放而阻止排卵的发生。它还通过改变宫颈黏液的黏稠度进而阻止精子进入子宫。

优点

肌内注射甲羟孕酮的优点是：

- 不会限制性生活；
- 除了节欲外，它比其他的控制妊娠的方法更有效；
- 有利于预防子宫内膜癌。

缺点

肌内注射甲羟孕酮的缺点是：

- 要每 12 周注射一次；
- 价格昂贵，每次注射需要大约 35 美元（包括注射费）；
- 如果患者想怀孕，需要最后一次注射之后等待 9～24 个月的时间；
- 不能预防 STDs；

- 注射后，它的作用便不能被逆转；
- 可能会引起月经周期的改变；
- 由于食欲的增加可能会引起体重增加；
- 可能会引起头痛、疲倦及神经过敏；
- 禁忌证：妊娠、肝病、诊断未明的阴道出血、乳房肿瘤、血液凝固障碍或心血管疾病。

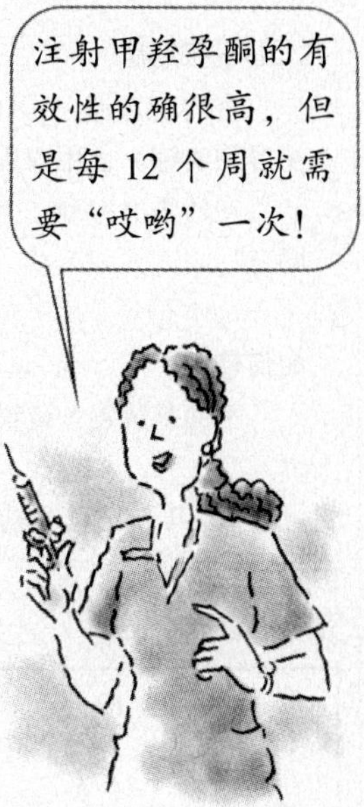
注射甲羟孕酮的有效性的确很高，但是每 12 个周就需要“哎哟”一次！

宫内节育器

宫内节育器（IUD）是一种由塑料制成的避孕装置，通过宫颈管置入子宫中。（见：IUD 的放置，78 页）。在女性月经期，宫颈管轻微地扩张，IUD 可很容易置入子宫或从子宫中取出。在月经期置入该装置还减少了将 IUD 置入已怀孕女性的可能性。

铜的干扰

带铜 T 型 IUD 是一种 T 形的聚乙烯装置，在其纵杆上有铜套环绕。铜能干扰精子的移动性，从而降低了其通过子宫的可能性。一根多节且可伸缩的单纤丝通过杆上的孔附着在上面。

孕激素储留

另一种类型含孕激素的 IUD，是由乙烯、醋酸乙烯聚合物组成的 T 型装置，并由一根多节且可伸缩的单纤丝通过纵杆上的孔附着在上面。孕激素被贮存在中空的纵杆中，被悬挂在盛有二甲基硅油的装置中。孕激素逐渐释放入子宫，阻止了子宫内膜的增生。这种 IUD 必须每年更换以补充孕激素。含孕激素的 IUD 可能会减少过多的月经量及减轻痛经。

如果女性带着 IUD 而受孕，这个装置可以留在体内。然而，它通常会被取出以避免引起自发性流产和感染。

优点

IUD 的优点是：

- 不会限制性生活的自发性；
- 在性生活时双方都不会感觉到该装置的存在。

IUD 的放置

宫内节育器（IUD）是一种由塑料制成的避孕装置，通过宫颈的管道放置到子宫中。这在女性的月经期更容易实施。运用双手检查法来确定子宫的位置、形状和大小。

在放置 IUD 前，确定已经向患者解释了整个程序，且患者的问题已得到解答。还有，确保患者已经知情同意。

如何使用？

下面是放置该装置的程序。

将 IUD 上管状插入物的可活动凸缘置入子宫的深处（用厘米来计量）。其余部分的管状插入物通过宫颈管道进入子宫。

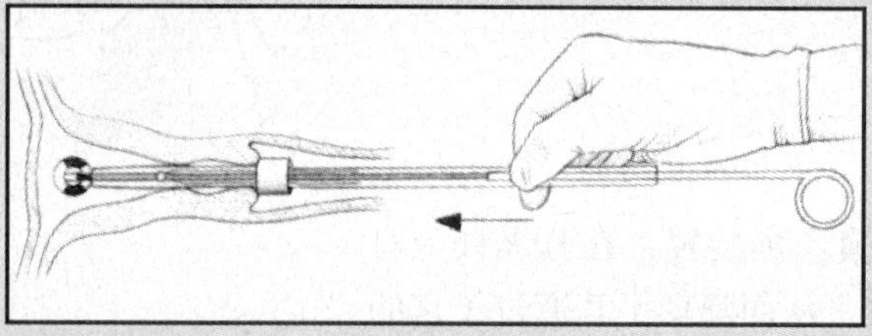

轻轻将活塞向前拉动，直到感觉到阻力。这可以确保 IUD 基底部放置好，也可以减少 IUD 脱出的潜在危险。

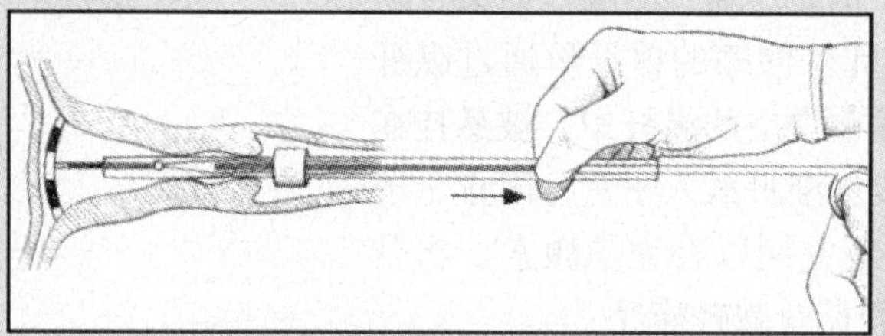

固定活塞，缓慢撤回插入物至大约活塞之上 1.3cm，此时 IUD 上的横臂被打开。

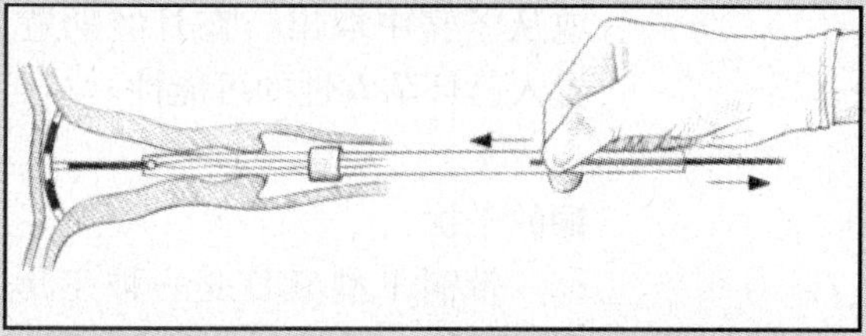

当插入的管状物已经固定好，撤出固体内杆。然后将插入的管状物从宫颈撤出。尾丝被剪短至大约距宫颈口 2.5～7.5cm。这个步骤为检查 IUD 的位置和取出 IUD 留置了足够长度的尾丝。

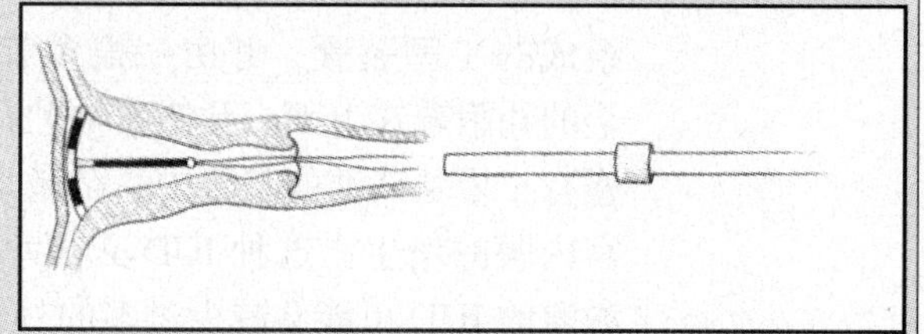

缺点

IUD 的缺点是：

- 价格昂贵。
- 放置时可能会造成子宫痉挛性疼痛。
- 可能会引起感染，尤其是在刚放置后最初的几个星期内。
- 5%～20%的女性在放置后第一年内发生自发性脱落。

● 不能预防 STDs。

● 使用 IUD 后 PID 的发生率增加。大多数 PID 病例发生于放置后最初的 3 个月内。3 个月后，PID 发生的几率会减少，除非在放置之前未发现患者有发生 STDs 的危险。应该指导患者观察 PID 的症状。（见：PID 的症状）

● 增加了宫外孕发生的几率。

● 对患有肝豆状核变性的女性是禁忌的（因为这类患者不能完全地代谢铜）。

● 对患有下列疾病的女性是禁忌的：患有活动性 PID 或近期内患有 PID 或有复发的 PID；生殖道感染或炎症；STDs；免疫功能障碍性疾病，包括 HIV；不能解释的宫颈出血或阴道流血；之前使用 IUD 出现问题；生殖器官的肿瘤；宫外孕病史。此外，对患有严重的血管迷走神经反应、不能获得急救治疗、心血管疾病、子宫解剖畸形、贫血的女性和未产妇，IUD 也是禁忌的。

教育园地

PID 的症状

如果患者放置了宫内节育器，告诉她未经治疗的阴道感染可能发展为盆腔感染性疾病（PID）。指导患者注意观察 PID 的症状和体征，例如：

● 发烧达 101℉（38.3℃）

● 脓性阴道分泌物

● 性交时疼痛

● 腹部或盆腔疼痛

● 耻骨弓上或外侧的压痛

● 双合诊时压痛

屏障避孕法

运用屏障避孕法进行避孕，在宫颈和精子之间置入一种机械的或化学的障碍物以阻止精子进入子宫、运动至输卵管及与卵子结合。由于屏障避孕法不使用激素，因此，这种方法有时比易引起不良反应的激素类避孕法更受欢迎。但是，屏障避孕法的失败率比激素类的避孕法要高。

屏障避孕法包括杀精剂、避孕隔膜、宫颈帽、阴道环、男性和女性避孕套。

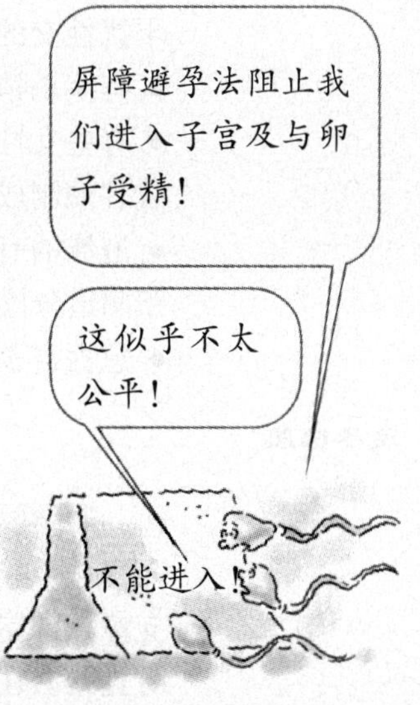
屏障避孕法阻止我们进入子宫及与卵子受精！
这似乎不太公平！
不能进入！

杀精剂

在性交之前，将杀精剂置于阴道内，目的是在精子进入子宫之前将其杀灭。杀精剂还可改变阴道液的 pH 至强酸性，这对精子的存活是不利的。阴道内置入的杀精剂可以是凝胶、乳膏、薄膜、泡沫和栓剂。

凝胶、泡沫和乳膏被装入一种涂药器中置入，且应该至少在性交前 1 小时置入。指导女性在性交后 6 小时内不要冲洗，以确保在阴道和宫颈内已经完全发挥了杀精作用。

杀精薄膜是由甘油制成的，甘油中充满了壬苯醇醚。将薄膜折叠后，置入阴道内。当薄膜接触到阴道分泌物或性交前阴茎排出的液体时，便发生溶解，形成 CO_2 泡沫以保护宫颈，阻止精子进入。

杀精的栓剂是由可可脂和甘油制成的，其内充满了壬苯醇醚。将栓剂置入阴道后，它便在阴道内溶解释放出杀精剂。栓剂的溶解需要 15 分钟，所以应该指导患者在性交前 15 分钟将其放入。

优点

杀精剂的优点是：

- 价格便宜；
- 不需要处方即可购买到，很容易获得；
- 不需要请教卫生保健专家；
- 杀精泡沫可以与自身的体液一起被冲洗掉；
- 首选的杀精剂之一壬苯醇醚，有助于预防 STDs 的传播；
- 阴道内置入杀精剂可以和其他的防止受孕的方法联合运用，以提高其有效率；
- 在紧急情况下，如避孕套损坏时，杀精剂非常有用。

缺点

杀精剂的缺点是：

- 需要在性交前 15 分钟到 1 小时即要置入，所以它们可能会干扰性交的自发性；
- 有些杀精剂可能会引起阴道及阴茎组织过敏；
- 有些女性可能对阴道会流出液体很烦恼，尤其是使用可可脂或甘油制成的栓剂后；
- 泡沫的有效率取决于阴道的分泌物。对即将停经的女性，由于阴道分泌物减少可能会降低泡沫的有效率，因此不推荐使用；
- 急性宫颈炎女性由于炎症的刺激作用，禁忌使用栓剂。

避孕隔膜

避孕隔膜是避孕品的另一种类型，它机械性地阻止精子进入宫颈。它由一个软的、乳胶的圆屋顶状的（结构）和在外侧支撑该圆屋顶的圆形金属弹簧组成。避孕隔膜可在性交前 2 小时置入。在置入前，将杀精凝胶涂在其边缘上，联合运用的效

果最佳。避孕隔膜有各种不同的大小且必须和个人相适合。（见：放置避孕隔膜，82 页）

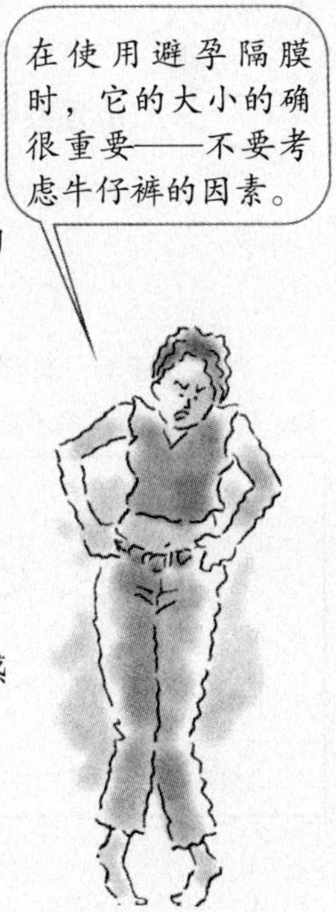
在使用避孕隔膜时，它的大小的确很重要——不要考虑牛仔裤的因素。

优点

避孕隔膜的优点是：

- 对不愿采用激素类避孕法或认为不能有效采用自然避孕法的女性，这种方法是一种很好的选择；
- 当与杀精凝胶联合应用时，初用者的有效率为 80%～93%，而长期使用者的有效率可增加至 97%；
- 几乎不会引起副反应；
- 当与杀精剂合用时，有助于预防 STDs；
- 不会改变机体的代谢或生理过程；
- 可以在性交前 2 小时再置入；
- 只要它是大小合适的且正确地被置入，性交时双方都不会感受到它的存在。

缺点

避孕隔膜的缺点是：

- 它必须在性交之前被插入，并且可能干扰性生活的自发性。
- 尽管它可以被放置 24 小时，但是如果 6 小时内（这是性交后隔膜必须被放置的时间）重复性交，则必须置入更多的杀精凝胶。隔膜不能被取出或移动，因为这会使精子绕过杀精凝胶，进而发生受精。
- 由于隔膜对尿道的压力，可能增加上尿道感染（UTIs）的发生率。
- 由于宫颈形状的改变，避孕隔膜在下列情况下必须更新：分娩后、宫颈手术、流产、扩张术和刮宫术（D&C）、治疗性流产、体重增加或减少超过 6.8kg。
- 在有膀胱膨出、直肠膨出、子宫后倾、脱垂、后屈或前屈等病史的女性是禁忌的，因为宫颈位置的改变可影响隔膜放置或隔膜不适合。
- 有中毒性休克综合征或复发性 UTIs、阴道狭窄、盆腔畸形、对杀精凝胶或橡胶过敏等病史的患者是禁忌的；对不愿意学习正确的避孕隔膜护理和放置技术的患者，也是禁忌的。
- 在产后最初的 6 周内不能使用。

教育园地

放置避孕隔膜

当放置避孕隔膜时，指导患者做好放置的准备。认清结构及正确放置时伴随的感觉。放置时遵循下面的步骤。

戴上手套，润滑环的边缘或隔膜的圆屋顶状结构，以减轻放置时的不舒适感。

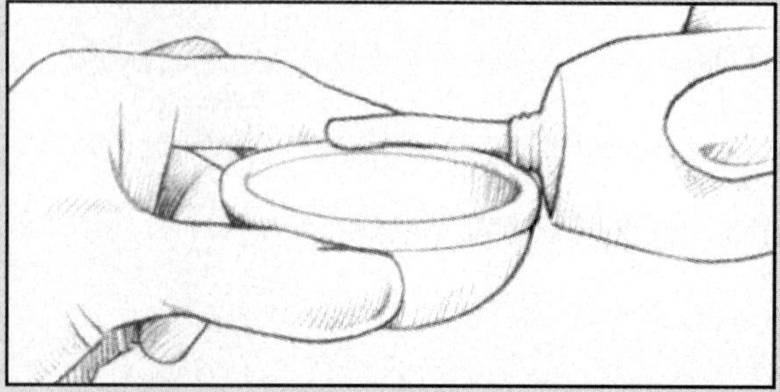

用一只手将隔膜的对边重合，使隔膜对折。另一只手将外阴打开。

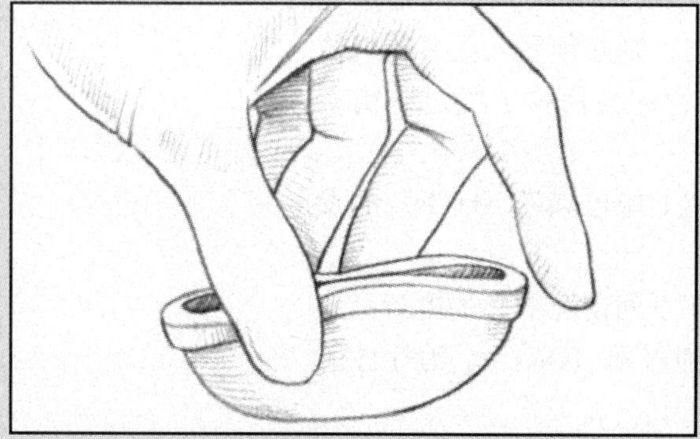

将对折的隔膜滑入阴道内，并朝向子宫阴道的后穹隆。

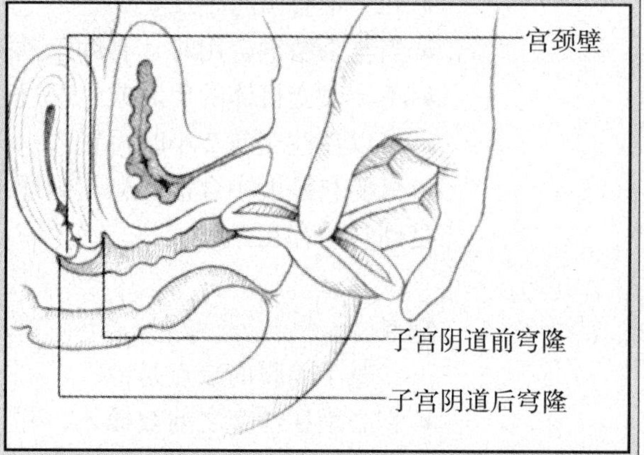

避孕隔膜应该在耻骨联合下方覆盖子宫颈，并与其相适合。近端的环应该在耻骨弓的后方，与其相适合且具有最小的压力。注意，宫颈在隔膜后面是可以触及的。宫颈摸上去感觉像触摸到鼻。

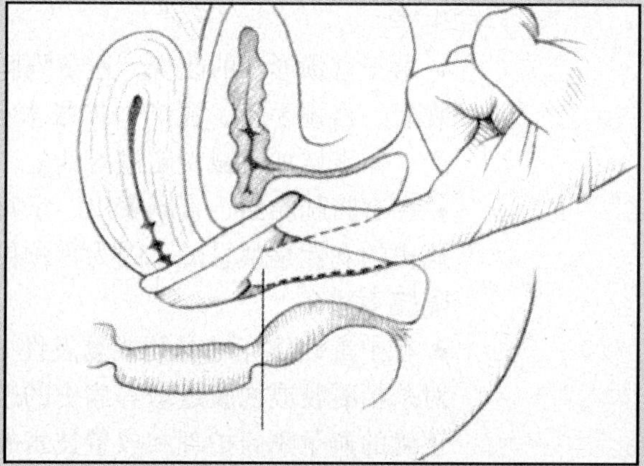

宫颈帽

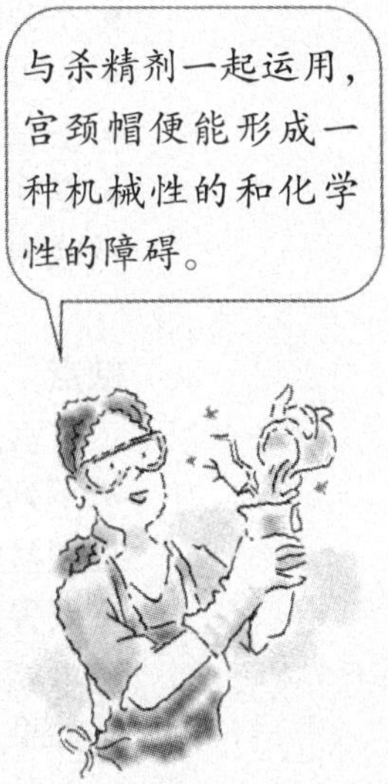
与杀精剂一起运用，宫颈帽便能形成一种机械性的和化学性的障碍。

宫颈帽是避孕的另一种方法。它与避孕隔膜类似，但是更小。它的形状类似一个嵌套的软橡胶杯，患者可将其覆盖在宫颈，并通过吸引作用固定。附加杀精剂也可以形成一种化学性的障碍。不适合用避孕隔膜的女性可以使用宫颈帽。宫颈帽避孕失败通常是由于不会使用或不能正确使用该装置。（见：正确辨别合适的装置）

优点

宫颈帽的优点是：

- 它需要的杀精剂较少，在性交时不易移动，且在体重改变时不需要更换；
- 当正确且连续使用时，对未产妇的有效率为 85%，经产妇的有效率为 70%；

专家建议

正确辨别合适的装置

如果适合，宫颈底部和宫颈帽环内侧之间的缝隙或空间应该是 1～2mm（减少移动的可能性），且边缘应充满子宫阴道穹隆。

为检验是否适合，将宫颈帽放在原位 1～2 分钟。然后，保持宫颈帽的位置，挤捏圆屋顶状结构直至出现一个浅凹。如果浅凹需要 30 秒恢复成圆屋顶的形状，表明吸引很好，也很适合。如果宫颈帽太小，其边缘会留有一个缝隙，使部分宫颈仍然暴露。如果宫颈帽太大，它不会紧贴在宫颈上，且很容易移动。

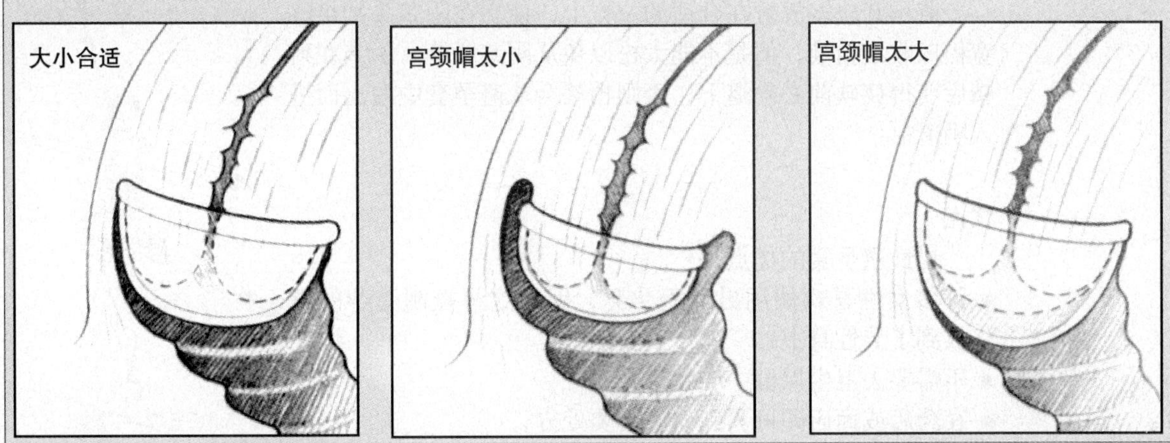

- 不会改变激素水平；
- 它可以在性交前 8 小时置入；
- 在重复性交前，不需要重复使用杀精剂；
- 它在适当位置保持的时间比避孕隔膜长，因为它并不对阴道壁或尿道产生压力。

缺点

宫颈帽的缺点是：

- 下列情况下如体重增加或减少 6.8kg 或更多、近期的妊娠、近期盆腔手术或宫颈帽滑动，可能需要更换；
- 放置或取出比较困难；
- 可能会引起过敏反应或阴道撕裂及阴道黏膜增厚；
- 如果放置超过 36 个小时，可能会产生污浊的气味；
- 在月经期间及产后最初的 6 周不能使用；
- 放置时间不能超过 24 小时；
- 对有下列疾病病史的患者是禁忌的：中毒性休克综合征、既往巴氏分级异常、对橡胶或杀精剂过敏、宫颈过长或过短、PID、宫颈炎、乳头瘤病毒感染、宫颈癌或诊断未明的阴道出血。

男性避孕套

男性避孕套是一种橡胶的或合成的护套，在性交前覆盖在勃起的阴茎上。它通过将精液收集到避孕套的头端，阻止精子进入阴道，从而防止怀孕。

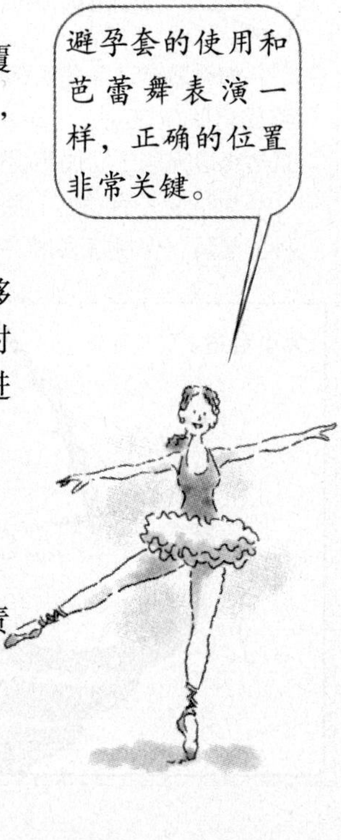
避孕套的使用和芭蕾舞表演一样，正确的位置非常关键。

位置很重要

避孕套应该放置在合适的位置上，使它在阴茎头端足够宽松以收集精液，但是不能太松以免从阴茎脱落。阴茎在射精后变得疲软前必须退下，否则精液会从避孕套中漏出而进入阴道中。

优点

男性避孕套的优点是：

- 许多女性喜欢使用男性避孕套，因为这将控制受孕的责任放到了男性身上；
- 不需要去卫生保健中心就诊；
- 在药店或商店即可买到而不需要处方；

- 容易携带；
- 可以预防 STDs 的传播。

缺点

男性避孕套的缺点是：

- 它必须在外阴和阴茎的接触前就使用，因为射精前的液体中可能含有精子；
- 如果避孕套中含有橡胶，则可能会引起患者或其伴侣发生过敏反应；
- 如果使用不当或质量不好，在使用过程中可能会损坏；
- 不能重复使用；
- 性欲的满足可能受到影响；
- 它可能干扰性生活的自发性。

女性避孕套

女性避孕套是由橡胶制成的，且由壬苯醇醚润滑。内环（末端封闭）覆盖宫颈，外环（末端开口）贴于阴道口。女性避孕套只能用一次且不能与男性避孕套联合使用。（见：放置女性避孕套，86 页）

优点

女性避孕套的优点是：

- 有效率 95%；
- 有助于预防 STDs 的传播；
- 不需要处方即可购买到。

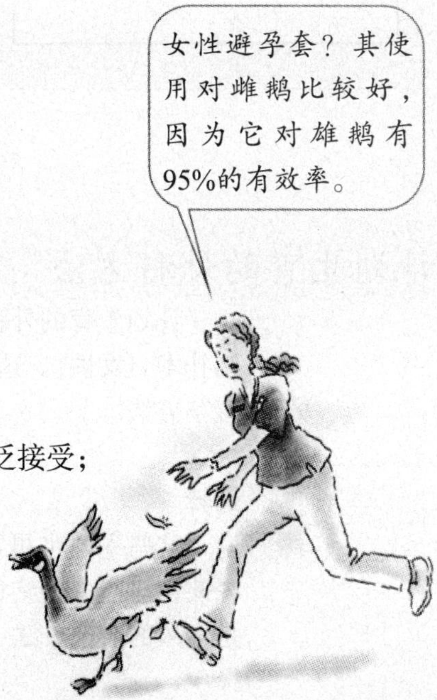
女性避孕套？其使用对雌鹅比较好，因为它对雄鹅有95%的有效率。

缺点

女性避孕套的缺点是：

- 比男性避孕套价格贵；
- 使用比较困难，且没有像男性避孕套一样被广泛接受；
- 如果不会使用或使用不当可能会引起避孕失败；
- 可能会损坏或被移动；
- 如果患者或其性伴侣对橡胶过敏，则是禁忌的；
- 它可能干扰性生活的自发性。

教育园地

放置女性避孕套

女性避孕套是由橡胶制成的，且由壬苯醇醚润滑。内环覆盖宫颈，外环贴于阴道口，如下图所示。

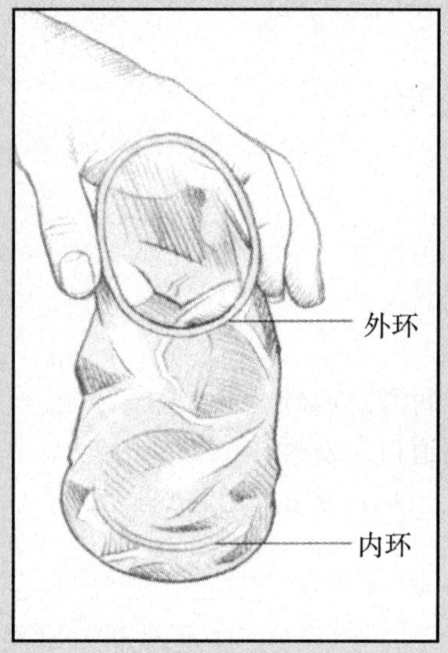

放置避孕套

告诉患者在放置避孕套时采用下面的步骤：

- 用一只手将内环的对边重合，使内环对折，如下图所示。当放入时，内环覆盖宫颈。

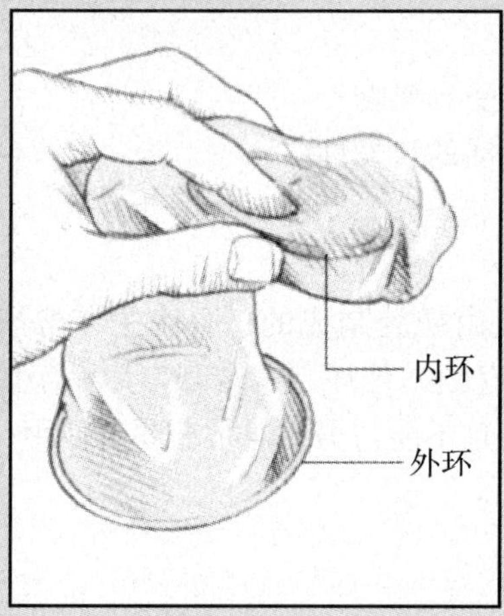

- 避孕套放入后，外环（末端开口）贴于阴道口。

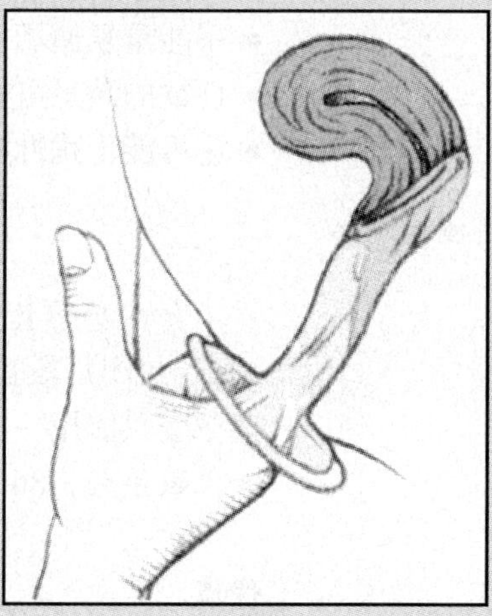

计划生育的外科方法

计划生育的外科方法包括输精管结扎术（男性）和输卵管结扎术（女性）。这些方法是年龄超过 30 岁的夫妻最常选用的避孕方法。

逆转

这些手术也可能被逆转，但是费用昂贵且并不总是有效。因此，对于手术绝育，患者和她的丈夫应该事先知道这些操作是永久的避孕方法，如果要应用，需要经过认真讨论后作出选择。

输精管结扎术

输精管结扎术是切断精子运动路径的手术。在阴囊的两侧各做一个切口，将输精管切断、系好，然后栓堵或电凝，这样就阻止了精子的通过。睾丸会继续产生精子，但是精子不能通过被切断的输精管。（见：近观输精管结扎术）

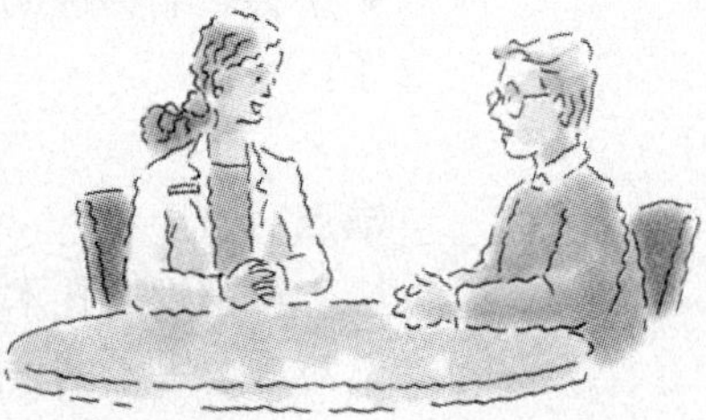
输精管结扎术的有效率为99.6%，并且门诊患者就可以做，疼痛很小或没有疼痛。

躺下稍等

患者应该注意在手术时精子仍然存在于输精管中，在长达6个月的时间里仍有活性。在得到两次精子阴性的报告之前，应该同时采用另一种避孕方法。这些报告证实了所有输精管中存在的精子都已被排出。

为防止患者对于输精管切除术作出轻率的决定，要告诉患者将这个手术视为是不可逆转的，尽管在95%的病例中逆转

近观输精管结扎术

在输精管结扎术中，手术切断输精管从而阻断了精子的通路。下面是手术的过程。

☝ 医生在阴囊的两侧各做一个小切口。

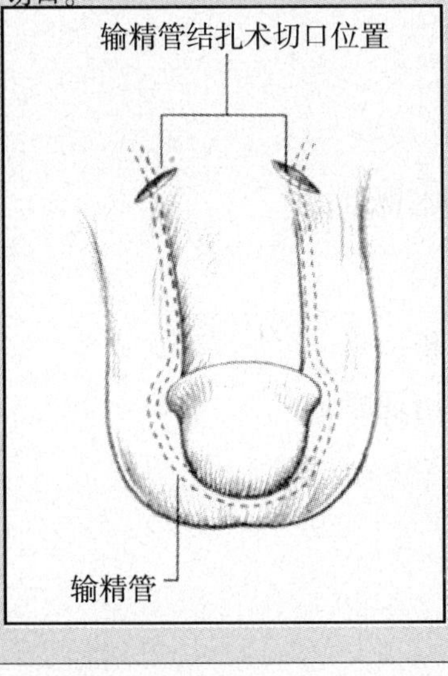

✌ 然后用剪刀剪断输精管。

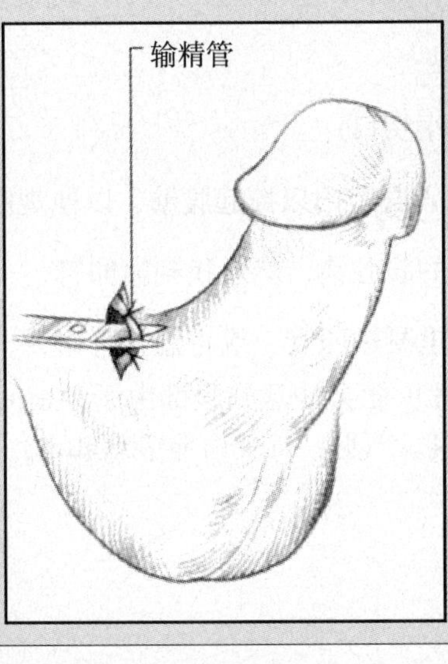

将输精管电凝或栓堵以阻断精子的通路。

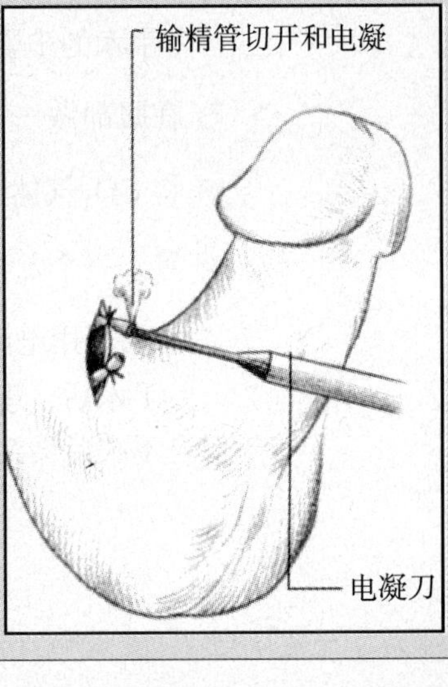

是可能的。

优点

输精管结扎术的优点是：

- 门诊患者也可以进行该手术，麻醉时间短，疼痛程度非常轻；
- 有效率 99.6%；
- 不会影响男性的勃起，且男性仍能产生精液——只是不含精子。

缺点

输精管结扎术的缺点是：

- 对这个手术的误解可能使一些男性对此产生抵抗情绪；
- 一些报道显示，输精管结扎术可能与肾结石的发生有关；
- 禁忌证包括：没有最终决定选择永久性绝育的患者，及存在特殊的手术危险性，如麻醉过敏患者。

输卵管结扎术

在输卵管结扎术中，运用腹腔镜对输卵管进行电凝、挤压、钳夹或阻断，阻断了精子和卵子之间的通路从而阻止了受精。这个手术可在月经之后，排卵之前进行，也可以在分娩后或流产后 4～6 小时（但是它通常是在 12～24 小时进行的）进行。

手术的步骤是：

1. 在腹部做一个小切口；
2. 将 CO_2 气体泵入腹腔内以撑起腹壁，以便观察手术视野；
3. 置入一个发光的腹腔镜，然后找到输卵管；
4. 然后采用电流电凝输卵管，或将输卵管钳夹、切断；

手术后，患者可能会注意到腹部由于存留 CO_2 出现膨胀，但是不久后会消退。（见：近观输卵管结扎术）

近观输卵管结扎术

在运用腹腔镜进行输卵管结扎术时，医生置入腹腔镜，然后采用电凝、挤压、钳夹或阻断的方法封闭输卵管，这样就阻断了卵子和精子的通路。

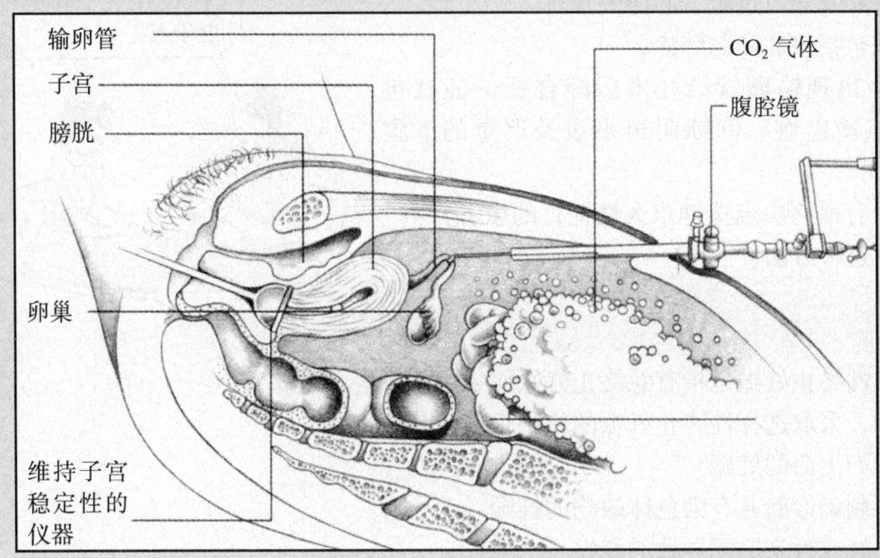

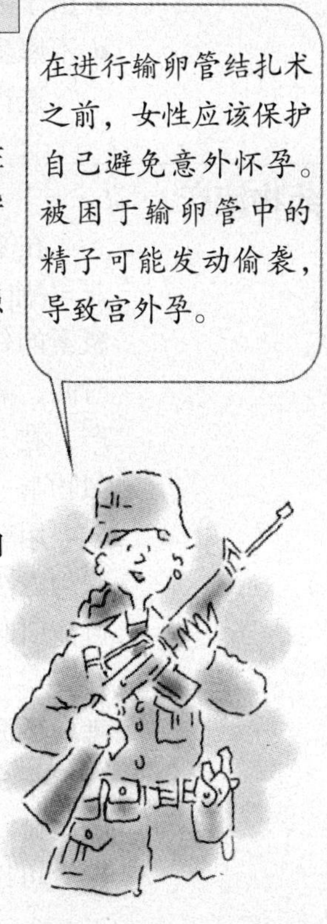
在进行输卵管结扎术之前，女性应该保护自己避免意外怀孕。被困于输卵管中的精子可能发动偷袭，导致宫外孕。

偷袭

在手术前，女性应注意不要进行未采取避孕措施的性交，因为进入输卵管中的精子仍可以和卵子结合受精，而导致宫外孕。

手术应该被看做是不可逆转的。尽管在40%～75%的患者中，可成功逆转，但是这个操作非常困难且会造成宫外孕。

优点

输卵管结扎术的优点是：

- 可以在门诊患者中实施，且患者通常在手术后几个小时内就可出院；
- 有效率为99.6%；
- 与卵巢肿瘤发生率下降有关；
- 在手术后2～3天患者即可恢复性交。

缺点

输卵管结扎术的缺点是：

- 一些女性不愿意选择该手术因为它需要做一个小的切口及需要全身麻醉；
- 在手术过程中出现的并发症包括肠穿孔、出血和全身麻醉的特有并发症（过敏、心律失常）；
- 禁忌证包括脐疝和肥胖症；
- 可能会出现输卵管结扎术后综合征，症状包括阴道点滴出血、间断阴道出血及严重的下腹部绞痛；
- 对于没有最终决定选择永久性绝育的患者，不建议采用这种方法。

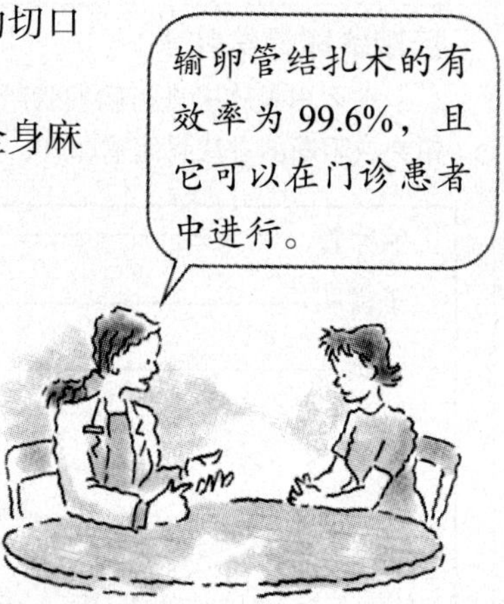
输卵管结扎术的有效率为99.6%，且它可以在门诊患者中进行。

选择性终止妊娠

选择性终止妊娠是指有意终止妊娠而采用的方法，也称为人工流产。采取选择性终止妊娠的原因很多，其中包括：

- 威胁孕妇生命的妊娠
- 羊膜穿刺确诊胎儿有染色体缺陷的妊娠
- 由于强奸或近亲交配导致的妊娠
- 不愿生育的女性

选择性终止妊娠可分为药物流产或手术流产两种方式。

药物流产

在采用药物流产时，运用的是一种孕激素的拮抗剂称为米非司酮[Mifeprex（RU-486）]的药物，该药物不仅可以阻断孕激素的作用，还可以阻止受精卵的植入。在妊娠28天的任意时间，需要服用单一剂量的米非司酮。如果没有发生自发的流产，在3天以后给予米索前列醇[（Cytotec），前列腺素E1类似物]。

用药后子宫收缩引起轻微的疼痛，促使妊娠物排出。采用这种方法的优点之一是它降低了在手术流产中由于使用器械而可能引起的对子宫的损害。

考虑下面的因素

药物流产终止妊娠的缺点包括可能出现不全流产及长时间的出血。药物流产的禁忌证包括：怀疑或确诊的宫外孕（除非患者可以得到密切监护并且孕周小于6周），出血性疾病，长期全身类固醇激素治疗，对米非司酮、米索前列醇或其他前列腺素过敏，IUD，慢性肾衰竭。

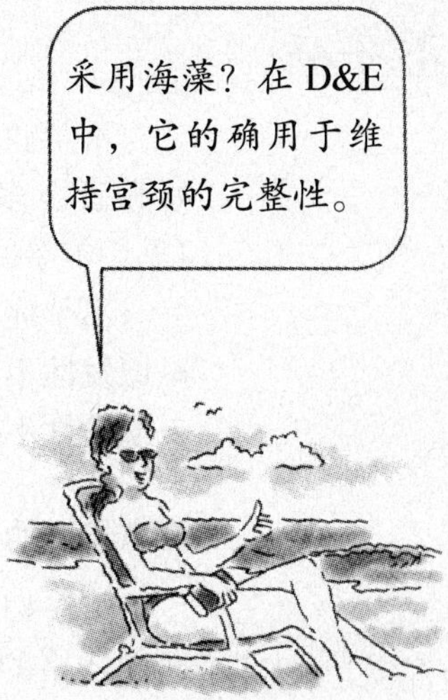
采用海藻？在 D&E 中，它的确用于维持宫颈的完整性。

手术流产

根据流产时妊娠周数的不同，可采用不同的手术流产方式，包括 D&C、扩张和负压吸引（D&E）、盐水引产、子宫切开术。

扩张和真空吸引术

除了采用负压吸引的方法取出妊娠物之外，D&E 与 D&C 的技术是相同的。在患者手术前一天，就运用某些设备扩张宫颈。这一步骤是通过将由海藻制成的昆布塞条干燥与灭菌后，插入宫颈内实现的。这有助于维持宫颈的完整性，从而不影响以后的妊娠。由于昆布塞条中的海藻吸收了宫颈和阴道中的水分，变得膨胀进而扩张宫颈。然后插入一个吸管，妊娠物在 5 分钟后即可被吸出。

孕 12～16 周的门诊患者或住院患者可以实施这种手术。可能会发生并发症，如子宫穿孔或感染。

高渗盐水引产

当孕龄为 16～24 周时，可以采用高渗盐水引产的方法终止妊娠。这种方法是通过宫腔将高渗性盐水注入羊水中，高渗性盐水会使液体发生转移，进而使胎盘与子宫内膜剥离。

子宫切开术

子宫切开术是通过在子宫上做一手术切口，进而切除妊娠产物。这种方法，类似于剖宫产术，可以在孕龄超过 18 周时使用。当宫颈对催产素的效应产生抵抗且盐水引产无效时，通常采用子宫切开术。当必须进行流产，孕龄超过 18 周，且其他方法失败时，也可使用这种方法。

不孕症

不孕症的定义是未避孕、有正常性生活，超过 1 年而未能妊娠者。多达 10%～15%渴望孩子的夫妇患有不孕不育症。（见：不孕症发生率增高的原因）

不孕症可分为原发性和继发性不孕：

- 原发性不孕症指从未怀孕的夫妇发生的不孕症；
- 继发性不孕症指之前曾经怀孕的夫妇发生的不孕症。

富有技巧的和敏感的

与夫妇讨论不孕症及其治疗需要很多技巧。例如，在通过严格的测试与治疗指导他们时，你需要保持敏感性，因为其中有些过程可能是令人痛苦和沮丧的。同时，你需要帮助他们处理好自己的情绪。

不孕症使许多夫妇产生过激烈的情绪挣扎。在通过许多测试和治疗指导他们时，你需要保持敏感性。

苦乐参半的情绪

不孕症的诊断可能会引起许多不良情绪和冲突，例如愤怒、内疚、自责，可能会破坏关系或伤害自尊。虽然治疗能增加怀孕的希望，但是如果治疗措施失败，将会产生更大的失望。（见：不孕症的指导内容）

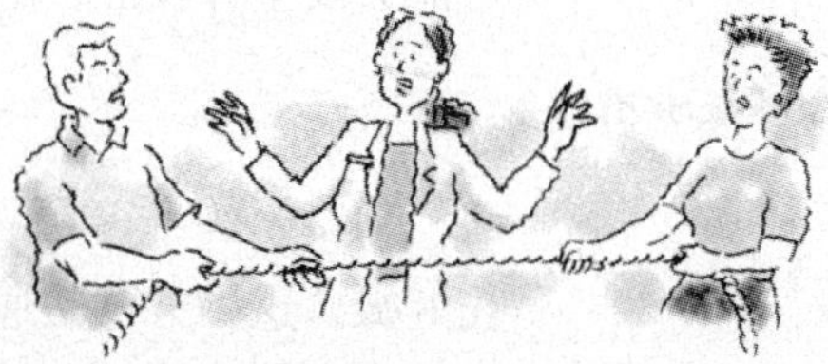

患有不孕症的夫妇需要采用开放的交流方式，这有利于建立他们对于健康照顾专家的信任和信心。可以理解的是，许多夫妇在谈论他们的性生活时会感到尴尬。可以让他们利用受孕高峰时机制订严格的时间表，自己安排性交以增加受孕机会。

不孕症发生率增高的原因

没有孩子的夫妇需要知道他们并不是唯一的患者。近年来，患有不孕症的夫妇成倍增加。导致不孕症发生率增高的原因包括：

- 高龄——越来越多的夫妇推迟生育的年龄至 30 岁或更大，这使年龄及与年龄相关的疾病对生育力产生影响；
- 性传播疾病，可能是 20%的不孕病例的原因；
- 宫内节育器，可引起盆腔感染性疾病和随之发生的不孕症；
- 环境因素，例如各种毒素；
- 流产或分娩的并发症。

下列女性发生不孕症的几率更高：

- 月经不规则或停经；
- 性交痛；
- 做过阑尾切除手术或其他腹部手术。

女性盆腔器官

女性盆腔器官包括生殖器官、泌尿器官和消化系统器官。生殖器官包括内生殖器和外生殖器。激素的影响决定了这些器官的发育和功能，并影响受精和分娩。

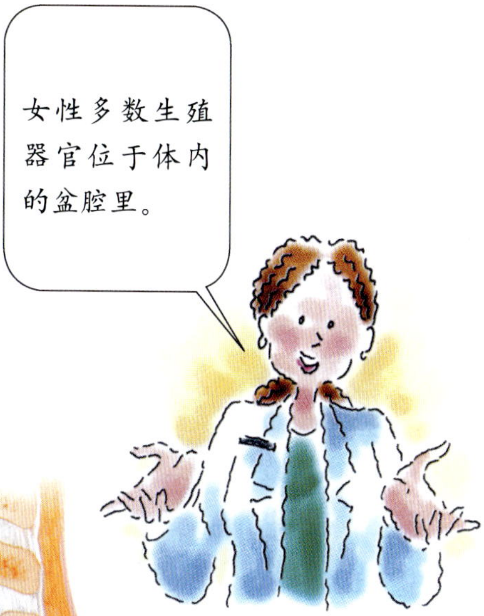

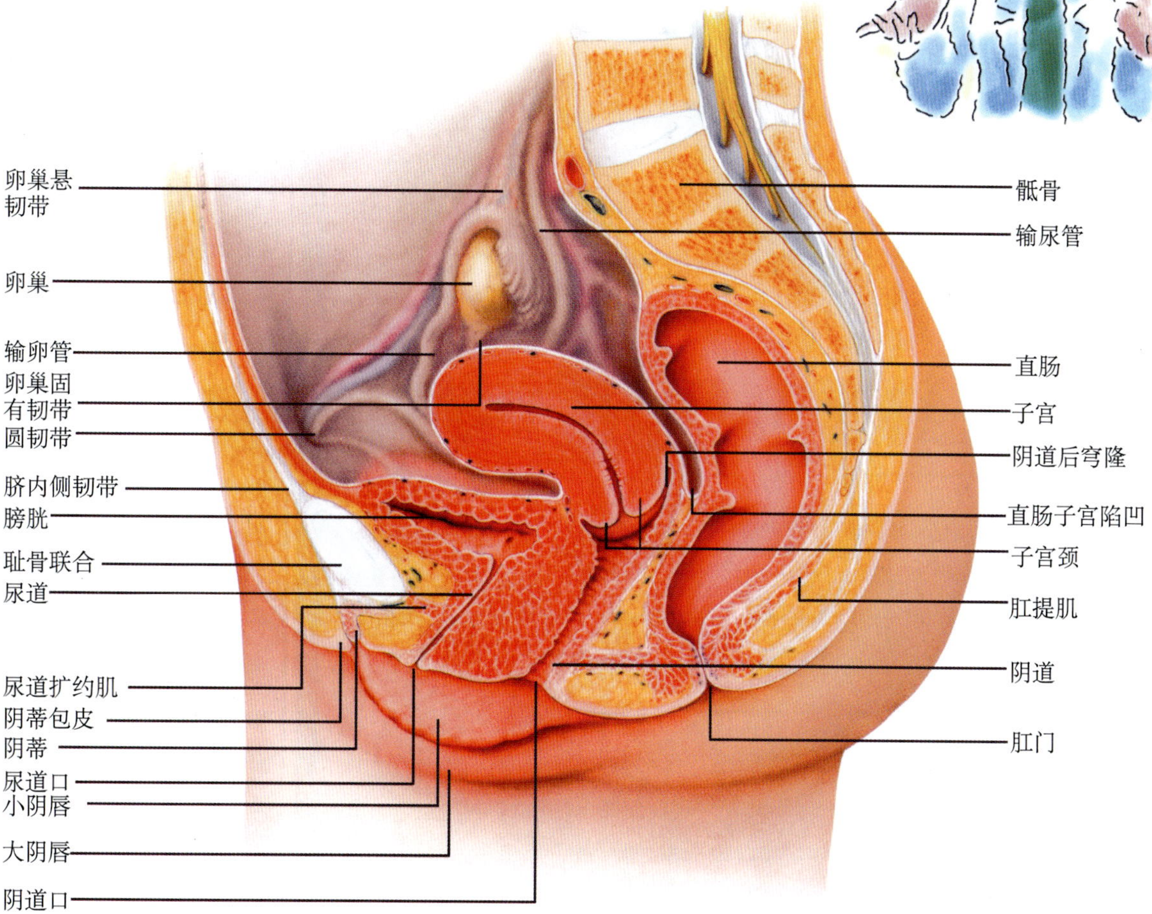

月经周期中卵巢和子宫的变化

月经周期中，下丘脑、垂体和卵巢分泌的激素影响子宫内膜的形成和脱落。月经周期可以从 22 ~ 34 天不等，但通常为 28 天。月经周期的规律性有赖于激素水平的周期性变化，而激素水平的周期性变化有赖于下丘脑、垂体、卵巢之间的正负反馈调节。

月经周期中激素水平的变化引起子宫内膜的一系列变化，如下所示：

- 月经期（排卵前）——子宫内膜脱落
- 增生（卵泡）期和排卵——子宫内膜增生
- 黄体（分泌）期——子宫内膜增厚、腺体分泌，为孕卵着床做准备
- 月经前期——如果未发生受精，则雌孕激素水平下降、子宫内膜脱落

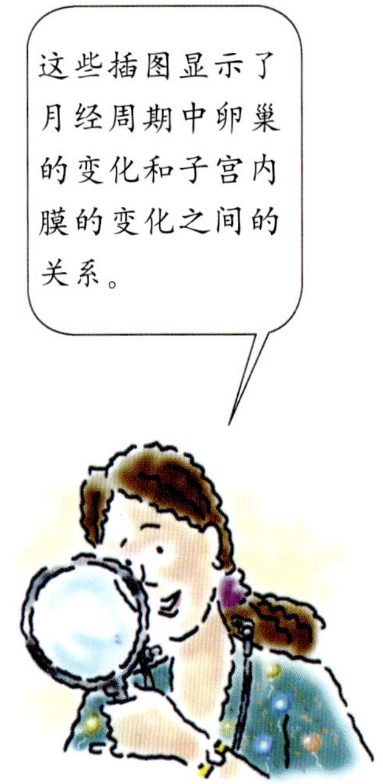
这些插图显示了月经周期中卵巢的变化和子宫内膜的变化之间的关系。

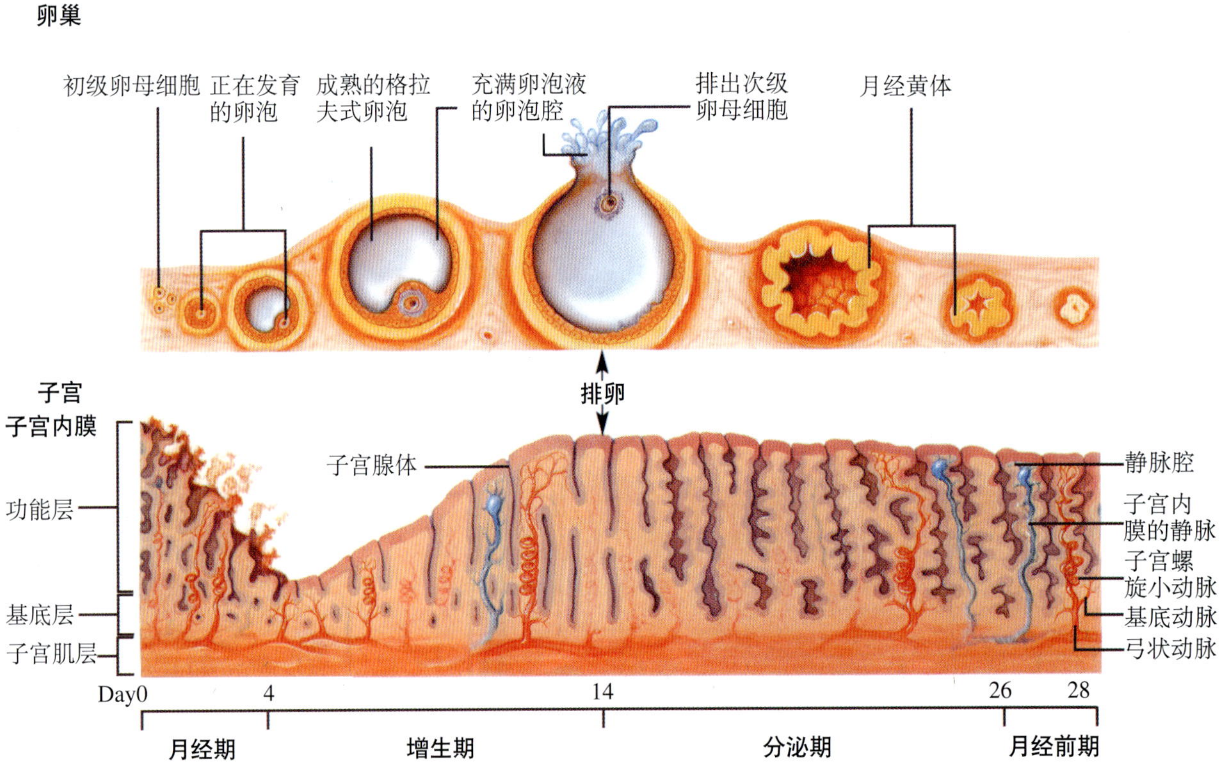

受精和着床

在每月一次排卵时，卵细胞从卵巢中排出进入输卵管，并向子宫方向移动。如果精子也同时向输卵管移动，就会和卵子相遇。

如果精子遇到卵子就会受精形成受精卵。受精卵继续向宫腔方向移行，并在移行过程中不断分裂，形成胚泡。当胚泡到达宫腔时，它植入到子宫壁中，随后会在那里继续生长 9 个月。

卵细胞

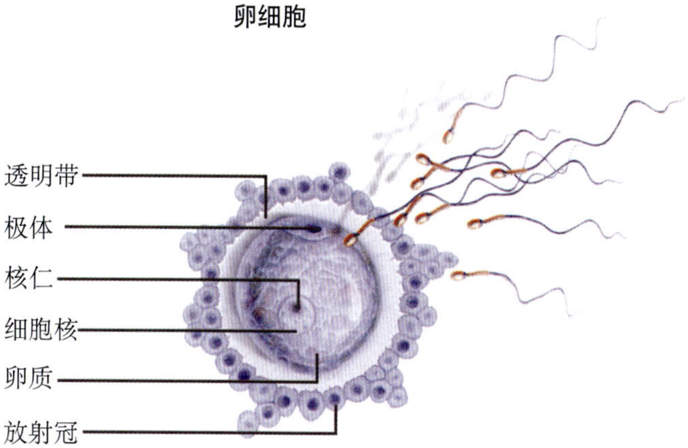

精子

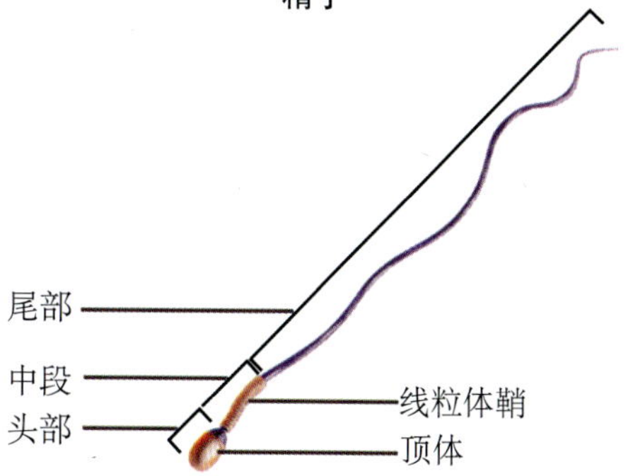

受精和植入

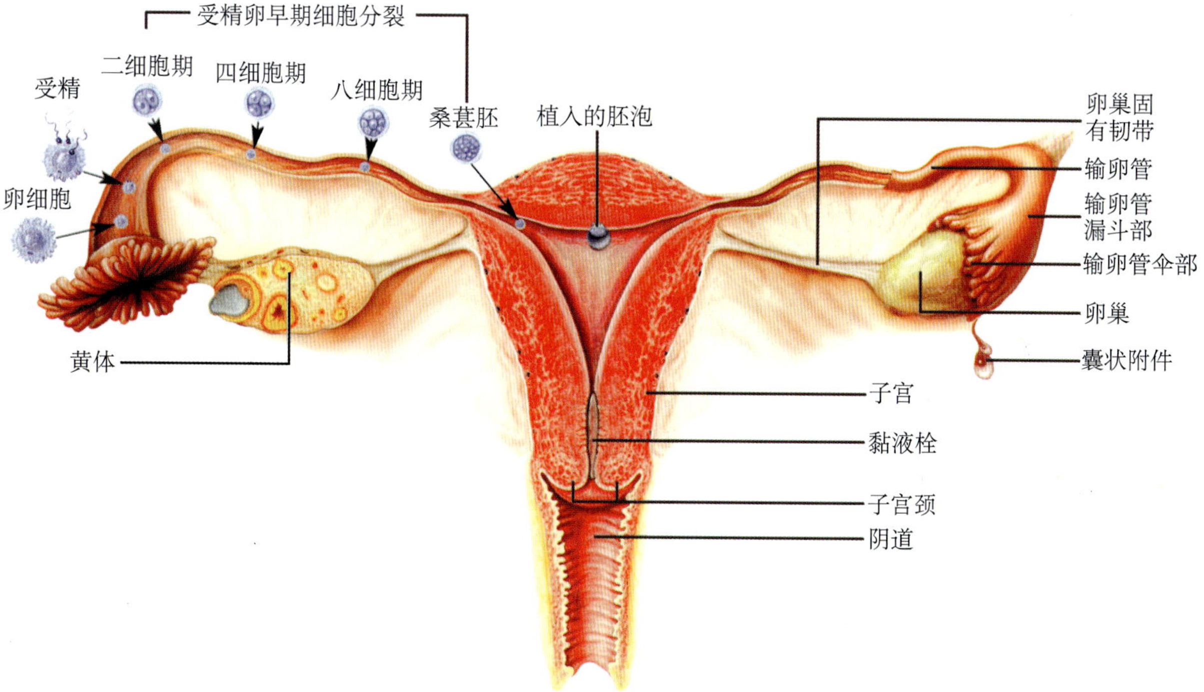

男性盆腔结构

男性盆腔结构包括胃肠道、生殖系统和泌尿系统。以下是男性盆腔结构。

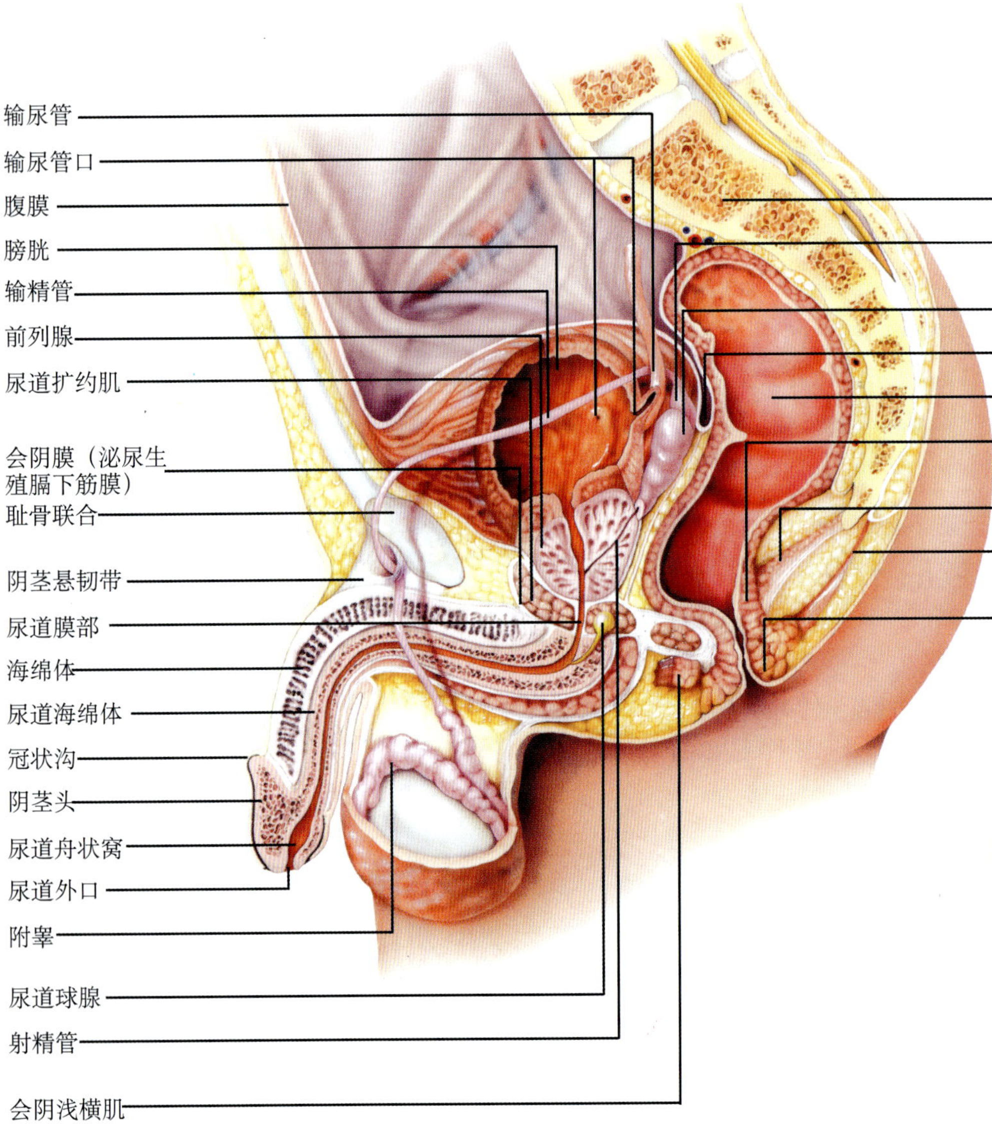

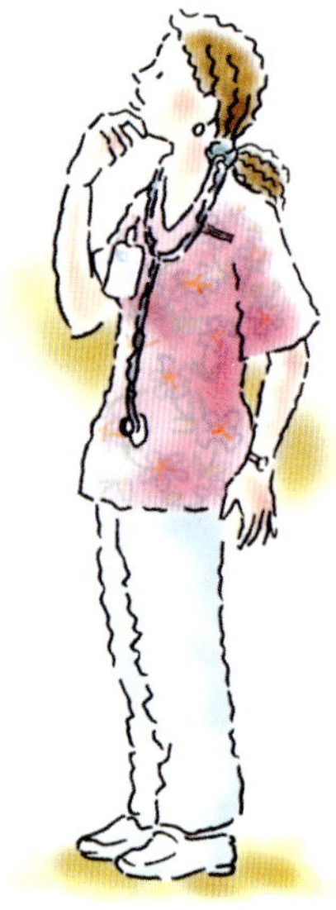

妊娠的条件

许多夫妇认为妊娠很容易发生，事实上，只有满足了适当的条件，妊娠才会发生。这些条件包括：

- 足够的和能运动的精子；
- 生殖道内的分泌物能促进精子的运动；
- 未被阻塞的子宫和开放的输卵管，允许精子自由通过；
- 规律地排卵和健康的卵子；
- 充足和平衡的激素水平，帮助胚胎植入子宫；
- 及时地性交，使卵子在排出后 24 小时内与精子受精。

与性别有关的不孕症发生原因

许多导致不孕的因素可发生在男方或女方。

男性因素

男性不育症的某些原因尚不清楚，但是有些因素已被阐明，包括：

- 结构异常，例如精索静脉曲张（阴囊中增大和曲张的静脉可以影响精子数目和活性）和尿道下裂；
- 感染，可能由 STD 引起；
- 激素的不平衡性可能会减少所产生的精子数目，或者破坏精子在女性生殖道内有效运动的能力；
- 热量（穿紧身的内衣或牛仔衣，坐在热的浴盆或洗热水澡，或长时间的驾车）可严重影响精子的数量和活性；
- 引起发烧的疾病，可严重影响精子的数量和活性；
- 阴茎或睾丸的损伤或先天性异常使精子变少；
- 某些特定的处方药物可影响精子质量；
- 某些物质，如酒精、大麻、可卡因及烟草等可能影响精子的质量；
- 性交的频率——太多或太少，都可能会减少精子的数目，降低精子的活性；
- 环境因素，如接触放射性物质或其他工业和环境毒素；
- 心理上和情绪上的压力。

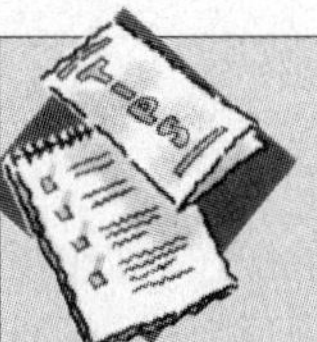

教育园地

不孕症的指导内容

指导不孕症患者时，务必要包括下列内容：

- 不孕症的概念
- 可能的原因如卵巢功能障碍和结构异常
- 促排卵药，包括促卵泡激素和克罗米酚
- 如果需要，向患者解释体外授精-胚胎移植和输卵管内配子移植术
- 人工授精
- 促进受孕的手术，包括精索静脉曲张切除术、宫腔镜检查、腹腔镜检查和剖腹手术
- 心理咨询

女性因素

女性不孕症通常是由于不排卵（排卵功能障碍）、输卵管阻塞、子宫结构或盆腔的异常，可能是由于下列一个或几个因素所致：

- 激素的不平衡性，导致卵巢不能规律（或完全不能）地排卵，或者不能产生足够的孕激素以支持胚胎的生长和维持胚胎植入所需的子宫内膜状态；
- 感染或炎症（过去的、慢性的、现在的）破坏了卵巢和输卵管，如PID、STDs、阑尾炎、儿童时期的疾病或外科手术创伤；
- 结构异常，如由感染引起的子宫瘢痕或出生后即存在的子宫形状或位置异常、纤维瘤引起的变形、应用过己烯雌酚，或锥形切除术所致的损伤；
- 由感染、低激素水平或精子抗体等引起的黏膜异常，造成子宫环境异常，阻止精子进入子宫及进一步进入输卵管；
- 一些女性的子宫内膜（通常为宫腔的最内层）异位也易导致不孕，异位的子宫内膜组织出现于子宫外，如卵巢或输卵管，导致感染或瘢痕形成；
- 内分泌异常，如催乳素水平增高及垂体、甲状腺或肾上腺功能障碍；
- 应用成瘾药物（包括烟草、大麻和可卡因）、环境和职业因素（暴露于高温环境、接触化学物质）。

正常促性腺激素型无排卵

正常促性腺激素型无排卵常见于患有多囊卵巢综合征的女性和体重超重的女性。这种类型的患者FSH水平正常，但是LH水平较高。在孕激素撤退试验中，可出现阴道出血。

高催乳素型无排卵

在高催乳素型无排卵中，催乳素分泌过多损害了卵巢功能。在哺乳期，血液中催乳素水平升高是正常的，否则是病理性的。高催乳素型无排卵也可能由于身体的或情绪的压力、体重急剧下降或垂体腺瘤所致。

低促性腺激素型无排卵

低促性腺激素型无排卵可由于压力、体重下降或过度运动引起。在许多病例中，这种类型的无排卵是功能性和暂时性的。但是，应该排除器质性的原因，尤其是当患者出现神经系统症状时。典型患者 FSH、LH、雌激素水平较低，且在孕激素撤退试验后，不会出现阴道出血。

高促性腺激素型无排卵

高促性腺激素型无排卵是由于卵巢抵抗或功能衰竭所致。当重复测试血浆 FSH 水平均高于 20mIU/ml 时，通常被诊断为高促性腺激素型无排卵。

治疗的选择

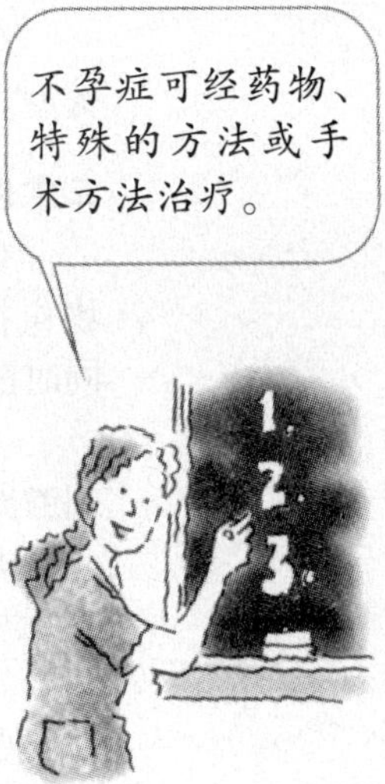

不孕症可经药物、特殊的方法或不同类型的手术方式治疗。

药物治疗

药物可以通过多种机制治疗不孕症。某些处方药物可用于治疗阻碍受孕的特定状况。例如，抗生素用于治疗感染，达那唑可以用于治疗子宫内膜异位症。（见：达那唑对生育力的影响）。其次，也可以开具有促进排卵、改善宫颈黏液，或刺激精子产生的药物。

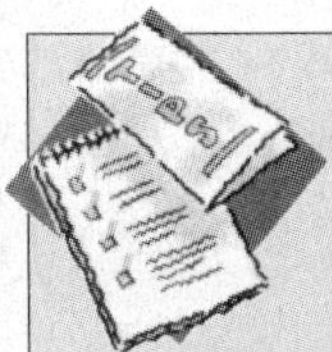

教育园地

达那唑对生育力的影响

如果患者的初级保健医师发现患者的子宫内膜异位症干扰了受孕，他可能会建议患者使用达那唑（Danocrine）进行治疗。

然后患者可以停止服用药物，尝试怀孕。若患者异位的子宫内膜组织较小，初级健康医师也可以建议通过外科手术将其取出。

抑制激素的作用

告诉患者达那唑会抑制下丘脑－垂体－性腺轴，因此服用这种药物时不会出现月经。这使得通常在月经时会出现肿胀和出血的子宫内膜组织得到休息。卵巢或输卵管的异位子宫内膜也会消退，出血停止，也有助于炎症消退。

不良反应

提醒患者要及时报告自己的不良反应，如声音的改变或其他男性化症状。一些产生雄性征的效应，如声音变粗等，在停止服用药物后可能是不可逆转的。

针对男性

继发于垂体或下丘脑功能障碍的性腺机能减退可导致男性不育，对这类患者的治疗可以包括应用人绝经期促性腺激素（hMGs）、人绒毛膜促性腺激素（HCG）或促性腺激素释放激素（GnRH）。这些药物非常有效，可获得足以诱发妊娠的精子。

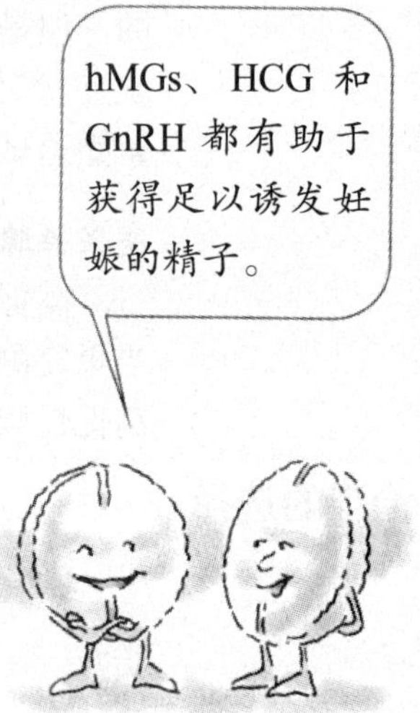
hMGs、HCG 和 GnRH 都有助于获得足以诱发妊娠的精子。

针对女性

对于女性，治疗不孕症的处方药物取决于不排卵的类型。

正常促性腺激素型无排卵

对正常促性腺激素型无排卵的患者，推荐的治疗药物包括克罗米酚（Clomid）或者他莫昔芬（Nolvadex），同时配合减轻体重。

刺激卵巢

克罗米酚（Clomid）是雌激素的拮抗剂，用于刺激卵巢。药物与雌激素受体结合，减少了可与雌激素结合的受体数目，且发出伪信号至下丘脑，使其增加 FSH 和 LH 的释放，最终引起更多的卵子释放。

在月经周期的第 5 天至第 10 天服用药物，在最后一次服用后 6～10 天可能会出现排卵。患者需要从最后一次服药后第 5 天开始，每隔 1 天性交 1 次，持续 1 周。最初的剂量可能不引起排卵，因此之后可能需要调整剂量。患者应运用 BBT 图表或排卵预计图表（或两者同时运用）记录排卵的过程。

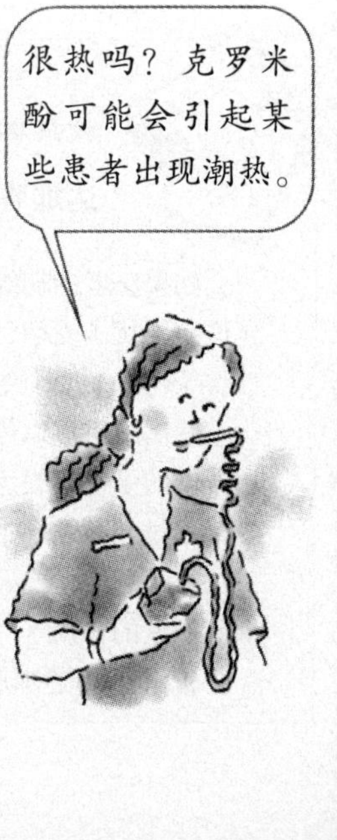
很热吗？克罗米酚可能会引起某些患者出现潮热。

副反应

药物可能会激发多个卵子的发育和释放，但是多胎（通常是双胞胎）的发生率只有 5%左右。由于激素水平的波动，药物也可能会引起患者情绪波动。如果患者正常月经没有来潮，她应该和自己的保健医生联系，保健医生可能会让患者停止服用药物并进行妊娠试验。

患者可能会出现轻微的肿胀和潮热（由于 LH 的释放所导致，这表明药物开始发挥作用）。由于药物激发了卵巢周期，患者也可能会出现痛经（在患者第一个周期之后）。

指导患者出现下列症状时要及时报告：视力变化，如斑点或闪光；对乙酰氨基酚类药物（扑热息痛）不能缓解的严重头痛等。另外，指导患者如果出现腹胀、肿胀、疼痛或体重增加时，要告诉她的保健医生。这些症状提示可能出现了卵巢增大或多囊卵巢，应该中断治疗。

其他

正常促性腺激素型无排卵的其他治疗方法为，调节波动性的 Gn-RH 或 FSH 水平以促使多个滤泡生长，然后应用 HCG 和定时性交或其他辅助生殖技术等。

高催乳素型无排卵

高催乳素型无排卵的治疗方法包括应用溴隐亭（甲磺酸溴隐亭）或化学性相关的多巴胺拮抗剂。如果垂体功能正常，这些药物可以和克罗米酚或他莫昔芬联合应用以诱发排卵。

低促性腺激素型无排卵

低促性腺型无排卵的治疗方法根据病因的不同而各异。原发性垂体功能丧失所引起的，可以通过波动性的 Gn-RH 诱发排卵。疑有黄体功能缺陷的女性，可以在黄体期调节孕激素，并持续 3～6 个周期。

高促性腺激素型无排卵

目前还没有药物可以治疗高促性腺激素型无排卵的患者。可以建议患者收养孩子或接受捐献的卵子。

不孕症治疗技术

有些技术如体外授精–胚胎移植（IVF-ET）、配子输卵管移植（GIFT）、受精卵输卵管移植（ZIFT）、单精子卵泡浆注射（ICSI）、胚胎捐献及宫内受精（有时称为人工授精），可以推荐给患者以帮助治疗不孕症。

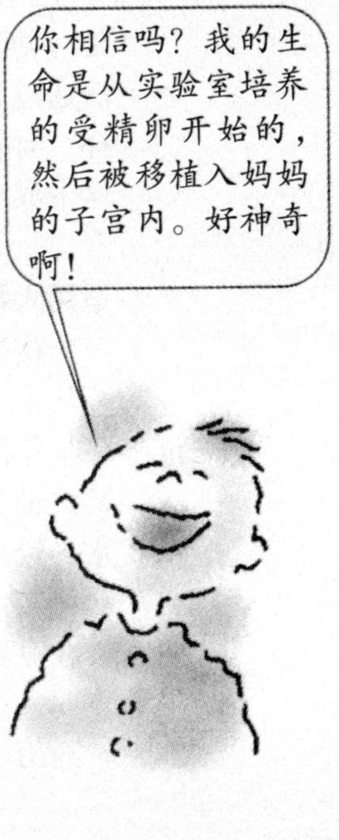
你相信吗？我的生命是从实验室培养的受精卵开始的，然后被移植入妈妈的子宫内。好神奇啊！

体外授精–胚胎移植

IVF-ET 指的是通过腹腔镜从女性卵巢内取出一个或多个成熟的卵母细胞，然后在实验室条件下，使这些卵母细胞在体外与精子结合受精。胚胎移植（ET）是将这些实验室中培养的受精的卵细胞（受精卵），在受精后的 40 小时移植入女性子宫内。理想情况下，子宫内可植入一个或多个受精卵。IVF–ET 不需要输卵管拾卵并将受精卵输送入子宫。

适应证

IVF-ET适用于由于输卵管损伤或阻塞而不能生育的夫妇。如果男性患有少精症（精子数量少）或者女性缺乏宫颈黏液以促使精子从阴道进入宫颈，也可以运用该技术。

尽管价格昂贵，捐献卵子对不能排卵的女性可能是一种很好的选择。

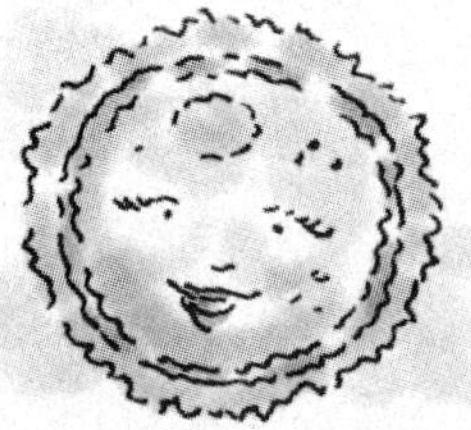

排卵代理者

给予女性促排卵的药物，如克罗米酚或促卵泡激素(Pergonal)。在月经周期的第10天左右，检查卵巢，显示滤泡成熟时，给女性注射HCG激素，在38～42小时内将会引起排卵，然后实施IVF-ET技术。（见：IVF的操作过程）

捐献卵子

在IVF-ET中，如果女性不能排卵，或者她患有性相关疾病且不希望将疾病传给后代，可以运用捐献的卵子以代替她的卵子。

代替的卵子

在捐献卵子时，经过筛选和用激素刺激捐献者而得到的卵子与精子——由受者的配偶或供精者提供，在培养皿内完成受精。经过培育期，将质量最好的胚胎植入受者子宫内。如果需要，或受者期望拥有第2个孩子，并且希望两个孩子具有遗传相关性，剩余的卵子可以冷冻保存以备第2次移植。捐献卵子是一种带有感情的、昂贵的且时间紧迫的过程。但是，它为无法通过其他办法拥有孩子的夫妇提供了可以实现的、成功的选择。有报道称，每一个捐献卵子周期的临床妊娠率可达50%。这个成功率比IVF中运用女性自己的卵子的成功率要高。

适用人群

接受捐献卵子的适用人群者包括：

- 从未有过自发性月经；
- 早年即发生停经；
- 之前进行体外授精时，产生很少的或不产生卵子，或FSH水平较高；
- 已经停经（通常在40多岁），或对助孕药物无效；
- 在克罗米酚测试的第3天，FSH水平达到15或以上；（研究表明，这些女性使用她们自己的卵子进行IVF时不会成功。）
- 经历了多次IVF周期，但未能怀孕。

IVF 的操作过程

对于满足标准的患者，体外授精–胚胎移植（IVF-ET）可避免体内受精所遇到的障碍。

实施 IVF-ET 时，卵巢受到激素刺激后，操作者运用腹腔镜观察并从卵巢滤泡内抽吸液体（含有卵子）。（为避免使用腹腔镜和全身麻醉，可以采用超声技术。首先使卵巢滤泡显影，然后引导吸液针自阴道背侧进入，从卵巢滤泡中取出液体和卵子。）然后将这些卵子放入盛有营养基的试管或实验器皿中，存放 3～6 个小时。

然后，将患者配偶（或捐献者）的精子放入器皿中。授精 2 天之后，将受精的卵子或胚胎移植入患者的子宫内，受精卵可植入子宫并发育。

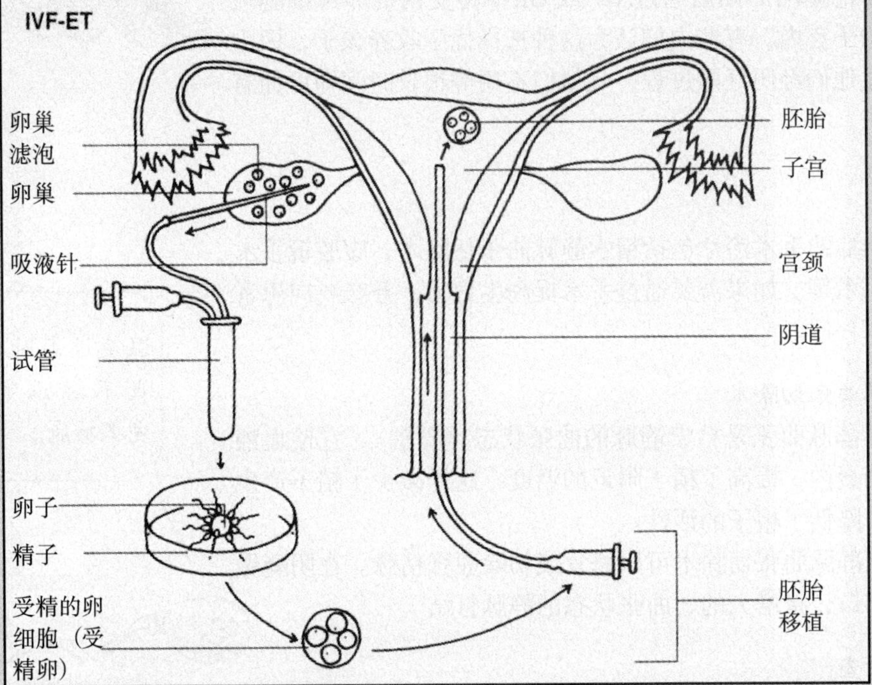

第二个惊讶之处

除了 IVF 通常的风险之外，大约 15%～20%捐赠卵子的妊娠发生流产，20%～25%导致多胎妊娠（例如双胞胎、三胞胎或多胞胎）。

配子输卵管移植

进行GIFT时，运用助孕药物刺激卵巢并观察结果。接下来，使用吸液针从阴道进入卵巢收集卵子。将卵子和精子一起放入导管然后移植入输卵管，从这时开始，受精及植入均在自然条件下发生。

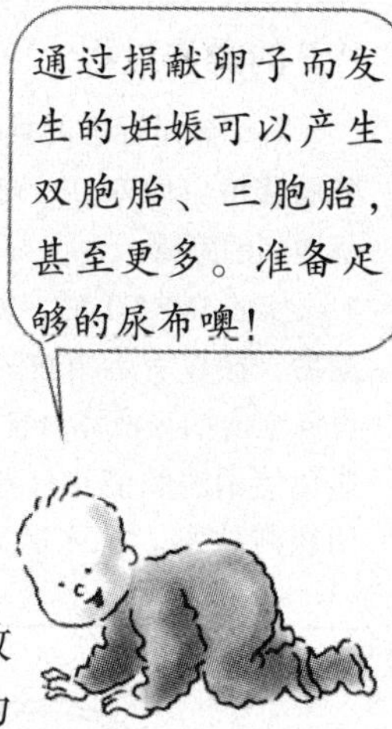
通过捐献卵子而发生的妊娠可以产生双胞胎、三胞胎，甚至更多。准备足够的尿布噢！

捐献胚胎或替代胚胎移植

当女性不能排卵或如果女性卵巢功能障碍但是子宫功能正常，可以采用捐献胚胎或替代胚胎移植。配偶或捐赠者的精子与捐赠的卵子进行受精，这样胚胎就含有夫妇基因库一半的基因。然后通过ET或GIFT将受精的卵母细胞放入女性的子宫内。有些夫妇认为这种选择优于收养孩子，因为这可以让他们经历妊娠过程，且他们不用等很长时间即可拥有一个孩子。

手术

不孕症的手术治疗包括精索静脉曲张切除术、腹腔镜手术和剖腹手术等。如果需要通过手术提高生育力，务必要向患者解释手术程序。

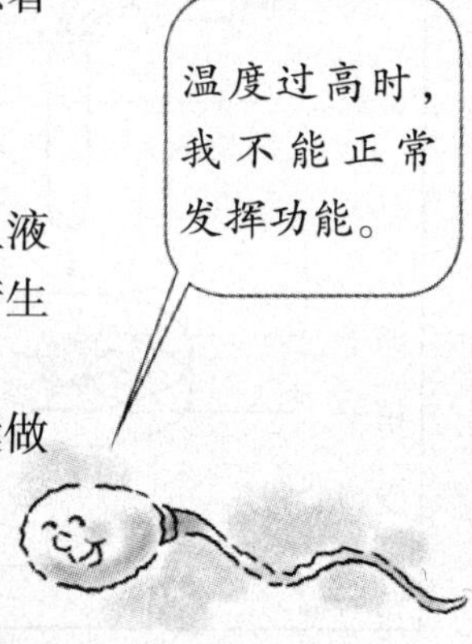
温度过高时，我不能正常发挥功能。

精索静脉曲张切除术

精索静脉曲张是精索静脉的曲张状态（异常）。它使血液淤滞在阴囊内，提高了精子附近的温度。这样减少了精子产生的数量，降低了精子的活性。

精索静脉曲张切除术可以修复或切除曲张精脉。在阴囊做一个小切口，将增大的、曲张状态的静脉打结。

腹腔镜检查

女性患者可能需要手术治疗输卵管疾病、子宫内膜异位症或盆腔疾病如盆腔粘连。运用腹腔镜检查可以观察到盆腔及上腹部器官和腹膜表面。腹腔镜检查还可以观察输卵管和卵巢之间的距离。如果这个距离太长，排出的卵子便不能到达输卵管。子宫内注入染料可以评估输卵管的开放状态。腹腔镜检查还可以检查输卵管伞部（输卵管上手指状的突起，作用是捡拾从卵巢释出要进入输卵管的卵子）。如果上述结构因PID而受损，可能不会发生正常的受孕。

腹腔镜检查的并发症包括出血过多、腹部绞痛，及由于腹部充有 CO_2 而导致的肩膀疼痛。

宫腔镜检查

宫腔镜检查是将宫腔镜置入子宫进行观察。宫腔镜是一个细长、空心的纤维显微镜筒，通过阴道和宫颈置入子宫内。该操作也可以用来切除子宫息肉和小的纤维瘤。

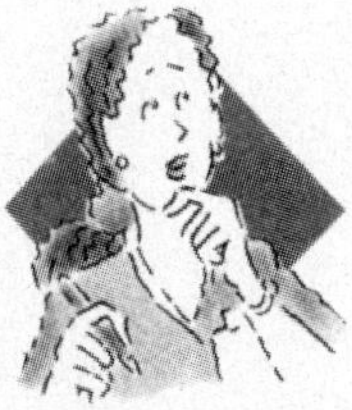

快速测试

1．哪种计划生育方法需要在月经周期中评估宫颈黏液的质量？

A．节律法

B．中断性交

C．Billings 法

D．基础体温法

答案：C． Billings 法需要评估宫颈黏液的质量，宫颈黏液在排卵发生前量少且没有弹性。排卵时，宫颈黏液量增加，富有弹性，更容易被精子所穿透。

2．在满足下列哪项后，输精管结扎术的有效率可认为达到 100%？

A．大约 2 周后

B．大约 4 周后

C．连续两次的精子计数为 0

D．连续六次的精子计数为 0

答案：C．连续两次的精子计数为 0 之后，输精管结扎术的有效率可认为达到 100%。输精管结扎术后，有些精子仍然存在于近端输精管内，可能需要几个月的时间才能清除。

3．哪种女性最适合使用 IUD？

A．患有肝豆状核变性的女性

B．育有 2 个孩子且没有 PID 病史的女性

C．育有 1 个孩子且有严重痛经病史的女性

D．近期患过 PID 且年龄为 35 岁的女性

答案：B. 对无 PID、有痛经病史和之前使用 IUD 有效的女性，IUD 是最佳的避孕方法。

4．一位 20 岁的女性来到一家计划生育诊所，在未采取措施的性交 48 小时后寻求紧急避孕帮助，下列哪项中护士的说法是正确的？

A．“请进来马上开始服用药片。”

B．“药片要等到 72 小时后才能发挥作用。”

C．“你需要等待，因为你已经错过了服药时间。”

D．“药片必须要在性交后的早晨开始服用。”

答案：A．激素的首次剂量必须在性交后 72 小时内服用。

5．一位 38 岁的女性咨询 IVF-ET。下列哪项关于 IVF-ET 的叙述是正确的？

A．从卵巢中取出卵母细胞，和清洁而有活性的精子一起放入导管，然后移植入输卵管中。

B．这种技术的适应证之一是原因不明的不孕症，输卵管结构和功能正常，且之前无输卵管疾病。

C．从卵巢中收集女性的卵子，在实验室条件下与精子受精，在正常的胚胎发育后移植入她的子宫。

D．从卵巢中取出胚细胞，然后移植入输卵管。

答案：C．IVF-ET 指的是在实验室条件下卵子的受精。从卵巢中收集女性的卵子，在实验室条件下与精子受精，然后在正常的胚胎发育后移植入她的子宫。

评分

☆☆☆ 如果你回答对了全部的 7 个问题，太棒了！你对知识的理解已经达标。

☆☆ 如果你回答对了 5 个或 6 个问题，不错！你的学习计划基本奏效了。

☆ 如果你回答正确的问题少于 3 个，不用担心！只需要做个计划，把这个章节再复习一下。

(刘丽　译)

4

第四章　妊娠期生理和心理调适

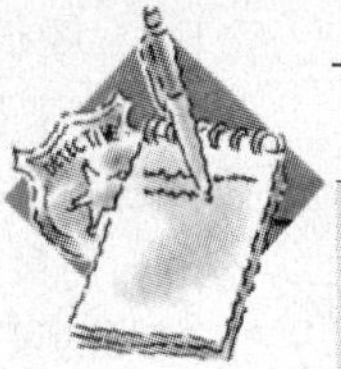

主要内容

在本章中,你将学习:

- ◆ 妊娠的可疑体征、可能体征和可靠体征
- ◆ 妊娠对身体各大系统的影响
- ◆ 促进适应妊娠的方法
- ◆ 妊娠三个时期社会心理的变化

妊娠期的变化

在妊娠过程中，孕妇会经历许多生理、心理上的变化。她的身体要适应体内胎儿不断发育的需要，同时在心理上也要为向母亲这一社会角色的转变做好准备。最开始的生理变化提示已经怀孕，这些生理变化会随胎儿的生长发育在整个妊娠期对母体产生影响。心理的适应是涉及父母双方的，而且在每个妊娠阶段都会不同。

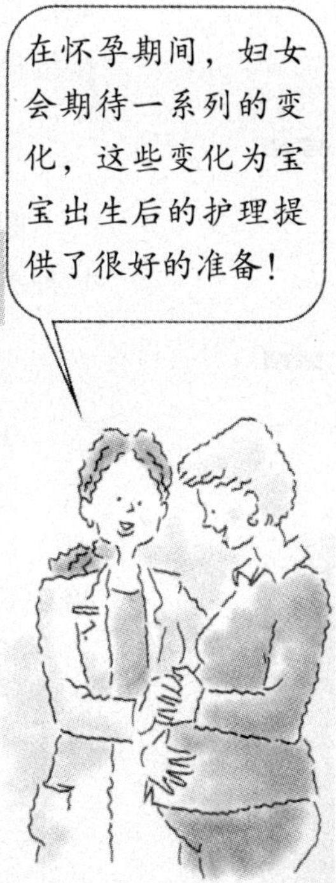
在怀孕期间，妇女会期待一系列的变化，这些变化为宝宝出生后的护理提供了很好的准备！

妊娠体征

妊娠时会有一些很典型的生理变化，在未明确诊断前必须予以评估。这些改变可分为：

- 可疑体征（主观的）
- 可能体征（客观的）
- 可靠体征

由于在其他情况下也会出现一些妊娠可疑体征或可能体征，所以，这两类体征都不能确诊妊娠。它们仅仅提示可能是妊娠，尤其当几种体征同时出现时。（见：妊娠各种体征的意义）

妊娠可疑体征

妊娠的可疑体征，一般是在出现很多明显体征时才被关注。可疑体征包括乳房的改变、恶心、呕吐、停经、尿频、乏力、子宫增大、胎动以及皮肤的变化。每个孕妇通常都会出现一些可疑体征。

乳房改变

在受孕几天后就会出现乳房刺痛、触痛或者肿胀，乳晕颜色变深，乳头周围出现一些小腺体称为“蒙氏结节”。

恶心、呕吐

半数以上的孕妇在妊娠早期会有恶心、呕吐（常称为“晨吐”）。这通常是妊娠期的第一个反应。一般在妊娠4～6周出现，将持续到早孕阶段的后期才会消失，有些人可能持续得更长一些。

停经

即月经周期的停止。对月经规律的女性来说，这可能是提示她怀孕的最早指征。

尿频

孕妇可能都会注意到在妊娠的前3个月里小便次数增加。这一症状将在子宫高出盆腔，膀胱压迫缓解时消失。

胎儿下降产生压迫感

妊娠末期，伴随胎儿下降将再次出现尿频（胎先露使得膀胱再次受压）。

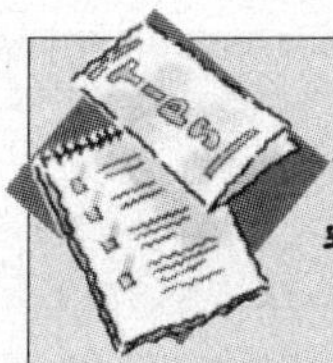

记忆小窍门

我们使用了三个“可”来帮助记清妊娠的三类体征：

可疑——看成一种妊娠的可疑体征，“我猜也许是怀孕。”

可能——当作一种妊娠的可能体征，意味着这名女士很可能将要分娩。

可靠——作为一种妊娠的阳性体征，能确信一名女性再过9个月将要分娩。

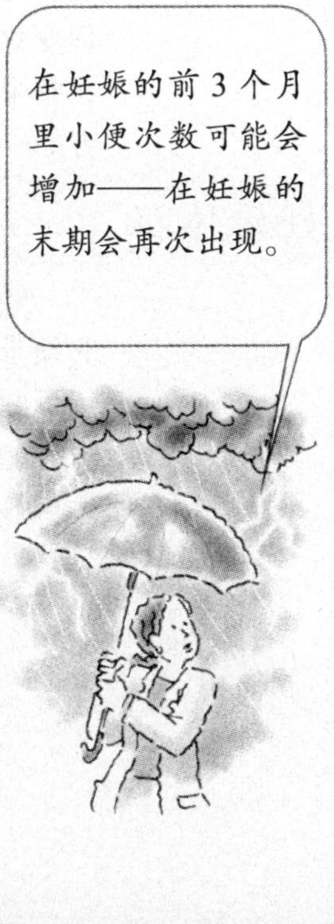
在妊娠的前3个月里小便次数可能会增加——在妊娠的末期会再次出现。

妊娠各种体征的意义

这张表格将妊娠所有体征分为三类：可疑体征、可能体征和可靠体征。

体征	周数（从植入开始计算）	可引起相同体征的其他情况
可疑体征		
乳房的变化：乳房胀痛、乳头痛、乳晕扩大、颜色加深	2	• 激素避孕药 • 服用镇静剂出现的高催乳素血症 • 乳腺炎 • 垂体催乳素瘤 • 假孕 • 经前期综合征
恶心、呕吐加剧	2	• 胃功能紊乱 • 胃炎 • 心因性疾病，如假孕、神经性厌食等
停经	2	• 无排卵 • 子宫内膜腔闭锁 • 内分泌改变 • 疾病 • 药物影响（酚噻嗪） • 代谢改变 • 压力
尿频	3	• 精神压力 • 盆腔肿瘤 • 肾病 • 泌尿道感染
倦怠	12	• 贫血 • 慢性疾病 • 抑郁 • 压力
子宫增大：耻骨联合上方触诊到子宫	12	• 腹水 • 肥胖 • 子宫或盆腔肿块
胎动（母亲感觉到胎儿在体内的运动）	18	• 过度肠胀气 • 胃肠蠕动增加
黑线（色素沉着的腹白线）	24	• 心肺疾病 • 服用雌孕激素合成制剂避孕 • 肥胖 • 盆腔肿瘤

（未完待续）

妊娠各种体征的意义（续）

体征	周数（从植入开始计算）	可引起相同体征的其他情况
可疑体征（续）		
妊娠斑（颜面部色素沉着）	24	• 心肺疾病 • 服用雌孕激素合成制剂避孕 • 肥胖 • 盆腔肿瘤
妊娠纹（出现在腹部的红色条纹）	24	• 心肺疾病 • 服用了雌孕激素合成的避孕药 • 肥胖 • 盆腔肿瘤
可能体征		
血清实验室检查显示人绒毛膜促性腺激素（hCG）阳性	1	• 促黄体生成激素（类似 hCG）的交叉反应 • 葡萄胎
Chadwick 征（阴道黏膜从粉红色变成紫蓝色）	6	• 外阴、阴道或子宫颈充血
Goodell 征（子宫颈变软）	6	• 服用雌孕激素合成制剂避孕
黑加征（子宫峡部变软）	6	• 子宫壁过软
B 超发现圆形妊娠环提示孕囊形成	6	无
浮球感（在双合诊时，轻叩子宫下段感觉到胎儿压下去又回弹冲击腹壁）	16	• 腹水 • 子宫肿瘤或息肉
Braxton Hicks 收缩（间歇性子宫收缩）	20	• 消化系统疾病 • 子宫积血 • 子宫肿瘤
腹部触诊到胎儿轮廓	20	• 浆膜下子宫肌瘤
可靠体征		
B 超可见胎儿形状	8	无
超声多普勒可闻及胎心音	10～12	无
腹部触诊到胎动	20	无

疲乏

孕妇可能会主诉自己经常感到疲乏无力。这是因为妊娠早期母体要努力制造胎盘，要适应许多其他的妊娠生理需求，还要为母亲角色做思想上和情绪上的准备。到妊娠 16 周左右，机体才适应了妊娠，胎盘也已完全形成，同时孕妇的精力开始增加。

子宫的增大

子宫变软，宫体内胎儿的生长引起子宫增大，腹壁被拉伸。

胎动

胎动指可感觉到的胎儿活动。胎动可能出现在妊娠 14～26 周内的任意时间，但通常发生在妊娠 18～22 周。

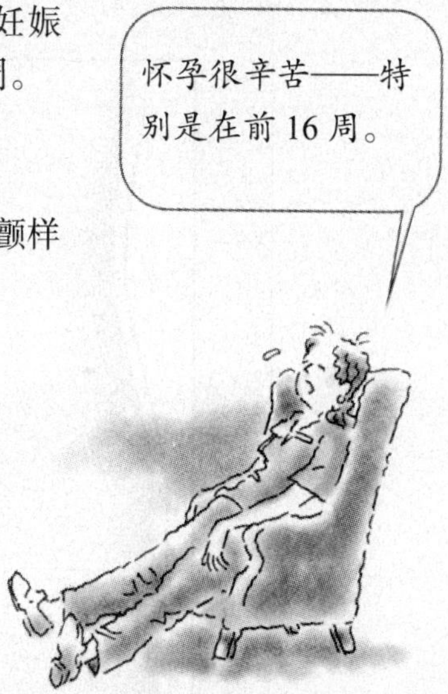

扑动的“飞虫”

对孕妇来说，胎动感觉像“飞虫”在下腹部做扑颤样运动。

皮肤改变

在妊娠期间，孕妇的皮肤会发生下列多种变化：

- 黑线：为腹壁上一条从肚脐或者肚脐以上发出的延伸到阴阜的黑线。初产妇大约在妊娠第三个月出现，经产妇会在妊娠早期出现。(见：妊娠期间皮肤的改变)

● 黑斑：也常被称为“黄褐斑”或者“妊娠斑”。是一种出现在脸上，尤其在鼻子两侧及颊部的深色斑块。一般在妊娠 16 周后出现，并逐渐加深，产后通常会消退。

● 妊娠纹：在腹壁两侧，有时在大腿上也会出现一些粉红或红色的条纹。

妊娠期间皮肤的改变

黑线和妊娠纹是妊娠时腹部皮肤发生的两种改变，到妊娠结束后都会消退，妊娠纹褪色后呈银白色的条纹。

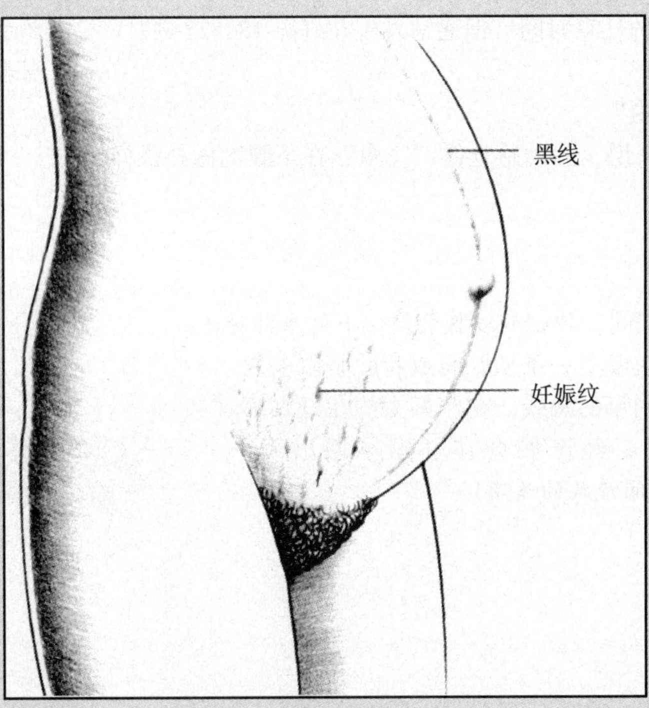

妊娠的可能体征

可能体征意味着很可能是怀孕。它们的可信度比可疑体征要高，不过还是有其他原因会引起这些症状。可能体征包括：对血液和尿液的实验室检查呈阳性；家庭妊娠测试结果阳性；Chadwick 征；Goodell 征；黑加征；超声检查可见孕囊；浮球征以及 Braxton Hicks 收缩。

实验室检查

妊娠试验通常指的是，检测孕妇尿液或血液中由胎盘绒毛的滋养层细胞分泌的人绒毛膜促性腺激素（hCG）的浓度，因为绒毛膜存在于胎盘中，故 hCG 的升高可作为怀孕的一个指征。其准确率为 95%～98%，所以只能作为可能体征而不是可靠体征。

测定 hCG 的方法

实验室 hCG 的测定方法有放射免疫测定法（RIA）、酶联免疫吸附测定法（ELISA）以及放射受体分析法，计量单位为“毫”(mIU)。当受精卵着床 24～48 小时后，孕妇的血清内就出现微量的 hCG。至第 7～9 天就会达到可检测的水平，大约是 50mIU/ml。在妊娠 60～80 天时达到最高峰，血清浓度约为 100mIU/ml。之后，浓度开始下降。到妊娠快结束时，血清和尿液中便很难检测到 hCG 了。

家庭妊娠检测

家庭妊娠检测的准确率为 97%，无需处方在药店即可购得。它的操作简单方便，仅 3～5 分钟就有结果。

妊娠试纸

下边介绍家庭妊娠检测的操作方法：

- 拿出一张试纸浸入尿液中；
- 试纸的颜色改变就提示可能怀孕。

大部分操作手册会建议在月经推迟时进行检测。

Chadwick 征

Chadwick 征，是指在妊娠 6～8 周时，双合诊可见子宫颈、阴道和外阴的黏膜呈紫蓝色。

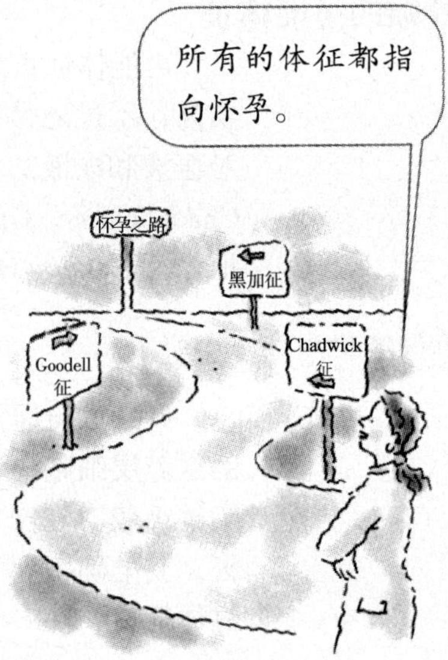

Goodell 征

Goodell 征指的是妊娠 6～8 周时子宫颈变软。在未怀孕时，子宫颈的弹性和鼻子差不多，而怀孕时它会变得像耳垂一样软。

黑加征

黑加征是指在妊娠 6～8 周时，双合诊检查到子宫峡部变软。随着妊娠的进展，子宫峡部将逐渐变为子宫下段的一部分。在生产时，子宫峡部还会进一步延伸。

超声检查

超声显像可以发现很多妊娠的可能体征甚至是可靠体征。妊娠 4～6 周时，超声可以见到一个特征性圆环，提示妊娠囊形成。

浮球征

浮球征是在妊娠 16～18 周体检到的一种胎儿的被动运动。

Braxton Hicks 收缩

Braxton Hicks 收缩，是一种开始于妊娠早期，并在妊娠 28 周后，越来越频繁的子宫收缩。这通常是由于子宫为适应胎儿的逐渐长大而进行扩张，但是有些子宫肿瘤也会出现这种症状。

妊娠的可靠体征

妊娠的可靠体征包括超声可见胎儿轮廓，闻及胎心率，以及触诊到胎动。由于这些现象都只能因妊娠而引起，故任何一项检查阳性便能诊断为妊娠。

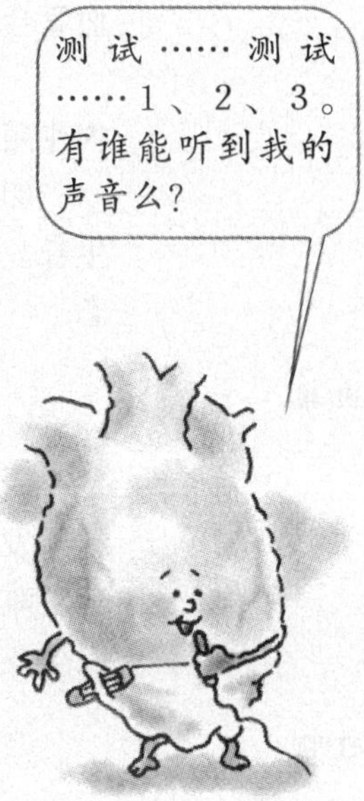

超声检查

通常在妊娠第 8 周，可通过超声检查到初具人形的胎儿来确诊妊娠，并能在超声下清楚地测量从胎儿头到臀的距离以估计孕周。妊娠 7 周时，还可在超声下观察到胎心搏动。

胎心率听诊

胎心率可通过听诊或超声来检查。早在妊娠 10～12 周时，可通过超声多普勒检测到胎心率。

胎动

一般孕妇在早期就可感觉到胎动（通常在妊娠 16～20 周左右），但有些孕妇在妊娠 20～24 周才可感觉到。肥胖的孕妇由于脂肪组织过多在妊娠较晚期才有自觉胎动。

各系统的妊娠生理变化

由于胎儿生长发育的需要以及妊娠期激素的改变，孕妇体内各系统都发生了适应性生理变化。这些变化不仅保证了妊娠时母体的身体健康，贮备了生产所需的体能，还为胎儿提供了一个稳定、富有营养的生长环境。生理改变出现得很早，许多变化是在不知不觉中发生的。

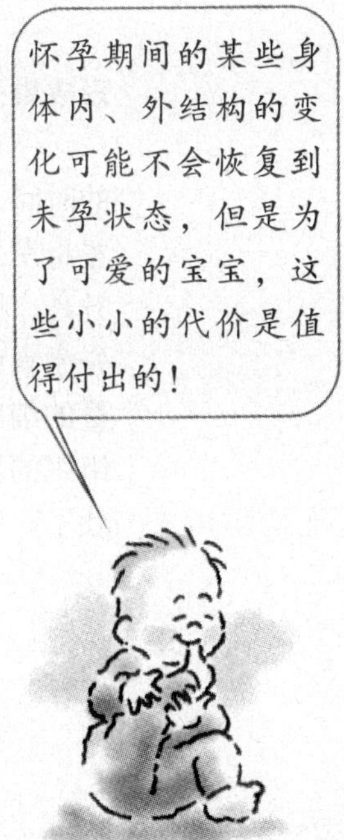
怀孕期间的某些身体内、外结构的变化可能不会恢复到未孕状态，但是为了可爱的宝宝，这些小小的代价是值得付出的！

生殖系统改变

除了像黑加征、Goodell 征这些提示可能怀孕的生理变化外，生殖系统在整个妊娠中发生了非常显著的变化。

外生殖器及其周围皮肤

妊娠时外生殖器的变化包括：大阴唇、小阴唇、阴蒂以及阴道口的改变。这些结构由于血管增生而体积变大，大小阴唇体积变大的另一个原因是脂肪沉积。胎儿出生后，这些结构体积变小，但是由于肌肉紧张度下降以及生产时的会阴部损伤（比如会阴切开术或者阴道撕裂），可能无法恢复到怀孕前的状态。比如，许多生育过的妇女的大阴唇变得分开张大。另外，会阴和肛周区的血管会因受压而出现血管曲张。

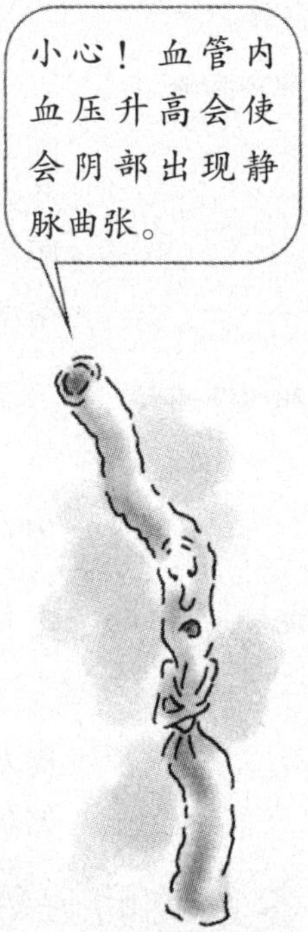
小心！血管内血压升高会使会阴部出现静脉曲张。

内生殖器

卵巢、子宫及其他内生殖器结构明显改变，以适应胎儿的生长。分娩结束后，这些内部结构可能均不会再恢复到未孕状态。

卵巢

受精发生后，卵巢内滤泡停止发育，卵巢停止排卵。由受精卵发育而来的绒毛开始分泌 hCG 来维持卵巢内的妊娠黄体分泌雌激素和孕激素，直到妊娠 8～10 周，胎盘发育成熟，可以合成分泌激素后，黄体不再需要，随即退化。

子宫

未孕妇女的子宫大小不足一个拳头，大约为 7.5cm×5cm×2.5cm，容纳液体量为 10ml。未产妇的女性子宫重量大约是 60～70g，而经产妇的则为 100g。组成子宫壁的几层肌纤维交织如网，能够随胎儿的生长而延长，分娩时肌束收缩协助将胎儿和胎盘娩出。

形成更强壮、更有弹力的子宫

一旦受孕，胎儿将在子宫里发育约 280 天也就是 9 个多月的时间。在这个时期内，子宫的大小、形态以及在腹腔中的位置将发生进行性变化。在妊娠早期，由于体内雌、孕激素水平升高，原本只有梨子般大小的子宫受其影响开始变长变大。首先激素刺激子宫肌层的细胞增大（细胞肥大），同时会伴有少量的细胞数目增加（增生）。这些改变使得子宫壁的纤维弹性组织的数目超过未孕时的 20 倍，子宫壁变得更有弹力、更强壮了。

在妊娠前几周时，子宫壁比较厚，子宫底仍位于下腹部，在腹壁触诊不到子宫。然而，妊娠 12 周后，子宫通常会达到耻骨联合（位于耻骨的关节）水平，此时可以触诊到增大的子宫。

子宫形状的改变

妊娠中期的子宫体和子宫底增大，呈球状。随着妊娠进展，球状子宫拉长变为椭圆形。子宫壁随肌纤维的伸展变薄，子宫增大到超出骨盆后，往身体右侧偏，并靠向前腹壁。妊娠 20 周时，可在脐下触及子宫，至 22 周时，接近脐水平。随子宫肌纤维的伸展可以引起 Braxton Hicks 收缩，加速血流在胎盘绒毛间的运行。

足月准备分娩

在妊娠晚期，子宫底几乎达到剑突位置（胸骨尖的下端）。在 38～40 周，胎儿开始下降至骨盆（胎儿下降感），子宫底的高度也随之逐渐下降，子宫仍呈椭圆形。子宫壁随子宫增大进行性变薄，最后肌层厚度不过 5mm。临近分娩（40 周）的子宫重量达 1100g，能容纳 5～10L 的液体，大小将近 28cm×24cm×21cm。（见：妊娠时子宫底高度的变化，114 页）

子宫内膜的改变

在月经周期中，孕激素促进子宫内膜增厚和内膜血管增生，为受精卵植入及受精卵的营养供给做好了准备。一旦受精卵植入，正常的月经停止。

这时的子宫内膜形成 3 个蜕膜层：

- 包蜕膜，覆盖在胚泡（受精卵发育而成）的表面；
- 底蜕膜，在胚泡下直接和子宫肌层接触，以后发育成胎盘的一部分；
- 真蜕膜（也可叫壁蜕膜），底蜕膜及包蜕膜以外覆盖子宫腔的蜕膜。

妊娠时子宫底高度的变化

下图显示的是不同孕周时子宫底的大概高度。要注意，胎儿在妊娠的38～40周时开始下降进入骨盆。

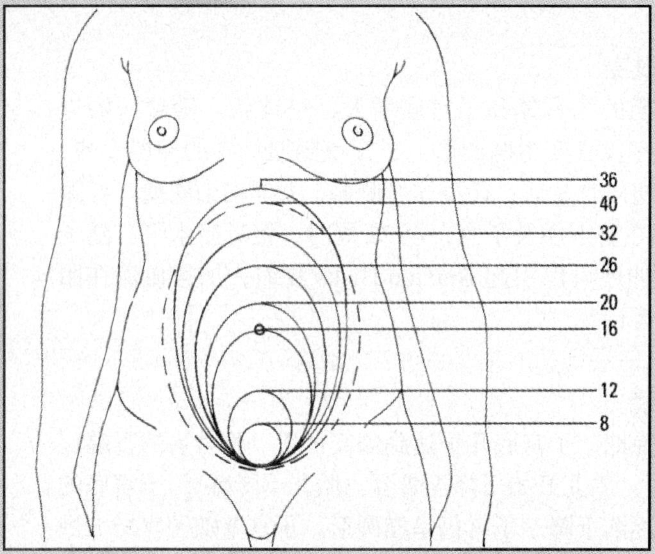

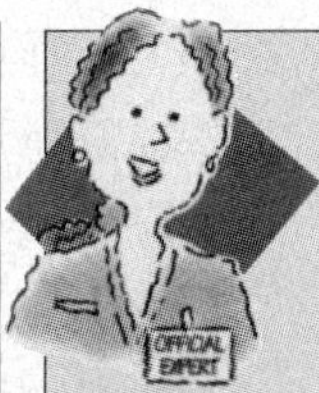

教育园地

子宫出血

妊娠时子宫出血很可能诱发严重的大失血。必须警告孕妇，大失血会危及生命，一旦发现有子宫出血应马上联系她的保健医生。

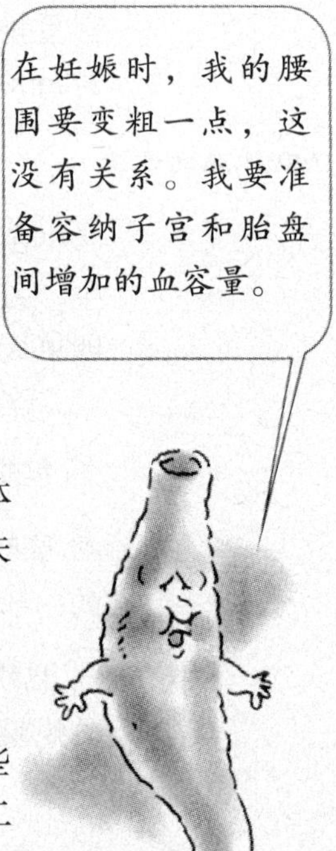

血管增生

随着胎儿生长和胎盘的发育，子宫血管和淋巴管的数目增加、容量增大。血管必须扩张以容纳子宫及胎盘间增加的血容量。至妊娠足月，通过胎盘母体端的血流量约为500ml/min。母体动脉压力、子宫的收缩以及孕妇的体位都会影响妊娠时子宫的血流量。

由于在妊娠期间，每时每刻在子宫中循环的血流量占身体血流量的1/6，因此，妊娠时子宫出血很可能诱发严重的大失血。（见：子宫出血）

子宫颈的改变

宫颈由结缔组织、弹力纤维和子宫颈内的褶皱组成，这些成分能使宫颈在分娩时拉长。妊娠时，宫颈变软。在妊娠第二个月里因血管增生，宫颈变成紫蓝色。由于充血水肿，产前检查和性生活都易引起宫颈破裂出血。

细菌屏障

妊娠期间，激素分泌增多引起宫颈的腺体细胞数目增多，分泌增加，黏液变稠，黏结成黏性网状结构，最终形成黏液栓子，堵在宫颈口处，成为一个可以阻挡细菌和其他物质进入子宫的保护屏障。

阴道

妊娠期间，受雌激素影响，阴道的血管增生、黏膜增厚、上皮组织肥大。白色、黏稠、无气味的酸性阴道分泌物分泌增多。这种酸性的环境虽不利于细菌生长，但对酵母菌有利，故在妊娠期间常发生念珠菌感染。（见：对抗念珠菌感染）

阴道的其他改变还有：

- 因血管增生，黏膜呈紫蓝色；
- 平滑肌肥大以及结缔组织松弛，使得阴道在分娩时易于伸展；
- 阴道穹隆延长；
- 可能会提高性敏感度。

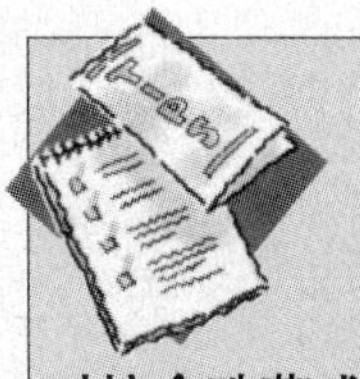

专家建议

对抗念珠菌感染

妊娠时阴道分泌物的 pH 变化，易导致一种似酵母的真菌——念珠菌的感染。新生儿从产道娩出时会被感染上念珠菌，引起“鹅口疮”。

早期诊断出念珠菌感染，可以采用药物治疗，防止母婴传染。如果问诊时孕妇有阴道瘙痒、阴道灼痛以及分泌物呈凝乳状或豆腐渣样等症状，都要高度怀疑是否感染了念珠菌。

乳房

除了可疑体征中提到的乳房变化（比如触痛、针刺痛、乳晕变黑以及蒙氏结节），还会出现乳头变大、变挺、颜色加深。初产妇乳晕的范围从不足 3cm 扩大到 5～6cm。

还有一种罕见的情况，某些女性乳晕附近的皮肤出现褐色的斑片，称为“第二乳晕”，如果是从未哺乳过的话，那么这一体征也提示怀孕。

哺乳期准备

为做好哺乳期准备，乳房还会发生其他变化。由于血管管腔增大，乳房浅表静脉变明显，看上去好像缠绕在一起附在胸壁上。快要泌乳时，乳腺将变得更丰满，可伴不舒适的搏动。

激素水平持续升高引起乳腺分泌初乳（呈黄色、黏稠的液体）。与成熟乳相比，初乳中蛋白、抗体和矿物质含量较多，脂肪和乳糖含量较少。初乳可早到妊娠 16 周就分泌，不过对大多数孕妇而言，常在妊娠末期分泌，一般持续到分娩后 2～4 天，之后，开始分泌成熟乳。

初产妇的变化更多

初产妇乳腺的变化会比经产妇的明显。有过哺乳史的经产妇，乳晕比较黑，乳房较大，再次妊娠时乳房变化则不太明显。（见：非孕期乳房和孕期乳房比较）

非孕期乳房和孕期乳房比较

雌、孕激素分泌增加，引起乳房外观发生了许多微妙的变化。

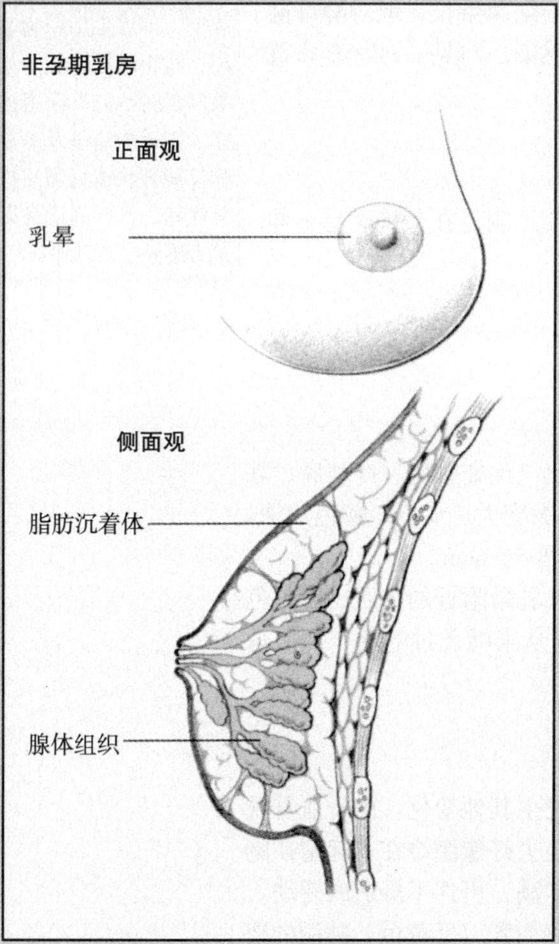

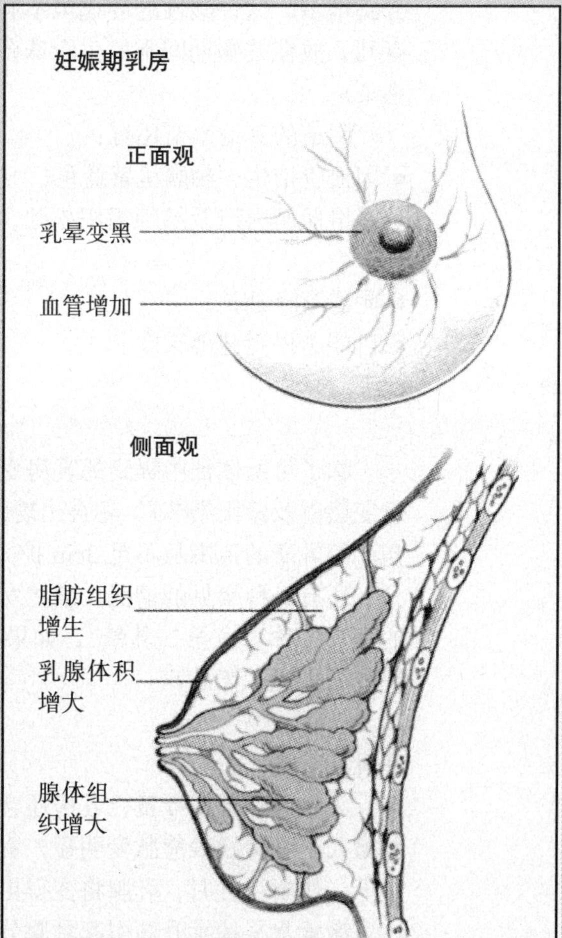

内分泌系统的变化

妊娠期间内分泌系统将发生许多变化。激素水平的改变和蛋白质的生成，既能促进胎儿发育，又能维持母体各项必需的生理功能。

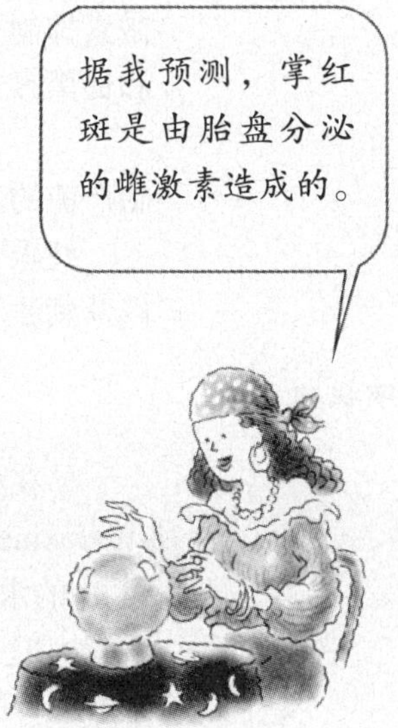
据我预测，掌红斑是由胎盘分泌的雌激素造成的。

胎盘

妊娠期间内分泌系统的最大改变是胎盘的出现。它作为一种内分泌器官合成分泌了大量的雌激素、孕激素、hCG、人体胎盘催乳素（hPL）、松弛素、前列腺素等。

由胎盘分泌的雌激素刺激乳房和子宫增大，还引起“掌红斑”（手掌出现红色斑块）。孕激素则通过抑制子宫收缩，维持了子宫内膜的稳定，并且还促进乳腺滤泡发育成熟，为泌乳做准备。

最大限度地扩张

松弛素主要由黄体分泌，它可以抑制子宫活动，能使宫颈变软以利于分娩时宫颈口扩张，还能软化关节处胶原，使脊柱尾段松弛，从而扩大了产道。

太能分泌了！

妊娠早期体内的雌、孕激素，是由胎盘的滋养层细胞分泌的 hCG 刺激妊娠黄体分泌的，之后由胎盘合成雌、孕激素。

一种替代能源

胎盘分泌的 hPL，也称为“人绒毛膜生长催乳激素”。它能加速脂肪分解（脂解作用），使脂肪作为葡萄糖的替代能源为母体供能，这样，胎儿发育即可由葡萄糖供能，然而 hPL 的作用很复杂，它能与雌、孕激素、皮质醇协同作用抑制胰岛素活性，使机体在孕期对胰岛素的需求增加。

前列腺素

孕妇的生殖道和蜕膜中含有高浓度的前列腺素，前列腺素促进子宫平滑肌广泛收缩，在妊娠晚期可诱发产程。

脑垂体

妊娠时脑垂体也发生了很多变化。胎盘合成的大量雌、孕激素抑制了脑垂体的卵泡刺激素和黄体素的分泌，但生长激素和促黑素细胞激素的分泌会增多，造成皮肤色素沉着。

临产前的变化

妊娠晚期，脑神经垂体开始分泌刺激子宫收缩的缩宫素，以及刺激乳腺泌乳的催乳素。

甲状腺

早在妊娠 2 个月时，甲状腺分泌的甲状腺素结合球蛋白（thyroxine-binding protein）即开始增多，使得血清总甲状腺素（T_4）的水平升高。因为游离 T_4 的量并没有增加，故不会发生甲亢，但是升高的总 T_4 使基础代谢率（BMR）增高，心排出量增大，脉率加快，血管扩张，孕妇怕热。由于孕妇需额外提供能量给胎儿生长发育，孕妇妊娠中晚期的 BMR 将会提高 20%左右，足月时提高 25%，在婴儿出生 1 周后，BMR 即下降到产前的水平。

除了上述改变外，循环中三碘甲状腺原氨酸（T_3）的水平也随雌激素的增多而升高。和 T_4 一样，大部分 T_3 都和蛋白结合在一起不能发挥作用，故 T_3 水平升高不会造成甲亢。

甲状旁腺

随着妊娠的进展，胎儿对钙和磷的需求量逐渐增加。引起甲状旁腺分泌到血液中的甲状旁腺激素增多，到了妊娠晚期时血液浓度是怀孕前的 2 倍。

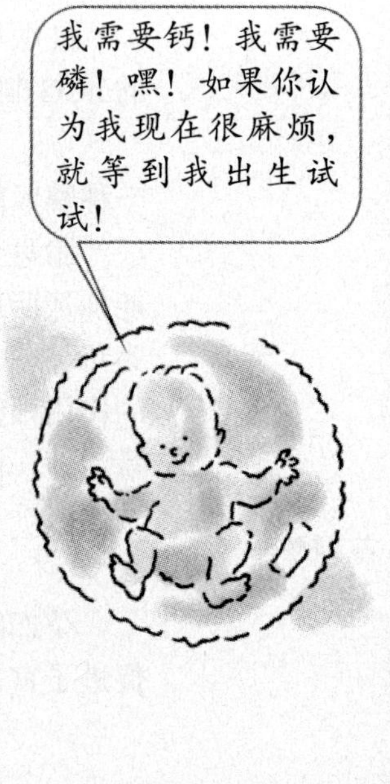
我需要钙！我需要磷！嘿！如果你认为我现在很麻烦，就等到我出生试试！

肾上腺

妊娠期间，肾上腺活动增强，皮质醇和醛固酮的分泌量增多。

皮质醇的作用

一些研究认为皮质醇水平的增高降低了机体免疫功

能，使得母体不会将胎儿识别成异体蛋白，发生排斥反应。另外，皮质醇还参与调节体内糖代谢。

醛固酮

醛固酮的升高能促进钠的重吸收，维持液体渗透压。这间接保证了血容量，以及适当的胎盘渗透压的形成，以利于胎盘间物质交换。

胰腺

妊娠期间，胰腺的自身结构没有改变，但是母亲的胰岛素、血糖及糖原水平却发生了变化，这是因为肾上腺分泌的糖皮质激素增加，刺激胰腺分泌胰岛素增多。尽管如此，受雌、孕激素、hPL 的抗胰岛素作用的影响，胰岛素的生理功能下降。由于此时母体的能量由脂肪提供，所以，虽然胰岛素活性降低，且胎儿发育对糖的需求量又在增加，但孕妇的血糖水平却能保持稳定。

呼吸系统

整个妊娠期间，激素的变化使呼吸系统发生了结构的（生化方面的）或功能（机制方面的）的变化。随着妊娠的进展，这些改变可以帮助孕妇改善通气，提高供氧。

结构的变化

妊娠时的膈肌将上升近 4cm，导致肺的呼吸运动扩张受限，膈肌通过加大移位来进行代偿（膈肌能够向外扩张）。另外，胸廓前后径及横径会增加近 2cm，周径增加将近 5～7cm。这种变化是由于孕激素增加，使得肋间关节韧带松弛所致。由于子宫增大，呼吸方式由腹式呼吸变为胸式呼吸。

血管改变

雌激素分泌增多刺激上呼吸道血管增生，使孕妇呼吸系统充血，出现声音改变，鼻腔、咽喉部、气管及支气管、声带的毛细血管充血水肿导致鼻出血。咽鼓管也因充血水肿，造成听力下降、耳痛，总觉得耳朵里好像进了什么东西。鼻腔、咽喉部等呼吸道不通畅，加上膈肌受到下方子宫的挤压，孕妇可能会感觉到呼吸困难。

功能的变化

肺功能的变化可提高肺泡中的气体交换，有利于肺内血流的氧合作用。妊娠早期呼吸频率一般不会增加。进入妊娠晚期，孕激素水平升高引起呼吸急促，频率一分钟提高两次。（见：如何改善呼吸困难）

潮气量增加

妊娠时，由于孕激素分泌增加和膈肌移位增加，潮气量（肺组织吸进呼出的气体量）升高。通常情况下，孕妇的耗氧量较未孕时增高了 30%～40%。分娩前每分通气量（每分钟呼出的气体量）可增加将近 50%。

潮气量和每分通气量之间的差距造成孕妇出现轻度通气过度，使得肺泡里 CO_2 减少。母体动脉血中的局部 CO_2 分压下降，造成胎儿和母体间局部 CO_2 分压差增高，有助于胎血中的 CO_2 排出。

高度保护

膈肌上移导致功能残气量（呼气后肺内残余气体量）下降，造成通气过度。这种通气过度现象是防止胎血中 CO_2 过多的一种保护机制。肺活量（尽力吸气后自主呼出的最大气体量）在妊娠时变化不大。呼吸系统的改变协同心输出量和血容量的增加，保证了胎盘拥有充足的血供。

酸碱失衡

在妊娠第 3 个月时，孕激素分泌增多使呼吸道受体致敏，肺通气增加，造成血液中 CO_2 水平降低，pH 升高，引起轻度呼吸性碱中毒。然而，血液中碳酸盐水平下降会对呼碱趋势进行部分或完全代偿。

教育园地

如何改善呼吸困难

孕妇通常会长时间感到呼吸困难（呼吸短促）。应该跟她们解释，虽然呼吸频率比以往（18～20 次 / 分）快，但是属于妊娠的正常呼吸频率范围。

指导她们将手臂举过头顶，有助于改善呼吸困难。因为这时胸廓随之上升，可暂时加大通气量。也可让孕妇枕着枕头侧躺着。指导她们练习缓慢、深长的呼吸，并告诉她们在上楼时不要着急。

心血管系统的变化

妊娠会给心血管系统带来非常巨大的变化，通常情况下，这些变化会被认为是病理性的甚至是危及生命的。但是在妊娠过程中这些变化却是至关重要的。

妊娠时心血管系统发生的巨大改变，如在其他情况下出现将会危及生命。

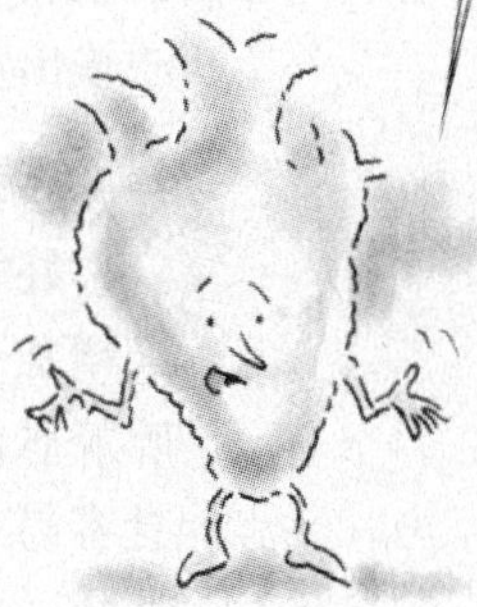

解剖学改变

妊娠时心脏因血容量和心输出量的增加发生适应性增大，胎儿出生后将恢复。随着妊娠的进展，子宫底增高，推压膈肌上升，心脏向上移位并沿长轴转位。移位的程度受到子宫的位置和大小、腹肌的强度、腹部形状等因素的影响。

听诊改变

孕期血容量和心输出量的增加，心脏移位和心脏大小的变化，可引起一些心脏病理性杂音。

妊娠期间，可闻及明显的第一心音分裂，前后两声都很明显。妊娠 20 周后，偶可闻及第三心音。许多孕妇肺动脉瓣区可闻及收缩期喷射性杂音。

心律失常

可能出现的心律失常有窦性心律不齐、房性期前收缩或室性期前收缩。如果孕妇平时心脏正常，这些症状不会造成心肌病变，不需治疗。

血流动力学改变

在血流动力学方面，妊娠会影响心率、心输出量、动静脉压力、循环、凝血和血容量。

心率和心输出量

妊娠中期时，心率逐渐加快，可超过孕前水平 10～15 次 /分。到妊娠晚期时，心率可增加 15～20 次 / 分，故孕妇偶尔会出现心悸。但是，发生在妊娠早期的心悸是由交感神经兴奋引起的。

妊娠中期孕妇的心率会增加，到了晚期会再次增加。

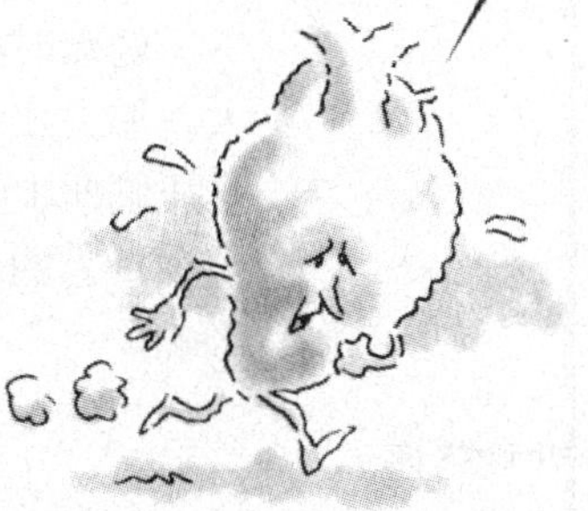

心输出量的变化

组织耗氧增加和每搏心输出量加大，导致心输出量明显提高，至妊娠 32 周大约增加 50%。增加的幅度受体位的影响，取侧卧位时，大血管的压力降低，静脉回流到心脏的血液增多，心输出量的增加量最大，而取仰卧位时增加量最小。分娩时组织耗氧量最大，心输出量达到顶峰。

静脉和动脉血压

妊娠晚期，孕妇取仰卧位时股静脉压力比妊娠早期增加 3 倍。这是由于增大的子宫压迫下腔静脉和盆腔静脉使下肢血液回流受阻。孕妇若由仰卧位突然起身容易发生头晕。此外，孕妇还会出现下肢水肿以及下肢、直肠、外阴静脉曲张等症状。

黄体酮使平滑肌松弛

早期孕激素升高导致平滑肌松弛，小动脉扩张，血管舒张，血容量增加，但是由于心功能代偿性加强，故孕妇的血压通常不会上升。大多数孕妇到了妊娠中期，因胎盘迅速增大，外周阻力下降，血压将会下降 5～10mmHg。一般在妊娠中期的后半期是血压最低的时候，到妊娠晚期时又恢复到早期水平，足月时动脉血压恢复到怀孕前的水平。

孕妇应避免仰卧位，因为子宫压迫腔静脉会造成仰卧位低血压。

各种体位的影响

肱动脉血压在取左侧卧位时最低，仰卧位时最高。这是因为左侧卧位时子宫对腔静脉的压迫减轻，静脉回流改善所致。日益增大的子宫将腔静脉压向脊椎，阻碍了下肢血液的回流，导致回心血量降低，心输出量随之减少，血压下降。(见：仰卧位低血压示意图)

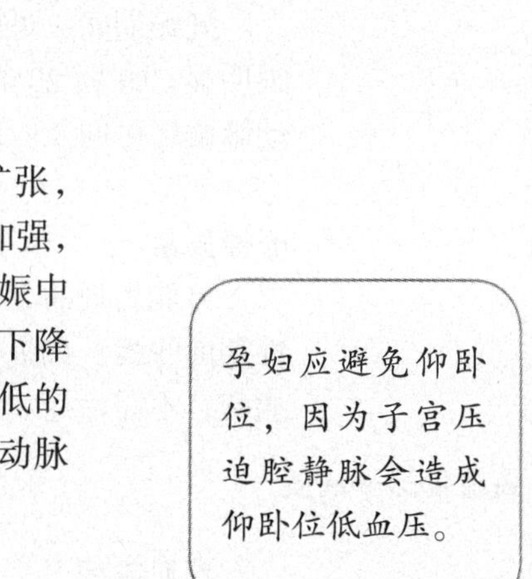

仰卧位低血压示意图

左图显示，孕妇仰卧时，子宫压向下腔动、静脉，阻碍了血液对下肢的供给和回流，造成仰卧位低血压。右图显示，侧卧位可以减轻血管的受压，改善血液循环。

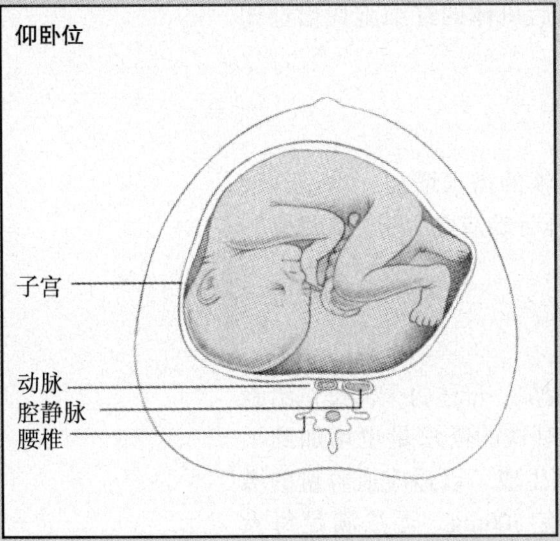

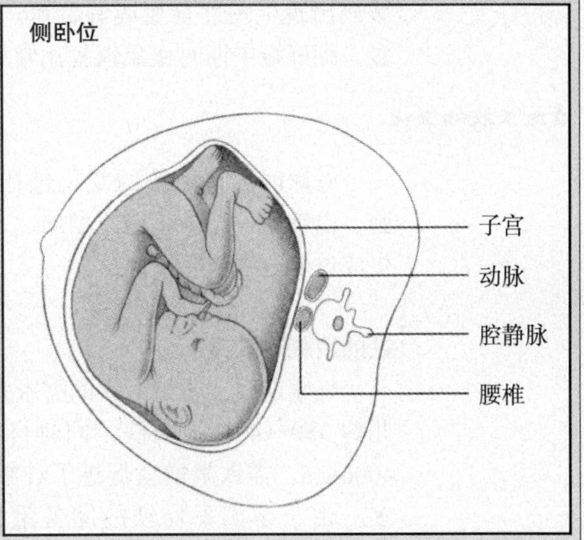

血液循环和凝血机制

静脉回心血量在妊娠第 8 个月时轻度下降，到足月时又会恢复到正常水平。凝血因子Ⅶ、Ⅸ、Ⅹ增多，妊娠期以及产后血液处于高凝状态。

血容量

在妊娠 10～12 周左右循环血容量开始升高，到了 32～34 周时会到达顶峰，由未孕时的 4000ml 增加到 5250ml，增加了近 40%。到妊娠 40 周时，血容量开始下降，分娩后几周恢复到产前水平。

红细胞的 3 种功能

增加的血容量中，血浆约占 2/3，红细胞则占 1/3。它们将发挥以下功能：

- 供应子宫增生的血管
- 为胎儿和母体供养
- 为分娩中和产褥期的失血作储备

随着血浆的容量增加，血红蛋白和红细胞浓度下降，导致孕妇出现生理性贫血或假贫血。之后机体的红细胞代偿性增多，到妊娠中期时血象恢复正常。

造血系统的变化

妊娠时造血系统的变化包括对铁的需求增加，以及红细胞、白细胞、纤维蛋白原增加。另外骨髓造血活跃，红细胞的生成过多达到 30%。

铁的消耗与缺乏

妊娠期间，孕妇对铁的需求量增加。母体每天需提供给胎儿约 350～400mg 的铁，同时自身对铁的需求量也增加到了 400mg/d。需铁量增大促进了红细胞生成，以适应血容量的增多。由于孕妇平均铁的储备量只有 500mg，无法满足每天 800mg 的需铁量，所以应在妊娠中补铁。

孕妇要注意补铁的另一个原因是，妊娠时胃酸分泌减少（铁在酸性环境中最易被吸收）引起铁的吸收下降。另外，由于血浆和红细胞不成比例地增加，血浆从未孕时的 2600ml 增加到了孕期的 3600ml，大于红细胞的增加量，造成血细胞比容（红细胞在全血中的百分比）下降，可引起贫血。血红蛋白浓度也随之下降。当血细胞比容降至 35%，血红蛋白浓度低于 11.5g/dl 时可诊断为“妊娠期贫血”。故孕期通常补充铁剂以减少该并发症的发生。

白细胞之谜

孕期白细胞计数会从孕前 7000ml 增加到 20 500ml，并在产程进行中、分娩时、产褥早期阶段，白细胞计数可超过 25 000ml。但是机制尚不清楚。

纤维蛋白

纤维蛋白原（血浆里的一种蛋白质）为一种凝血因子，在凝血酶的作用下转化为纤维蛋白。妊娠前纤维蛋白原在女性体内含量大约为 250mg/dl，怀孕后会升高到 450mg/dl，到足月时升高近 50%。凝血因子的增多提高了凝血功能，可以有效地防止分娩时的出血。

泌尿系统

妊娠会引起肾、输尿管、膀胱等结构和功能上的巨大变化。

结构的变化

可能是由于雌、孕激素水平增加，早在妊娠 10 周左右，肾盂、肾盏以及输尿管明显扩张。随着妊娠进展，子宫增大右旋（子宫向右移动），输尿管和肾盂扩张，特别是右侧，高出盆腔边缘。由于孕激素的肌松作用，输尿管平滑肌增生、肥大、肌张力下降，进而引起尿流缓慢，出现肾积水、输尿管积水（输尿管和肾中尿液潴留），孕妇易患泌尿道感染（UTIs）。此外，上述改变使得尿液抵达膀胱的时间延长，孕妇做清除率试验的准确率不高。

最大的容量，却最不舒服

妊娠时激素的变化引起膀胱肌肉松弛，膀胱容量扩大，能够储存将近 1500ml 的尿液。不过，由于激素的变化以及增大的子宫压迫膀胱，即使膀胱中尿液很少，也会出现尿频、尿急等膀胱刺激征。另外，由于膀胱的小血管增生，黏膜易出血。

当子宫出盆腔后，泌尿系统的症状减轻。但是，快到足月时，胎儿下降到骨盆，再次压迫膀胱，上述症状又将出现。

功能的变化

妊娠会影响液体潴留、肾、输尿管和膀胱功能，也会影响肾小管重吸收以及营养素和葡萄糖的排泄。

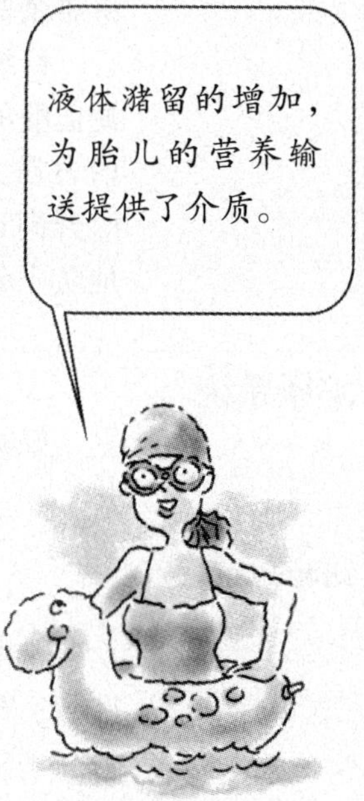
液体潴留的增加，为胎儿的营养输送提供了介质。

液体潴留

妊娠时出现的液体潴留，一方面可以增加血容量，另一方面，由于胎儿所需的各种营养物质必须是溶于水后或由水分子携带，才能通过胎盘被胎儿吸收，所以又为胎儿营养物质的输送提供了可靠保障。另外，如果孕妇出现大出血，潴留的液体还可以补偿血容量的丢失。

连续的话题

为了有足够的血液和胎盘进行交换，孕妇体内的含水量将大大增加，从孕前的 30～40L 增加了约 7.5L。机体为了维持渗透压不变，增加的孕激素刺激肾的肾素-血管紧张素系统分泌醛固酮，醛固酮的分泌增多，促进了肾小管对钠的重吸收，从而稳定了渗透压。尽管尿量增多，血钾水平也会保持平稳，因为孕激素具有保钾作用，正常排尿不会丢失过多的钾。

肾功能

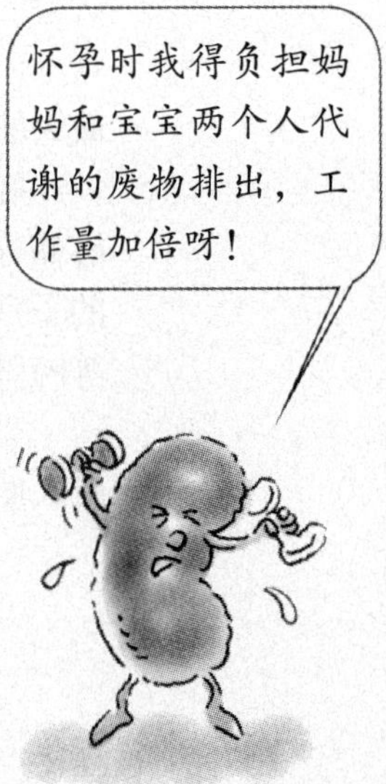
怀孕时我得负担妈妈和宝宝两个人代谢的废物排出，工作量加倍呀！

孕期，肾需要排出孕妇及胎儿不断增多的代谢产物，分解排出体内多余的蛋白，以及处理增加的肾血流量，故肾结构可能发生一些变化，体积增大，功能增强。

妊娠时每日尿量逐渐增多，和孕前尿量（约 1500ml/d）相比增加了 60%～80%，不过，尿液比重下降。为了适应循环血容量的变化，肾小球滤过率（GFR）和肾血浆流量（RPF）在妊娠早期即增加，到妊娠中期 GFR 和 RPF 分别增加 30%和 50%，在其后的妊娠中维持该水平，在妊娠 24 周时与循环血容量同时达到高峰。GFR 的增加可以有效地降低孕妇的血尿素氮和肌酐水平。

葡萄糖的滤出

GFR 增加使肾小管对葡萄糖的滤过增加。由于肾小管重吸收葡萄糖的比率是固定的，所以部分葡萄糖将随尿液排出。（见：当尿糖增高时）另外，妊娠期间，乳腺分泌的乳糖也会进入尿液，但其生理意义不大。

输尿管和膀胱功能

妊娠时输尿管受增粗的乙状结肠挤压而稍向腹部右侧移位，易导致右侧的输尿管受压而引起尿潴留，继发肾盂肾炎(细菌沿尿道上行感染肾)。尿道受压影响了膀胱排空，易造成膀胱炎，如果继发肾炎的话，结果会更严重。体内的毒性物质都是经过肾排出体外，所以妊娠时患肾炎是极其危险的。而且不仅仅是对孕妇不利，泌尿系感染可以诱发早产，因此对胎儿也存在威胁。

肾小管重吸收

为了维持水钠平衡，肾小管重吸收功能比怀孕前增加了50%。由于机体需要大量的血液和细胞外液，故对钠的需求增大。机体大概需要 6.2～8.5L 的水才能满足自身和胎儿的需要以及胎盘交换的需要。故细胞外液的增加量可占到体重增加量的 75%。孕妇体重的增加量中，约 50%来自于羊水和胎盘的重量，剩下的来自于孕妇血容量的增加，以及乳腺和子宫的增大。

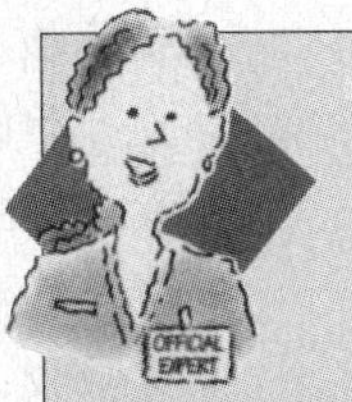

当尿糖增高时

每次产前检查都要对尿糖进行检测。孕妇尿常规标本中出现较多的葡萄糖时，需要考虑是否是由病理情况引起的。

如果尿糖连续两次阳性，而且又不是因碳水化合物食用过多超过了消化吸收能力引起，则要进一步诊断是否为妊娠期糖尿病。这时必须向保健医生报告。大多数情况下，还需进一步做口服糖耐量试验。另外，小部分孕妇的尿糖异常是由于肾糖阈下降引起的。

体位对尿量的影响

在妊娠晚期，水钠的排泄会受到孕妇体位的影响。比如，孕妇仰卧位时增大的子宫压迫下腔动、静脉，心输出量减少使肾血流量下降，最终降低肾小球滤过率，尿量减少。而取左侧卧位由于下腔动静脉未受压，心输出量、肾小球滤过率不会产生变化，尿量较多。

营养物质和葡萄糖的排泄

孕妇尿液中一些营养物质，比如氨基酸、水溶性维生素、叶酸、碘的含量会增高。当氨基酸的滤过负荷超过了肾小管对氨基酸的重吸收能力，氨基酸不能全部被肾小管重吸收，少量蛋白质会漏进孕妇尿液，出现蛋白尿。孕妇一次尿检如果蛋白为 +1，认为正常，但如果 24 小时尿蛋白超过 300mg 则要引起注意。由于 GFR 增高，而肾小管糖重吸收率不变，可以出现尿糖阳性。

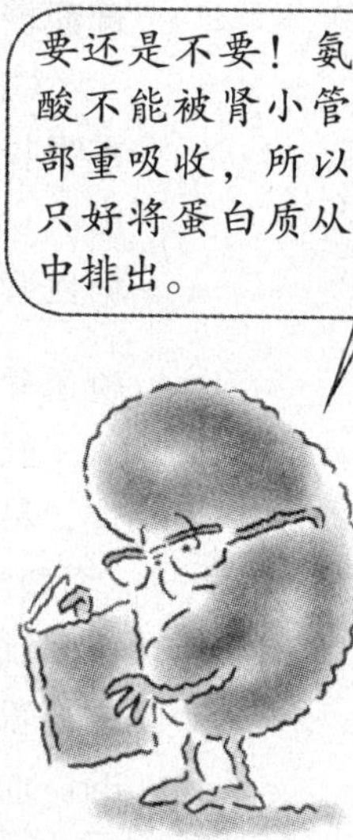
要还是不要！氨基酸不能被肾小管全部重吸收，所以我只好将蛋白质从尿中排出。

消化系统

妊娠引起消化系统结构和部分消化功能的改变。这些变化与很多孕妇经常主诉的躯体不适有关。

结构的变化

口腔、胃、肠、胆囊、肝等消化器官都会在妊娠时发生结构上的变化。（见：拥挤的腹腔）

口腔

唾液腺分泌活动增强，特别是在妊娠中后期。由于血管增生，牙龈充血水肿，口腔黏膜易出血。

胃肠道

孕激素增多抑制胃的活动，胃排空延迟，胃内容物可反流至食管下部产生“烧心”感。孕激素也作用于平滑肌，导致肠蠕动减慢。

给子宫腾出空间

子宫的增大，将胃和小肠挤压到腹后及腹两侧。妊娠中晚期时，子宫的压迫导致胃排空时间延长，肠蠕动减弱，引起烧心感、便秘和肠胀气。松弛素也可使胃动力下降，使得胃肠道

拥挤的腹腔

由于胎儿生长而导致子宫增大，向上及侧壁挤压肠内容物。通常子宫位置居中，受左侧增粗的乙状结肠推压，稍微右旋。

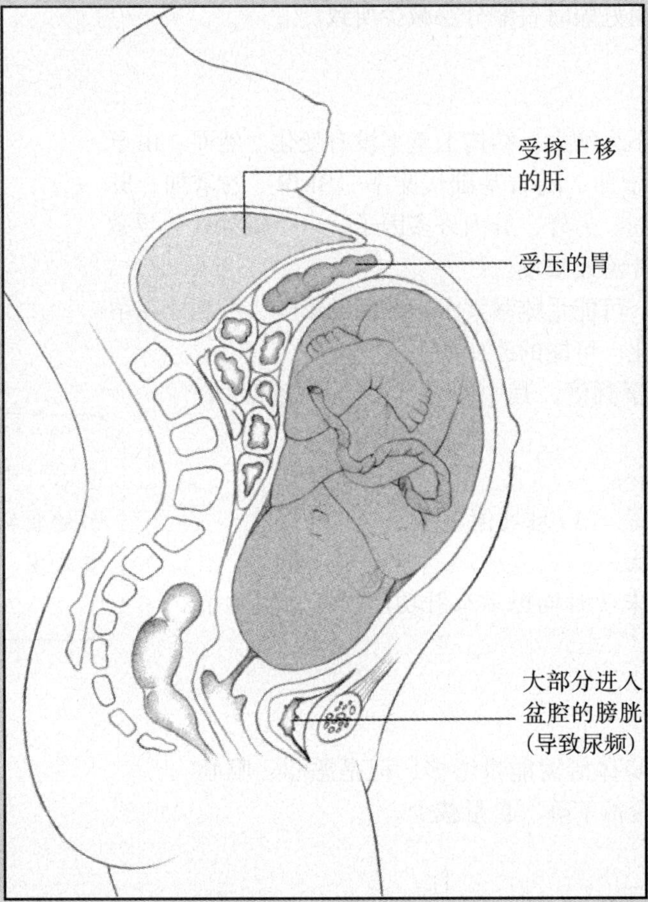

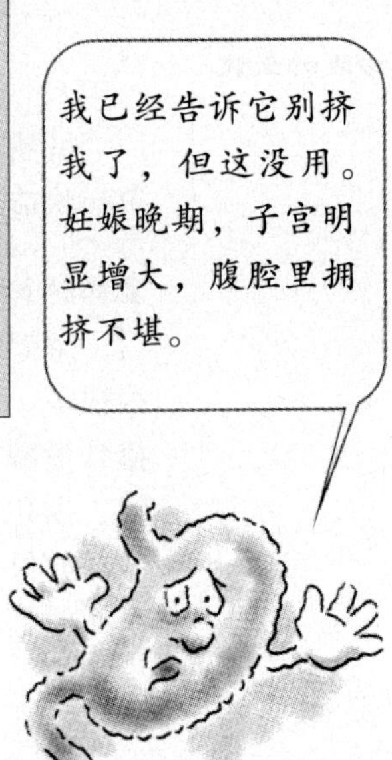
我已经告诉它别挤我了，但这没用。妊娠晚期，子宫明显增大，腹腔里拥挤不堪。

血流量减少，进而增加子宫的血液供应。

增大的子宫也可挤压大肠以及子宫下方的肠静脉，造成痔。

胆囊和肝脏

胆道平滑肌松弛，胆囊排空时间延长，引起胆红素重吸收进入孕妇血液，血中胆红素升高，出现亚临床型黄疸（全身瘙痒）。因血浆和胆汁内胆固醇升高，胆石症患者可能出现结石增多的趋势。而大部分消化道溃疡的患者则会发现在孕期症状有所缓解，这是由妊娠时胃酸分泌减少所致。

胆道负荷增加

孕期肝体积不会增大，结构上基本没有变化。然而，由于肝血流量会轻度增加，随着基础代谢率（BMR）的增加，肝的工作负担会增加。另外，肝内许多因子，以及雌激素和孕激素水平升高，胆汁流速减慢。

有研究显示，可能受雌激素水平升高的影响，肝功能在孕期发生了明显变化。可能的改变如下：

- 碱性磷酸酶含量翻倍，其中部分是由于胎盘产生的同工酶含量增加；
- 血清白蛋白减少；
- 血浆球蛋白升高，白/球比值下降；
- 血浆胆固醇降低。

上述变化在未孕时均提示有肝功能损坏，但对孕妇来说是正常的。

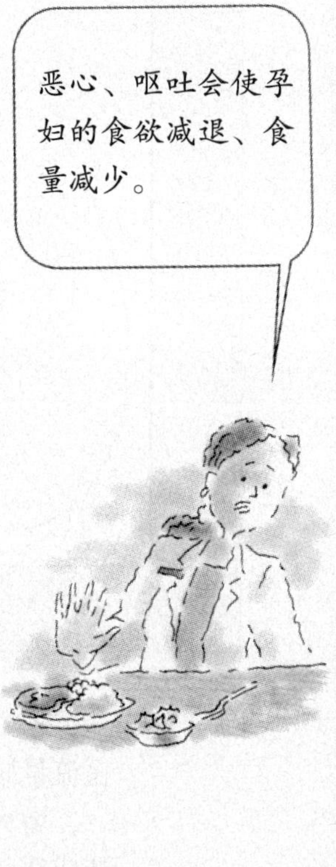

功能的变化

虽然妊娠时身体所需能量增多，但是恶心、呕吐等症状造成孕妇食欲下降、食量减少。

食欲和食量减少

孕妇的食欲和食量时好时坏，造成这种情况的原因很多。比如，经常发生的恶心、呕吐导致食欲下降，摄食量减少。由于恶心呕吐通常发生在早晨孕妇起床时，所以又叫做“晨吐”，疲劳也可以引发恶心、呕吐。如果孕妇有抽烟的习惯，则症状表现得更加频繁。

随着 hCG 和孕激素水平增高，恶心、呕吐将更明显。另外，恶心、呕吐也会由于血糖下降（由于胎儿发育需大量葡萄糖）或者雌激素增高引起。

此外，hCG 升高和糖代谢的改变也使食欲下降。当恶心、呕吐消失后，食欲将好转，食量增大。

碳水化合物、脂质和蛋白质代谢

妊娠时机体耗能增加，孕妇碳水化合物需求量加大。尤其是妊娠中后期，机体需要更多的葡萄糖。血脂从妊娠早期开始增高，足月时可比孕前增加 40%～50%，胆固醇、甘油三酯及脂蛋白浓度也将增高。血清总蛋白下降，主要是清蛋白和丙种球蛋白的下降，不过，由于母体需要将免疫球蛋白转运给胎儿，可能会引起血清球蛋白浓度降低。

肌骨骼系统

孕妇的肌骨骼系统会随激素、体重和胎儿的发育而发生变化。孕妇的步态、站姿、休息方式都会受影响。另外，妊娠期间由于代谢加快，孕妇要注意补钙，否则会出现低钙血症和抽筋。怀孕期间，肌骨骼系统的变化包括骨骼、肌肉和神经的变化。

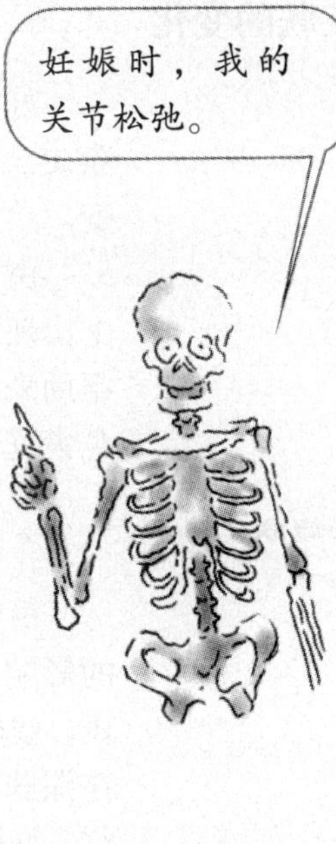

骨骼

逐渐增大的子宫带动骨盆前移，身体重心随之前移。腰骶椎向前弯曲加大，颈背部则代偿性加大后弯。增大变重的乳房加大了腰背部脊柱弯曲，双肩被往前拉，形成“耸肩驼背”的姿势。性激素的增加（很可能是松弛素的增加）造成骶髂关节、骶尾关节以及骨盆各关节松弛。这些改变导致孕妇出现特征性的姿势和步态。由于体重增加、激素增多、身体水肿，孕妇的鞋和戒指都要变大。不过，产后这些变化多数均会恢复。

肌肉

到妊娠晚期时，突出的腹直肌分离，使腹腔内容物在中线处突出。有时候，腹壁无法拉伸得足够大，腹直肌出现分离，称为“腹直肌分离”，产后在肌肉断裂的地方可见蓝色的沟。

内凹的肚脐向外凸

肚脐随子宫的增大被拉伸，由于向外拉扯的幅度很大，到28周时，肚脐的内凹被扯平。大多数孕妇身上可见肚脐由里往外翻转，在腹壁中央形成一个圆形的凸起。

神经

妊娠晚期，腕管处的正中神经被其水肿的周围组织压迫，出现腕管综合征，表现为“优势手”的针刺痛、烧灼痛，有时会向肘和上臂放射。另外，孕妇下搭的肩膀牵拉臂丛神经，也会产生手掌的麻木或刺痛感。

皮肤的变化

妊娠所带来的皮肤变化个体差异很大。对曾有皮肤漂染史、黑人和棕色头发的白人通常会出现较多的皮肤改变。

由于许多皮肤的变化在产后不会消失，所以经产妇身上出现的皮肤改变不能算作妊娠体征。孕妇可能需要护士帮助来接受自己的改变。妊娠皮肤的变化包括有妊娠纹、色素沉着和血管纹。

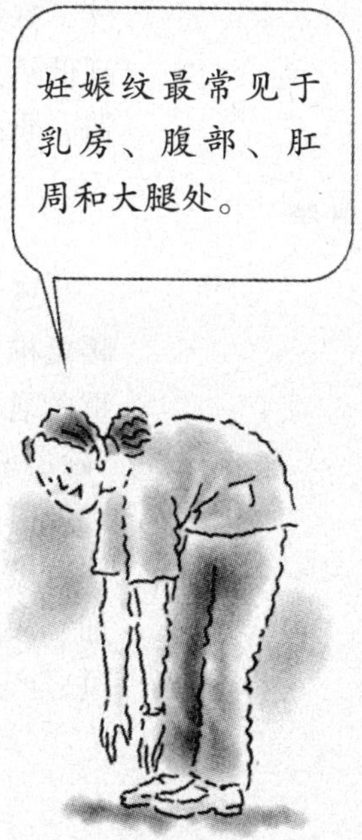

妊娠纹

由于体重增加、子宫增大，以及糖皮质激素分泌增多的影响，皮下结缔组织伸长，导致妊娠中晚期出现妊娠斑。浅肤色孕妇身上的条纹呈粉红或浅红色，微下陷；而在深肤色孕妇的身上表现为比周围皮肤颜色浅一些的条纹。妊娠纹常见于腹部、乳房、手臂或大腿处，分娩后均会变浅，浅肤色女性的妊娠纹变为银白色，深肤色女性的变为褐色。

色素沉着

妊娠 8 周左右，孕妇皮肤开始出现色素沉着，它的出现是由于受到垂体分泌的促黑素细胞激素(MSH)和促肾上腺皮质激素的作用，同时还有雌激素和孕激素的影响。常见区域为颜面部、乳房（特别是乳头）、腋窝、腹部、肛门区、大腿内侧、外阴。特殊的表现有黑线和妊娠黄褐斑。

血管纹

由于雌激素释放增多，皮下小血管增生，促进皮下血液循环，产生许多细小、鲜红色的血管瘤。由于这些小血管的分布都是从中央向外呈辐射状，故又被称为“蜘蛛痣”，常见于胸部、颈部、手臂、颜面和腿部，产后均会消失。

肝掌

肝掌，是指手掌出现的红色区域，通常会跟蜘蛛痣一起出现，产后雌激素水平下降，肝掌现象消失。

牙龈上的疱

龈瘤，又称为牙龈肉芽肿，指的是因体内雌激素升高，牙龈上隆起的红色区域，龈瘤可能会进一步增大，引起剧烈的疼痛和大量出血。对于增长迅速的龈瘤应予以切除。

皮肤的其他改变

孕期可在颜面部、颈部、胸部上部分或者手臂上出现痣(局限性，色素细胞良性增生)；肌肤油脂分泌过多，粉刺增多(因雌激素升高)；多毛症（毛发过度生长），产后会消失。妊娠 6 周起，还会出现指甲变软、易裂，此时不宜去做美甲。

免疫系统

妊娠期间免疫系统功能下降，很可能是为了防止母体免疫系统将胎儿视为异物，产生排斥反应。因为大多数情况下，机体的免疫系统发现异物后，会集合免疫细胞将其包围起来消灭，所以免疫系统在很多情况下能保护人类健康，比如感冒病毒入侵时。然而，有时候又需要降低免疫功能，比如给器官移植的患者服用抑制免疫反应的药物，阻止机体对移植物产生排斥反应。

不要为此过于紧张

和器官移植情况相似，为了让胎儿在体内发育，孕妇机体的免疫系统功能下降，尤其是免疫球蛋白 G（IgG）生成减少，导致孕妇很容易遭受感染。不过，血液中 WBC 相应增多，可能是一种对 IgG 减少产生的代偿机制。

神经系统

妊娠时神经系统的变化不大，目前也未完全了解。大多数孕妇神经系统的改变一般都是暂时性的，产后即恢复正常。

神经反应

压迫性神经病是指因脏器受压，出现周围神经系统功能紊乱。换句话说，增大的子宫和水肿扩大的管腔将里面的神经丛卡压着，使神经功能下降。比如，感觉异常性骨痛，即孕妇大腿前外侧出现针刺感和麻木感，系因股骨外侧皮神经卡压在腹股沟韧带所致。妊娠晚期，增大的子宫压迫神经且同时阻断血流，导致这种症状尤为明显。

社会心理改变

女性妊娠、分娩的过程会深刻地影响其父母、伴侣及其他亲属的生活。护士为这些家庭进行社会心理保健时，要承担许多职责，也要面临很多挑战。各种心理的、社会的、经济的、文化的，以及家庭或个人对生男生女的看法，还有家庭角色的变化，这些因素都会影响孩子的父母对妊娠及分娩的态度，从而影响到孩子及其父母的健康。

接纳的几个阶段

每一位母亲对妊娠的接纳过程，一般经历以下几个阶段：

- 最开始的阶段叫做“认知具体化期”，孕妇变得对伴侣或其他重要人物的依恋增强，可能变得安静、内省。很多时候，尤其是初产妇，刚刚知道自己怀孕时会产生许多矛盾心理。她可能需要用好几周的时间来想象妊娠会给她的生活带来什么改变。此后，随着妊娠进展，孕妇开始接受妊娠的身体意象。
- 接下来的阶段是“胎儿认同期”。这个时期的孕妇将体内的胎儿看成一个独立的生命，接受了自己新的体像，甚至会将这当成是人生完整的标志。这段时期，孕妇可能会变得对自己的母亲更依恋，更有亲密感。
- 最后进入的是“社会角色转换期”。这个时期，胎儿即将脱离与母体的联系，孕妇开始为分娩而担忧。同时，笨拙的身体给生活带来不便，行动迟缓，导致孕妇在等待即将到来的生产时缺乏耐心。不过，也是在这段时期，孕妇需要为宝宝出生做准备，还要从心理上完成母性角色的转换。

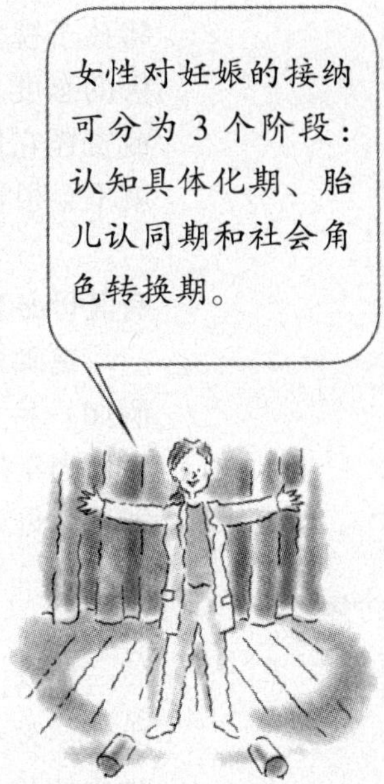
女性对妊娠的接纳可分为3个阶段：认知具体化期、胎儿认同期和社会角色转换期。

影响接纳妊娠的各种因素

社会文化、家庭环境、性格特点都会影响孕妇对自己妊娠的接纳程度。

文化背景

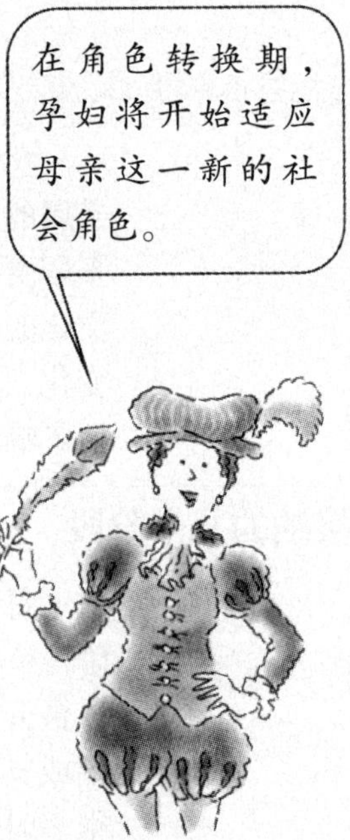
在角色转换期，孕妇将开始适应母亲这一新的社会角色。

社会文化背景会深刻地影响到女性接纳妊娠的过程，而且还能引导女性在妊娠过程中的积极性。某些社会信仰和忌讳，可能会限制孕妇的许多行为和活动。比如，美国女性将怀孕视为一件很平常的事，所以通常不会在刚发现怀孕时，就开始接受产前保健。

家庭影响

从小生长的家庭环境，也将影响女性对自己怀孕的态度和接纳程度。如果女性是在那种很喜欢孩子，将孩子视为一种快乐的家庭中长大，她会对怀孕有积极的态度。而如果女性生长的家庭将孩子视为入侵者或责怪它们破坏了婚姻关系，则女性对待怀孕的态度就不会很积极。

有其母必有其女

更确切地说，女性对妊娠的看法通常是受其母亲的影响。假如一名女性的母亲曾很讨厌妊娠，总在说她的孩子是负担，后悔当年生了她，那么，日后这位女性对待自己妊娠的态度可能和其母亲的情况差不多。

个性

性格以及平时对各种应激事件的应付和适应的能力，可以决定一名女性如何对待妊娠时的各种冲突，能否适应孩子出生带来的社会角色转换。女性对自己妊娠的接纳程度还取决于她对自我意象的评价和其获得的社会支持。比如，有的女性会把妊娠看成一场浩劫，因为她将失去工作、失去身材、失去自由。

孩子父亲会怎样呢？

和丈夫的关系也将影响女性对妊娠的接纳。有伴侣在身边给予感情支持的女性一般更容易接受妊娠。其实，男性对妊娠的接纳和女性的心理一样，会受到社会文化背景、过去的经历、与家人的关系以及性格的影响。

促进对妊娠的接纳

妊娠是一个特殊时期，在这段时间里，无论从生理、心理还是社会交往方面都会发生深刻的变化，妊娠还会影响到父母的责任、生活自由、价值观、做事的优先顺序，以及社会地位、人际关系和自我形象。在孩子即将出生的一年里（怀胎 9 个月加上产后 3 个月）可能会发生许多难以预料的事。尽管夫妻双方可以控制某些事情（比如接受早期产前保健），采取积极的态度，但他们并不能控制这一年中所有的事情。

积极地指导

护士有责任帮助一个家庭更好地接纳新成员。为此，护士应在其专业范围内，执行以下步骤：

- 满足每位家庭成员的自尊需要；
- 仔细倾听，发现这个家庭所关心的问题；
- 探讨每个家庭成员将要承担的角色和义务，肯定每个人在家庭中的作用，关注每位家庭成员的健康状况和保健需要，适时做好治疗安排；
- 如果可能尽量让所有家庭成员都来参与产前检查；
- 促进家庭成员间的交流，对妊娠和产褥期家庭将发生的变化预先做指导；
- 指导如何动用家庭资源；
- 对妊娠期性生活提出建议；
- 帮助孕妇尽可能地利用身边的有利条件，尽量减少负性影响。

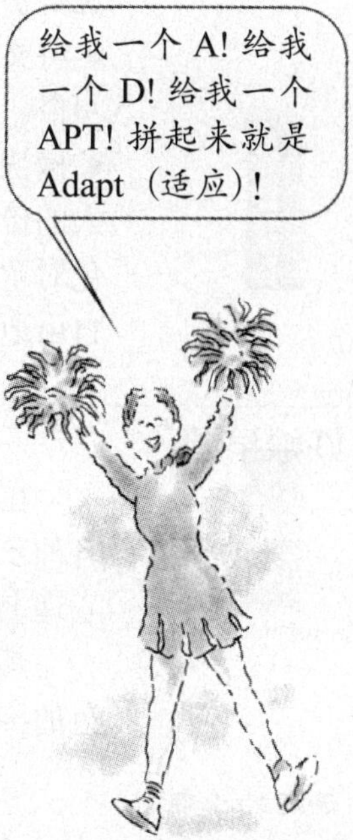
给我一个 A! 给我一个 D! 给我一个 APT! 拼起来就是 Adapt（适应）!

做好工作

- 肯定家庭成员所作的努力；
- 给所有家庭成员寄发相关书籍和杂志；
- 通过一起关注胎儿的发育进展，教会家属识别胎心、胎位和胎动，促进家人和胎儿出生前的情感联系（也有的称之为“依恋”）。嘱孕妇及家属报告胎动情况，以加强情感联系的行为，如抚摸孕妇的肚子，和肚里的孩子讲话等等。

解决各种矛盾

- 解决妊娠和生产时所遇到的问题。通过使用倾听、共情、自由联想等技巧，来识别一些潜意识中的冲突，教给准父母们自我肯定、解梦等技巧以及推荐相关的书籍来提高他们解决各种冲突的能力。当自己解决不了时，应向医生求助。

- 通过开设关于妊娠、分娩和产褥期等内容的家庭课程，帮助他们寻找合适的应对方式。详细地讨论分娩过程及家庭成员在此过程中可能产生的反应，坦诚地讨论双亲将要面对的各种挑战。

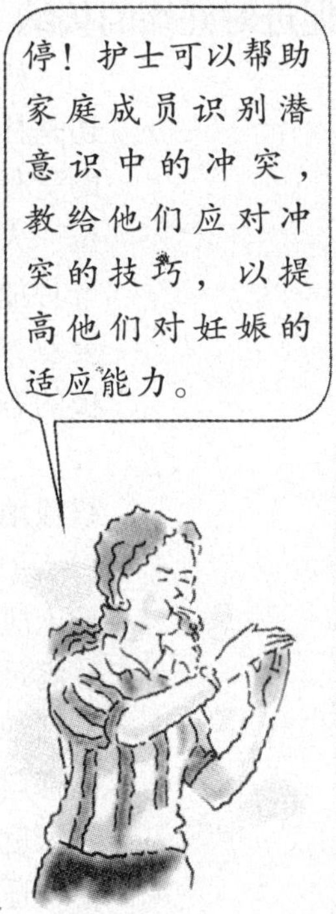
停！护士可以帮助家庭成员识别潜意识中的冲突，教给他们应对冲突的技巧，以提高他们对妊娠的适应能力。

进行护理

- 将文化敏感性引入产前护理中。收集每个家庭的文化习俗、宗教信仰，评估和实施个体化护理。
- 确认双亲各自对分娩持有的态度和情感。要避免将个人的价值观、情感、情绪反应强加给他们。同时也要避免对孕妇情况以及她的一些决定做主观臆断，应该让她自由地说出自己的想法。

妊娠早期

在妊娠早期，家庭成员心理社会的主要挑战是解决出现的各种矛盾情绪。孕妇要适应妊娠早期的躯体不适和生理、社会心理上的改变，孩子的父亲要开始接纳妊娠的现实。

其他心理社会挑战还包括孕妇对生理改变的接纳、父性角色的接纳和角色转换的准备。

矛盾的心理

妊娠早期又叫做“情绪波动期”，夫妻都产生了十分复杂的情绪。有些女性角色不清，对胎儿以及自己的新身份盲目乐观。事实上，更多的女性面对妊娠和将为人母之时心理是十分矛盾的。妊娠中的许多应激性改变，迫使女性不得不转变以往的思维方式和行为方式。

分享快乐（和疑虑）

矛盾心理的出现很正常而且是难免的。应鼓励夫妻双方多进行情感沟通，帮助释放各自的忧郁、害怕，分享期待中的喜悦。经过交流，他们会发现两人有着许多同样的内心冲突。

做了一些梦

有时夫妻两人都可能梦见栩栩如生的将要临产的场景。妻子对这些梦境的回忆会更强烈些，这也许是因为在夜里她常常会被“烧心感、胎动、尿频等”症状惊醒。妊娠时期的梦有一定可预测性，通过分析梦的意义，胎儿的父母将更好地认清自己，以及自己潜意识中的冲突。解梦技术可以用来帮助他们解决这些社会心理冲突。

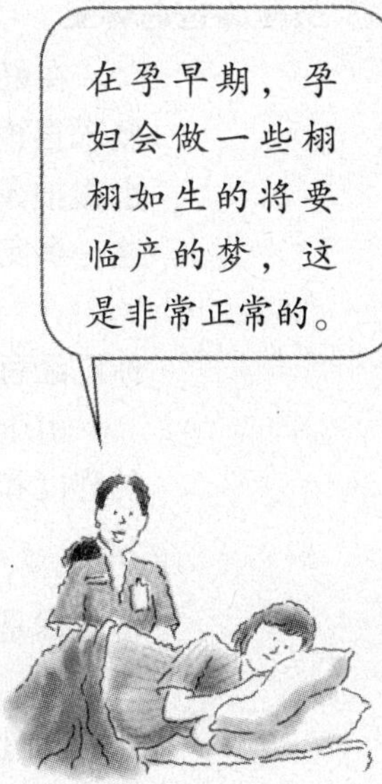
在孕早期，孕妇会做一些栩栩如生的将要临产的梦，这是非常正常的。

生理变化引发的心理反应

早在妊娠的前几个周里，女性就非常注意怀孕带来的体形变化。她的自我意象（女性对自身外貌、情感及举止的自我评价以及他人对她的看法）将随着乳房增大、停经、恶心、易疲劳、腰部变粗、体重增加等这些情况的出现而发生改变。是欣喜还是恐惧，取决于她对妊娠的接纳程度。

性冷淡……或正相反！

妊娠对生理以及其他方面的改变，对夫妻间的性生活造成了影响。女性妊娠时的性反应个体差异很大。有的女性早孕反应剧烈，无法进行性生活。有的会担心胎儿受到影响而拒绝性生活，这种情况在曾经有过自然流产史的女性中尤其常见。对于那些认为性只是怀孕手段的女性，会因妊娠时发生了性行为而内疚。相反的，一些孕妇却会因免除了避孕的麻烦，或是由于怀孕后的喜悦反而增强了她们的性欲。还有的是因为妊娠使得她们担心怀孕的压力消除了，或不再需要为怀孕而刻意进行有规律的性生活。

丈夫的性欲也会因妻子的妊娠而改变。通常，他们很担心妊娠会给两个人的关系带来很大的变动。当倦怠、呕吐等早孕症状导致妻子的性欲减退时，丈夫觉得自己是被拒绝了。另外，他们也会担心性行为可能导致流产或胎儿受伤。这些矛盾可能随着妊娠进展而愈演愈烈。

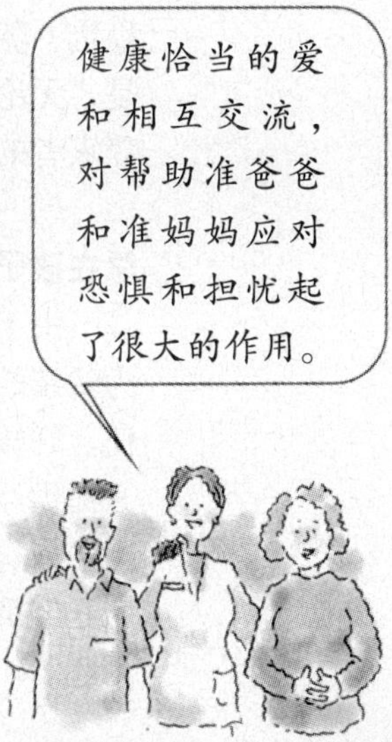
健康恰当的爱和相互交流，对帮助准爸爸和准妈妈应对恐惧和担忧起了很大的作用。

情感处方

由于存在上述恐惧和担忧，在妊娠过程中夫妻间需要些额外的亲密方式，尤其是在妊娠早期。护士应鼓励他们多多沟通，交流情感，适当进行性行为。

父性角色的转变

在妊娠早期时，男性常常会产生不真实感，对妊娠这一概念很模糊。由于他们没有生理上的体会，故对胎儿的概念也很抽象。所以，在妊娠早期丈夫的主要任务就是接纳怀孕这一事实。

你已经有自己的风格了

由于不受生理上的限制，男性可以自己选择参与妊娠活动的程度和类型。一般存在3种父亲风格：

观望型。他们心里十分高兴，并且为妻子提供很多支持。但也许是因为害羞，或者是受自己价值观的影响，他们不会去参加如“夫妻产前教育”的活动，也不会帮助妻子一起决定婴儿的哺乳方式。

表达型。他们十分兴奋而且很愿意参与到各种活动中去。他们会表现出和妻子同样的情绪波动，甚至还可能出现恶心、呕吐、易倦等妊娠中常见的症状。

助手型。他们就像是一个“经理”，会追问很多问题，拍下很多妻子怀孕的相片，小心地制订生产计划，学习怎样辅助生产，准备好育婴房。他们对妊娠有很强的责任感，会一直保护和支持妻子。

这3种父亲风格并没有优劣之分。这几种类型的划分比较稳定，随着妊娠进展，每位父亲都会更加认同自己的角色。但是，无论是哪种风格，都可以出现这两种社会心理现象：作为养家者的困扰，以及拟娩症状。

总在孩子面前谈钱

由于社会很看重一个父亲“养家者”的角色，所以即将成为父亲的人通常会考虑由一个孩子所带来的不断增加的经济责任。妊娠期间的开销是妊娠中主要关注的问题，男性一般会尽力提供经济上的保障。对经济的过分强调也可反映出男性对担当父亲这一角色的能力产生深深的怀疑。所以，越是对自己的家庭经济地位有自信的男人，越能健康积极地转换自己的父性角色。

拟娩症状

拟娩综合征，指的是男性出现了类似女性怀孕的生理反应，比如，背痛、恶心、呕吐等，通常是由于太紧张、焦虑并对妻子产生移情。拟娩综合征和父性情结无关，也不是专指初为人父者，它最常见于十分积极地参与妊娠活动的男性。

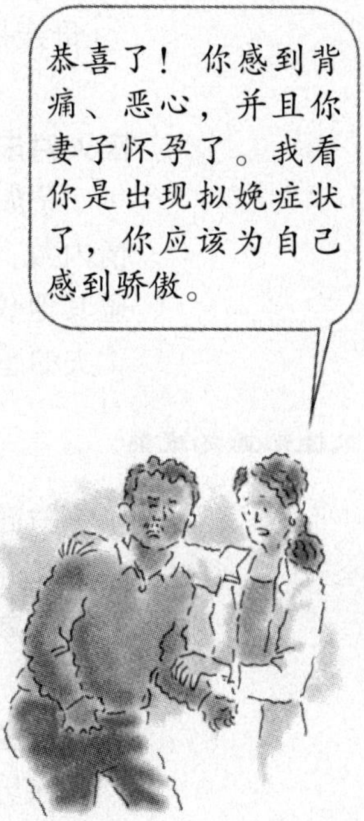
恭喜了！你感到背痛、恶心，并且你妻子怀孕了。我看你是出现拟娩症状了，你应该为自己感到骄傲。

妊娠中期

妊娠中期社会心理上要适应的任务包括母性形象和父性形象的进一步完善，改变自我意象及适应性生活的变化，加强与胎儿的“出生前情感联系”。父母将会产生各种各样的担忧，过于依赖、感情脆弱，妻子会很担心丈夫的安全。提起死亡，丈夫会思考如果自己发生意外会给家庭带来多大伤害。他可能会回忆曾经做过的冒险行为，比如不顾后果地飙车，最后决心日后谨慎行事，防止意外发生。

有意义的梦境

妊娠中期时，夫妻回忆起的各种梦反映了他们对未来孩子的健康、双亲的能力、配偶的忠诚等方面的担心。为了度过这一心理危机，夫妻应该多对自己的梦境和恐惧内省。

母性形象的成熟

进入妊娠中期时，孕妇已经克服了早期许多的冲突和矛盾，放弃了以往的身份，开始计划将来要做个什么样子的母亲。她对母性形象的设想糅杂了其过去经历过的、读到过的、想象过的各种母亲形象。

母女关系中的四个因素会影响新妈妈日后的母性形象：

- 过去怀孕时母亲起到的作用；
- 母亲对她怀孕的反应，对未来小孙子的接纳，对其女儿将为人母的肯定；
- 母亲能否尊重女儿的选择，承认女儿已经长大；

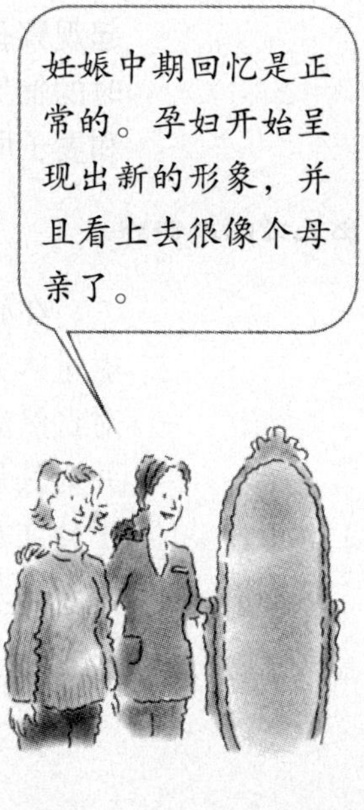
妊娠中期回忆是正常的。孕妇开始呈现出新的形象，并且看上去很像个母亲了。

母亲是否乐意回忆起自己分娩和抚育孩子的经历。

陷入对未来的沉思中

孕妇会因全神贯注地构建自己的母性形象，而表现得感情内敛，对其他孩子关怀较少，变得不太活泼，甚至可能回避其他孩子对她更强烈的情感需求，同时，也会很容易忽略丈夫的感受。

父性形象的成熟

与此同时，男性也在进一步完善自己的父性形象。他的角色是建立在和自己父亲的关系、以往做父亲的经验、朋友和其他家庭成员的影响，以及妻子对他的看法上。

寻求周围的资源

在男性开始构建自己的父亲形象时，将想起和自己父亲的关系，有时会增加和父母的联系。他可能会难以适应父亲将成为爷爷，而自己将成为一名父亲。

一般的，女性对自己的丈夫参与妊娠活动的期待，以及婚姻质量的高低预测了男性在妻子分娩和抚养孩子时的作用。有的女性希望在分娩时保留隐私或因为羞怯而不愿丈夫参与其中。但还有许多女性期望丈夫能完全参与到妊娠中间，一起观察孩子的胎动，陪同着做产前检查，表现得像一个分娩时的辅导员、拥护者及主要的情感支持者。如果丈夫的角色和妻子所期望的发生冲突，他们应找咨询师寻求帮助。

出生前的感情联系

在妊娠 17～20 周左右，孕妇将会第一次察觉到胎动，妊娠进入到一个新的阶段。胎动的发生意味着胎儿发育良好，对自然流产的担心被打消，孕妇会不由自主地积极关注胎动，并为其焦虑不安，即使这次妊娠并非她所期待的。最后她会十分注意观察每次胎动的情况和出现的时间，观察不同的情景下胎儿的反应，比如在欣赏音乐时、拍打腹部时或者吃饭时。

是的，这就是我的孩子

孕妇会运用很多感情联系方式，比如拍击自己的腹部，和胎儿聊自己吃了什么，嗔怪宝宝老是动，要求丈夫也来和胎儿交谈，调整膳食结构，还会将很多有利健康的行为加入进来。母子的感情连接会受到孕妇的健康、胎儿发育的阶段以及社会习俗的影响，不过这些不包括产科并发症、产前焦虑症或者人口统计学因素如经济水平的影响。

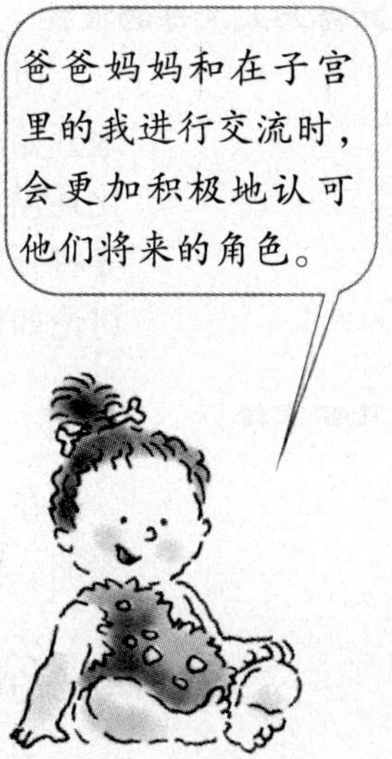
爸爸妈妈和在子宫里的我进行交流时，会更加积极地认可他们将来的角色。

良好的感情联系要求父母有积极的自我意识、正面的榜样和对待怀孕的态度积极。来自社会的支持可以强化女性对母性的感受和认同，增进母子间的依恋。一般来讲，母子感情联系越好的孕妇，在产褥期对新生儿的感情越积极。

妊娠晚期

到了妊娠晚期，胎儿发育成熟，孕妇会有一种大功告成的感觉。想到母亲-胎儿的关系模式将为母亲-孩子的模式所取代，孕妇可能会为行将结束的妊娠徒生伤感。不过，与此同时孕妇因为身体笨重、失眠、产前焦虑，以及担心孩子是否正常等而困扰，因此孕妇也十分希望早点结束妊娠。

是该关注分娩的时候了

妊娠晚期时，夫妻已经适应了活动的改变，做好为人父母的心理准备，相互支持，接受自我意象和性生活的改变，制定了生育计划，等待生产到来。这段时期，孕妇要克服心理上产生的各种恐惧，比如对未知的恐惧、害怕分娩的疼痛、担心自尊下降，或自己失控、害怕死亡。经常对梦境和恐惧进行内省，可以帮助夫妻度过这些危机。

适应行动上的不便

胎儿的增大造成孕妇行动上的困难，各种活动不得不减慢。这种改变会影响到她的情绪以及和家人的关系。如果对孕妇的社会支持下降，行动不便将增加孕妇的焦虑。

即将为人父母的准备

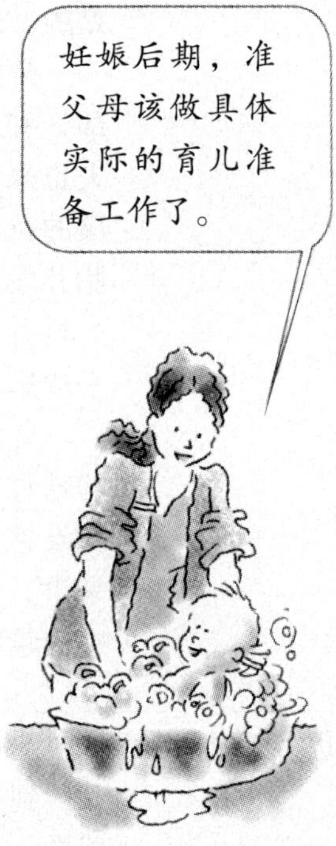
妊娠后期，准父母该做具体实际的育儿准备工作了。

由于生理上有更真切的感受，故女性会比男性更早地开始进入母性角色。而男性往往是随着妻子的体形变化逐渐接纳妊娠事实，慢慢进入父性角色的。这时，夫妻将开始做一些具体的准备工作，比如，准备好育婴房，讨论如何进行孩子的护理，做好产褥期的各项安排。

互相支持

在分娩过程中，配偶间是否有能力互相支持是很重要的。许多家庭都会出现丈夫和妻子相互鼓励的情景。

轻松的转变

如夫妻间无强势的一方，在妊娠过程中能体会到更大的满足感，两人的关系也更亲密。活泼、共同承担风险、不断成长的夫妻关系，帮助两人更顺利地完成父母角色转变。

自我意象的认同以及性生活的改变

女性自我意象将随着妊娠发生改变。身体变胖，活动笨拙，再加上其伴侣的感情变化，将影响孕妇的性欲。糟糕的形象也让她们性欲减退。有些男性的性欲也会随妊娠进行而下降。对在妊娠晚期仍希望进行性生活的伴侣而言，他们需要发挥创造力，变更体位和方式。

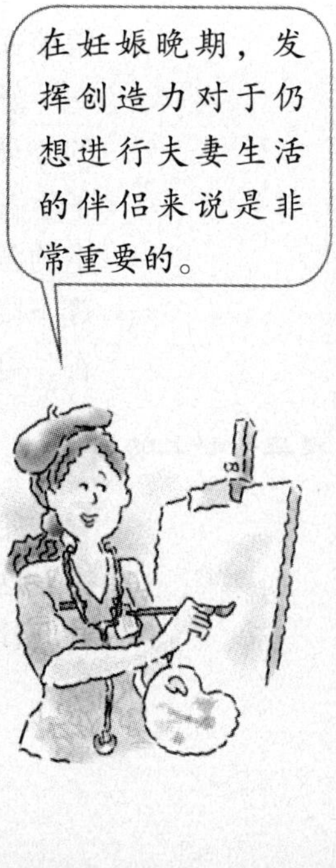
在妊娠晚期，发挥创造力对于仍想进行夫妻生活的伴侣来说是非常重要的。

为生产做准备

产前教育课程可以让夫妻有更好的准备。丈夫对产前教育是否热心，愿不愿意参与妊娠的各个过程，与其对两人关系的满意度有关。获得丈夫支持的女性，其母性角色转变也会更加容易。

制订分娩方案

过于依赖的女性可能认为只有医师的建议才是最明智的，故会请医生帮她制订分娩方案。更加独立的孕妇可能会寻找自己喜欢，并符合自己信仰和知识的护理方式，来确保在分娩时个人愿望能被尊重。当孕妇决定好了分娩方式，并对预期事件有具体准备时，她已克服了恐惧。

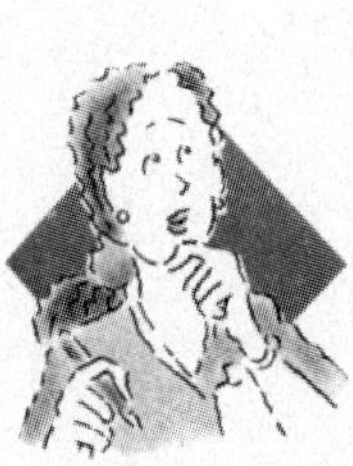

快速测试

1．孕期为什么常发生恶心呕吐？

A．孕激素水平升高

B．孕激素水平降低

C．雌激素水平升高

D．雌激素水平降低

答案：C．恶心呕吐可以是雌激素水平升高带来的生理反应。

2．下列哪项是妊娠期呼吸系统出现的正常改变？

A．潮气量增加

B．呼气量增加

C．吸气量减少

D．耗氧量减少

答案：A．孕妇呼吸幅度加深，使得每次进出呼吸道的潮气量增加。

3．妊娠中期时胃动力下降是由什么引起的？

A．雌激素

B．孕激素

C．松弛素

D．叶酸

答案：C．松弛素（卵巢分泌的激素）将减缓胃动力，导致消化系统血供减少，而子宫的供血量增加。

4．下列哪项是妊娠中期出现的正常反应？

A．乳腺炎

B．代谢性酸中毒

C．生理性贫血

D． 呼吸性酸中毒

答案：C．在妊娠中期，血红蛋白和血细胞比容下降，并且血浆的增加超过了红细胞的生成。

5．下列哪项是妊娠期正常的心脏状况？

A． 心脏压塞

B．心力衰竭

C． 心内膜炎

D． 心脏收缩期杂音

答案：D． 心脏收缩期杂音可见于90%的孕妇，胎儿娩出后杂音很快消失。

评分

☆☆☆ 如果你回答对了全部的5个问题，非常厉害！你是妊娠适应之星！

☆☆ 如果你回答对了3～4个问题，不错！休息一下然后继续努力。你的大脑已经接受了所有的新知识！

☆ 如果你回答正确的问题少于3个，还得继续啊！快速复习一下，然后进入下一个测试！

（曹枫林 译）

5

第五章　产前护理

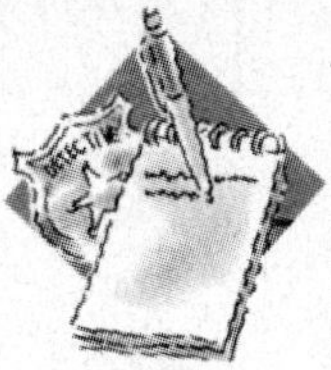

主要内容

在本章中，你将学习：

- ◆ 产前孕妇的既往病史和身体状况评估
- ◆ 产前检查的不同类型
- ◆ 孕妇的营养需求
- ◆ 孕期常见的不适症状及其缓解方法

产前护理概述

产前护理对于新生儿和母亲的健康是必不可少的。产前护理的一般步骤包括评估孕妇、进行产前检查、提供营养护理以及将孕期不适降低到最小。然而，这并不意味着产前护理的结束——相反，那正是它的开始。

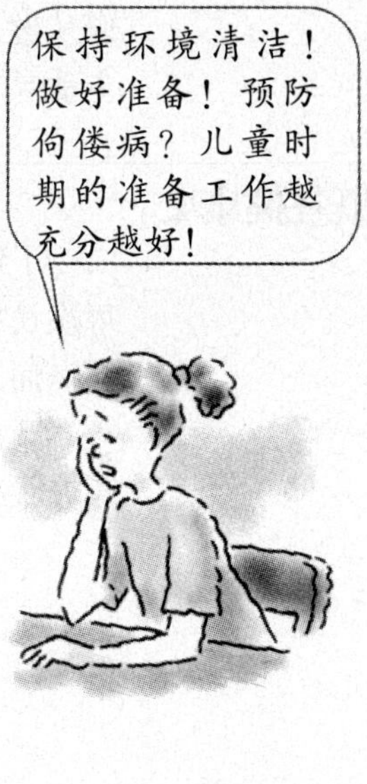
保持环境清洁！做好准备！预防佝偻病？儿童时期的准备工作越充分越好！

产前护理的开始

不管你相信与否，产前护理在妊娠之前很久就已经开始了——实际上它始于准母亲还是一个孩子的时候！一般情况下，为了减少孕期发生并发症的危险，女性需要一生中均保持良好的健康状态和摄入充足的营养。例如，幼儿及儿童期摄入足够的钙和维生素 D 有助于预防佝偻病——佝偻病可以使骨盆变形，导致难产；保持免疫力可预防病毒性疾病，如风疹。另外，一些健康的生活方式，如富有营养的饮食习惯、对性行为持正确的态度、安全的性生活、规律进行骨盆检查、及时治疗性传播性疾病（STDs）等，对女性孕期的健康状况均是有利的。

孕后产前护理

女性怀孕后的产前护理包含一个完整的评估过程，包括既往健康状况和体格检查、产前检查、营养护理和减少不适感。在首次产前访视时应重视每一个步骤。

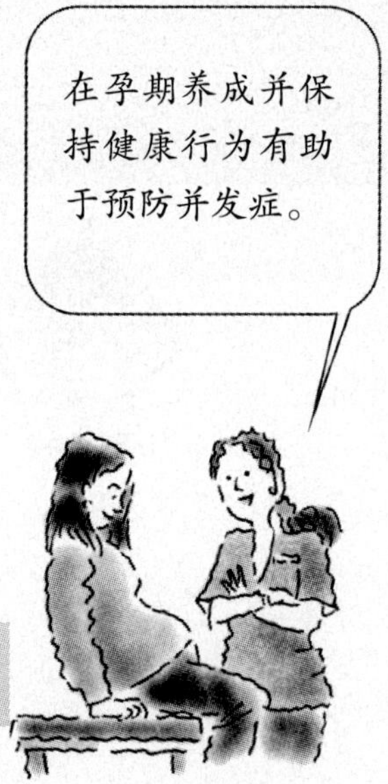
在孕期养成并保持健康行为有助于预防并发症。

教育的时机

首次产前访视也是孕妇及其家人获得信息并就孕期的问题进行咨询的时机，其中包括必要的护理。这有助于促进健康行为的发展和预防并发症发生。孕妇孕期的健康教育要根据孕妇的年龄、产次以及文化背景的不同而有所不同。提前告诉孕妇首次访视需要的时间较长。

评估

首次产前访视是为孕妇建立基础资料库的最佳时间，也包括对生殖系统的全面评估。正如人体其他系统的评估，这一评估也依赖于准确的病史（见：*成功访视的技巧*）和全面的体格检查。

与孕妇分享信息

记住将评估结果告诉孕妇，与其分享这些信息有助于她遵从健康照顾者的建议，并能激励她在孕期遇到一些问题时主动寻求信息。

既往健康史

了解孕妇既往健康状况有助于建立基础资料库，为确立每次访视的健康促进策略提供依据，也可以用于识别潜在的并发症。（见：*危险的征兆*，150 页）

既往健康史的涵盖面要广泛，至少包括孕妇的一般资料、营养状况、疾病史、家族史、遗传史和产科病史。

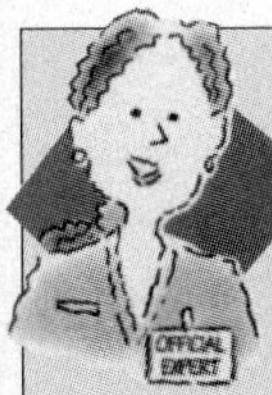

专家建议

成功访视的技巧

下面的技巧有助于获得准确和全面的既往健康史。

访视环境

妊娠属于隐私问题，不适宜在公共场所讨论，尽量在有利于保护隐私的环境下进行访视。在拥挤的环境下与孕妇交谈，如诊所拥挤的候诊室，往往很难奏效。尤其是在讨论一些隐私的话题时，应为被访视者保密，并尊重患她们的隐私。

访视项目

为了保证孕妇既往健康史的完整性，应询问以下问题：

- 所有的健康和疾病型态
- 内、外科疾病史
- 妊娠史或流产史
- 末次月经日期，月经是否规律
- 性生活史，包括性伴侣数目、性生活频率、目前采用的节育方法和对目前节育方法的满意度
- 家族史
- 过敏史
- 与健康相关的习惯，如吸烟、饮酒

一般资料

对于孕妇的一般资料要注意为其保密。谈论的主题包括年龄、文化问题，如种族和宗教、婚姻状况、职业、教育等。

年龄

孕妇的年龄是一个重要的因素，这是因为年龄小于 15 岁和大于 35 岁的孕妇分娩时危险性会增加，例如：少女妊娠更易发生先兆子痫，亦称为妊娠高血压。年龄大于 35 岁的准母亲可能发生如前置胎盘、葡萄胎以及脉管、赘生物和退行性疾病。（见：第六章　高危妊娠）

危险的征兆

当询问既往健康史、进行健康评估时，以下结果可确定孕妇是否有发生并发症的危险。

产科既往史

- 不孕史
- 多胎史
- 宫颈功能不全
- 子宫或宫颈异常
- 早产史
- 剖宫产史
- 巨大儿生产史
- 2 次或 2 次以上自然或选择性流产
- 葡萄胎或绒毛膜癌病史
- 宫外孕史
- 死胎或新生儿死亡史
- 多胎妊娠史
- 产程延长史
- 低体重新生儿史
- 产钳助产史
- 宫内已烯雌二酚浓度过高
- 神经功能缺陷新生儿史、产伤史或者先天的异常
- 距前一次怀孕不到 1 年

既往病史

- 心脏疾病
- 代谢疾病
- 肾病
- 近期尿路感染或菌尿
- 消化道疾病
- 痉挛性疾病
- 严重遗传疾病家族史
- 孕期手术
- 情绪障碍或精神发育迟滞
- 外科手术史，尤其是那些生殖器官的手术
- 肺部疾病
- 内分泌紊乱
- 血红蛋白病
- STD
- 慢性高血压
- 巴氏涂片阳性史
- 恶性肿瘤
- 生殖道疾病

目前产科状况

- 产前护理缺乏
- 胎儿宫内发育不良
- 胎儿大于孕龄
- 妊娠高血压（先兆子痫）
- 胎儿监护试验异常
- 羊水过多
- 前置胎盘
- 胎位异常
- 孕妇贫血
- 体重增加少于 4.5kg
- 体重减轻多于 2.3kg
- 超重或低体重
- 胎儿或胎盘畸形
- Rh 溶血
- 早产
- 多胎妊娠
- 胎膜早破
- 胎盘早期剥离
- 过期妊娠
- 子宫肌瘤
- 手法助产
- 宫颈环扎术（松弛的宫颈周围钱袋式缝合，以防止宫口早开引起自然流产）
- STD
- 母亲感染
- 免疫力低下

心理社会因素

- 经济状况欠佳
- 社会问题
- 青春期
- 营养不良
- 家中有 2 个以上孩子无人照料
- 难以接受妊娠
- 有自杀的意念
- 居住条件差
- 父亲对孩子缺乏照顾
- 未成年
- 父母的职业
- 缺乏支持系统
- 功能障碍性悲哀
- 精神病治疗史

人口统计学因素

- 孕妇年龄小于 16 岁或大于 35 岁
- 受教育年限少于 11 年

生活习惯

- 吸烟（每天超过 10 支）
- 吸毒
- 长途乘车上班
- 拒绝使用安全带
- 饮酒
- 重体力劳动或长时间站立
- 异常的应激
- 家中无烟雾报警系统

种族和宗教

与其他文化因素一样，孕妇的种族和宗教也能影响妊娠。对孕妇种族和宗教的了解有助于制订护理计划（见：评估中文化因素的考虑），也有助于洞察孕妇在健康促进和维护中的行为、潜在问题以及应对疾病的方式。

了解你所工作地区的社区文化并熟悉这些文化活动很重要。（见：东南亚人对妊娠的看法）

了解种族可以探知疾病

由于某些疾病在一些种族中很常见，因此，评估时询问孕妇的种族十分重要，这可指导进行产前检查。例如，黑人孕妇应该考虑有无镰刀形红细胞疾病，因为该疾病只发生于非洲人或地中海人后裔。东欧犹太妇女的家系应该考虑有无 Tay-Sachs 病。

无论你相信与否

宗教信仰和行为也会影响孕妇孕期的健康，容易发生并发症。例如，阿米什的孕妇对风疹没有免疫力，这使得她们有一定的患病风险。另外，耶酥复临安息日会的饮食中忌食奶类制品，有宗教信仰的人拒绝输血，这每一种行为都会影响产前护理并增加孕妇发生并发症的危险性，因此，当评估孕妇的健康史时应询问此类问题。

跨文化护理

评估中文化因素的考虑

鼓励孕妇讨论有关健康、疾病和健康照顾的文化信仰。要考虑到孕妇的文化背景，同时要注意有多种文化背景的成员不愿讨论性问题，在某些文化中，回避与异性进行性问题的自由讨论。

跨文化护理

东南亚人对妊娠的看法

许多东南亚的妇女（柬埔寨、老挝和越南）在妊娠期间不会寻求照顾，因为她们认为这是不需要医疗干预的。在多数情况下，她们十分羞怯，认为进行骨盆检查很尴尬，主要依靠中草药和民间验方治疗孕期常见的不适。另外，她们认为血是不可置换的，这妨碍了她们进行血液学相关检查。对这些孕妇的护理计划包括举办产前保健学习班并向孕妇解释产前保健的必要性，以使健康促进方案融入她们的文化信念系统。

婚姻状况

了解孕妇的婚姻状况有助于确定家庭支持系统是否可靠。婚姻状况也可以提供有关孕妇家庭成员、性行为和可能的应激因素等信息。

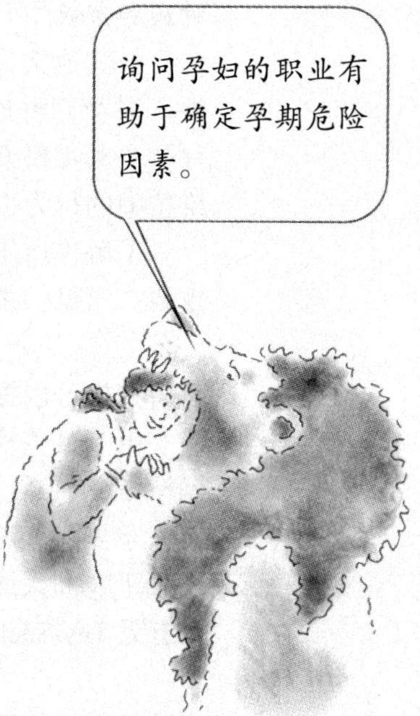

职业

询问孕妇的职业和工作环境以评估可能的危险因素，如果孕妇处于高危工作环境中，如接触化学物质、吸入剂或放射性物质，应告诉孕妇这些物质的危险性以及对妊娠可能产生的影响。了解孕妇的职业还有助于确定其他危险因素，如工作时间过长、抬举重物以及长期站立等。

教育

孕妇所受的正规教育和生活经历可影响妊娠，包括：

- 对妊娠所持的态度
- 寻求产前护理的意愿
- 在家进行产前护理的适当性和营养状况
- 婴幼儿护理知识
- 对分娩的心理反应和作为母亲的责任感

孕妇受教育的信息有助于制订合适的教育计划。

营养状况

孕期充足的营养是非常重要的。产前评估时，可让孕妇回顾 24 小时的饮食情况。如要获得更多的信息，可参考本章后面的营养护理部分。

病史

询问病史时，应了解孕妇是否服用了处方药或非处方药（OTC），包括维生素和中药，并且询问孕妇是否吸烟、饮酒以及使用一些违禁药物。除了大分子药物如胰岛素和肝素不能通过胎盘，许多药物能通过胎盘并影响胎儿的发育。孕妇目前所服用的一切药物（包括维生素和中药）都应认真评价，确保应用每一种药物对胎儿的利大于弊。

澄清目前的情况

询问孕妇以前和目前存在的对妊娠有危险的疾病，例如：

- 妊娠期间原有糖尿病会加重，并对母亲和胎儿产生危害。即使孕妇能够成功控制糖尿病，她在孕期也会感到压力。因为孕期血糖–胰岛素调节系统会发生改变，孕妇在孕期倾向于发生胰岛素抵抗。另外，胎儿利用母体的葡萄糖，这可使母亲发生低血糖。当血糖调节障碍时，母亲就有患妊娠高血压和感染的危险，尤其是念珠菌感染。此时，胎儿有发生宫内窒息、死产和巨大儿的危险，导致分娩并发症的危险性增加；
- 对患有原发高血压、肾病或糖尿病的女性，孕期高血压的发生比较常见，并可增加胎盘早期剥离的危险；
- 妊娠前 3 个月风疹感染可导致胎儿畸形；
- 生殖器疱疹在分娩过程中会传染新生儿，此时妇女应该加强有关疾病知识的学习，并需行剖宫产以减少传染的危险。

特殊问题

询问孕妇的其他特殊问题包括心脏疾病、呼吸系统疾病如肺结核；生殖系统疾病，如 STDs 和子宫内膜异位症；静脉炎；癫痫；以及胆囊疾病。同时，还需询问孕妇是否有泌尿道感染（UTIs）、癌症、酗酒、吸烟、药物依赖或者精神疾病的病史。

在使用医学和科学术语时需考虑孕妇的文化水平。例如问她是否有晨吐，她可能会说“没有”，问她是否早晨起来会恶心、呕吐，她可能会说“有”。

家族史

了解孕妇家庭成员的疾病史亦有助于制订护理计划，并可通过确定潜在并发症来指导评估。例如，若孕妇有静脉曲张家族史，她可能会在孕期发生静脉曲张。妊娠高血压也呈现出家族倾向，因此，妊娠高血压家族史意味着孕妇患此种并发症的危险性很大。一定要询问孕妇家中有无多胎生产史、先天性疾病或畸形，或精神疾病史。

不要否认父亲的作用！

如果有可能，还要了解孩子父亲的病史。一些胎儿的先天畸形可以追溯到父亲接触环境中的危险因素。

妇科病史

评估中的妇科病史部分应该包括月经史和避孕史。

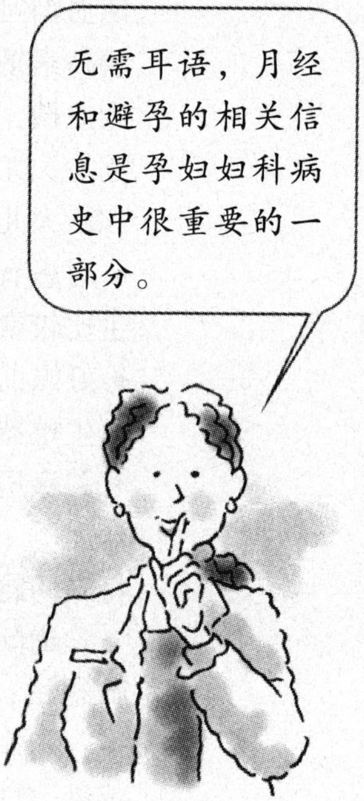
无需耳语，月经和避孕的相关信息是孕妇妇科病史中很重要的一部分。

月经史

了解月经史时，一定要询问孕妇：

- 末次月经是什么时候？
- 两次月经之间间隔多少天？
- 最后一次周期正常吗？前一次周期正常吗？
- 每次月经持续多少天？量属于少、中等还是多？
- 在末次正常月经之后有出血或点滴出血吗？

初潮很重要

确定青春期妊娠的危险性时，初潮年龄很重要。初潮3年内妊娠，母亲和胎儿的死亡率有增加的危险，这种妊娠可使孕妇娩出的新生儿小于胎龄。请注意，月经规律之前也可以发生妊娠。

腹部疼痛的规律

让孕妇描述经期腹痛的强度。如果经期腹痛严重，需为其提供分娩咨询。

避孕史

为了获得孕妇的避孕史，可询问：

- 孕前用什么方式避孕？
- 用了多长时间？
- 你对这种方法满意吗？
- 你在使用这种节育措施时发生过并发症吗？

在妊娠前口服激素类避孕药物的孕妇，需要询问其停药与妊娠之间间隔时间有多长。

避孕失败

若因避孕失败而妊娠的妇女，需要特别注意，以保证其身体和心理的健康，因为在意外妊娠中，女性可能有心理或经济上的问题，应给予相应的支持或指导她接受咨询以帮助她解决这些问题，并缓解其矛盾情绪。

如果女性妊娠时有宫内节育器，因为有自然流产或早产的危险，节育器应该尽快取出。

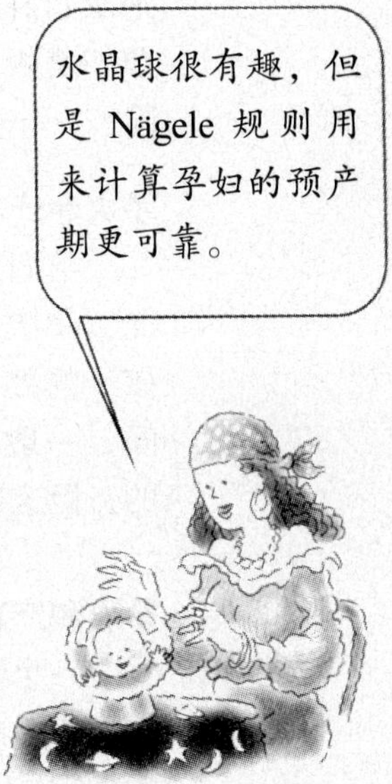
水晶球很有趣，但是 Nägele 规则用来计算孕妇的预产期更可靠。

计算预产期

根据孕妇的月经史，可以计算预产期（EDD），用 Nägele 规则，具体计算方法是末次正常月经的第一天，月份减 3，日期加 7。Nägele 规则是以 28 天的月经周期为基础，因此，需根据孕妇月经周期的不规则性、周期的延长或缩短改变计算方法。

产科病史

获得产科病史的有关资料是评估中的又一重要部分。产科病史资料可以提供孕妇过去妊娠的重要信息。不管孕妇年龄多大，不要主观认为这是她的第一次妊娠。（见：妊娠分类系统，156 页）

获得详细资料

产科病史应该包括以往妊娠的具体情况，包括孕妇是否有难产或产程延长，是否有并发症发生，一定要记录每个孩子的性别、胎位和出生日期。

有序进行

按时间顺序记录孕妇的产科病史，这种类型的资料应该包括一个完整的产科病史。（见：询问产科病史，157 页）

你属于哪种血型?

除了询问妊娠史之外，还要询问孕妇是否知道自己的血型，如果血型是 Rh 阴性，应询问她在流产、堕胎或以前分娩后是否接受过 Rh_0(D)免疫球蛋白（Rho GAM），这有助于了解孕妇是否发生过 Rh 致敏。如果没有接受 Rh_O GAM，则孕妇目前的妊娠有发生 Rh 致敏的危险。同时，还要询问孕妇是否输过血，以确定是否有患乙型肝炎和艾滋病的危险。

妊娠分类系统

当提到一个孕妇的产科病史和妊娠史时，请记住这些术语：

- 初孕妇是指第一次妊娠的妇女
- 初产妇是指生产了一个有存活能力的孩子的妇女
- 经孕妇是指以前有过妊娠，但是不一定足月产的妇女
- 经产妇是指生产过两个或以上有存活能力的孩子的妇女
- 未孕妇是指从没妊娠过，并且目前也没有妊娠的妇女

孕次和产次

孕妇产科病史中的重要组成部分是她的孕次和产次情况。孕次代表孕妇妊娠的次数，产次代表孕妇生产的成活孩子的数目。有存活能力是指胎儿在宫外能成活的最早时间，一般在孕 24 周或体重大于 400g。这两条信息是重要的，但这也只是提供了关于孕妇产科病史的最基本的信息。

孕次和产次代码

一个更有益的分类系统反映了孕次和产次，也包括孕妇的堕胎次数，例如，G-3、P-2、Ab-1 描述的是孕妇妊娠 3 次，2 次分娩为妊娠 20 周后，堕胎 1 次。

TPAL、GTPAL 和 GTPALM

为了提供更多关于孕妇产科病史的具体资料，许多机构现在采用以下分类系统：TPAL、GTPAL 和 GTPALM。这种分类方法包括孕妇产科病史的几个方面，它们提供给保健人员一种快速获得孕妇全面产科病史资料的方法，尤其是这些系统可提供关于孕妇产次病史的更多具体资料。

频率、数量、可行性

TPAL 分类系统是 3 种系统中最基本的一个，分别代表以下含义：

- T 是足月新生儿数（满 38 周或以上）
- P 是在 20 周至 37 周出生的新生儿数
- A 是自然或人工流产的次数

询问产科病史

当询问孕妇的产科病史时，一定要询问以下内容：

- 生殖道异常
- 孕期使用的药物
- 肝炎史、盆腔炎性疾病史、艾滋病病史、输血史、疱疹或其他性传播疾病史
- 伴侣的传播疾病史
- 堕胎史
- 不孕史

妊娠的特殊性

询问孕妇过去的妊娠情况，如果可行，一定要记录孕妇过去足月分娩和早产的次数，并收集以下有关孕妇过去妊娠情况的资料：

- 是计划妊娠吗？
- 有无并发症，如出血、手足水肿、外科手术或跌倒发生？
- 孕妇接受产前护理了吗？如果指导了，什么时间开始的？
- 她服用过什么药物？若服过，服的什么药？服了多长时间？为什么服药？
- 妊娠时间多长？
- 妊娠情况怎么样？

分娩和婴儿的特点

询问以前妊娠的分娩和产后情况：

- 产程多长？
- 以什么方式分娩？
- 如果用了麻醉，采用了哪一种麻醉方式？
- 在妊娠和分娩中孕妇有并发症发生吗？
- 分娩的地点、条件、婴儿性别、体重以及 Rh 血型是什么？
- 是不是你所期望的分娩？比期望中的更好还是更糟？
- 产后缝合了吗？
- 产后婴儿状况如何？
- 产后婴儿的 Apgar 评分如何？
- 婴儿需要特别的护理吗？如果需要，是什么护理？
- 新生儿出生后的几天内有健康问题吗？
- 孩子目前的健康状况如何？
- 婴儿与母亲一起出院了吗？
- 孕妇有产后健康问题吗？

- L 是到收集资料时存活的孩子数

注意孕妇的妊娠次数是一样的，但是 TPAL 系统允许将孕妇的生育情况进行分类。在多数情况下，医生除了计算孕妇的 TPAL 数，还将孕妇的生育状况计算在内。例如：

- 一位妇女有 2 次妊娠史，足月分娩了 2 个孩子，现在又处于孕期，为妊娠 3 次，用 TPAL 表示是 2-0-0-2；
- 一位妇女有 2 次 12 周孕龄堕胎史（低于有存活能力的胎龄），现在又处于孕期，为妊娠 3 次，用 TPAL 表示是 0-0-2-0；
- 一位妇女第六次妊娠，足月分娩了 4 个孩子和早产 1 个孩子，有 1 次自然流产、1 次人工流产，妊娠 6 次，用 TPAL 表示是 4-1-2-5。

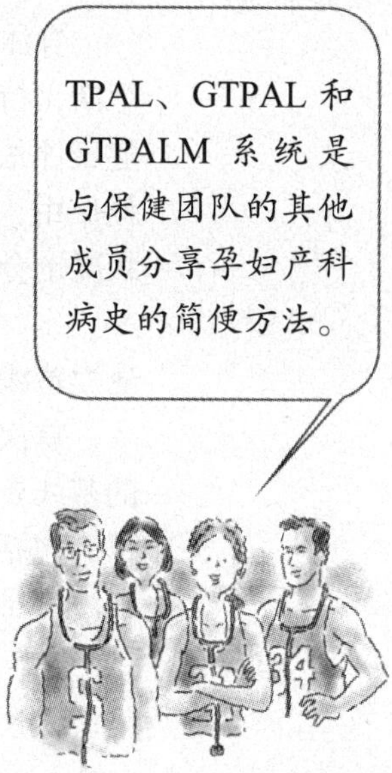
TPAL、GTPAL 和 GTPALM 系统是与保健团队的其他成员分享孕妇产科病史的简便方法。

更多的具体资料

更全面划分妊娠状况的系统有 GTPAL 和 GTPALM 系统，这些分类工具提供了更细致的孕妇的妊娠史。GTPAL 系统中，孕妇的妊娠状况整合到 TPAL 数目中。而 GTPALM 系统是在 GTPAL 系统的基础上增加一个数值，代表多胎妊娠数（M）。注意，如果孕妇多胎妊娠没有娩出婴儿，则该数值不能代表 M。例如：

- 如果一位妇女已经怀孕 2 次，足月产下 2 个孩子，目前又处于孕期，用 GTPAL 表示就是 3-2-0-0-2；
- 如果一位妇女怀了双胞胎并在孕 35 周时分娩，新生儿存活，她被划分为孕次 1，产次 2，用 GTPAL 表示是 1-0-2-0-2；使用 GTPALM 系统，则被划分为 1-0-2-0-2-1。

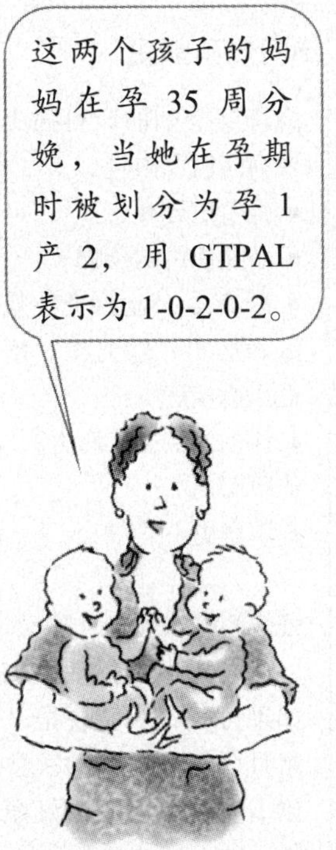
这两个孩子的妈妈在孕 35 周分娩，当她在孕期时被划分为孕 1 产 2，用 GTPAL 表示为 1-0-2-0-2。

防止悲剧重演

如果孕妇是多胎妊娠，需要了解影响她以前妊娠的并发症。娩出一个或一个以上巨大儿（大于 4.1kg）的妇女或者反复发作的念珠菌感染或不能解释的妊娠失败，应该筛查有无肥胖和糖尿病家族史。反复中期流产史可能表明孕妇有宫颈病变。

身体评估

身体评估应始于母亲的首次产前访视，并贯穿于整个孕期，持续到分娩及产褥期。身体评估包括母亲和胎儿的健康评估，在每一个评估阶段，注意母亲和胎儿的相互依赖作用，母亲的健康状况会影响胎儿的健康，胎儿的健康状况也会影响母亲的身体和心理健康。

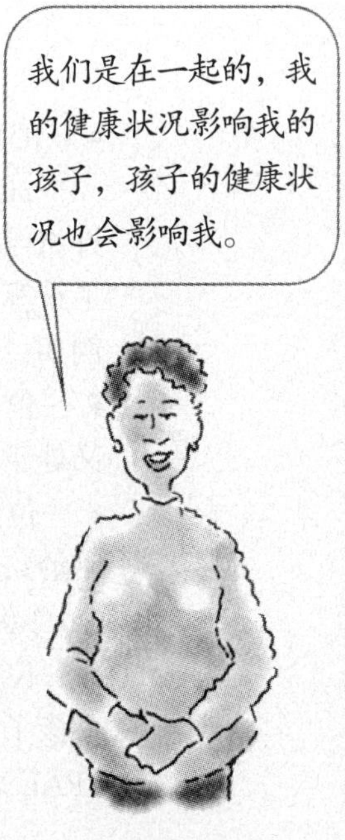
我们是在一起的，我的健康状况影响我的孩子，孩子的健康状况也会影响我。

建立基线资料

首次产前访视时，测量孕妇的身高、体重，建立孕妇的基线资料，并可与整个孕期的期望值进行比较。生命体征，包括血压、呼吸、脉搏也是基线评估内容。（见：密切观察生命体征）

定期检查

产前访视一般在孕期前28周时按照计划每4周访视一次，至孕36周，每2周访视一次，然后每周访视一次，直到分娩，分娩一般在孕38～42周进行。有并发症危险因素的孕妇和那些在妊娠期间已经出现并发症的孕妇需要增加访视的次数。

回到我们的定期访视

定期产前访视通常包括称体重、测量生命体征、腹部触诊、宫高测量，还应该评估孕妇有无早产症状以及胎心音和水肿情况。同样，一定要询问她是否能感觉到胎动。（见：按照孕周评估妊娠，160页）。

开始访视

产前访视开始时，孕妇应换上宽松检查服，并排空膀胱，排空膀胱可使得孕妇接受盆腔检查时更舒适，检查人员更容易触摸盆腔器官，并且可以采集尿标本进行实验室检查。

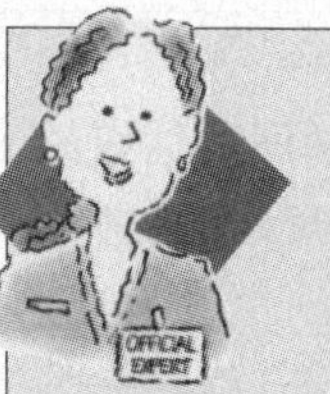

专家建议

密切观察生命体征

密切观察孕妇的生命体征，尤其是血压，在每次产前访视中血压是持续评估的一个很重要部分，血压突然升高是妊娠高血压的危险信号。同样，脉率或呼吸频率的突然增加可能提示出血，比如早期前置胎盘或胎盘早期剥离。

请记住，有这些症状或改变一定要报告给保健人员进行进一步的评估和评价。

全面评估

全面的身体评估应该包括一般情况的检查：头和头皮、眼睛、耳朵、鼻子、口腔、颈、胸、心脏、肺、背部、直肠、四肢和皮肤。

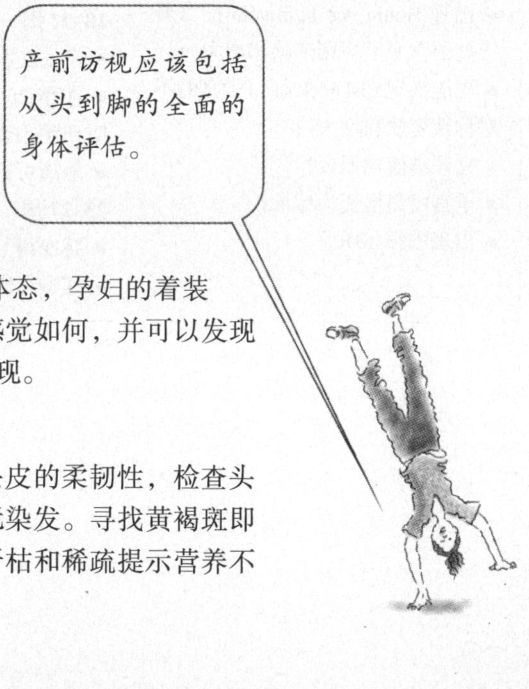

一般情况

检查孕妇的一般情况，有助于了解孕妇整体健康状况。除了孕妇的体态，孕妇的着装和谈话方式也可以反映出她对自己的感觉如何，并可以发现被配偶虐待的迹象。一定要记录你的发现。

头和头皮

检查头部的对称性、正常轮廓和头皮的柔韧性，检查头发的分布、厚度、干度或油性以及有无染发。寻找黄褐斑即在妊娠期出现的面部色素沉着。头发干枯和稀疏提示营养不良，头发脏乱提示孕妇疲乏。

按照孕周评估妊娠

随着妊娠的进展，可以出现以下改变。

1~4 周

- 闭经；
- 乳房开始改变；
- 免疫妊娠试验阳性：着床后的几天，放射免疫测定试验阳性；在闭经后的 10～14 天，尿 HCG 试验阳性；
- 在第 4 周和第 6 周之间出现恶心、呕吐。

5~8 周

- 出现 Goodell 征（宫颈和阴道软化）；
- 出现 Ladin 征（子宫峡部变软）；
- 出现黑加征（子宫下段变软）；
- 出现 Chadwick 征（外阴、阴道、宫颈呈紫蓝色）；
- 出现 McDonald 征（宫底容易向宫颈弯曲）；
- 出现 Braun von Fernwald 征（着床处的宫底不规则变软和增大）；
- 可能出现 Piskacek 征（子宫的不对称性变软和增大）；
- 宫颈黏液栓形成；
- 子宫由梨形变为球形；
- 出现尿频和尿急。

9~12 周

- 超声波听诊器探测到胎心；
- 恶心、呕吐、尿频和尿急减轻；
- 在孕 12 周之前，可以在耻骨联合上触到子宫。

13~17 周

- 母亲在孕中期体重增加 4.5～5.5kg；
- 听诊时，子宫内可以听到杂音(子宫动脉血流发出的声音)；
- 母亲的心率在 14～30 孕周时每分钟增加 10 次，心率直到 40 孕周才保持稳定；
- 在第 16 孕周之前，母亲的甲状腺增大 25%，宫底在耻骨联合和脐之间可以触及；
- 母亲在孕 16～20 周可以感觉到胎动。

18~22 周

- 宫底在脐下可以触及；
- 在孕 20 周，用胎心听诊器可以听到胎心音；
- 触诊可有浮球感。

23~27 周

- 脐变得与腹部皮肤平齐；
- 妊娠纹通常明显；
- 宫底在脐部可以触及；
- 子宫形状由圆形变为卵圆形；
- Braxton Hicks 收缩开始。

28~31 周

- 母亲在孕晚期体重增长 3.5～4.5kg；
- 子宫壁感觉柔软；
- 宫底在脐与剑突之间；
- 可以触到胎儿的轮廓；
- 胎儿在宫内移动、位置不定。

32~35 周

- 可能出现烧心感；
- 妊娠纹变得比较明显；
- 宫底在剑突下可以触及；
- Braxton Hicks 收缩频率和强度增加；
- 可能出现气短。

36~40 周

- 脐部突出；
- 如果出现静脉曲张，会变得非常明显；
- 脚踝水肿明显；
- 尿频再次出现；
- 衔接，胎儿下降感；
- 黏液栓消失；
- 宫颈缩短并开始扩张。

眼睛

一定要对眼睛进行仔细检查，看看眼睑有无水肿，询问孕妇是否有黑矇、复视或其他视觉问题。（见：警惕视觉的改变）评估结果可提示孕妇是否有妊娠高血压。另外，使用眼底镜进行眼底的检查，如发现视盘水肿，则与妊娠高血压有关。

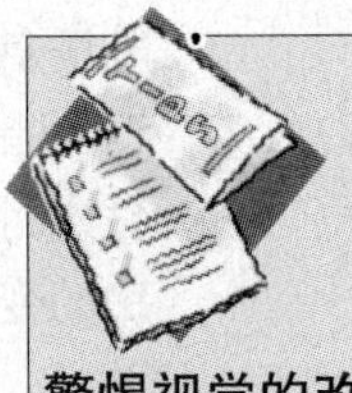

教育园地

警惕视觉的改变

视力变差是妊娠的一个危险信号，可能表明患有妊娠高血压。指导孕妇注意有无视力改变的症状，如黑矇或复视，并尽早报告。如果她从事办公室工作，如电脑工作，或工作中经常看一些小的数字、表格等，要求长时间集中精力，建议她每小时休息一次，以便识别与工作有关的视疲劳，以免与危险信号混淆。

鼻子

检查鼻腔有无堵塞或鼻黏膜肿胀，这由雌激素水平升高引起。如果出现这些情况，建议孕妇在保健人员监督下使用局部药物和喷鼻药。这些药物被吸收到血流中可能会对胎儿产生危害。

耳朵

在孕早期，鼻塞可能会导致咽鼓管堵塞，使孕妇出现胀满感和对声音不敏感。随着身体对新的雌激素水平的适应，这些症状会消失。

口腔

检查口腔内外，嘴角干裂可能表明孕妇缺乏维生素 A；口唇上的红斑，其上有针尖样病变提示有疱疹病毒感染；齿龈肥厚主要由孕期雌激素刺激引起，齿龈可轻微肿胀，触之较软。（见：做好牙齿护理，162 页）

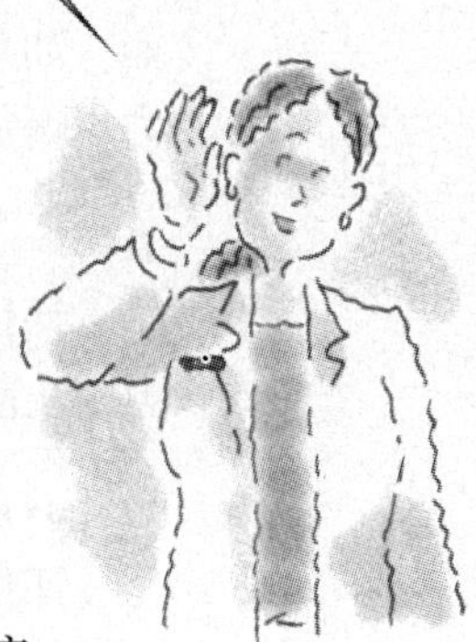
在孕早期，孕妇的听力会因咽鼓管堵塞而受到影响。

颈部

孕期可能会发生轻微的甲状腺肥大，这是由于全身代谢率增加所致。淋巴结在正常情况下不能触及，如果增大，提示可能有感染。

乳房

孕期乳晕会变黑，乳房增大，乳房变得更硬一些，乳房上可见蓝色的血管。孕 16 周时可能会有初乳分泌。蒙氏结节会变得更明显。

乳房自我检查（BSE）

指导孕妇如何进行乳房的自我检查（BSE），告诉她每月进行一次乳房的自我检查，并且指导她适时注意孕期乳房的变化。

心脏

评估孕妇的心脏情况，心率范围应该在70～80次/分，听诊时可能会发现由心输出量增加引起的心脏功能性杂音。若发生这种情况，孕妇需要进一步检查，以确保这种情况是一种与妊娠有关的生理改变，而不是先前未检查出的心脏病变。

肺

评估呼吸的频率和节律，肺活量（用力吸气后所能呼出的最大气量）不应减少，虽然肺组织受到增大的子宫对横膈压迫的影响。孕晚期，横膈移动减少，由于受增大子宫的影响，横膈不能像往常一样充分下降。

背部

当检查孕妇的背部时，一定要评估有无脊柱侧凸，如果有脊柱侧凸，建议其去整形外科咨询以确保在孕期不会加重。一般来说，当站立时，腰椎弯曲更为明显，因此，孕妇尽管面临逐渐隆起的腹部，但仍能保持良好的身体姿势。然而，如果她有脊柱侧凸，逐渐增大的胎儿对背部施加的压力更增加孕妇的烦恼和痛苦。

直肠

评估直肠组织有无痔疮发生，痔疮一般是由于盆腔压力阻止静脉回流引起的。

四肢和皮肤

评估手掌有无红斑，孕早期高雌激素水平可以导致孕妇手掌出现红色、发痒的斑块。评估孕妇有无静脉曲张并检查甲床的充盈时间。观察有无水肿。评估孕妇的步态，应教给孕妇正确的走路姿势以防止孕晚期肌肉、骨骼和步态出现问题。

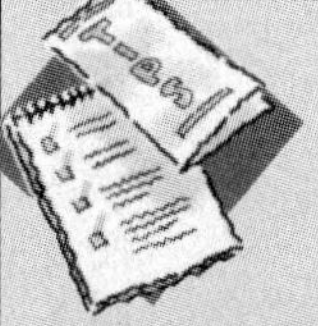

教育园地

做好牙齿护理

建议孕妇在孕期做好口腔及龋齿的护理。在孕期，可以拍牙齿的X光片，但要提醒医生孕妇已处于孕期，并且需要用铅围裙加以防护。需要进行麻醉的牙齿治疗，要得到孕妇保健医生的同意。

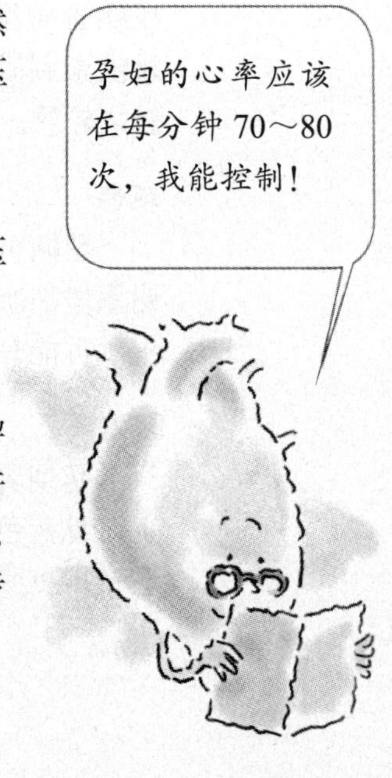
孕妇的心率应该在每分钟70～80次，我能控制！

骨盆检查

骨盆检查可提供内部和外部生殖器官健康状况的有关信息，在评估中是有价值的。

孕妇准备

孕妇准备进行骨盆检查时可遵循以下步骤：

- 询问孕妇在过去的 24 小时内是否进行过阴道灌洗，向孕妇解释灌洗会冲洗掉检查所要评估的细胞和组织；
- 为促进孕妇舒适，可指导孕妇在检查前排空膀胱，必要时准备一个尿标本容器；
- 帮助孕妇放松，这对于整个骨盆检查过程很重要，并解释检查需要什么，为什么是必需的。孕妇可能希望留一个人陪同她以提供支持，同时，进行一些放松技巧的练习是有益的，如深呼吸；
- 如果计划让孕妇进行巴氏涂片检查，第一次检查的结果若不确定，需通知孕妇稍后进行另一次检查，并告诉孕妇这样做的目的。如果孕妇从未做过巴氏涂片检查，应告诉孕妇这项检查的作用；
- 向孕妇解释要进行双合诊以评估卵巢、子宫的大小和位置。

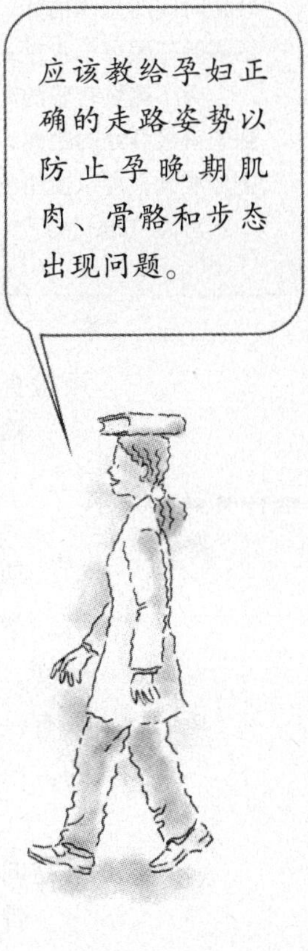

需要进行对比吗？

检查期间，及时记录孕妇宫底的高度和胎儿的心音，并将新的检查结果与孕妇病史中的资料进行对比。换句话说，要确保你获得的孕妇末次月经周期及预产期的信息与目前的宫高相符。

宫底的变化

孕 12～14 周时，在耻骨联合上可以触及子宫，呈一个硬的圆球体；孕 20～22 周时，子宫达脐部；孕 36 周时，子宫可达剑突；孕 40 周时，许多孕妇由于胎儿下降，子宫可达剑突下 4cm 处。（见：测量宫高，164 页）

如果妊娠超过 12 周，应触诊宫底位置，测量宫高（从耻骨联合上方到宫底的最高点），并将测得的宫高绘制成图，这有助于确定胎儿的发育情况。如果发现异常，可以进一步做超

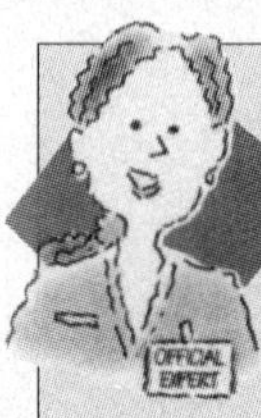

专家建议

测量宫高

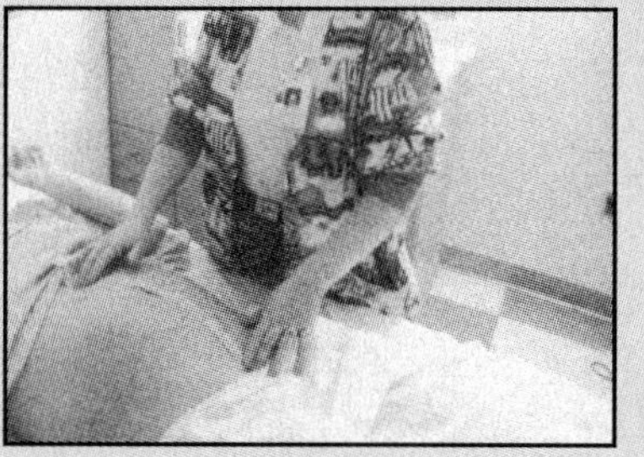

测量子宫在耻骨联合上的高度可反映胎儿的生长发育情况，提供妊娠时间的总体估计，并能发现胎儿宫内发育迟缓。宫高过度增长提示多胎妊娠或羊水过多。

为了测量宫底的高度，用软尺（无弹性的）测量从耻骨联合上方到子宫最高处的距离，注意躯干不要倾斜。在孕中、晚期，为使测量更加准确，可以使用下列公式计算，即 McDonald 规则：

宫高（cm）×8/7= 孕周数

声检查，以明确原因。

检查结束后，给孕妇湿巾清洁外阴。

估计骨盆的大小

孕妇骨盆的大小和形状可以影响其经阴道分娩的能力。孕妇的骨盆不能通过表面观察来确定能否正常进行分娩。例如，一位妇女看上去有宽大的骨盆，但她也许只有一个宽阔的髂嵴，而骨盆内径可能是正常的或偏小的。（见：骨盆形状和潜在的问题）

骨盆内测量很重要

骨盆内测量可以测出胎儿娩出的骨盆入口、出口的实际直径，内骨盆必须足够大才可使孕妇不费力地经阴道分娩。骨盆轮廓的不同主要是由遗传因素决定的。然而，一些疾病如佝偻病可能会导致骨盆骨折，骨盆损伤也可导致骨盆的变形。

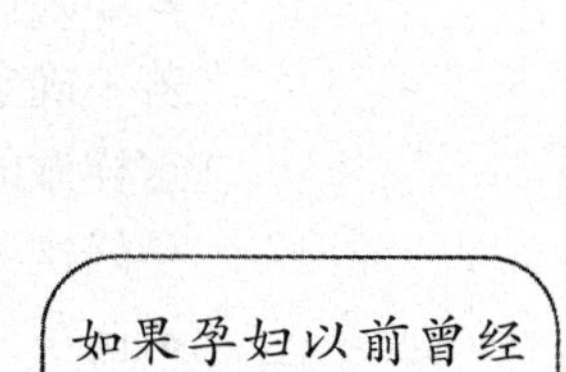

测量的时机

骨盆的测量可以在孕妇的骨盆肌肉较放松时进行，

骨盆形状和潜在的问题

女性骨盆的形状会影响胎儿的娩出，骨盆形状有以下 4 种：

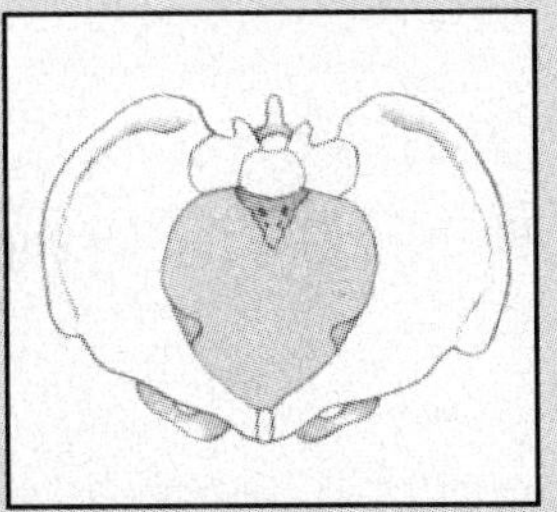

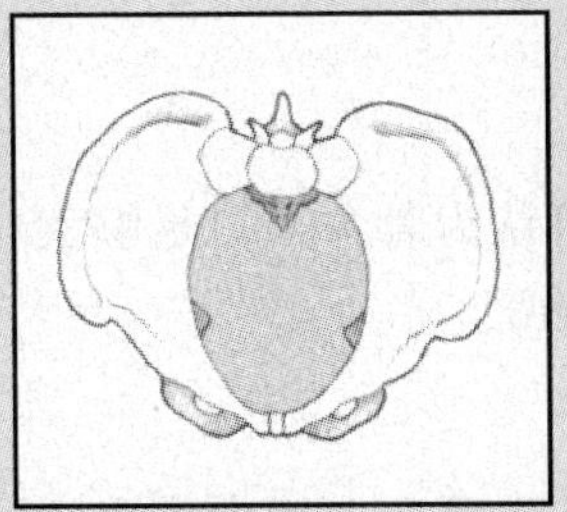

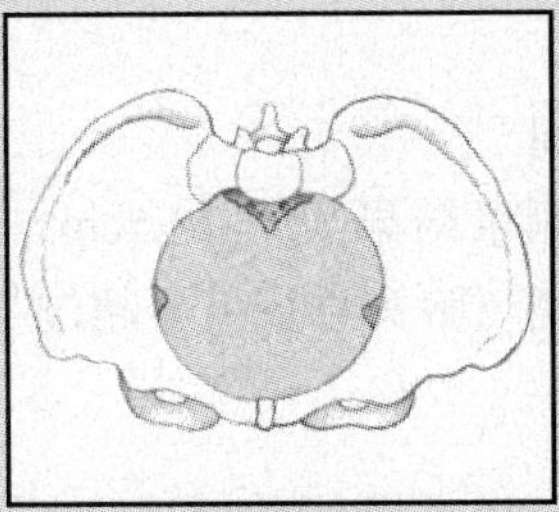

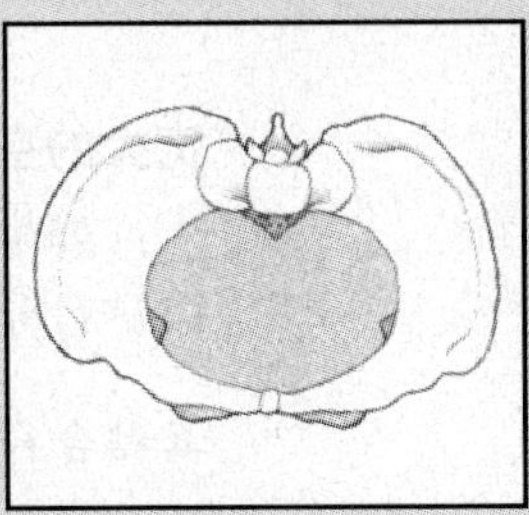

男性骨盆

在男性骨盆中，骨盆弓形成一个锐角三角形，使骨盆出口十分狭窄，这种骨盆是典型的男性骨盆，但也可见于女性。这种骨盆的女性会发生难产，因为狭窄的形状会使胎儿娩出困难。

类人猿型骨盆

类人猿型骨盆横径窄，前后径的入口大于正常。这种骨盆形状与女性的骨盆相似，但由于骨盆横径狭窄，不能容纳婴儿的头部。

女性骨盆

在女性骨盆中，骨盆入口前后均呈圆形，耻骨弓宽，这种骨盆是分娩的理想骨盆。

扁平骨盆

在扁平骨盆中，入口呈椭圆形且呈平滑曲线，但前后径浅。如果因为骨盆的前后径浅和骨盆扁平，胎儿的头部不能随脊椎的弯曲发生旋转，孕妇在分娩时便会发生问题。

一般在初次访视或孕晚期访视时进行。行常规的超声检查时，可结合骨盆测量和胎儿超声检查的结果来确定骨盆大小。

骨盆大小的估计应在孕 24 周之前完成。因为此时胎儿的头部将达到影响安全通过产道和分娩的大小。在这种情况下，产妇可能无法经阴道分娩，应建议孕妇进行剖宫产。如果孕妇曾经经阴道分娩，证明其骨盆足够大，可不必再次测量骨盆，除非上次分娩后发生过骨盆外伤。

对角径

对角径是指骶岬上缘中点与耻骨联合下缘之间的距离。这是骨盆大小中最有用的径线，因为它表明了骨盆入口的前后径(较窄的直径)。(见：对角径的测量)

宽大的空间

如果测量结果大于 12.5cm，可认为骨盆入口足够大，可以进行分娩（胎头直径需要超过 9cm)。

真结合径

真结合径是骶岬前缘中点到耻骨联合上缘中点之间的距离，这一径线不可直接测量，但可以通过对角径线进行估计。

对角径的测量

对角径的测量要求孕妇取截石位，检查者的两个手指放入孕妇的阴道，向里和向上直到中指触到骶岬上缘中点（孕妇会感觉到检查者手指的压力)。检查者手触到耻骨联合的位置时用另一只手做标记，退出检查的手，用尺子测量中指指尖到标记处的距离。

如果检查者手指短，手指可能触不到骶岬上缘中点，则无法用手法进行骨盆测量。

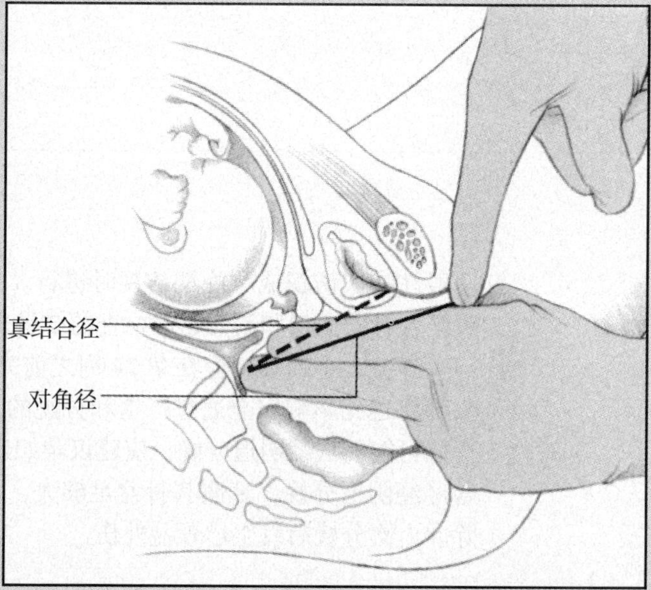

操作步骤

按照以下步骤进行操作：

- 从对角径中减去耻骨联合的深度（1～2cm）；
- 剩下的数值就是真结合径，或者说胎儿头部通过的骨盆入口的真实直径。平均真结合径为10～11cm。

坐骨结节间径

坐骨结节间径是指骨盆出口横径，应在坐骨结节的中间最下方、肛门水平处用骨盆测量器来测量，也可以用尺子或用手或握紧的拳头测量。直径为10.5cm时足以使胎头通过骨盆出口。

产前监测

产前可通过直接或间接监测技术评估胎儿，一般包括胎心率（FHR）监测、超声波检查、胎儿活动定位、母亲尿液分析、血清分析、羊膜穿刺术、绒膜绒毛取样（CVS）、经皮脐血抽样（PUBS）、胎儿镜检查、血液分析、产前无应激试验（NST）、产前宫缩应激试验（CST）和乳头刺激CST。

胎心率

通过胎儿镜或将多普勒听诊器置于母亲腹部来获得胎心率，同时触摸母亲的脉搏有助于避免将母亲心率和胎儿心率相混淆。

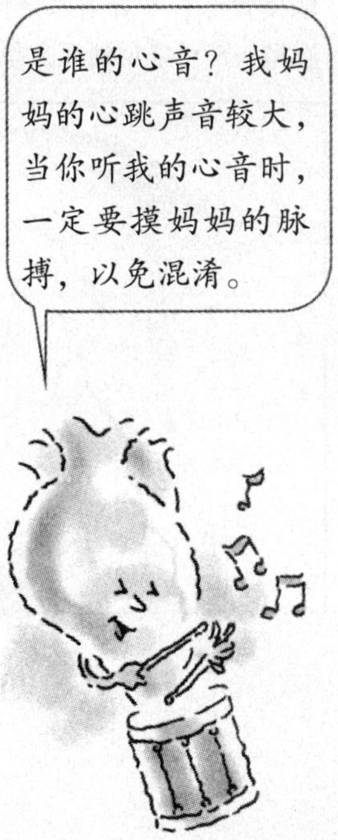
是谁的心音？我妈妈的心跳声音较大，当你听我的心音时，一定要摸妈妈的脉搏，以免混淆。

每一次心脏跳动

胎儿镜最早可在孕20周监测到胎儿心跳。多普勒超声听诊器是一种更敏感的仪器，最早可在孕10周监测到胎儿的心跳，并可应用于整个分娩过程中。

为了确定孕龄低于20周的胎儿心率，可将多普勒听诊器听头放于孕妇阴毛线上方的腹中线测定。孕20周之后，当胎位确定后，触摸胎儿背部并将仪器放于其上，找到心音最响处并摸母亲的脉搏，在监测母亲脉搏的同时，计数胎儿心率至少 15 秒。可以用 Leopold 四步触诊法来确定胎位、胎先露和胎势。然而，胎儿的胎先露和胎势会发生变化，多数检查人员到孕 32～34 周才采用 Leopold 四步触诊法。（见：Leopold 四步触诊法）

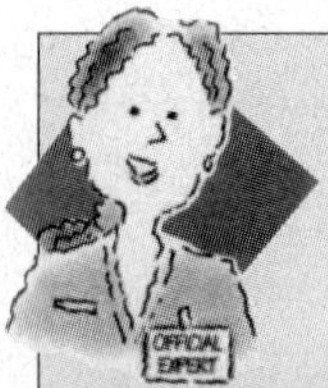

专家建议

Leopold 四步触诊法

可采用 Leopold 四步触诊法确定胎儿胎位、胎先露和胎势。让孕妇排空膀胱，帮助孕妇取仰卧位，暴露腹部，然后依次进行以下四个步骤。

第一步

面对孕妇，温暖双手，并将手放在孕妇腹部宫底处确定胎位，围绕宫底弯曲手指。当胎儿是头位时，触摸臀部有不规则形状和坚硬感；当胎儿是臀位时，触摸头部可感觉硬而圆并可移动。

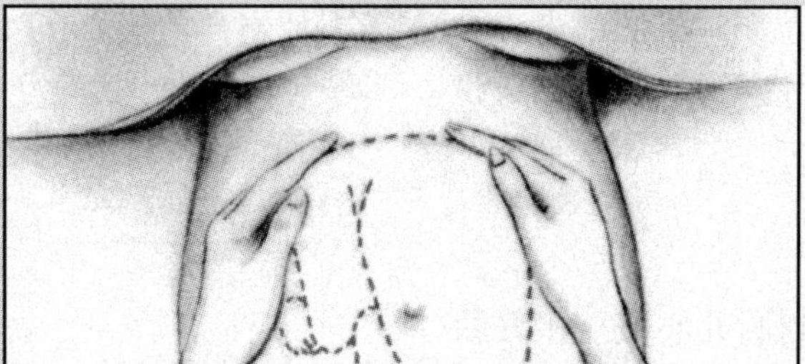

第二步

沿腹部两侧向下移动双手并稍用力，如果胎儿是头位，感觉滑、硬的一侧就是胎儿背部，而另一侧高低不平则是胎儿肢体；如果胎儿是臀位，可能触不到背部。

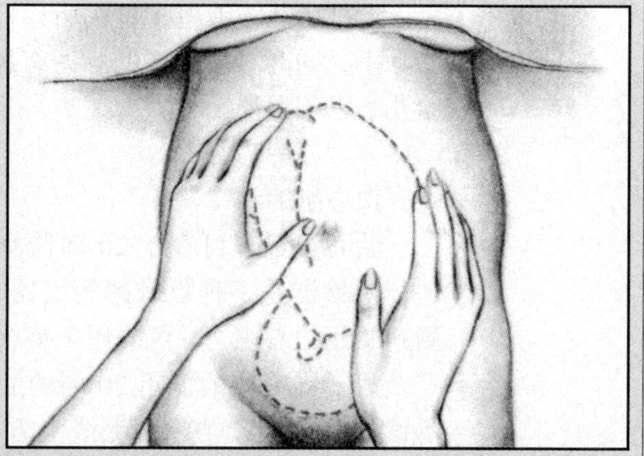

因为 FHR 通常在 120～160 次 / 分变动，听诊时最好取平均值。测量 FHR 可以监测（但一般偏晚）胎儿窘迫的大体征象，如心动过速和心动过缓，但这只能适用于没有妊娠并发症的孕妇。对于高危孕妇来说，直接或间接的胎儿电子监护可以提供有关胎儿状况的更精确的信息。（见：评价胎心率，170 页）

第三步

将一只手的拇指和其他手指分开，放于耻骨联合上，将手指并拢，如果胎儿是头位但还未入盆，可以触到头部；如果胎儿是头位并入盆，会感觉到不明显的块状物；如果胎儿是臀位，也会感觉到不明显的块状物，可能是胎儿的肢体。

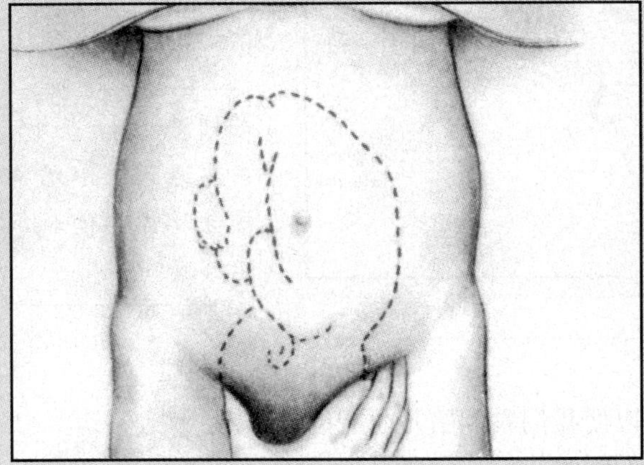

第四步

第四步可以确定胎儿头、颈部的弯曲和伸展程度。将双手放在腹部两侧，双手滑向耻骨联合，同时手指稍用力，如果胎儿头部是胎儿先露部位（而不是足或肩），一只手可触到头盖骨的突出部分，另一只手可以无阻力地下移；如果胎儿是头顶先露位，在一侧会触到头盖骨的小部分；如果胎儿是面先露，头就会与背部在一侧；如果胎儿入盆，则不会触到头盖骨的突出部分。

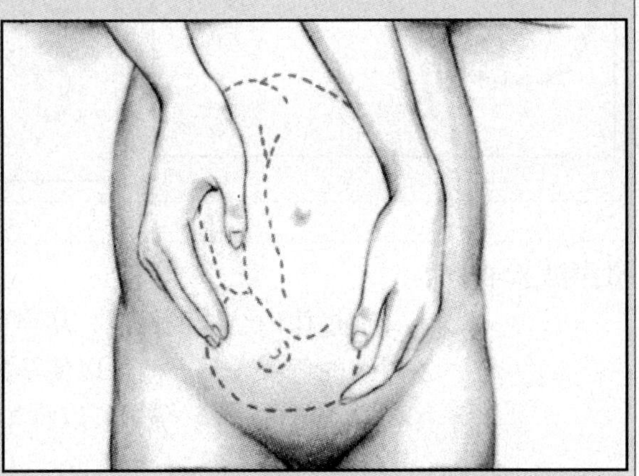

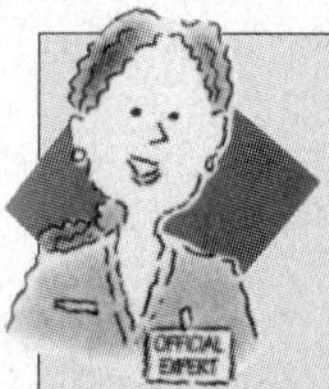
OFFICIAL EXPERT

专家建议

评价胎心率

为了评价胎心率，将胎心听诊器或多普勒超声听诊器放在孕妇腹部，置于脐与耻骨联合的中间头盖骨突出处或脐水平或脐上臀部突出处，找到胎心音最响处，摸到母亲的脉搏，监测母亲的脉搏数同时计数胎心 60 秒。如发现胎心率相对于基线有明显变化时，及时通知医生。

胎心听诊器

胎心听诊器是一种改良的听诊器，由支架连于头部。胎心听诊器可早在孕 20 周探测到胎心。

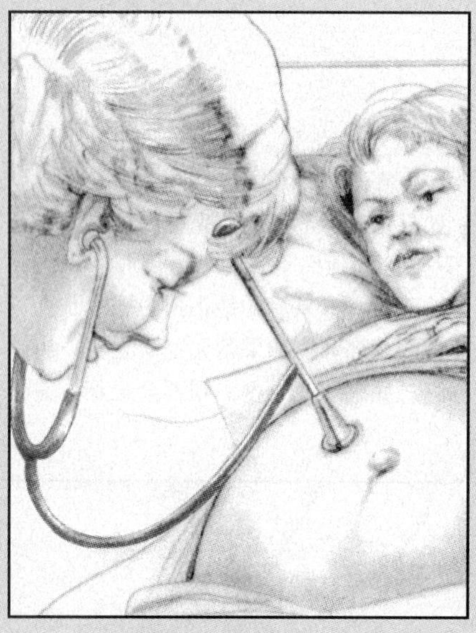

多普勒超声听诊器

多普勒超声听诊器利用超声波从胎心返回产生回声或噪声来反映胎心率。多普勒超声听诊器最早可探测到孕 10 周胎儿的胎心，且比胎心听诊器有更高的敏感性。

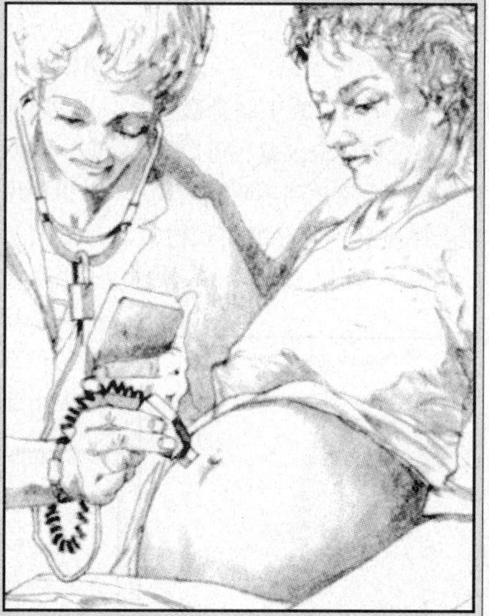

超声波检查

通过体内结构的回声，超声可以使我们看到胎儿而避免了 X 射线的危害。超声波可以使孕妇看到胎儿，甚至可以生成图像（称为声波图），孕妇可以将图像展示给她的朋友和家人看。

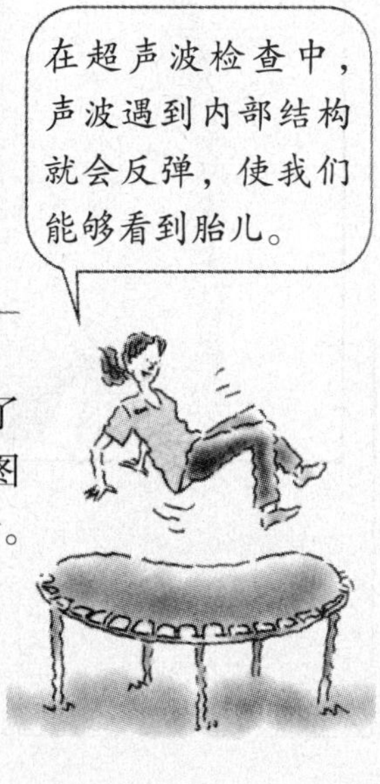
在超声波检查中，声波遇到内部结构就会反弹，使我们能够看到胎儿。

超声波的作用

超声波检查可以用于：

- 证实预产期与胎儿大小相一致
- 通过观察胎儿活动、呼吸运动和羊水量来评估胎儿的状况
- 当有较大的异常危险时，可确定胎儿的情况
- 如果怀疑妊娠试验假阳性时，在孕 7 周前排除妊娠
- 在孕早期确定阴道流血或点滴出血的原因
- 妊娠时可确定宫内节育器的位置
- 在进行羊膜腔穿刺前和进行绒膜绒毛取样过程中，确定胎儿的位置
- 如果在孕 14 周时用多普勒还没有听到胎心音，或在孕 22 周时还没有胎动，需要确定胎儿的状况
- 诊断有无多胎妊娠，尤其是在孕妇服用了促排卵药后或子宫相对于预产期来说偏大的情况下
- 确定子宫异常增大是否是由羊水过多引起
- 当确定情况恶化是由胎儿宫内发育迟缓引起时，可检查胎盘的情况
- 在分娩前证实胎儿的状况、异常的胎位和脐带情况

超声波的原理

主要原理如下：置于母亲腹部的超声传感器通过母亲腹壁发送高频声波，到达胎儿后返回传感器，并在显示屏上转换成可见图像。

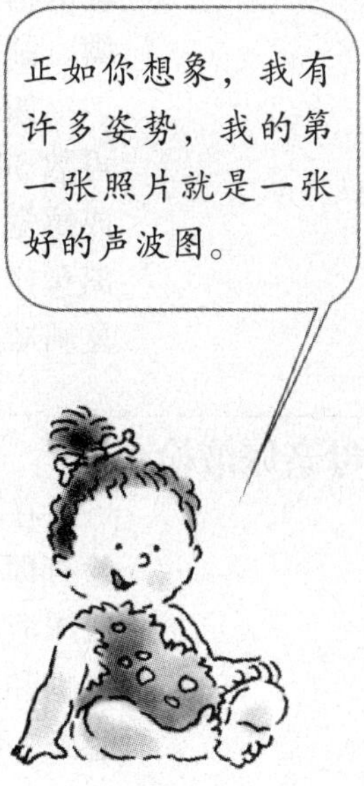
正如你想象，我有许多姿势，我的第一张照片就是一张好的声波图。

检查前准备

孕妇做 B 超之前 1～2 小时内喝 1L 水，告诉她在检查前不要排尿，因为胀满的膀胱是区分子宫与盆腔其他脏器的标志。

其他

经阴道超声检查是另一种图像技术，它的耐受性较好，不需要充盈膀胱，通常在孕早期使用。这也可以使你和孕妇在孕早期看到胎儿的发育情况。

胎儿活动的检查

胎动表明胎儿在宫内的情况，每天评估胎动是一种评价胎儿健康状况的经济的、非侵入性的方法。胎儿胎动由良好转为次数减少可反映胎盘功能紊乱。

早在孕 7 周时，胚胎便能产生自发的活动，然而，直到孕 14～26 周（一般在孕 18～22 周），母亲才会感觉到明显的胎动。母亲感觉到的第一次胎动叫胎动初感。如果预产期计算错误或母亲没有感觉到胎动，对胎动的确认就会推迟。有分娩经历的孕妇会较早感觉到胎动。如果到孕 22 周还没感觉到胎动，就要进行超声检查以评估胎儿的情况。

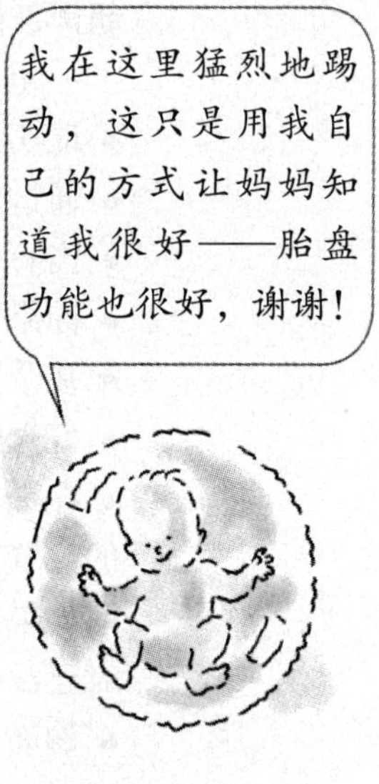
我在这里猛烈地踢动，这只是用我自己的方式让妈妈知道我很好——胎盘功能也很好，谢谢！

胎动的引发

胎动可以由孕妇进食一杯牛奶或其他食物后静卧大约 1 小时后引出，由食物产生的能量一般可以引起胎动。孕 28 周之后，通常要求孕妇每天监测胎动 2 次，一次在早上，胎动较稀少，一次在晚上，胎动较活跃。指导孕妇记录胎动的情况，她可以计数任何形式的胎动（踢、躁动、挥胳膊、翻滚），记录 10 次。

如果孕妇在 30 分钟后未感觉到胎动，她应再次进食并再数 30 分钟。如果孕妇在第二个 30 分钟后仍没有感觉到或感觉到的胎动少于 10 次，她应该与她的保健医生联系。离预产期越近，有规律地检查胎动就变得越重要。（见：监测胎儿窘迫）

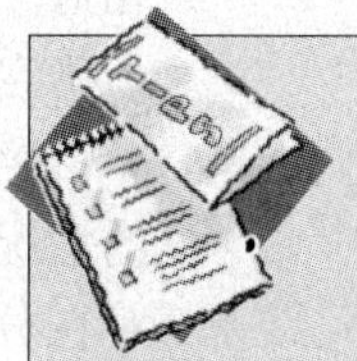

教育园地

监测胎儿窘迫

当孕妇计数胎动时，一定要保证她在计数期间处于休息状态。如果处于活动状态，如走动或身体的其他活动，则与休息时感觉到的胎动数不同。如果 2 小时内胎动少于 10 次，应立即与保健人员联系。胎动的缺失不一定意味着有问题，但是，在某些情况下，可能是胎儿窘迫的表现，需立即采取措施。

母亲尿液检查

在孕期，常规监测孕妇可发现潜在问题。简单的尿液检查即可发现一些问题。进行定期访视时可留取孕妇的中段尿液作为尿液标本，其目的是检查尿液中的细菌、蛋白、尿糖和酮体。尿液分析能在孕妇出现症状前查出问题，如感染、糖尿病。

母亲血清检查

除尿液分析外，血清检查——包括雌激素、人胎盘催乳素（hPL）和人绒毛膜促性腺激素（hCG），用于监测孕妇存在的问题。

雌激素

存在 3 种主要的雌激素：雌酮、雌二醇和雌三醇。孕妇怀孕期间雌激素的水平升高，尤其是雌三醇。雌酮和雌二醇较孕前水平升高 100 倍，而雌三醇升高 1000 倍。雌激素水平依赖于母体胎儿–胎盘单位的相互作用，雌三醇由胎盘分泌到母体血液循环并最终由母体尿液排出。

雌三醇试验日趋成熟

过去，常规测定母体的尿雌三醇水平以评估胎儿和胎盘的健康状况。然而现在，雌三醇水平的测定只是三联试验的一部分（要得到更多信息，参考本章后面的三联试验）。

SalEst 试验阳性表明孕妇有早产的危险。

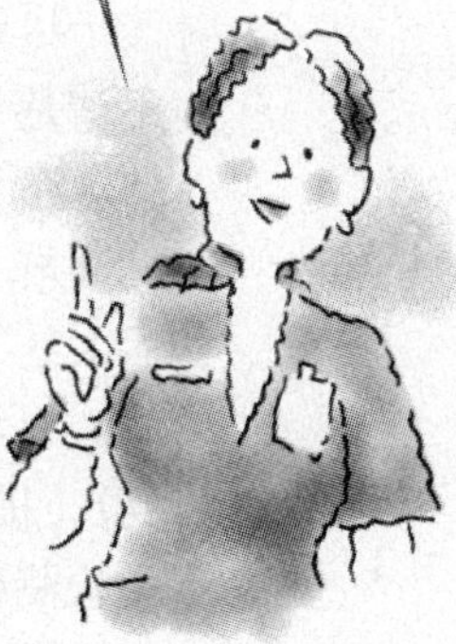

唾液征象

SalEst 试验主要是测定唾液中的雌三醇水平。对于有早产危险的孕妇，此项试验排除早产的准确率达 98%。试验一般在孕 22～36 周进行。研究发现自然分娩发生 2～3 周前雌三醇水平增高。因此，SalEst 试验阳性表明孕妇有早产的危险。在这一基础上，可采取措施以降低早产的危险，使胎儿成活。

人胎盘催乳素（hPL）

也叫人绒毛膜催乳生长激素，hPL 与催乳素一起可促进乳房泌乳，它也为母体代谢和胎儿营养间接提供能量。同时，还可促进蛋白质的合成和动员，对胎儿的生长非常重要。

hPL 的分泌是自主性的，大约开始于孕 5 周，并在产后迅速下降。然而，有证据表明，该激素对于成功的妊娠并不是很重要。

hPL 测定的目的是：

- 评估胎盘功能和胎儿健康状况（与雌三醇水平测定相结合）
- 辅助葡萄胎和绒毛膜癌的诊断
- 辅助异位分泌 hPL 的非滋养层细胞瘤的诊断和监测其治疗

连续评价

在高危妊娠中需用血浆放射免疫法测定 hPL 水平，如糖尿病、高血压或疑有胎盘功能障碍者。在孕期后半期，由于检查结果变化很大，所以连续几天的检查才能提供最可靠的结果。

对于孕妇来说，正常 hPL 水平在整个孕期缓慢升高，可达到 7mg/ml，低 hPL 水平一般与过期妊娠、宫内发育迟缓、先兆子痫和子痫有关。然而，低浓度 hPL 不能确定胎儿宫内窘迫，相反，孕 30 周之后浓度超过 4mg/ml，亦不能保证胎儿健康，因为有报道表明，胎儿死亡后 hPL 水平会升高。孕 30 周后，hPL 值超过 6mg/ml 提示巨大胎盘，且在糖尿病、多胎妊娠和 Rh 同种免疫作用的孕妇中常见。

人绒毛膜促性腺激素（hCG）

尽管 hCG（一种胎盘产生的糖蛋白激素）的确切功能还不清楚，但是，有迹象表明孕早期 hCG 和孕激素用于维持黄体。孕早期，hCG 的水平持续稳定升高，并在孕 10 周左右达到高峰，之后在剩余的孕期内降至孕早期高峰值的 10%。产后大约 2 周则检测不到这一激素。

血清检测 hCG 比常规孕期尿液检查敏感性高（费用较高），提供了定量分析资料，它用于：

- 检测妊娠
- 确定高危妊娠中是否有足够的激素水平
- 辅助滋养层细胞瘤如葡萄胎和绒毛膜癌的诊断
- 检测异位分泌 hCG 的肿瘤
- 监测诱导排卵和妊娠的治疗

hCG 水平

正常 hCG 水平低于 4IU/L，孕期 hCG 水平变化很大，部分依赖于末次月经后的天数。hCG 水平升高表明妊娠，异常增高见于多胎妊娠。低 hCG 水平发生于异位妊娠或少于 9 天的妊娠。然而，hCG 水平在妊娠和肿瘤发生时不能区别，因为在两种情况下 hCG 均升高。

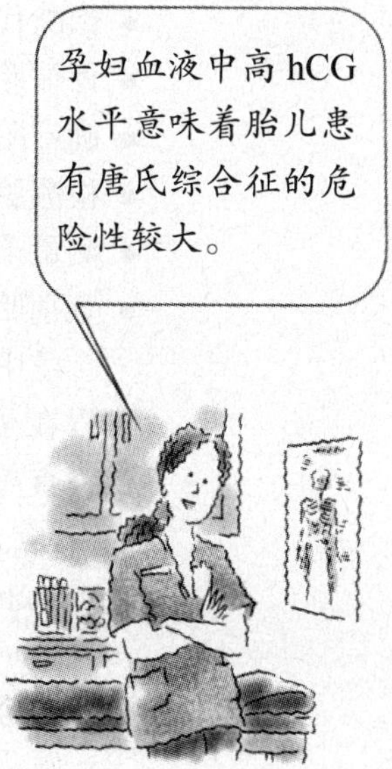

唐氏综合征

另外，研究人员发现孕妇血中高 hCG 水平意味着胎儿患有唐氏综合征的危险性较大。如果已经处于妊娠期，可以采用特定检测 hCG 的试验，即 β-亚单位试验，最早在排卵 9 天后可以检测血液中的 hCG，这与受精卵的着床时间相吻合。如果 hCG 水平升高提示有唐氏综合征，可以进行羊膜腔穿刺以确诊。

羊膜腔穿刺

羊膜腔穿刺是用无菌针从羊膜囊中吸出液体进行分析。当出现以下情况时，建议使用这种方法：

- 母亲年龄大于 35 岁。
- 夫妇已有一个染色体异常（如唐氏综合征）或代谢紊乱（如 Hunter 综合征）的孩子。
- 母亲是 X 染色体异常携带者，如血友病。这样，她就有 50%的可能将基因遗传给儿子。
- 父母一方有亨廷顿舞蹈症，它可通过常染色体显性遗传，胎儿有 1/2 的几率遗传这种病。
- 父母双方如果都是常染色体隐性遗传疾病携带者，如 Tay-Sachs 病或镰刀形红细胞贫血，就会有 1/4 的机会怀有患病的孩子。
- 如果多次检查和超声检查的结果异常，就要进行羊水检查，以确定是否有胎儿异常。

羊膜腔穿刺的作用

羊膜腔穿刺可用于：

- 检测胎儿异常，尤其是染色体和神经管缺陷
- 检测胎儿的溶血性疾病

- 诊断代谢紊乱、氨基酸异常以及黏多糖贮积病
- 评估胎儿肺成熟度（肺是最后成熟的器官）
- 确定胎龄和成熟度，尤其是胎儿肺成熟度
- 检测胎粪和胎儿血液的情况
- 测量羊膜内雌三醇和胎儿甲状腺激素的水平
- 鉴别胎儿的性别

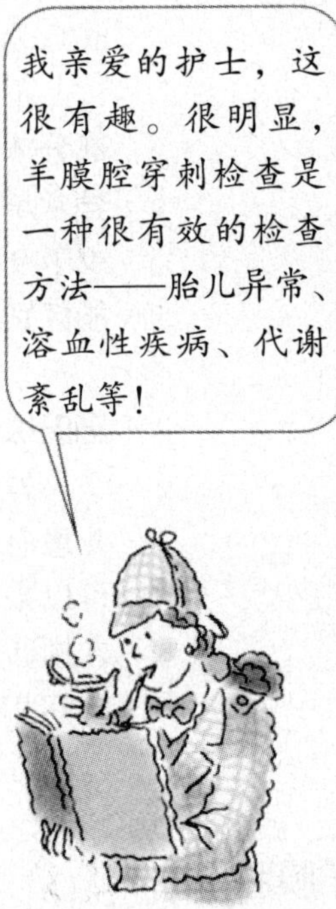
我亲爱的护士，这很有趣。很明显，羊膜腔穿刺检查是一种很有效的检查方法——胎儿异常、溶血性疾病、代谢紊乱等！

孕中期的羊膜腔穿刺检查最早可以在孕 14 周，最晚可以在孕 20 周进行，但一般在孕 16～18 周进行。大多数检查需要在实验室进行细胞培养，并需要 24～35 天才能完成。少数检查可以立即进行——如用于检测 Tay-Sachs 病、Hunter 综合征以及神经管缺陷。

羊膜腔穿刺的步骤

首先让孕妇换上检查服并排空膀胱，然后向孕妇解释，并采取仰卧位以暴露腹部。操作期间，将对胎心率、母亲的生命体征和超声进行监测，医生进行以下操作：

- 用杀菌剂和酒精消毒皮肤
- 注射利多卡因进行局部麻醉
- 向羊膜腔内插入一支 20G 带有探针的腰椎穿刺针
- 吸出羊水并将其放入淡黄色的容器或箔封试管中

一般来讲不常用

羊膜腔穿刺的并发症包括自然流产、胎儿或胎盘的外伤、出血、早产、感染、胎儿血液流入母体血液循环引起 Rh 溶血。由于羊膜腔穿刺潜在并发症较为严重，一般不作为筛查项目。

羊水检查结果的意义

组织培养结果异常或失败需要进行重复试验。（见：羊水分析结果）

绒膜绒毛取样

绒膜绒毛取样（CVS）在孕 8～10 周进行，CVS 是从胎盘吸出绒毛膜进行遗传性疾病的产前诊断。绒毛膜是环绕胚胎膜的手指状的突起，最终将发育成胎盘。从标本中获得的细胞

羊水分析结果

羊水分析可以提供关于母亲、胎儿和胎盘的重要信息，此表显示正常结果和异常结果及其意义。

项目	正常结果	异常结果对胎儿的意义
颜色	澄清，在成熟胎儿中为有胎脂的白色斑块	来自母体的血液没有危害，葡萄酒色的液体表明胎盘早期剥离，混有胎儿血液表明有胎儿、胎盘或脐带血管的损伤。
胆红素	孕期阴性	偏高表明同种免疫妊娠中的新生儿溶血性疾病
胎粪	阴性	阳性表明胎儿低血压或宫内窘迫
肌氨酸酐	在成熟胎儿大于 2mg/dl	减少可能表明胎儿不成熟（小于 37 周）
卵磷脂 - 神经鞘髓磷脂比值	大于 2 一般表明胎儿肺成熟	比值小于 2 表明肺不成熟以及伴随的呼吸窘迫综合征
磷脂酰甘油	阳性	阴性表明肺不成熟
血糖	低于 45mg/dl	孕期或孕晚期极度增高表明胎儿胰腺肥大和新生儿低血糖
α 胎儿球蛋白	多样，取决于孕龄和实验室技术；孕 13～14 周时浓度达到最高（大约 18.5μg/ml）	不适当的增长表明神经管缺陷，例如脊柱裂或无脑畸形，将要发生的胎儿死亡、先天性肾病或胎儿血污染。
细菌	阴性	阳性表明绒毛膜羊膜炎
染色体	正常染色体组型	异常染色体组型可能表明胎儿性别和染色体疾病
胆碱酯酶	阴性	阳性可能表明神经管缺陷、先天性脐疝或其他严重的畸形

来自于胎儿，而不是来自母亲，因此，可用于分析胎儿的异常。专家认为，在丛密绒毛膜上的绒毛可反映胎儿的染色体、酶和脱氧核糖核酸（DNA）。（见：了解 CVS，178 页）

了解 CVS

CVS 是一项产前检查，用于胎儿染色体和生化疾病的快速诊断，一般在孕前期进行，初步的结果可在 1 小时内得到，完整的结果需要几天的时间。

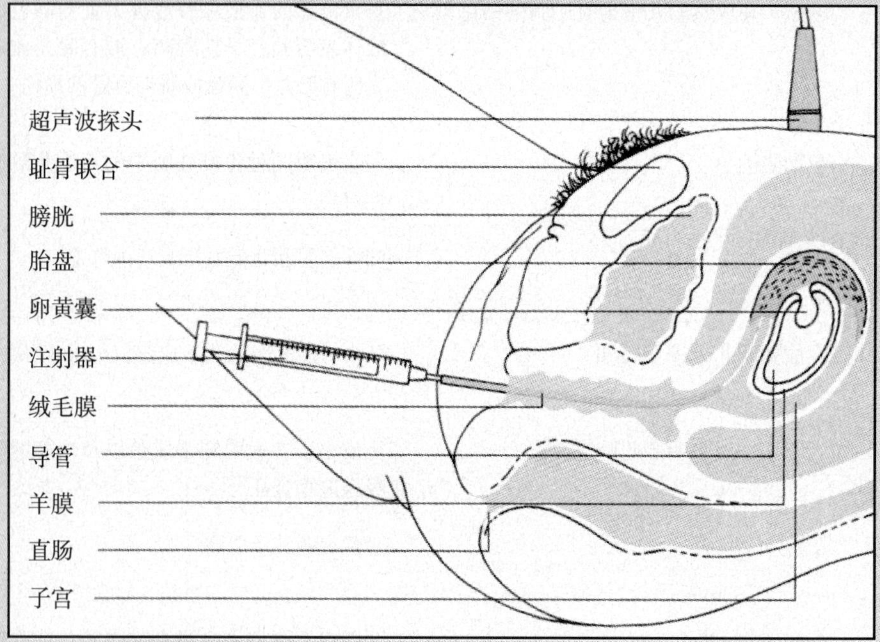

两种标本

经宫颈或经腹都可以获得 CVS 标本。经宫颈采集标本时，主要是在实时超声显像直接监视下经宫颈插入无菌导管，一小部分绒毛膜经导管吸至注射器内。经腹采集标本时，需消毒母体腹部，并在超声引导下插入 18～20G 针头进入绒毛的叶状突起内，标本被吸到注射器内，吸出的绒毛放入无菌容器内用于细胞遗传学分析。

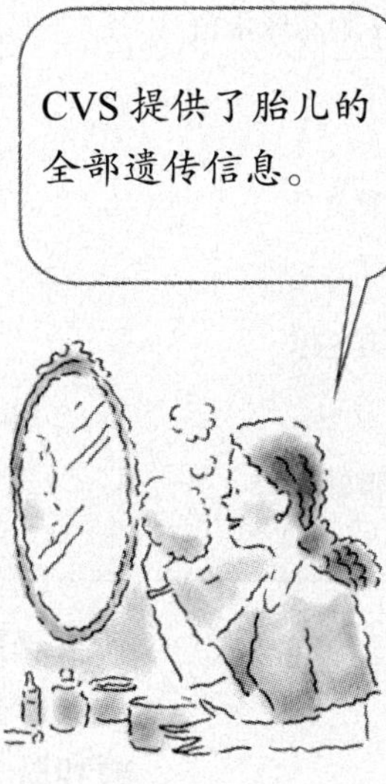

描绘胎儿的特征

来自绒毛的细胞正常情况下应该与胚胎有同样的遗传和生化特征，因此，绒毛细胞检查提供了胎儿发育的完整遗传信息。CVS 可以检查胎儿的染色体组型、血红蛋白病（如镰刀形红细胞贫血、α-地中海贫血和一些 β-地中海贫血）、苯丙酮尿症、α_1抗胰蛋白酶缺乏、唐氏综合征、Duchenne肌营养不良和Ⅸ因子缺乏。这一试验也可以鉴别性别，进行男性胎儿X染色体情况的早期检查。

并发症

检查的并发症包括吸取组织失败、羊膜破裂或羊水漏出、出血、宫内感染、自然流产、标本的污染以及可能的Rh同种免疫。如果孕妇是Rh阴性，遵医嘱给予Rh_0GAM，以减少分娩过程中出现的Rh溶血。最近研究发现，做过CVS的孕妇娩出的新生儿仍会出现四肢畸形。但是，当CVS在孕10周之后进行时，这种情况的发生率会降低。

许多妇女施行这项检查后会感到生理和心理上的不适。因此，建议由家属送孕妇回家，注意休息，指导孕妇有疑问或症状要及时给保健医生打电话，如发热、阴道分泌物、阴道流血或腹部绞痛。

经皮脐血采样检查（PUBS）

PUBS是指直接从胎儿血液循环中取得血样，以产前诊断遗传性血液疾病，发现胎儿感染和评估宫内发育迟缓胎儿的酸碱度状况。PUBS也可用来控制直接给予胎儿的血制品和药物。胎儿的宫内治疗方面，PUBS减少了患有幼红细胞增多病（由于Rh不相容而引起的新生儿溶血性疾病）的胎儿不成熟和死亡的危险。

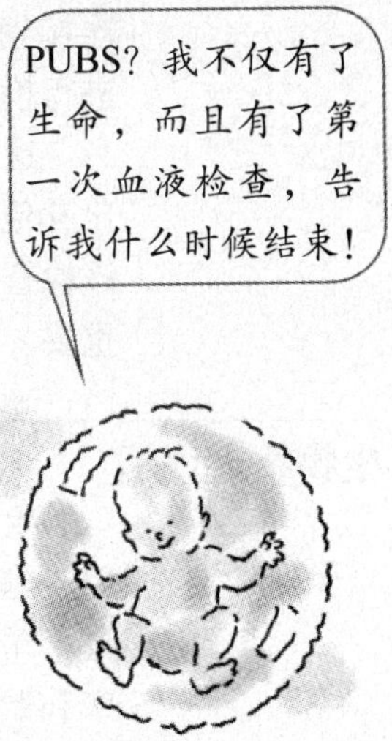
PUBS？我不仅有了生命，而且有了第一次血液检查，告诉我什么时候结束！

操作方法

实施PUBS时，用一根细针穿过母亲的腹部和子宫壁进入脐带的血管中。整个过程在超声的引导下进行，脐带的移动性使整个过程变得复杂，虽然靠近胎盘的脐带比较固定，可以进行准确的穿刺，但是由于母亲绒毛间的血液占据了这个位置，因此，有与母体血混合的危险。Betke-Kleihauer方法，用于在母血中检出胎儿细胞，应立即在取出的血样本中进行，以确保样本来自胎儿。

关于 PUBS

PUBS 在孕 16 周后任意时间都可进行，用来诊断胎儿凝血性疾病、血红蛋白病、血友病和先天性传染病，也可以进行快速胎儿基因组型分析，与分析羊水以检测畸形不同，PUBS 直接检查胎儿血，这在可能患有 Rh 疾病同族免疫妊娠或其他抗体敏感的孕妇中尤其有用。

胎儿镜检查

胎儿镜是由光源和透镜组成的仪器，外形似像内窥镜。胎儿镜检查是将胎儿镜插入到羊膜囊内，直接观察胎儿和给胎儿拍照的过程。这一过程主要是通过血液和组织取样，来诊断某些不能通过羊膜腔穿刺确诊的血液和皮肤疾病。胎儿镜检查有一定的危险性，由于其他相对安全的诊断技术已经出现，胎儿镜检查现已不广泛应用。

操作方法

胎儿镜检查一般在孕 16 周或之后进行，首先消毒并麻醉孕妇的腹部，在子宫和腹壁上做一小切口，并在超声引导下进行操作，纤维内窥镜通过切口进入子宫内，可以看到胎儿、胎盘和羊水，从脐带和胎盘的连接处获得血液标本，同时取一些胎儿或胎盘的组织进行检查。

这一过程有 3%～5%的几率导致胎儿损伤，尽管它比其他诊断性检查的风险要大，但对于某些孕妇来说，该检查能及时发现、治疗或纠正胎儿的缺陷，因而比较重要。

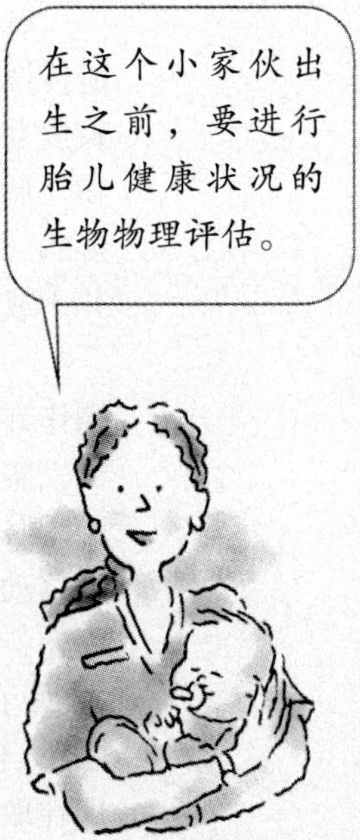
在这个小家伙出生之前，要进行胎儿健康状况的生物物理评估。

生物物理评估

生物物理资料评估胎儿在孕后期的健康状况，并用于辅助检查胎儿中枢神经系统缺陷。它用了 5 个变量：羊水体积、胎儿身体活动、胎儿呼吸运动、胎心率和胎儿肌力。每个变量最大得 2 分，这样就可以计算出总分，8～10 分表明为健康胎儿，6 分表明怀疑有健康问题，4 分表明胎儿可能有危险。（见：生物物理评估得分）

生物物理评估得分		
指标	诊断工具	得 2 分的标准
羊水体积	超声	羊水测量直径大于 1cm
胎儿呼吸运动	超声	观察 30 分钟，至少有一段维持 30 秒的呼吸运动
胎心率	非应激试验	两次或两次以上的至少高于基线水平 15 次 / 分的胎心率加速，持续 15 秒，伴有 20 分钟的胎动
胎动	超声	观察 30 分钟，至少有 3 段肢体或躯干的运动
胎儿肌力	超声	30 分钟内至少有一次脊柱或肢体的紧张和放松

血液检查

妊娠期间血液学检查是必需的，可用于评估母亲的健康状况，筛查对胎儿有威胁的因素，检测遗传缺陷和监测胎儿的健康状况。最初的检查包括血液分型、全血细胞计数和分类、抗体筛检和梅毒、淋病的血清学检查。如果需要的话，还可进行包括评估甲胎蛋白（AFP）水平、血糖等其他化学检查。

血液分型

血液分型包括 Rh 因子检查，以确定孕妇血型，并检测可能的不相容的血型。同时要检查孕妇的血型是 Rh 阴性还是 Rh 阳性。

全血细胞计数（CBC）

CBC 包括血红蛋白水平、血细胞比容、红细胞指数、血小板和白细胞计数。血红蛋白水平和血细胞比容可确定目前有无贫血。如果有贫血，红细胞指数可以帮助进行贫血分类。血小板计数用以评估凝血功能。白细胞计数升高表明有感染。

抗体筛检试验

孕期的血液检查也包括 Rh 相容性（间接抗球蛋白试验）、风疹和乙型肝炎的抗体筛检试验，还要检测水痘抗体。

间接抗球蛋白试验

间接抗球蛋白试验用于筛查母体血中的红细胞抗体。

一种致敏的情况

这一试验应该在 Rh 阴性的孕妇身上进行。如果胎儿是 Rh 阳性，胎儿血在母亲妊娠或分娩时与母亲血液混合，母亲的免疫系统就会对胎儿的红细胞产生抗体，这种抗体反应叫做 Rh 致敏。Rh 致敏通常对第一个 Rh 阳性胎儿并无大碍，然而，下一个 Rh 阳性胎儿就会有红细胞被母体免疫系统破坏的危险。Rh 致敏发生后，胎儿可以表现出轻重程度不同的疾病，例如新生儿 Rh 疾病或溶血性疾病。

如果孕妇未表现出 Rh 敏感性，一般在孕 28 周需重复试验。如果效价没有升高，应在此时和任何可导致胎盘出血的操作（羊膜腔穿刺或 CVS）之后，给予 Rh 阴性的孕妇 Rh_oGAM。

风疹病毒抗体的效价

了解风疹病毒抗体的效价可检测母体血中引起风疹的病毒抗体。如果发现抗体，表明孕妇对风疹有免疫力。许多妇女感染了风疹病毒或者在儿童时期感染过风疹病毒，或者接种了风疹疫苗，血液中便有了抗体。

孕期感染风疹病毒可以导致胎儿出现盲、聋和心脏缺陷。如果检查证实孕妇对风疹感染没有免疫力，应该避免与感染者接触。孕妇在孕期不能进行疫苗接种，但是她应该在分娩后进行预防接种为下次妊娠做好准备。

乙型肝炎

另一个抗体筛查试验叫做乙肝表面抗原（HbsAg）检测，用于确定孕妇是否有乙型肝炎。多数情况下，孕妇可能只是病毒携带者而没有症状，因此，表面抗原试验便成为检测孕妇是否患有乙型肝炎的唯一方法。如果孕妇是病毒携带者，可能会在分娩过程中将病毒传给婴儿。

如果孕妇的乙型肝炎检查结果是阳性，那么胎儿出生后要立即注射乙型肝炎免疫球蛋白和乙型肝炎疫苗以防止肝损害。新生儿在出生后 2～4 个月和 6～18 个月还要进行补充剂量的注射。

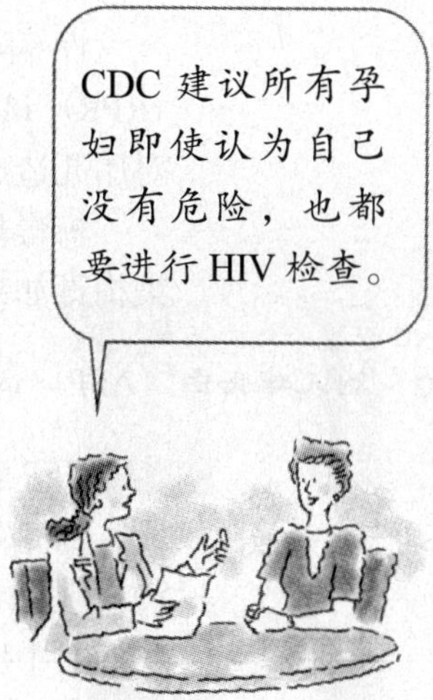
CDC 建议所有孕妇即使认为自己没有危险，也都要进行 HIV 检查。

艾滋病病毒（HIV）检测

对于可能患有艾滋病的高危孕妇要进行艾滋病病毒的检测，主要是用血标本进行酶联免疫吸附试验以确定有无 HIV 抗体存在。如果 HIV 检测是阳性，还要用第二个试验进行证实，即免疫印迹试验。

疾病预防控制中心（CDC）建议所有孕妇都要进行 HIV 检测。然而，在某些情况下，孕妇不愿意进行 HIV 检测，因为她不想知道是否已有感染，应该尊重孕妇的这种选择，这种筛查在产前不是必须的，但是应该建议以下孕妇进行检查：

- 有静脉吸毒史者
- 进行性生活未采用保护用具者
- 有多个性伴侣者
- 有以下性伴侣者：感染了 HIV、有感染的危险性（因为他是双性恋者、静脉吸毒者或是一个血友病患者）
- 在 1977～1985 年接受过输血

将损害降低到最小

HIV 抗体阳性的妇女可以开始服用齐多夫定（AZT）进行治疗，以减少将疾病传染给胎儿的危险，或者孕妇可以选择终止妊娠以避免娩出有高危患病倾向的新生儿。当与孕妇讨论检查结果时，应该记住阳性结果或抗体阳性表明孕妇曾经接触过这种疾病，但不一定患有这种疾病。

提供支持

告知孕妇阳性结果时应该得体和富有同情心，结果应该保密，并只告诉孕妇自己。对于阳性结果的孕妇应该给予特别的支持，因为这种疾病目前还没有可治愈的方法。

血清学检查

性病研究实验室（VDRL）试验和快速血浆反应素（RPR）试验是检测梅毒的血清学检查。妊娠期间，梅毒要在对胎儿造成损伤前进行早期治疗。

梅毒检测阳性的孕妇必须在孕16周前接受治疗，孕期感染梅毒如果不治疗可导致流产、早产、死胎或新生儿缺陷。

α-胎儿球蛋白（AFP）试验

AFP试验——有时叫做MSAFP试验或母体血清AFP试验，通常用于检测神经管缺陷。AFP是指由胎儿肝分泌的一种排泄到母体血液中的蛋白。用免疫测定法时，AFP值在未孕妇女中应小于15ng/ml。

中位数倍数（MOM）的水平

当AFP水平大于中位数（处于一组同孕龄孕妇水平的中间数）的2.5倍，或者为2.5MOM（中位数的倍数）时，可认为患神经管缺陷的危险性增加。

AFP试验也可以说明以下问题：

- 腹壁缺损
- 食管和十二指肠闭锁
- 肾和泌尿道异常
- Turner综合征
- 低体重儿
- 胎盘并发症

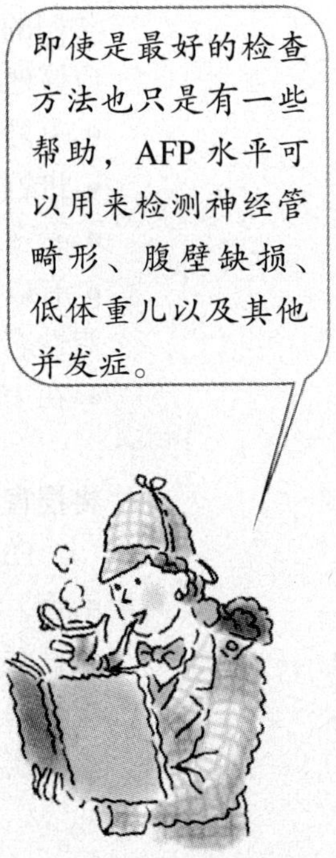

先天异常，例如唐氏综合征可能与母体血清中AFP浓度较低有关，母体血清中AFP浓度升高提示存在神经管缺损或其他异常，怀有无脑畸形胎儿的孕妇血清中AFP水平急剧升高约90%，而怀有脊柱裂胎儿的孕妇血清中AFP水平可升高约50%，需要行超声和羊膜腔穿刺

以确诊。高 AFP 水平也可表示胎儿宫内死亡或其他异常，如十二指肠闭锁、脐疝、法洛四联症和 Turner 综合征。

糖耐量试验

如果孕妇以前有不明原因的流产史、糖尿病家族史、娩出大于胎龄的巨大新生儿史（超过 4.1kg）、肥胖或有糖尿病，应该计划在孕早期末进行口服葡萄糖耐量试验（剂量 50g，时间 1 小时）。这一试验用以排除或确诊妊娠糖尿病。这一试验常规在孕 24～28 周进行，以评估胎盘激素的胰岛素抵抗效应，但是在高危妊娠中，这一试验应该尽早做。快速血糖测试的血糖水平不应该超过 140mg/dl。

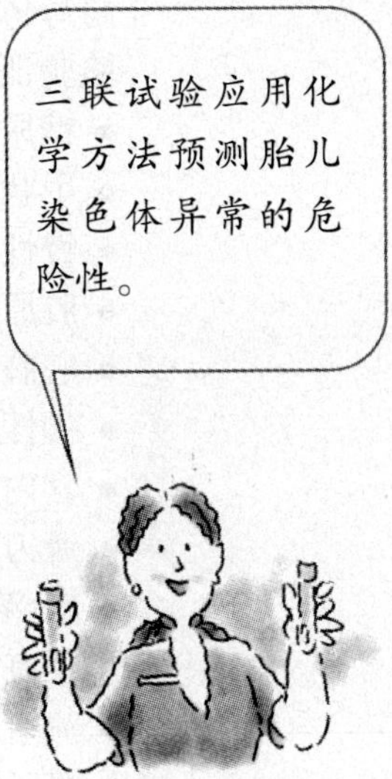
三联试验应用化学方法预测胎儿染色体异常的危险性。

三联试验

三联试验是在孕 15～20 周常规进行的血液检查，以测量 3 种化学物质：α-胎儿球蛋白（AFP）、非偶联雌三醇和 hCG。

预测异常情况

通过检测标本，可预测胎儿是否有患染色体异常、神经管缺损的危险，包括：

- 唐氏综合征——额外的 21 号染色体导致神经系统发育迟缓。
- 18 三体——额外的 18 号染色体导致比唐氏综合征更严重的神经系统发育迟缓，新生儿通常在出生后数小时内死亡，但或许也可生存几个月，极少数病例存活超过 1 年。
- 脊柱裂——胎儿的脊柱不能正常关闭；开口的大小和位置决定了疾病的严重程度；出生后需要手术；可能导致瘫痪。
- 无脑畸形——最严重的神经管缺损，大脑和头颅没有形成；胎死宫内或出生后几周内死亡。
- 脐疝和腹裂畸形——腹壁不能正常关闭；严重程度取决于开口的大小和位置；手术或许会解决问题；预后取决于疾病的严重程度。

有提示作用，但不准确

三联试验并不能确诊胎儿是否有出生缺陷，它只是提示有出生缺陷的可能。某些情况下，由于胎儿孕龄可能比最初估计的大或小，结果可不准确。有疑问时可以进行羊膜腔穿刺确诊。

无应激试验

分娩前的无应激试验（NST）主要由受过专门训练的护士施行。通过测量胎儿心脏对胎动的反应来评估胎儿的健康状况。对于健康胎儿来说，这样的胎动可以使胎心率短暂加快。这种非侵入性检查通常在孕晚期进行，使用间接电子监视记录胎心率和宫缩持续情况。当怀疑胎儿出现与母体以下情况有关的窘迫或胎盘功能不全时，也用该试验验证：

- 糖尿病
- 甲状腺功能亢进
- 慢性高血压或妊娠高血压
- 胶原蛋白病
- 心脏病
- 慢性肾病
- 宫内发育迟缓
- 镰刀形红细胞贫血
- Rh 溶血
- 疑有过期妊娠（怀疑孕妇过了预产期）
- 流产或死胎史
- 雌三醇的异常分泌

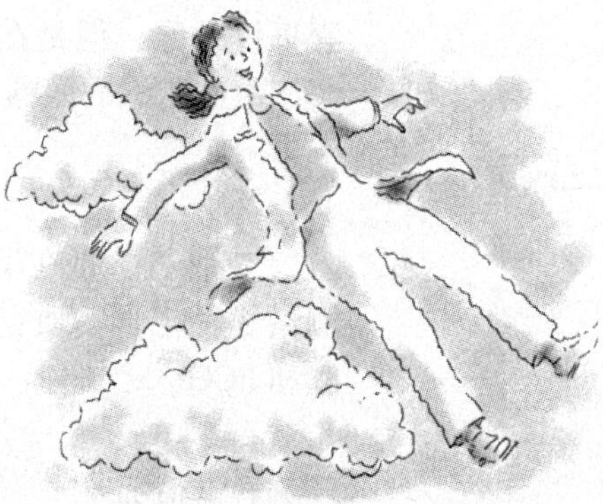
放松！无应激试验用于监测与严重情形有关的胎儿窘迫，但试验本身是无应激的。

卧位并记录

进行试验时，让孕妇处于半坐卧位或侧卧位，臀下放一枕头。孕妇不应处于仰卧位，这是因为妊娠子宫对母体大血管的压力可以导致母亲血压过低并减少子宫的血流。将导电凝胶涂于孕妇腹部，传感器放于孕妇腹部以传送和记录胎心率及胎动。

引发胎动

指导孕妇当感觉到胎动时按下监视器的按钮。如果在 20 分钟内没有自发胎动，可对孕妇腹部轻轻施加压力或摇动腹部以引发胎动。

阳性反应

如果 20 分钟内监视器监测到两次胎心率加速，超过基线至少 15 次 / 分，持续时间超过 15 秒，即为 NST 阳性，表明完整的胎儿自主神经系统控制胎心率。

阴性反应

如果没有得到阳性结果，就要继续监测 40 分钟，如果还没有得到阳性的 NST 结果，就要进行宫缩压力试验（CST），进一步确定胎儿的状况。

宫缩压力试验

产前 CST 评价胎盘的呼吸功能，证明胎儿是否能够承受分娩的应激。这一试验使用间接电子监控以监测胎儿心脏对自发或催产素引起的宫缩的反应，由受过专门训练的护士进行，CST 用于 NST 不能产生阳性结果时。

CST 的禁忌证包括母体以下的情况：

- 早产或胎膜早破
- 多胎妊娠
- 有纵向剖宫产史
- 胎盘剥离
- 子宫颈口功能不全
- 有子宫破裂史

当出现上述情况时，如果必须要做 CST，应该做好紧急分娩的准备。

母婴都要安置好

试验时，孕妇处于半坐卧位或侧卧位，臀下放一枕头。与 NST 相同，孕妇不应处于仰卧位，因为妊娠子宫对母体大血管的压力可以导致母亲血压过低并减少子宫的血流。

滚动超声探头……开始！

将分娩换能器和超声换能器放在腹部约 20 分钟以记录生命体征、宫缩、胎动和胎心率的基线，宫缩导致暂时的胎儿血流和氧供的减少，这对大多数胎儿来说是可以耐受的。10 分钟内若有 3 次宫缩，每次持续 40 秒，且胎儿的心率保持稳定，则认为试验结果正常。

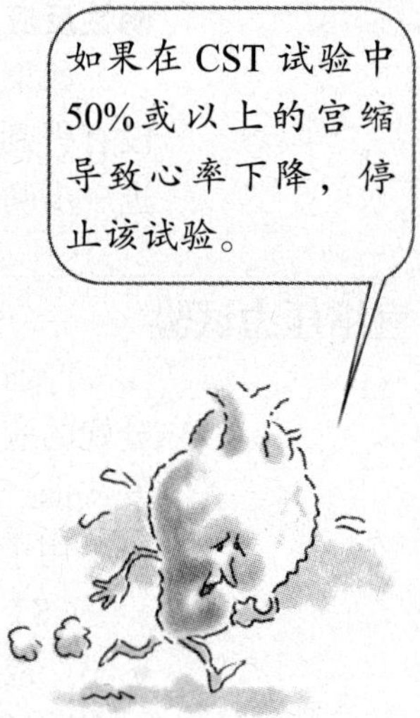
如果在CST试验中50%或以上的宫缩导致心率下降，停止该试验。

胎心率下降的真相

胎儿在试验中可有心率下降，如果50%或以上的宫缩可导致心率下降，应停止试验，结果为异常。如果试验结果异常，试验结束后孕妇需要观察30分钟以确保不再有宫缩。胎心率在宫缩末期或宫缩结束后不应该降到基线以下，这称为晚期减速，表明胎儿缺氧。

这或许是解决问题的办法

如果试验不能产生自发的宫缩，可以注入催产素。三次宫缩之后，停止滴入催产素，继续观察孕妇30分钟，或者直到宫缩率恢复到基线水平。当孕妇在等待试验结果时要保证孕妇舒适。

刺激乳头宫缩压力试验

刺激乳头可以导致产前CST所需要的宫缩，它通过刺激身体自身产生催产素。这是一个有效的代替静脉滴注催产素的方法。然而，这一试验是有争议的，因为它可能有导致过度刺激和不可控制的宫缩等潜在问题。

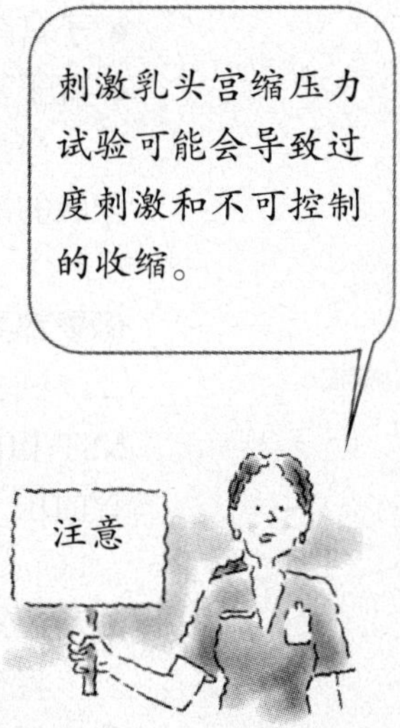
刺激乳头宫缩压力试验可能会导致过度刺激和不可控制的收缩。
注意

操作方法

为了刺激宫缩，让孕妇将热毛巾敷于一侧乳房，然后，轻轻刺激乳头直到宫缩开始。如果需要，她可以涂水溶性的润滑剂，如K-Y胶，以减少乳头的刺激。如果在第一次宫缩之后2分钟内还没有第二次宫缩，让孕妇再次刺激乳头。如果刺激后15分钟还没有宫缩，就要指导孕妇刺激双侧乳房。当在10分钟内3次宫缩均持续35秒时，让孕妇停止刺激乳房。

营养护理

营养护理也是产前护理中需要强调的一部分。孕妇的营养摄入需要增加，包括热量、蛋白质、脂肪、维生素、微量元素和水，为发育中的胎儿提供足够的营养。在多数情况下，孕妇不必增加摄入的食物量，只是需要提高摄入食物的质量。

饮食金字塔

孕妇食物的选择应该以饮食金字塔为基础。当与孕妇讨论饮食时，食物应该以份计数而不是以毫克或百分比。（见：饮食指导金字塔）

饮食指导金字塔

不是所有的食物都是相同的，美国农业部提出以下建议。请将这些建议提供给孕妇。

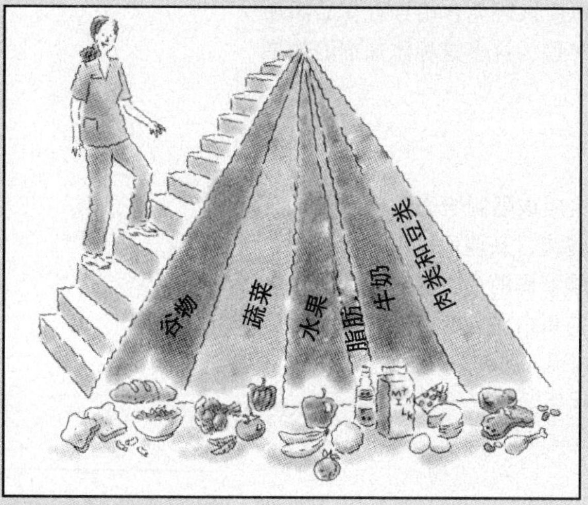

谷物

- 将你所有的谷类食物分成一半
- 每天至少吃 3 盎司谷类食品、面包、米饭或面食
- 1 盎司大约相当于 1 片面包、1 杯早茶或 1/2 碗米饭、谷类食品或面食

蔬菜

- 蔬菜要多样化
- 多吃绿叶蔬菜如甘蓝、菠菜以及其他绿叶蔬菜
- 多吃根茎类蔬菜如胡萝卜和马铃薯
- 多吃干豆和豌豆，如斑马豆、豌豆和扁豆

水果

- 水果很重要
- 水果要多样化
- 选择新鲜、冷藏、罐头或干果
- 果汁更佳

牛奶

- 选择高钙牛奶
- 选择低脂或脱脂牛奶、酸奶及其他奶制品
- 如果不买牛奶，就选择不含乳糖的食品或其他钙类食品如强化食品和饮料
- 每天喝 3 杯牛奶

脂肪

- 选择鱼油、坚果油和蔬菜油
- 限制固体脂肪如黄油、固体人造奶油、糕饼油和猪油

肉类和豆类

- 选择高蛋白瘦肉
- 选择低脂或瘦肉以及禽肉
- 采用烘烤的方法制作
- 选择多种蛋白，如鱼、豆类、豌豆、坚果和植物种子
- 每天吃 $5^1/_2$ 盎司

改编自：U.S. Department of Agriculture. Center for Nutrition Policy and Promotion (2005). MyPyranind Mini-Poster [Online.] *http://www.mypyramid.gov/downloads/miniposter.pdf*

教育园地

孕期避免食用的食物

虽然在孕期营养需求增加，但是也必须限制某些食物，告诉孕妇避免食用以下食物：

酒精

孕妇不应饮酒，因为酒精能越过胎盘屏障，导致胎儿酒精综合征（FAS），FAS能导致产前和产后发育不良、小头畸形、颜面部、肌与骨骼的异常和智力发育迟滞。

咖啡因

咖啡因是一种中枢神经系统兴奋剂，可以增加心率、尿量和胃酸分泌。咖啡因的来源包括巧克力、饮料、茶和咖啡，每天咖啡因的摄入量超过300mg（大约4杯咖啡）与低体重儿有关。应该避免或限制含有咖啡因的食物或饮料。为了减少咖啡因的摄入，建议孕妇摄入不含咖啡因的饮料，如不含咖啡因的茶或咖啡。

人工甜料和添加剂

人工甜料如糖精和阿斯巴甜，建议在孕期不要食用。根据某些动物研究结果，摄入过多糖精可致癌。一些研究也表明，糖精能通过胎盘屏障，应该建议孕期妇女避免摄入含有这种物质的食品。

孕妇也应该避免食用含有食品添加剂的食物，因为许多这种添加剂的效果是未知的。

胆固醇

孕妇也应该限制胆固醇的摄入，鼓励孕妇吃瘦肉，烹调用橄榄油代替猪油或黄油，将家禽的皮去掉。即使是像蛋类这样好的蛋白质，有高胆固醇家族史的孕妇每周摄入的鸡蛋也不要超过1个。

孕期饮食禁忌

虽然在孕期孕妇对某些营养的需求增加，但是，为了保证婴儿的健康，也必须限制某些食物。（见：孕期避免食用的食物）

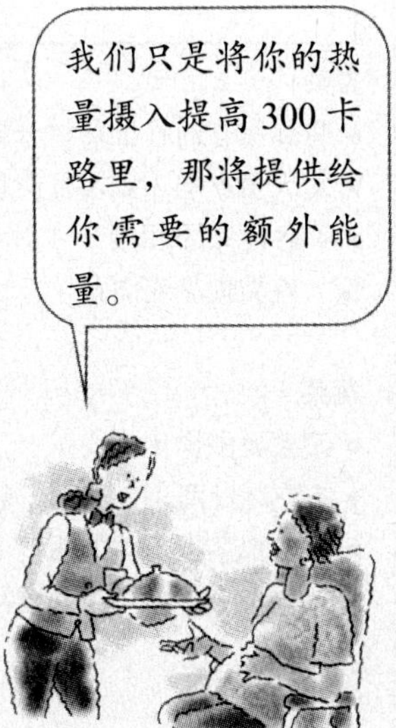
我们只是将你的热量摄入提高300卡路里，那将提供给你需要的额外能量。

卡路里

在孕早期，孕妇所需要的热量与普通妇女相同，然而在孕中期和晚期，每天要增加300～400卡路里的热量，因为营养需求的增加要多于热量的需求，孕妇要考虑选择高营养的食物。对于高代谢、高体重及营养缺乏的妇女需要更多的卡路里（每天2700～3000）。热量摄入不足可以导致母体蛋白质的消耗，从而减少了胎儿重要蛋白质的供应，并且可能导致酮症酸中毒和神经缺陷。

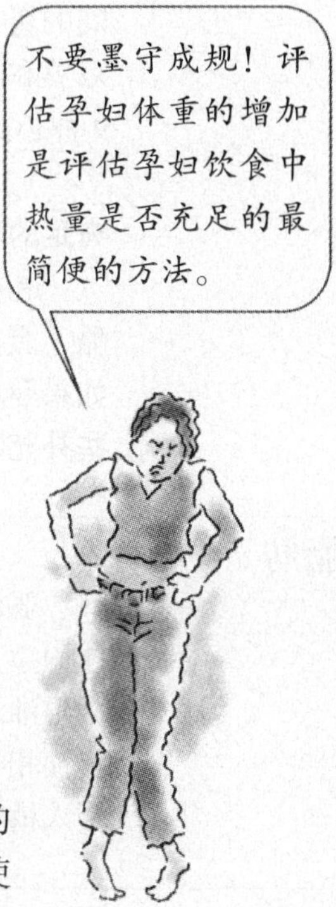
不要墨守成规！评估孕妇体重的增加是评估孕妇饮食中热量是否充足的最简便的方法。

进餐计划

为帮助孕妇有计划地增加热量的摄入，需考虑她的生活习惯。许多女性漏餐、有不稳定的饮食型态、食用快餐或方便食品。帮助孕妇制订计划，摄入富含蛋白质、铁和其他重要营养素的食物，增加卡路里，而不是摄入不含卡路里的食物如椒盐卷饼和油炸圈饼。建议孕妇吃一些点心，如胡萝卜棒或奶酪、薄脆饼干，鼓励孕妇随身携带这些点心以提供需要的营养。

监测体重

判断孕妇摄入的热量是否充足最简便的方法是评估体重的增加，孕妇体重增长的形式与她总体重的增加一样重要。即使她在孕晚期之前已经超过了目标体重，鼓励她不要限制摄入量——她应该继续增加体重，因为在这期间胎儿会快速生长。

蛋白质

建议孕妇每天蛋白质的摄入量只增加10～15g/d，也就是总共60g/d，许多孕妇饮食已经超过了这个水平，不需要再增加蛋白摄入。

优质蛋白

优质动物蛋白主要包括肉、禽类、鱼、酸奶、蛋和奶。因为这些形式的蛋白质含有所有必需氨基酸，被认为是完全蛋白质。然而，不要经常吃午餐肉包括大红香肠和意大利腊肠，因为它们的脂肪含量高，一般也不是好的蛋白来源。

要有足量的蛋白质

非动物蛋白所含的必需氨基酸不全，并且动物蛋白中含有$VitB_{12}$，因此，如果孕妇饮食中不含动物蛋白的话，将会缺乏$VitB_{12}$。完全蛋白也可以来源于非动物蛋白，即可通过烹调不同的蛋白来源获得，例如，进食互补蛋白如豆类和米饭、豆荚和米饭或者豆类和小麦在一起，可以提供给孕妇所有9种必需氨基酸。

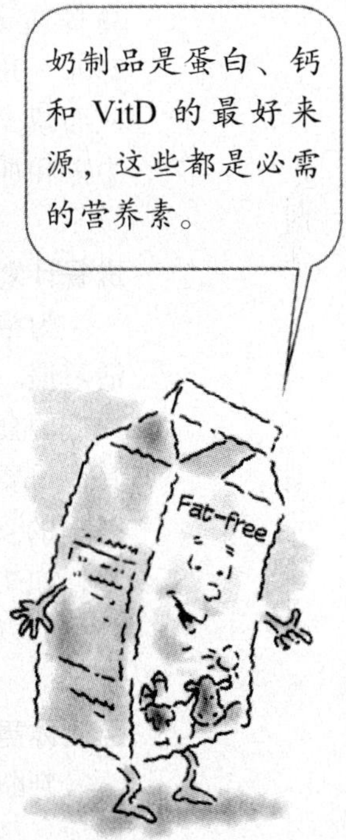
奶制品是蛋白、钙和 VitD 的最好来源，这些都是必需的营养素。
Fat-free

充足的乳类产品

乳类产品富含蛋白质，有许多品种如酪乳、酸奶、奶酪、蛋羹、蛋酒和奶油稀汤可以满足每天的蛋白质需求。如果孕妇不能耐受乳糖，乳糖补充物可以在柜台买到，这些补充物质对乳类进行初步消化使孕妇可以耐受。

脂肪

亚油酸是新细胞生长所必需的必需脂肪酸，它不是在体内生成的，而是存在于植物油中，如红花油、玉米油、橄榄油、花生油和棉籽油。另外，这些植物油与动物油如猪油相比含有较低的胆固醇。同时有人建议所有的成年人摄入植物油以避免高胆固醇血症和动脉粥样硬化。

维生素

孕期对脂溶性和水溶性维生素需求增加以支持胎儿细胞的生长。一个健康多样化并且有许多水果和蔬菜的饮食可以满足孕妇的需求。也可以让孕妇服用精心设计的多种维生素补充物，应该按照指导服用，不要超过建议剂量，因为脂溶性维生素过多会中毒。另外，不要用矿物油作为通便剂，因为它可以阻止脂溶性维生素在胃肠道的吸收。

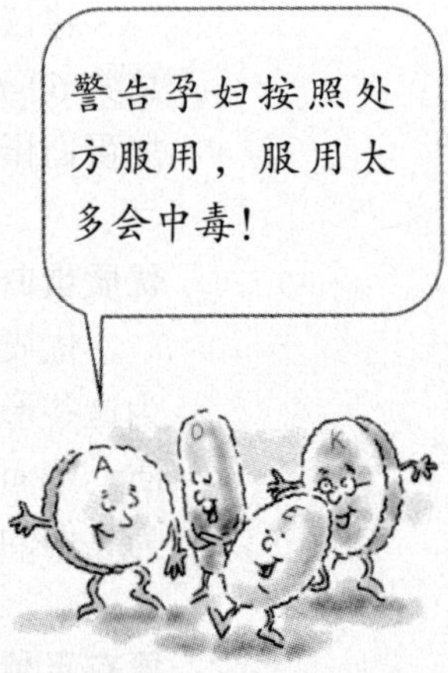
警告孕妇按照处方服用，服用太多会中毒！

维生素的来源

在孕前服用激素避孕药的孕妇，在孕早期的饮食中也需要摄入丰富的 VitA、$VitB_6$ 和叶酸，激素避孕药会消耗掉贮存的这些维生素。VitA 存在于奶、蛋、黄色水果和蔬菜、深绿色水果和蔬菜以及肝中；$VitB_6$ 存在于谷物、动物脏器、酿酒的酵母、糖蜜和麦胚芽中；

叶酸存在于柑橘属的水果、西红柿和其他蔬菜、谷类产品和多数的成品谷类食物内（富含叶酸）。

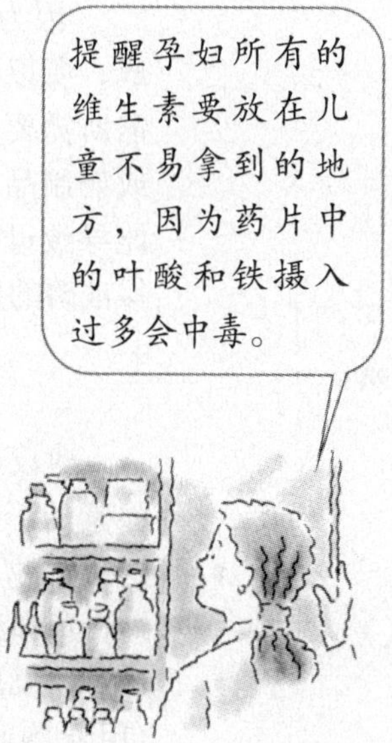
提醒孕妇所有的维生素要放在儿童不易拿到的地方，因为药片中的叶酸和铁摄入过多会中毒。

缺乏

维生素缺乏可以导致许多问题，例如：

- VitD 缺乏可以导致胎儿和母体骨矿物质密度的下降(VitD 对于钙和磷的吸收是必需的)。

过多

同样，维生素剂量过大也会导致问题：

- VitA 过多可以导致胎儿畸形和先天异常，多由于身体对异维 A 酸的吸收造成的，异维 A 酸是一种治疗粉刺的药物；
- 大剂量的 VitC 可以防止新生儿坏血病。

叶酸

叶酸是水溶性的 B_9 维生素，对于红细胞的形成是必需的。叶酸的缺乏可以导致巨幼红细胞性贫血（发育成大的但无效的红细胞）。如果新生儿在出生时就缺乏叶酸，那么新生儿就会受到影响。孕妇叶酸水平较低与胎盘早期剥离、自发流产和神经管缺损有关。叶酸好的来源包括水果和蔬菜，产前补充维生素，包括补充叶酸 0.4～1.0mg 也是非常重要的。

矿物质

胎儿细胞的生长也需要矿物质，它们存在于多种食物中，因此，孕妇中矿物质缺乏很少见。对于那些矿物质的摄入量低于每天需要量的孕妇来说，是必须补充的。

钙和磷

钙和磷对于骨骼和牙齿的结构是至关重要的。在孕期建议每天摄入的钙为 1200～1500mg，摄入的磷为 1200mg。在孕晚期，胎儿骨骼生长很快，胎儿直接吸收母体内的贮存钙。另外，临床试验表明，孕期摄入足够的钙可以降低血压并且可以降低早产的发生率。

因为钙和磷在胎儿期可以有助于牙齿和骨骼的形成，所以，母体必须摄入含钙和 VitD（一种钙进入骨骼所需要的维生素）高的饮食。如果孕妇不能摄入奶或奶制品，就要每天服用补充钙的药物，钙摄入不足能导致母体骨密度降低。孕妇应该摄入高蛋白食物以保证磷的摄入充足，因为含蛋白高的食物含磷也高。

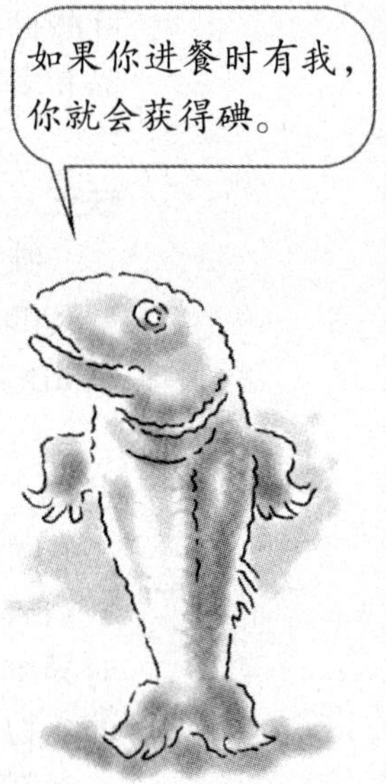

碘

建议孕期每天碘的需要量为 175mg。碘对于甲状腺素的形成和甲状腺功能的正常发挥有重要的作用。这种矿物质的最好来源是海鱼，包括鳕鱼、黑线鳕、鲷科鱼和海鲈。

如果碘缺乏，可以导致孕妇或胎儿的甲状腺肿大（甲状腺肿），严重时可以导致胎儿甲状腺功能减退（呆小病）。胎儿出生时就有甲状腺肿大是非常危险的，因为肿大的腺体对气道的压迫可以导致早期的呼吸窘迫，如果在出生时没有发现，甲状腺功能减退可以导致认知损害。在水和土壤中缺乏碘的地区，孕妇应该食用碘化盐和至少每周食用一次海鲜食品。

铁

建议孕妇每天铁的摄入量（RDA）为 30mg。在多数情况下，大约一半的摄入量需要得到补充，因为单从饮食摄入不能提供足够的铁。记住告诉孕妇服铁剂时饮用橘子汁可以提高铁的吸收，铁也可以导致大便呈黑色，如果饮食中水和纤维较少可以引起便秘。

铁的作用

铁是维持高水平血红蛋白所必需的，而血红蛋白则是婴儿出生后氧合作用所需要的。孕 20 周之后，胎儿开始在肝中贮存铁，当孕妇主要摄入牛奶（铁的含量较低）时，这就需要充足的贮存以维持生命中的前3个月之需。另外，孕妇也需要铁以增加红细胞容积和补充分娩时丢失的铁。

因为含铁丰富的食物价格很高，如动物内脏、蛋、绿叶蔬菜、强化面包、干果，因此，低收入的孕妇在饮食中摄入足够的铁就会有困难。目前许多谷类食物都是铁强化的，但此类食物却不能提供孕妇所需要的铁量。

氟化物

氟化物可以坚固牙齿。如果孕妇不喝氟化水，建议补充氟化物。如果水中含有氟化物，则不应再补充，因为大量的氟化物可以使牙齿发黄，并且不应擅自补充。

钠

钠是调节体内水的重要电解质，它可保留母体血液循环中的水分以保证物质通过胎盘交换的最佳压力梯度，保持血液酸碱平衡，并帮助营养物质穿过细胞膜。

在孕期和哺乳期，孕妇的钠代谢（利用）因激素活动而改变，导致在此期间钠的需要量轻微增加，然而，母体很少需要摄入额外的钠，因为一般饮食就可提供足够的量。建议孕妇孕期食用一般的烹调食物，除非孕妇患有高血压或心脏疾病。但是太咸的食物如午餐肉和薯片应该少食，添加剂如味精也应尽量避免使用，摄入过多的盐可导致水钠潴留，加重心脏负担。

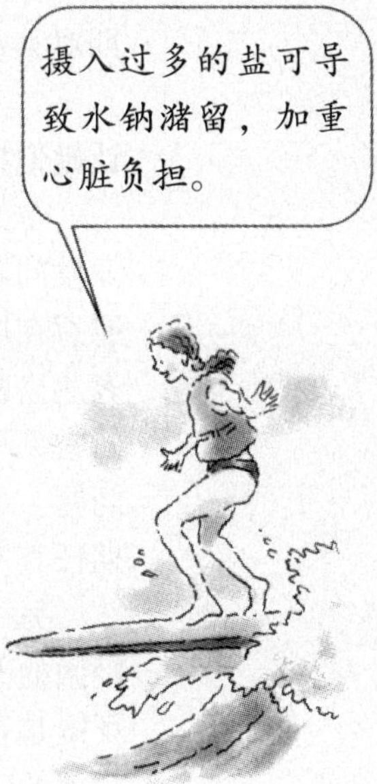

锌

锌对DNA和RNA的合成以及细胞的生长和分化是必需的。锌缺乏与早产有关，孕期锌的RDA是每天15mg，肉、肝、蛋类、海鲜和产前维生素都是锌很好的来源。

水

孕妇不仅要排泄自身的废物，还要排泄胎儿的废物，因此，身体需要额外的水分以促进肾功能。另外，水还可以：

- 保持皮肤柔软
- 减少便秘的发生
- 除去体内的毒素和废物
- 减轻肿胀

建议每天水的摄入量为2qt（8杯）。水的来源包括果汁、奶类、汤类和碳水化合物饮料，孕妇应避免过量摄入咖啡因饮料。

将孕期不适降到最低

针对孕期出现的不适，可提供相应的措施。另外，早期对某些情况的监测有助于减少不适的发生。

应鼓励孕妇讨论她感觉到的不适，一些不适可以很容易减轻，而另外一些或许是有问题的。

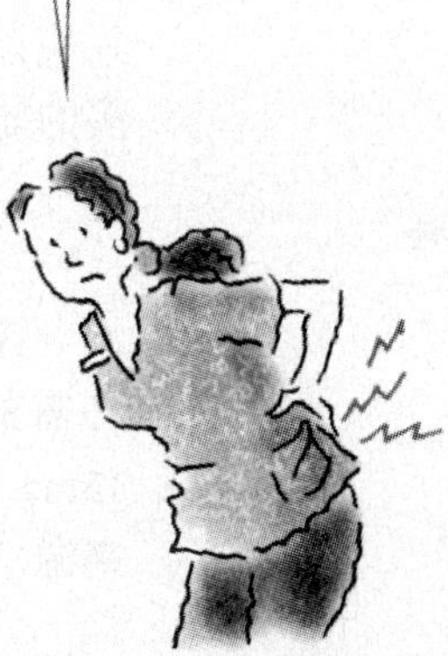

让她们相互交流，然后你可以提供护理

孕妇可能不会提及她的忧虑和不适，除非问及一些专业性问题。这是因为她并没有意识到问题的严重性或她不愿意在产前访视上占用太多的时间。鼓励孕妇在访视期间表达出所有的顾虑。虽然有些问题可能是与正常妊娠有关的常见不适，但它可能是潜在问题的早期征象。例如便秘问题，孕妇认为是轻微不适，但可能导致痔疮，如果在孕期任其发展可能会变成一个长期问题。

另一方面，孕妇会将孕期的不适视为健康的障碍，将轻微的不适严重化，尤其是如果每天都感觉不适就会让她怀疑是否还能回到原来的状态。我们应该表示同情并提供合理的建议以减轻不适，帮助促进孕期的健康。（见：处理孕期不适）

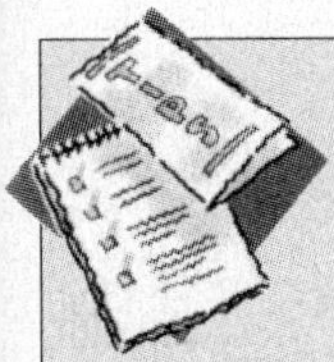

教育园地

处理孕期不适

下表列出了与妊娠有关的常见不适以及如何预防和减轻不适。

不适	孕妇教育
尿频	● 有尿意就排泄； ● 避免摄入咖啡因； ● 进行肛提肌收缩运动。
疲劳	● 尽量夜间保证充足的睡眠； ● 计划一天中休息的时间； ● 保持良好的营养。
乳房敏感	● 戴支托性乳罩； ● 当影响睡眠时可以在夜间戴乳罩。
阴道分泌物	● 穿棉质内裤； ● 不要穿贴身裤袜； ● 每天洗澡。
背痛	● 避免站立时间过长； ● 保持孕期体重在适当的范围； ● 不要穿高跟鞋； ● 屈膝——不要弯腰。
圆韧带疼痛	● 从坐位缓慢站起； ● 向前屈身以减轻疼痛； ● 避免扭腰动作； ● 卧于舒适一侧。
便秘	● 增加饮食中纤维的摄入； ● 定时排便； ● 多喝水，包括白开水、果汁（除非有禁忌），避免饮用含有咖啡因的饮料。
鼻塞	● 用雾化吸入器； ● 用盐滴鼻； ● 避免使用治疗性的鼻腔喷雾，因为重复使用会引起反弹。
痔疮	● 避免便秘； ● 经常促进肠道蠕动； ● 尽可能地进行温水坐浴以减轻不适； ● 用冰袋减轻水肿。
静脉曲张	● 规律锻炼； ● 每天抬起双腿休息； ● 避免久站或久坐； ● 避免将腿交叉； ● 避免穿及膝紧身袜，穿宽松袜； ● 保持孕期体重在正常范围。
脚踝水肿	● 避免久站或久坐； ● 休息时抬高双足； ● 避免穿下肢紧身的衣服。
腿抽筋	● 伸直腿，脚踝背屈； ● 避免伸直脚趾； ● 经常抬高双腿休息。

孕早期

尽管孕妇可能会对妊娠和分娩感到兴奋，孕早期所发生的许多不适可能会冲淡其做母亲带来的兴奋。这种不适通常是孕期的一部分，但是，有许多方法可以减轻不适并阻止更严重的并发症，应该将这些信息传达给需要的孕妇。

恶心和呕吐

恶心和呕吐是孕早期最常见的不适，一般是指晨起呕吐，但是，某些孕妇可能持续一整天。恶心和呕吐一般不会影响正常的营养摄入而影响胎儿发育。

至少50%的孕妇会经历正常的妊娠恶心，但很少服用药物来减轻症状，因为药物会对胎儿产生不利影响。

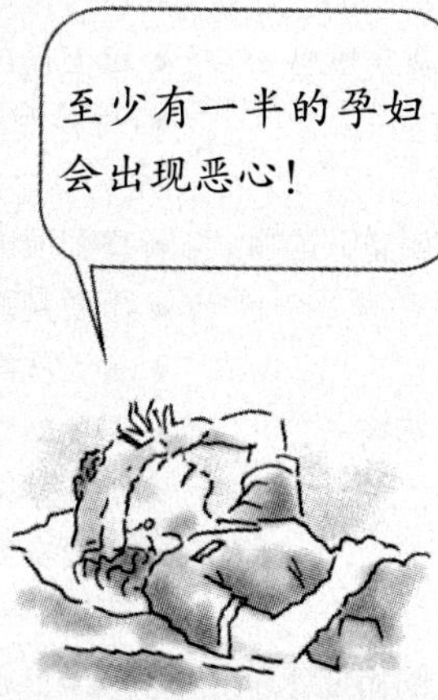

恶心的原因

恶心的原因尚未明确，但有人认为恶心是在孕早期身体对高 hCG 水平的反应，其他可能的原因包括子宫肌肉的快速拉伸、消化道肌肉组织相对松弛（使消化不良）、胃酸过多以及孕妇嗅觉的敏感。（见：减轻恶吐）

如果出现以下情况，恶心和呕吐则视为异常：

- 孕妇体重减轻
- 孕期的某一周，孕妇体重没有如预期中的增加
- 错过的餐次在一天内未能弥补
- 出现脱水的征象，如少尿
- 恶心持续超过孕 12 周
- 孕妇每天呕吐超过 1 次

预防潜在的并发症，如妊娠剧吐（孕期严重的恶心和呕吐导致脱水，体重下降至少 4.5kg）。如果出现这些征象和症状，立即通知保健医生。（如果想了解有关妊娠剧吐的更多信息，可参考第六章关于高危妊娠的讨论。）

教育园地

减轻呕吐

以下小窍门可以帮助孕妇减轻孕期呕吐：

- 早上起床前，吃一些高糖食物如咸饼干、烤面包或其他饼干；
- 少量多餐，而不是大量少餐；
- 避免油腻和过度调味的食物；
- 推迟早餐（或晚餐，如果有晚间呕吐），直到呕吐过去，在其他时间补充以保持营养；
- 避免突然的活动和疲劳，这可以增加呕吐；
- 如果早餐总是吃得很晚，睡前可吃些消夜以避免进餐间隔太长；
- 腕部扎指压按摩带（在旅游商店可以买到），或许能帮助减少运动性呕吐；
- 小口喝碳酸饮料、水或不含咖啡因的中药茶；
- 外出散步或通过开窗吸入新鲜空气进行深呼吸。

鼻塞

孕期常见鼻塞，并且可以持续整个孕期。雌激素导致血管阻塞和鼻黏膜脆弱，可导致流鼻血。

尿频

由于血容量和 GFR 增加，妊娠早期可出现尿频，持续约 3 个月。妊娠中期，子宫上升至膀胱上方，尿频消失。妊娠晚期，胎儿头部压迫到膀胱，这一症状又重复出现。

如果孕妇主诉尿频，询问是否有排尿烧灼感、疼痛或血尿，即泌尿道感染的两个征象。排除感染后，需要教给孕妇减轻尿频的方法。如果可能的话，建议孕妇减少咖啡因的摄入量，进行肛提肌收缩训练帮助增强盆底肌肉，可减轻孕晚期排尿急迫感。肛提肌收缩训练还有助于控制排尿。

乳房敏感

乳房敏感通常发生于妊娠早期，遇冷空气时更为明显。大多数孕妇乳房敏感很轻并且瞬间消失，且并不为此痛苦。

如果乳房敏感引起孕妇不适，建议孕妇穿宽带乳罩支托并注意保暖，避免凉风（如果寒冷加重症状）。如果乳房不适影响夜间睡眠，可在夜间戴乳罩。如果出现急性疼痛，需要考虑有无潜在问题发生，如乳头皲裂或乳腺炎。

疲劳

孕早期疲劳比较常见，这是由身体代谢需求增加所致。疲劳也能加重早孕反应，例如，如果孕妇感觉疲劳，就不能很好地进食；如果孕妇整天忙碌，不知休息，那么患有静脉曲张和血栓栓塞等并发症的危险性便会增加。

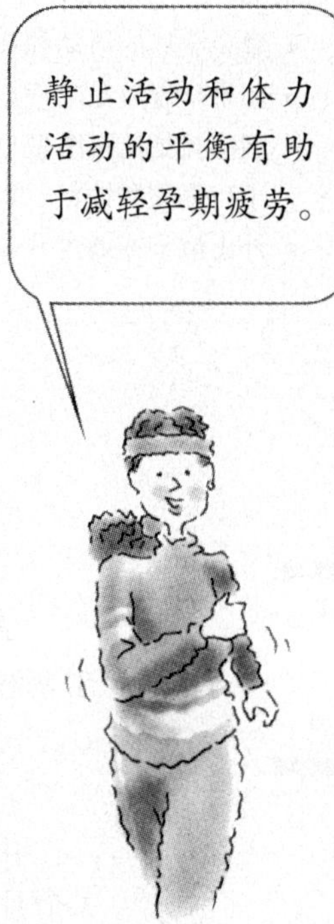
静止活动和体力活动的平衡有助于减轻孕期疲劳。

休息以减轻疲劳

增加休息和睡眠量可以减轻孕妇的疲劳。产前访视过程中，应询问孕妇是否每天设法休息一会儿，并建议她改变作息时间以留出休息时间。如果孕妇在家中或外面进行案头工作，则需要增加活动量，如步行或踏车锻炼。休息和锻炼相结合可以减轻疲劳。

改良的 Sims 卧位（即将大腿抬起）是一种较好的休息姿势，可将胎儿的体重放在床上，而不在孕妇身上，并可以促进下肢的血液循环。

阴道分泌物增加

白带是孕期的另一个不适，为白色、黏性的阴道分泌物或阴道正常分泌物量增加。主要由孕期高雌激素、阴道上皮和宫颈血液循环的增加引起，有些孕妇不愿意提及这一敏感话题，她们不好意思讨论自己身体的某个部分或认为这是因不讲卫生或性传播疾病引起的阴道感染。产前访视时一定要询问孕妇是否存在这一问题。

减少分泌物

告知孕妇每天洗澡或淋浴可以洗去聚集的分泌物并预防外阴脱皮，但孕期禁忌灌洗。可使用会阴垫控制分泌物，但不应使用填塞棉球，因为可以促使分泌物淤积导致感染。穿棉质内衣，睡觉时不穿内衣有助于减轻潮湿和可能的脱皮现象。告诉孕妇应该避免穿紧身内衣和裤袜以免引起真菌感染。

建议孕妇如果分泌物出现颜色、气味或性状的改变要与保健人员联系。外阴瘙痒也需要评估，表明可能有感染。提醒孕妇在孕期不要自己处理阴道感染，因为像甲硝唑这样的药物对胎儿有害。

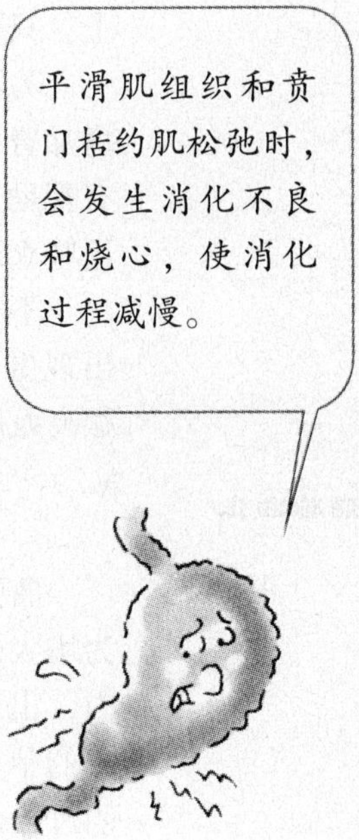
平滑肌组织和贲门括约肌松弛时，会发生消化不良和烧心，使消化过程减慢。

孕中期和孕晚期

虽然孕妇把注意力集中于胎儿，但是，要提醒孕妇诉说不适以确保没有严重的情况发生。另外，妊娠中期应与孕妇复习预防便秘、静脉曲张和痔疮的措施，并与孕妇讨论可能出现的新症状。

消化不良

大量的黄体酮和雌激素可引起消化不良，这使全身的平滑肌组织松弛——包括消化道，食物通过消化系统时速度减慢，导致腹胀和消化不良。这种减慢是有益的，因为它可以更好地促使营养物质被吸收入血流而进入胎儿体内。

感到烧心

当贲门括约肌松弛，食物和消化液从胃内反流入食管时，就会出现烧心。这一症状在孕后期可能因为胎儿对母体内脏器官的压迫而加重。（见：减轻烧心和消化不良，202 页）。

如果护理措施不能减轻症状，建议使用低钠抗酸剂或其他可以在孕期安全使用的 OTC 药。应该避免使用钠或碳酸钠溶液，它们会加重烧心。

脚踝水肿

多数孕妇在孕晚期会出现脚踝和足部水肿，下午或晚上较重，这是由于子宫压迫和液体潴留导致的下肢血液循环减慢引起。孕妇会发现如果脱下鞋子就不能再舒服地穿上。只要没有蛋白尿和高血压，脚踝水肿是一种正常现象。

为了减轻水肿，告诉孕妇采用左侧卧位休息，这可以增加肾小球的滤过率；下午和晚上抬高下肢各坐半小时也有帮助。告诉孕妇避免穿收紧的腰带或及膝的袜子，因为这些衣饰阻止了下肢的血液循环和静脉回流。

不要忽视孕妇下肢水肿的主诉，直到你确定孕妇没有出现蛋白尿，其他相关部位水肿症状或体重突然增加等妊娠高血压的表现。

静脉曲张

曲张的静脉通常是指孕期出现的弯曲的静脉。这是因为增大的子宫压迫下肢回流的静脉，导致血液淤积在血管内，出现静脉充血、红肿和疼痛。静脉曲张常见于有家族史的孕妇和巨大胎儿或多胎妊娠的孕妇。双腿悬垂坐位时间过久也可促使静脉淤血的发生。

简单的 Sims 卧位

每天 Sims 卧位休息 15～20 分钟可有效预防静脉曲张。建议孕妇避免交叉腿或膝盖弯曲坐位，尽量少穿及膝的紧身长筒袜或吊带袜。可使用医用弹性支撑长袜如 TEDS 以减轻静脉曲张，孕妇可在早上起床前使用以达到最好的效果。活动和休息交替也是减轻静脉曲张的有效方法。建议孕

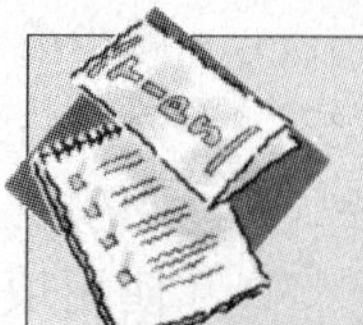

教育园地

减轻烧心和消化不良

为了减少孕妇烧心和消化不良的发生，建议如下：

- 避免体重增加过多(这会加重胃的负担)
- 避免穿腹、腰部紧身的衣服
- 少量多餐，取代一日三餐
- 细嚼慢咽
- 避免摄入过度调味食品、油炸和过多脂肪的食物、加工过的肉、巧克力、咖啡、酒精、碳酸饮料、绿薄荷或胡椒薄荷
- 不吸烟
- 避免弯腰
- 睡觉时抬高头部 15cm

妇至少每天 2 次打破长时间的坐姿和站姿，而代之以散步。VitC 也有助于减轻静脉曲张，因为它参与形成血管的胶原质和内皮细胞。在产前访视中询问孕妇饮食中是否摄入了充足的新鲜水果。

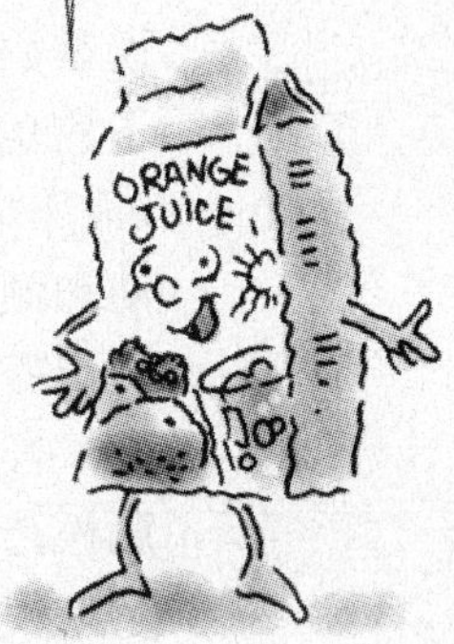

不要在孕期进行曲张静脉切除。多数情况下，分娩后恢复孕前体重时，静脉曲张症状会有所改善。

痔疮

痔疮是直肠静脉的曲张，通常在孕期发生，是由逐渐增大的子宫对静脉产生压力造成的。孕早期采取措施可减少其发生率和减轻其严重性。

每天进行改良 Sims 卧位休息可以减轻痔疮引起的不适。告诉孕妇每天下午或晚上采用膝胸卧位减轻对直肠静脉的压力。由于这一体位可以导致头晕，建议孕妇开始采用该体位时只保持几分钟，然后逐渐增加到 10～15 分钟。同时，建议使用通便剂和冷敷减轻疼痛。

便秘

随着妊娠的进展，逐渐增大的子宫压迫肠道使肠道蠕动减慢从而导致便秘，有时可导致肠胀气。口服铁剂也可以导致便秘，在加强补充以增加胎儿铁剂贮存的同时，还需帮助孕妇寻找减轻或预防便秘的方法。

建议孕妇不要采用家庭治疗方法如矿物油润滑剂和灌肠法。矿物油润滑剂可妨碍脂溶性维生素的吸收（如 VitA、VitD、VitE 和 VitK），这些都是胎儿生长所必需的。灌肠可通过肠道的蠕动刺激分娩。除非有特别处方或经过孕妇保健人员的认可，孕期非处方药、通便剂以及所有药物都是禁忌使用的。（见：预防便秘）

如果孕妇有肠胀气，建议避免食用产气食物如卷心菜和豆类。另外，如果饮食治疗和规律排便失败，可以使用粪便软化剂（如多库酯钠）和通便栓剂（如甘油）。

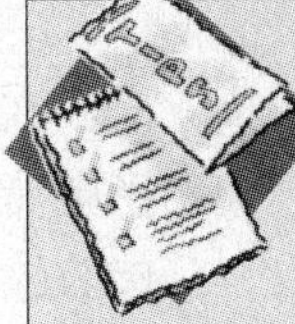

教育园地

预防便秘

当指导孕妇如何预防便秘时，有以下技巧：

- 鼓励孕妇定时排便；
- 建议孕妇通过摄入粗粮如未经加工的水果、谷物以及蔬菜以增加摄入纤维素的量；
- 建议每天多喝水。

背痛

随着妊娠的进展，孕妇身体会发生腰椎前弯和姿势的改变以维持平衡，这会导致背痛。背痛也是膀胱或肾感染的起始信号。为了确定背痛的原因，需评估孕妇走路的姿势、确定她穿鞋的类型，并对症状进行详细的描述。

为了减轻疼痛，指导孕妇穿平底或低跟鞋，这可以减少脊柱必要的弯曲以保持直立姿势。建议孕妇走路时骨盆前倾，这样可以通过骨盆支撑子宫的重量以减轻背痛。局部热敷或用硬床垫（或床垫下垫一板）可以帮助减轻不适。骨盆的摆动和倾斜也是有益的。为了防止背部扭伤，建议孕妇蹲下——而不是弯腰去拿取或抱起物品。

告诉孕妇在未咨询保健人员之前，不要应用肌松药或止痛药（以及其他的药物）。一般来讲，孕期使用对乙酰氨基酚可减轻疼痛并且是安全有效的。

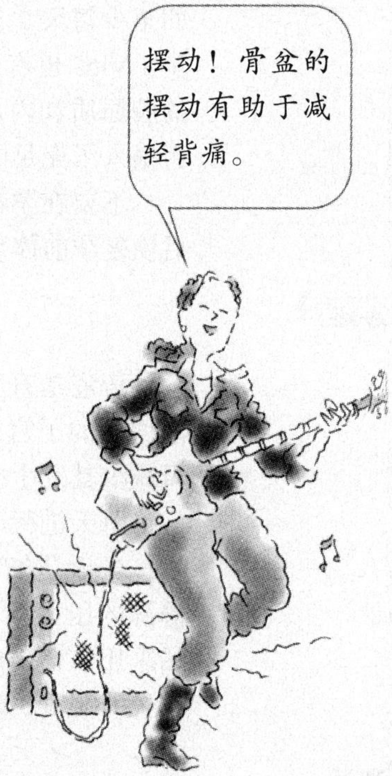

下肢痉挛

在孕期，血钙降低、血磷升高、血液循环受影响常导致下肢痉挛。疼痛可以很严重，下肢肌肉收缩的强度也很惊人。产前访视时一定要询问孕妇是否有下肢痉挛，如果存在下肢痉挛的问题，教给孕妇缓解不适的技巧。

伸展和抬高

减轻症状的最好办法就是让孕妇暂时仰卧位并伸展患腿，同时保持膝盖伸直和脚背屈，直到疼痛消失。每天可经常抬高下肢以改善血液循环并避免腿部完全伸展，如脚尖伸直的伸展，这样可能有好处。

如果孕妇经常下肢痉挛，可使用氢氧化铝凝胶来结合肠道内的磷，降低血液循环中的磷，减少牛奶的摄入量至每天一品脱，补充乳酸钙也能帮助降低磷的水平。

头晕

孕早期头晕可能因血液供应不能满足扩大的循环系统的需要引起。孕中期，增大的子宫对母体血管的压迫也可以引起头晕。当孕妇从坐位或俯卧位站起的时候均可发生头晕。这是因为当血压降低时，血液迅速从大脑流出。这种情况下，建议孕妇缓慢站起。

头晕也可以因没有进餐而导致的低血糖引起，可随身携带糖果或饼干以快速提高血糖水平。

如果孕妇感觉头晕，建议她平卧并抬高足部，或坐下将头放在两膝中间直到头晕消失，并将头晕症状告诉保健人员。这可能是严重贫血的征象或其他疾病，应该进行评估。

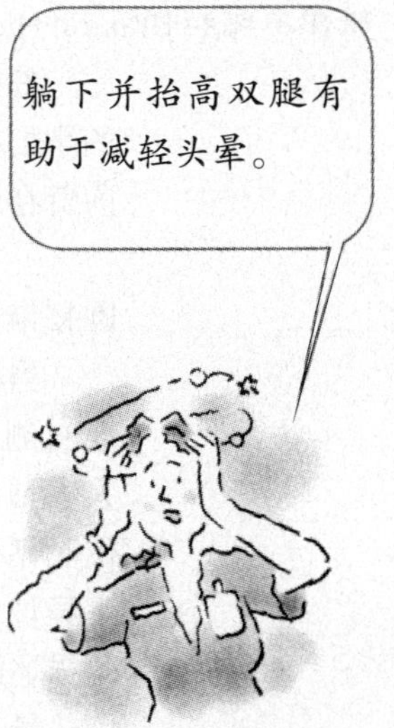

气短

随着增大的子宫对横膈膜的压迫，肺被压缩，导致呼吸困难（气短）。当孕妇用力或晚上平卧时，呼吸困难会更加明显。

坐直使子宫不再压迫横膈膜，有助于减轻这一问题，随着妊娠的进展，孕妇可能需要枕下垫 2 个或以上的枕头入睡以避免呼吸困难。

访视前要经常询问孕妇气短情况以确定这种感觉是否持续存在。持续的气短表明有心脏问题或呼吸道感染。

失眠

孕期失眠较常见。孕妇想要体力上得到休息很困难，因为增大的腹部使她感觉不适；脑力上得到休息也是困难的，因为她想的会很多。为了预防失眠，复习减轻压力和放松的技巧是有帮助的，可以帮助孕妇改善睡眠。另外，使用舒适的床、枕头以支撑头、背和腹部也有帮助；睡前进食少量食物，午后避免咖啡因也有益。如果孕妇白天小睡，建议她缩短小睡时间，晚上晚睡以促进夜间睡眠。如果失败，建议孕妇起床读书、织毛衣或进行喜欢的活动，直到她困倦能入睡为止。

腹部不适和 Braxton Hicks 收缩

妊娠早期，孕妇可能会经历腹部压力的不适感，多胎妊娠的孕妇在整个孕期都会有这种感觉。孕妇可通过轻压宫底或两前臂在胸前交叉站立减轻这一压力。

圆韧带周围疼痛

当孕妇突然站起来时，她可能会感到来自于左侧或右侧下腹部圆韧带张力的拉痛，它可能是锐痛或令人害怕的疼痛，如果总是慢慢从卧位到坐位，或从坐位到站位，疼痛就不出现。请记住，圆韧带疼痛与发生异位妊娠破裂引起的突然疼痛相似，孕妇对于疼痛的描述需要进行仔细评估。

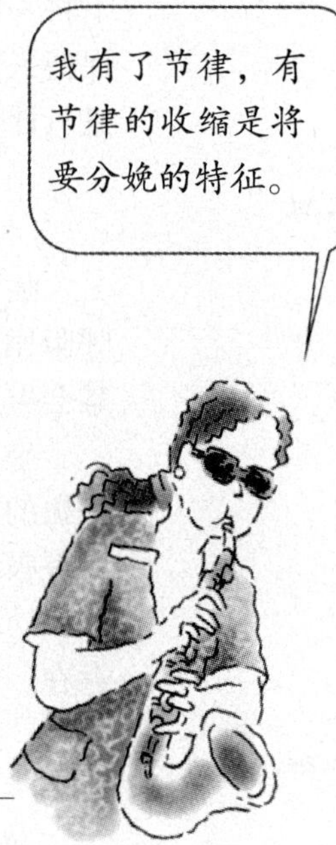

最早在孕 12 周，子宫就有了周期性的收缩和放松，这些收缩称为 Braxton Hicks 收缩，通常早期不会注意到，在孕中、晚期，收缩开始加强，导致孕妇开始紧张并可能感觉到有一点疼痛，与严重的月经痛相似。这些感觉是正常的，不是分娩开始的征象。

要确保孕妇懂得规律的宫缩是分娩的特征，不要误认为是 Braxton Hicks 收缩。

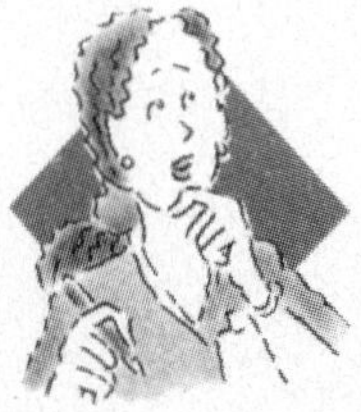

快速测试

1．孕妇年龄大于 35 岁有以下危险：

A．娩出低出生体重儿

B．早产

C．妊娠高血压

D．前置胎盘

答案：D．年龄大于 35 岁的准妈妈有前置胎盘、葡萄胎以及脉管疾病、胶质瘤和退化性疾病发生的危险，她们也有娩出异卵双胞胎或遗传畸形，尤其是唐氏综合征婴儿的危险。

2. 哪一种遗传因素最可能引起孕期不适？

A. 贫血

B. 静脉曲张

C. 癌症

D. 大肠炎

答案：B. 静脉曲张是静脉壁的遗传缺陷，在孕期变得明显，可以导致孕妇不适。

3. 一位孕妇说她的末次月经的第一天是 1 月 7 日，那么她的 EDD 是：

A. 10 月 14 日

B. 4 月 14 日

C. 9 月 30 日

D. 4 月 7 日

答案：A. 基于孕妇的月经史，按照 Nägele 规则计算 EDD：末次月经的第一天，月份减 3，日期加 7。

4. 一位孕妇以前妊娠 2 次，没有堕胎或流产，分娩 2 个足月新生儿，目前处于妊娠期，使用 GTPAL 系统，应该表示为：

A. 3-2-0-2-0

B. 3-2-0-0-2

C. 2-3-0-0-2

D. 3-2-0-2-2

答案：B. 孕妇可以考虑为 3-2-0-0-2，G 是妊娠总次数 (3)；T 是足月产新生儿数（在孕 38 周或以后出生的新生儿），总数是 2；P 是早产新生儿数（在孕 20 周之后至 38 周前出生的新生儿），这个孕妇是 0；A 是自发或继发流产数，这个孕妇是 0；L 是活着的孩子数。

5. 正常胎心率是：

A. 110～150 次 / 分

B. 120～160 次 / 分

C. 130～170 次 / 分

D. 140～180 次 / 分

答案：B. 正常 FHR 通常是 120～160 次 / 分。

6．产前筛查的三联试验是：

A．超声、羊膜穿刺术和血清雌三醇测定

B．血清 hPL、血清雌三醇和尿液分析

C．血清 hCG、血清雌三醇和尿液分析

D．MSAFP、血清 hCG 和非偶联雌三醇

答案：D．三联试验是：MSAFP、hCG 和非偶联雌三醇。

7．孕妇感到疲劳可采用哪一种卧位比较舒服？

A．改良 Sims 卧位

B．抬高下肢仰卧位

C．抬高头部仰卧位

D．坐直抬高下肢

答案：A．好的休息卧位是改良的 Sims 卧位，上腿前屈。这种卧位将胎儿的重量放于床上，而不是在母体，也可以促进下肢的血液循环。

评分

☆☆☆ 如果你回答对了全部 7 个问题，很好！你已经熟练掌握了产前护理！

☆☆ 如果你回答对了 5～6 个问题，做得好！你可以学习下一章内容了！

☆ 如果你回答对的问题少于 5 个，别灰心！继续努力，再复习一遍！

（李静　译）

6

第六章 高危妊娠

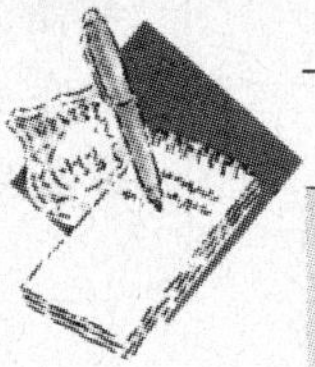

主要内容

在本章中，你将学习：

- 高危妊娠发生的危险因素
- 根据评估结果识别高危妊娠的方法
- 高危妊娠的处理措施
- 高危妊娠相关的护理干预措施

高危妊娠概述

大多数女性怀孕期间不会发生严重的疾病，可以平安度过孕期。她们在良好的健康状况下受孕，并将最终产下健康的宝宝。然而，有时候也会出现问题，使孕妇及胎儿置于危险的境地。这些问题可能源于准妈妈原有的慢性疾病，在怀孕期间发生了并发症，也可能是影响准妈妈或胎儿健康的外部因素所致。

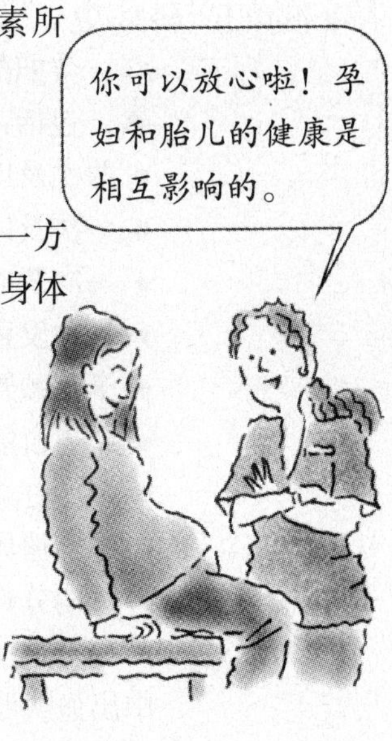
你可以放心啦！孕妇和胎儿的健康是相互影响的。

准妈妈＋胎儿＝一个整体

一定要记住：准妈妈与胎儿的健康是相互影响的。一方面，母体健康状况的变化可能影响胎儿，另一方面，胎儿身体状况的变化也会影响准妈妈的生理及心理健康。

诱发因素

高危妊娠一般是众多危险因素共同作用的结果。几个因素可以相互作用，导致高危妊娠。例如，青少年怀孕属于高危妊娠，然而，使其归于高危的并不仅仅是她的年龄。事实上，女性的年龄是一种象征，它提示这位女性可能具有导致高危情形的诸多危险因素。

首先，怀孕青少年面临自身的成长和发育危机。其次，青少年一般缺乏适当的营养、足够的支持和相关知识，而这些均是导致高危情形的因素。最后，像缺铁性贫血、妊娠高血压、早产等情况，在青少年妈妈中的发生率也较高。

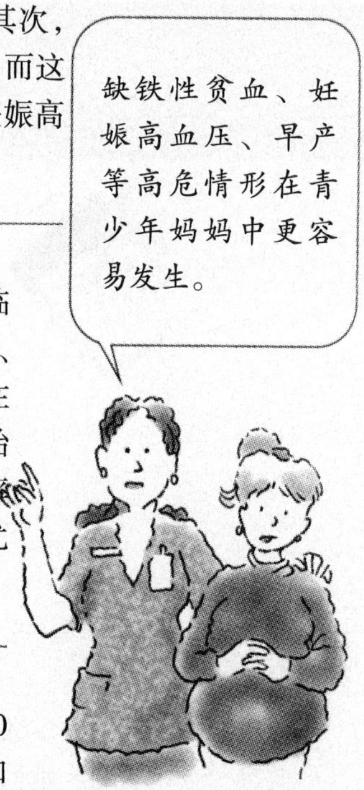
缺铁性贫血、妊娠高血压、早产等高危情形在青少年妈妈中更容易发生。

孕妇的年龄

年龄小于15岁或大于35岁的女性在怀孕时会面临更大的风险。青少年怀孕面临一系列危险，低出生体重、早产、贫血、分娩障碍、头盆不称等情况的发生比率在少女妈妈中显著增高。年龄大于35岁的孕妇发生前置胎盘、葡萄胎，以及血管性、增生性、退行性病变的几率增高。并且，高龄孕妇产下异卵双生或者遗传缺陷，尤其是唐氏综合征婴儿的危险性增加。

孕妇的生育史

孕妇的既往生育史可能是一个高危因素。例如，20周内受孕5次及以上的经产妇属于高危情形。另外，如果在分娩后3个月内再次受孕，也属于高危妊娠。

孕妇的妇产科病史

孕妇的妇产科病史中，存在许多可能导致高危妊娠的因素，包括：

- 两次及以上的早产或自然流产
- 一次及以上的足月死胎
- 一次及以上的新生儿全身异常
- 骨盆发育不完善或结构畸形
- 子宫颈管机能不良
- 尿道机能不良、位置或结构畸形
- 多胎妊娠史、胎盘异常、羊水异常或体重增长缓慢
- 孕期糖尿病、妊娠高血压或感染病史
- 过期分娩史
- 曾有难产、急产、分娩致宫颈或阴道撕裂、头盆不称、分娩中出血或胎盘滞留等病史
- 缺乏产前护理

另外，月经初潮3年内受孕的女性高危妊娠发病率和死亡率较高。并且，该类女性娩出小于孕龄儿的可能性也较大。

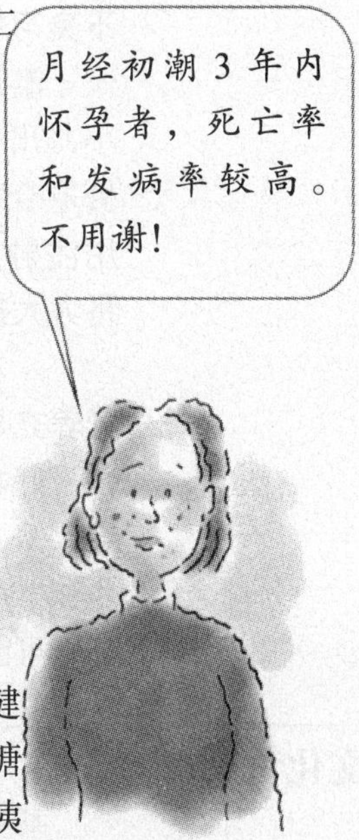
月经初潮3年内怀孕者，死亡率和发病率较高。不用谢！

孕妇病史

其他疾病也可能引起孕期并发症。例如，腹部外伤可导致胎膜早破（PROM）或胎盘早剥。严重的心脏病会影响胎盘血液灌流，从而影响胎儿的营养供应，导致胎儿发育异常甚至低出生体重。孕前患有高血压、肾病或糖尿病的孕妇，怀孕期间发生妊娠高血压的几率增加，而妊高征容易导致胎盘早剥。

胰岛素抵抗

怀孕期间糖尿病病情可能恶化，从而影响母体和胎儿的健康。孕妇容易发生胰岛素抵抗，从而需要增加胰岛素用量。糖尿病孕妇体内过量的葡萄糖刺激胎儿产生更多的胰岛素，而胰岛素会反过来促进胎儿生长，因此，糖尿病孕妇极易娩出巨大儿。反过来，巨大儿又会给孕妇带来头盆不称、难产等问题。

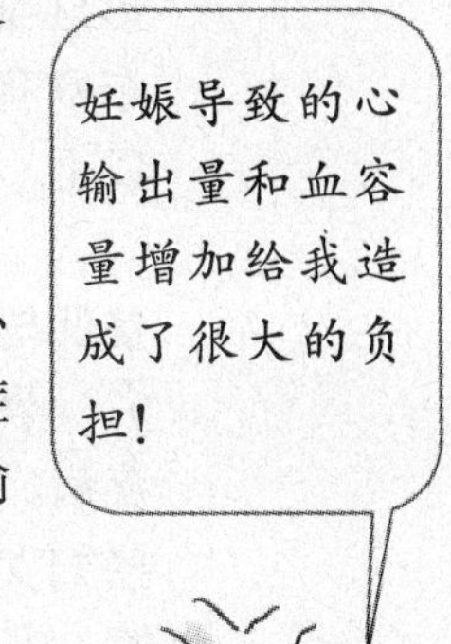

怀孕导致的病情加重

怀孕期间，子宫增大使得胃移位，并且黄体酮增加导致心脏括约肌松弛和胃肠动力下降，可能会加重消化道溃疡的症状，出现胃反流等表现。另外，随着妊娠进展，血容量和心输出量不断增加，可能使孕妇潜在的心脏疾病表现出症状。

孕妇的生活方式

生活方式和职业可能对妊娠产生不利影响。应当让孕妇了解：饮食和接触的环境物质有可能严重影响妊娠。例如，服用过量的非处方或处方药物有害胎儿健康。另外，吸烟与宫内发育迟滞以及低出生体重儿的发生有关。接触毒性物质，如铅、有机溶剂、放射线、一氧化碳等，可导致胎儿畸形。

不良习惯

滥用违禁药物或酒精是导致胎儿畸形的另一个原因。小儿出生后可能会出现戒断症状。药物滥用还会干扰孕妇摄取合理的营养，从而影响胎儿发育。另外，如果孕妇采用注射方式滥用药物，则其感染乙肝和艾滋病病毒的几率将大大提高。

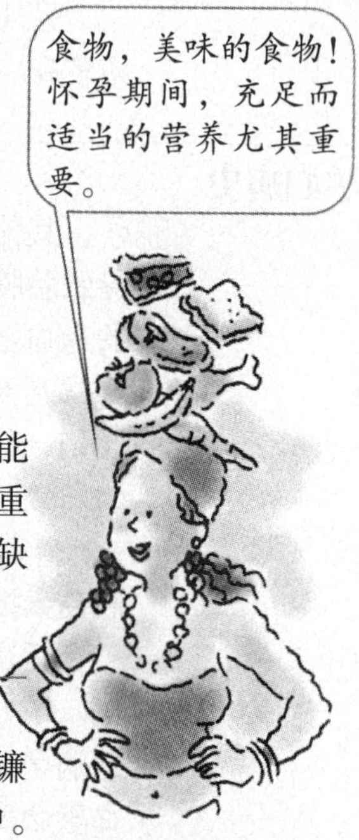
食物，美味的食物！怀孕期间，充足而适当的营养尤其重要。

营养充足的宝宝才会健康成长

妊娠期间，充足而适当的营养非常重要。营养不恰当可能导致铁、叶酸或蛋白质的缺乏。孕期缺铁性贫血与低出生体重儿和早产的发生有关。叶酸缺乏与神经管缺损有关。蛋白质缺乏则可能导致胎儿发育迟缓及生长障碍。

文化背景

某些遗传性疾病的发生与特殊的文化有关。例如，镰形红细胞贫血主要发生在非洲和地中海沿岸居民后裔中。东欧犹太人后裔发生 Tay-sachs 的几率是普通人群的 100 倍以上。

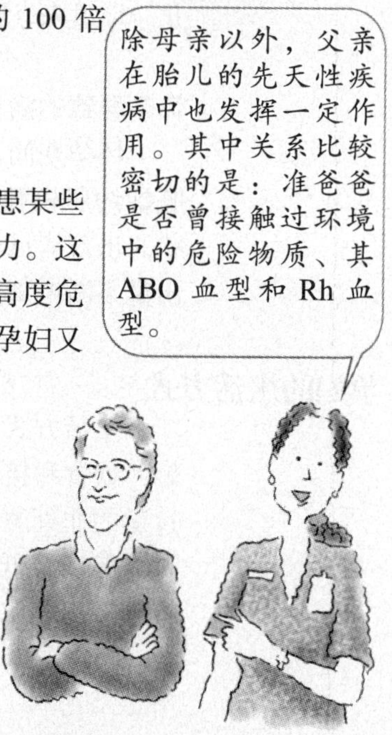
除母亲以外，父亲在胎儿的先天性疾病中也发挥一定作用。其中关系比较密切的是：准爸爸是否曾接触过环境中的危险物质、其 ABO 血型和 Rh 血型。

信仰与胎儿

孕妇的宗教活动也可能影响其身体健康，使其易患某些疾病。例如，一个信奉阿曼派的妇女不具备风疹免疫力。这些妇女接触风疹病毒后，其胎儿即面临先天畸形的高度危险。安息日信徒的食谱中从来没有牛奶及其制品，而孕妇又需要补充额外的钙质以促进胎儿骨骼发育，从而出现矛盾。

家族史

某些导致高危妊娠的因素是家族性的。例如，多胎妊娠、先天性畸形、精神异常等家族史可能增加高危妊娠的发生几率。

不要忘记胎儿的爸爸

胎儿的某些先天异常有可能源于父亲接触的某些环境危险物质。父亲的 ABO 血型和 Rh 血型也非常重要，原因是如果父亲为 Rh 阳性，母亲为 Rh 阴性，而胎儿为 Rh 阳性的情况下会发生同种免疫。

家庭

家庭环境对高危妊娠的发生也有重要影响。家庭虐待史、缺乏家庭支持者、住房紧张或经济拮据等会增加高危妊娠的发生几率。

胎盘早剥

胎盘早剥是指胎盘提前从子宫壁上剥落，常引起出血，一般发生在孕 20 周之后。本病可根据胎盘剥离的范围、母体和胎儿症状的严重程度进行分类。

分娩次数越多，风险更高

胎盘早剥主要见于经产妇——多发生于年龄大于 35 岁的女性，是妊娠中晚期出血的常见原因。胎儿的预后取决于孕龄和失血量。如果出血能够及时得到控制，孕妇预后良好。

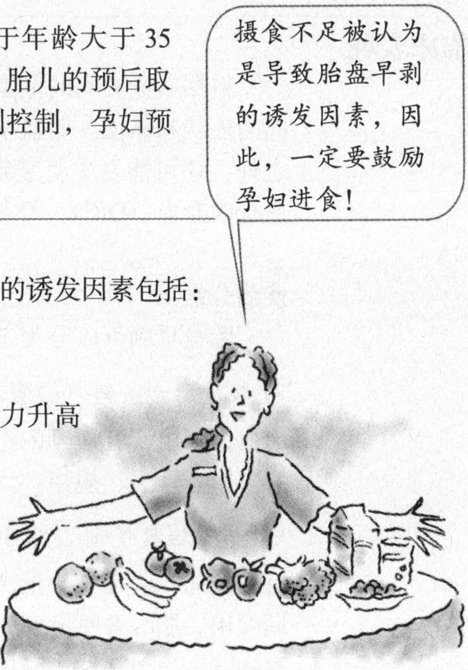
摄食不足被认为是导致胎盘早剥的诱发因素，因此，一定要鼓励孕妇进食！

病因

胎盘早剥的病因目前尚不清楚。其主要的诱发因素包括：

- 外伤，如对子宫部位的直接殴打
- 羊膜腔穿刺引起胎盘部位出血
- 慢性高血压或妊高征等导致的胎盘一侧压力升高
- 经产妇（分娩次数 >5 次）
- 脐带过短
- 摄食不足
- 吸烟
- 子宫扩大引起的腔静脉压力升高（见：了解胎盘早剥）

了解胎盘早剥

胎盘早剥发生时，由于子宫血管系统缺乏弹性或异常变化导致胎盘面的血管自发破裂。高血压、子宫增大使得血管不能充分收缩以封堵血管破裂处，使得情况更为严重，导致出血持续不断，最终可能危及部分或整个胎盘。

边缘性与中心性

80%的出血是外周或边缘性的，即胎盘的外周部分从子宫壁脱落。如果胎盘中央部分从子宫壁上脱落，依然完好的周边部分会将血液限制在内，这种出血是中央性或隐蔽性的，发生比例大约是20%。

出血的后果

血液进入肌纤维后，部分脱落、完好的胎盘边缘组织将其限制在内，使得子宫无法完全松弛，子宫的紧张性和兴奋性增高。如果进入肌纤维中的血量过多，会导致子宫呈蓝色或紫色，积聚的血液会阻碍分娩后子宫的正常收缩（称为“库弗莱尔子宫”，或“子宫胎盘卒中”）。

临床表现

根据胎盘剥离的范围和出血量的多少，胎盘早剥会出现不同的症状和体征。胎盘早剥的主要并发症是出血和休克，除此之外，还可能发生肾衰竭、垂体坏死（席汉综合征）、弥散性血管内凝血（DIC）、孕妇和胎儿死亡等。

疾病分级

胎盘早剥可以分为三级：

- 轻度胎盘早剥（边缘剥离）：缓慢发生，阴道少量至中等量出血，下腹部有模糊的不适感，轻度至中度腹肌紧张和子宫激惹。胎心音强、规律。
- 中度胎盘早剥（约50%的胎盘剥离）：缓慢或突然发生，持续腹痛，阴道中等量出血，呈暗红色，柔软的子宫在宫缩间期变硬，胎心音听不到，或不规律，或有心动过缓，可能有休克症状。一般在两小时内开始分娩，产程快。

胎盘早剥的类型

以下是关于胎盘早剥中胎盘剥离程度的描述和图解。

轻度剥离

轻度剥离始于胎盘与子宫壁的小范围分离，二者之间有内出血（隐匿性出血）。

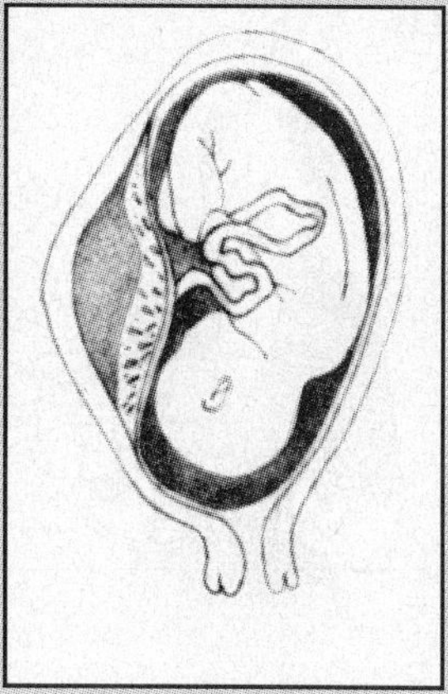

中度剥离

中度剥离可能突然发生，也可能由轻度剥离逐步发展而来，有外出血。

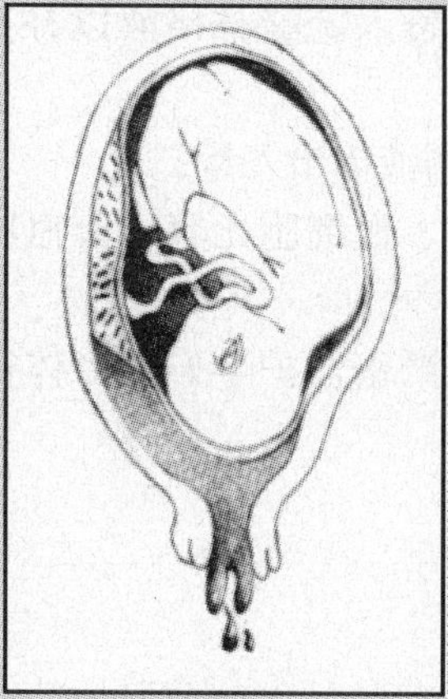

重度剥离

重度剥离时，出现外出血，伴有休克症状，还可能有胎心消失。

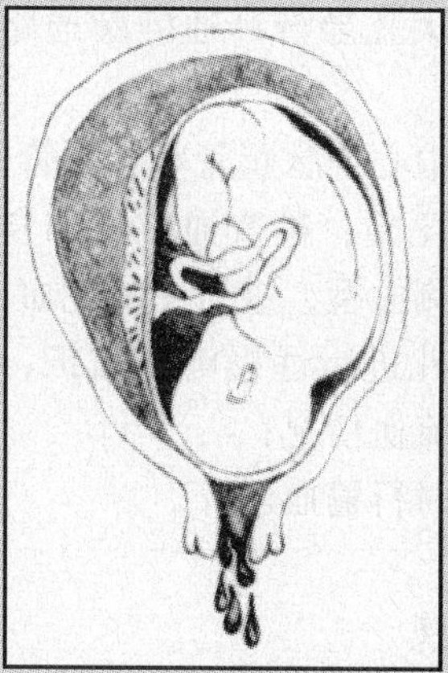

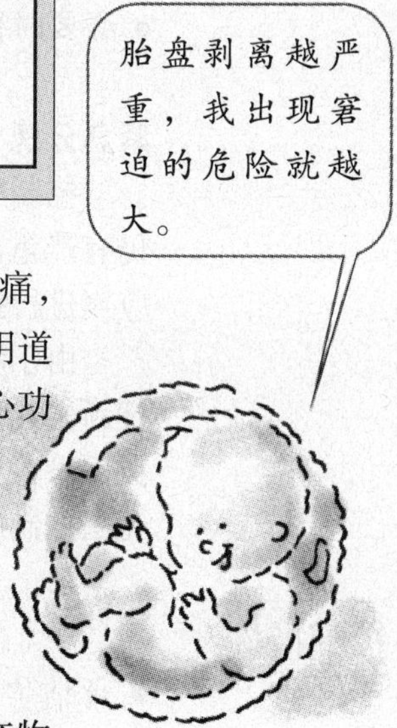

重度胎盘早剥（70%的胎盘剥离）：突然发生，剧烈疼痛，持续的子宫疼痛（撕裂痛或刀割样痛）；子宫硬如板状，阴道中等量出血，迅速发生进行性休克，胎心音消失（与胎儿心功能衰竭有关）。（见：胎盘早剥的类型）

临床表现

排除胎盘早剥的检查有阴道检查（为急诊剖宫产做准备）和超声检查。血红蛋白水平降低、血小板计数减少支持胎盘早剥的诊断。定期检测纤维蛋白裂解产物有助于了解胎盘早剥的病情进展，并能早期发现DIC。本病需要与前置胎盘、卵巢囊肿、阑尾炎和平滑肌瘤退行性变进行鉴别。

治疗

胎盘早剥的治疗措施主要有：评估、控制出血并恢复有效血容量；分娩存活胎儿；预防凝血障碍。

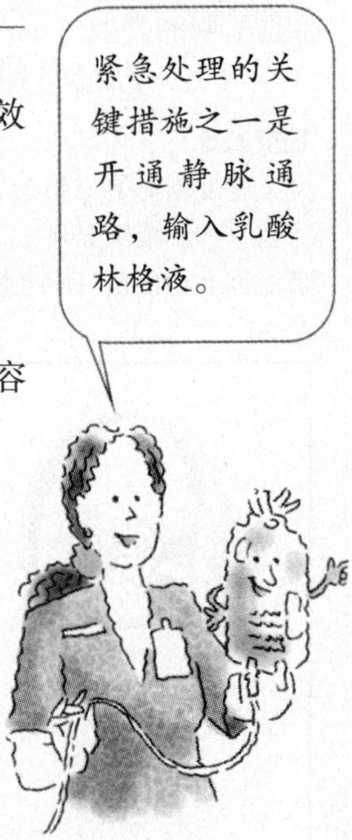
紧急处理的关键措施之一是开通静脉通路，输入乳酸林格液。

紧急处理措施

胎盘早剥的紧急处理措施包括：

- 使用大孔导管开通静脉通路，输入乳酸林格液以补充血容量；
- 通过中心静脉置管和导尿管监测液体出入量；
- 抽血化验，检查血红蛋白含量、血细胞比容、凝血状况，检测血型，进行交叉配血；
- 对胎儿进行远程电子监护，并严密监护孕妇生命体征和阴道流血情况；
- 必要时行输血治疗。

紧急分娩

控制胎盘剥离征象、恢复血容量后，如果出现胎儿窘迫或仍有严重出血，应当立即进行剖宫产。如果未出现胎儿窘迫，应当进行持续监测。

由于胎盘剥离，胎儿可能存在失血情形。为便于评价和处理新生儿可能出现的休克、失血、缺氧等情况，分娩时应有儿科医护人员在场。如果胎盘剥离严重，胎儿生命迹象消失，除无法控制的出血或其他严重并发症外，应选择经阴道分娩。

护理措施

- 评估孕妇的出血程度，每30分钟检查一次宫底高度。计算孕妇使用的会阴垫数量，必要时进行称量，以确定失血量。
- 每10～15分钟检测一次孕妇的血压、脉搏、呼吸、中心静脉压、出入量和阴道出血量。
- 使用电子胎心监护持续监测胎儿心率（FHR）。
- 做好随时剖宫产的急救准备。
- 经阴道分娩时，应为产妇提供情感支持。由于胎儿早产，可能未来得及施行麻醉，产妇分娩时疼痛可能非常剧烈。因此，应全程安慰产妇，并及时告知胎儿的情况。

• 使孕妇及其家人做好剖宫产、迎接早产儿的准备，并使他们有足够的准备来适应产后一段时间的变化。对当前情形做出客观评估，并为孕妇提供情感支持。
• 以恰当的方式与孕妇讨论胎儿死亡的可能性。应使孕妇了解到，胎儿成活与否主要取决于孕龄、失血量以及高血压等。告诉孕妇，持续的监测和恰当的处理措施会大大降低胎儿死亡的危险。
• 鼓励孕妇及其家人表达他们的情感。
• 协助孕妇及其家人制订有效的应对措施。如有必要，推荐其咨询心理医生。

心脏病

孕前患有心脏病的女性，妊娠风险较大。尽管心脏异常的早期发现和治疗已取得很大进步，此类疾患仍占妊娠并发症的1%左右。

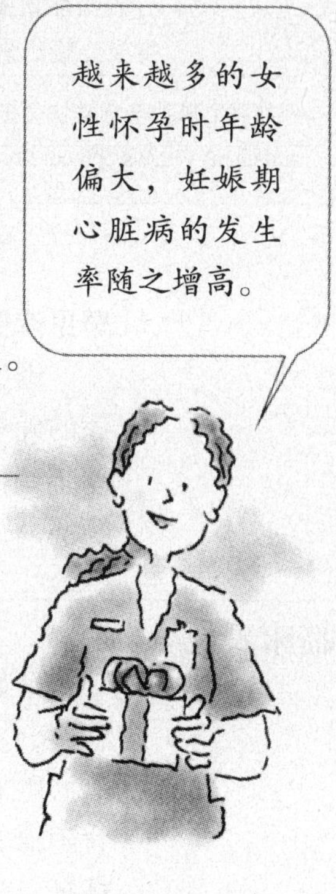
越来越多的女性怀孕时年龄偏大，妊娠期心脏病的发生率随之增高。

危险度分级

孕妇所患心脏病的类型和严重程度决定了她能否顺利度过妊娠期。使用纽约心脏协会制定的心脏病分级指南预测妊娠结果，依据疾病损害的程度将妊娠合并心脏病进行分级。（见：心脏病分级，218页）

发病原因

妊娠期心脏病最常见的病因是先天异常，如未纠正的房间隔缺损、主动脉缩窄。此外，由风湿热、川崎病引起的瓣膜病也是常见病因。另外，随着高龄产妇人数的增加，缺血性心脏病和心肌梗死发生的比例在升高。

心脏病分级

下面是纽约心脏协会制定的妊娠妇女心脏病分级指南。一般说来，患有Ⅰ、Ⅱ级心脏病的妇女可以顺利度过妊娠期，能在不发生重大合并症的情况下分娩。患有Ⅲ级心脏病的女性在妊娠期间一般必须绝对卧床休息。患有Ⅳ级心脏病的女性则不宜怀孕，应尽量避孕。

分级	表现
Ⅰ	心脏功能未受损害——孕妇的体力活动不受限制。日常活动不会引起不适、心输出量不足或心绞痛。
Ⅱ	心脏功能轻度受损——孕妇的体力活动轻度受限。日常活动引起轻微的疲乏感、心悸、呼吸困难或心绞痛。
Ⅲ	心脏功能中度受损——孕妇的体力活动中度受限。在活动量少于日常生活的情况下，孕妇仍会感到极度乏力、心悸、呼吸困难或心绞痛。
Ⅳ	心脏功能重度受损——孕妇从事任何体力活动均会感到不适。休息时也会发生心输出量不足或心绞痛。

经纽约心脏协会标准协会批准摘录。*Nomenclature and Criteria for Diagnosis of Diseases of the Heart and Great Vessels*, 9th ed. Boston:Little, Brown, &Co., 1994:253-256

罕见病例

围生期心肌病（一种始于妊娠期的心脏病）非常少见。该病的确切病因尚不清楚，目前的研究认为其与妊娠导致的循环系统变化有关。在有些患者中，孕前未发现的潜在心脏病是该病病因。

临床表现

孕妇心脏病的症状和体征取决于所患心脏病的类型和严重程度，主要表现为心力衰竭。（见：特别虚弱的时期）孕妇患有心脏病时，胎儿的表现多是非特异性的，如胎心弱、胎儿发育迟滞等。因此，妊娠心脏病的诊断主要取决于母亲的症状和体征。

特别虚弱的时期

妊娠心脏病最危险的时间为孕 28 周至 32 周。在这段时间里，血容量达到顶峰，孕妇心脏的调节能力可能不足以补偿血容量的增加，导致心脏功能失代偿，心输出量减少。如果心输出量的减少影响到重要生命器官包括胎盘的血液灌流，细胞将得不到充足的氧气和营养供应，胎儿也将受到影响。

左心衰竭

发生左心衰竭的原因有二尖瓣异常、先天性主动脉缩窄等。主要表现为肺高压、肺水肿有关的症状和体征，包括：

- 体循环压力降低
- 咳痰，痰中带有血丝
- 呼吸急促
- 劳力性呼吸困难，逐步发展为静息时呼吸困难
- 心动过速
- 端坐呼吸
- 夜间阵发性呼吸困难
- 水肿

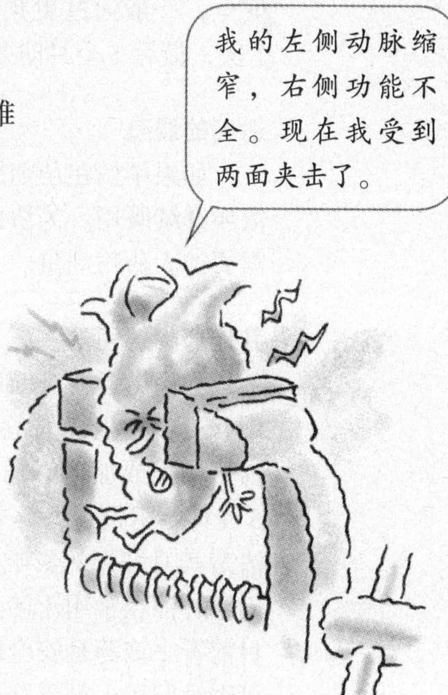
我的左侧动脉缩窄，右侧功能不全。现在我受到两面夹击了。

右心衰竭

右心衰竭常发生于有先天性心脏疾患的孕妇，如房室隔缺损、肺动脉瓣狭窄等，主要的症状和体征有：

- 低血压
- 颈静脉怒张
- 肝、脾大
- 腹水
- 呼吸困难与疼痛

心力衰竭

妊娠期心脏病的孕妇主要表现为心力衰竭的症状和体征。常见的有：气短、胸痛、水肿。还可能出现心脏扩大。

诊断检查

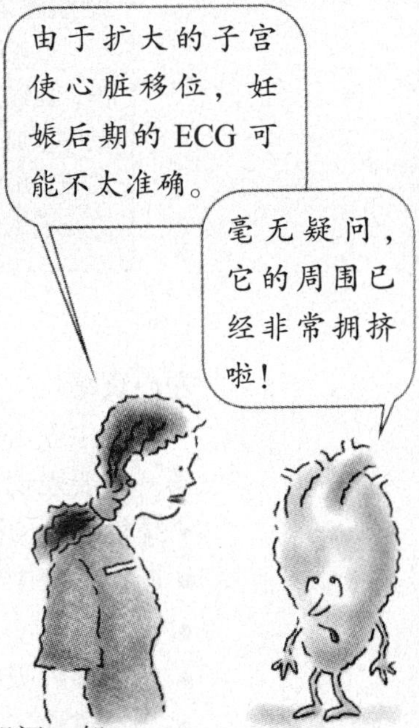
由于扩大的子宫使心脏移位，妊娠后期的ECG可能不太准确。
毫无疑问，它的周围已经非常拥挤啦！

心电图（ECG）能够显示孕妇的心脏病变，但妊娠后期，扩大的子宫将横膈向上推移，心脏位置随之改变，从而导致ECG的准确性下降。超声心动图可能有心脏扩大的表现。若孕妇心脏功能严重失代偿，导致胎盘血液灌流不足、功能下降，胎心监测发现晚期减速，可提示存在胎儿窘迫。超声检查可显示是否存在胎儿发育迟滞。

治疗

所有治疗的中心目标是保证孕妇和胎儿的健康与安全，一般通过更频繁的产前访视来实现，如每2周1次，最后1个月时每周1次。

适当的调整

如果孕妇在孕前服用治疗心脏疾病的药物，妊娠期间一般需要继续服用。为协助心脏适应怀孕带来的血容量增加，可能需要加大药物剂量。

其他药物的用法

如果患者在孕前即需要服用地高辛，妊娠期间可以继续服用，不会产生任何危险。即使在孕前未服用，随着妊娠进展，为了增加或加强心输出量，孕妇可随时在必要时服用地高辛。β受体阻滞剂普萘洛尔，是治疗心律失常的常用药，目前尚不清楚其对妊娠的影响。但目前看来，该药不会导致胎儿畸形。硝酸甘油经常用于治疗心绞痛，对于妊娠的影响也不确定，但目前看来该药是安全的。治疗静脉血栓病的肝素，在怀孕后不可继续服用。如果孕妇做过换瓣手术，并正在服用可导致胎儿畸形发生率增加的华法林，怀孕后应停止使用，改用肝素。

预防性措施

对于患有心脏瓣膜病或先天性心脏病的孕妇，医生可在必要时给予预防性的抗生素治疗，以防止细菌从胎盘部位侵入母体血液引起继发性细菌性亚急性心内膜炎。若孕妇在孕前预防性服用抗生素来控制风湿热再发，则其在妊娠期可继续服用。

休息

休息是一个非常重要的措施。相比其他孕妇，患有心脏病的女性在妊娠期需要更多的休息。并且，医生一般会建议患心脏病的孕妇在妊娠 30 周以后绝对卧床，以保证其胎儿能达到 36 周以至足月。

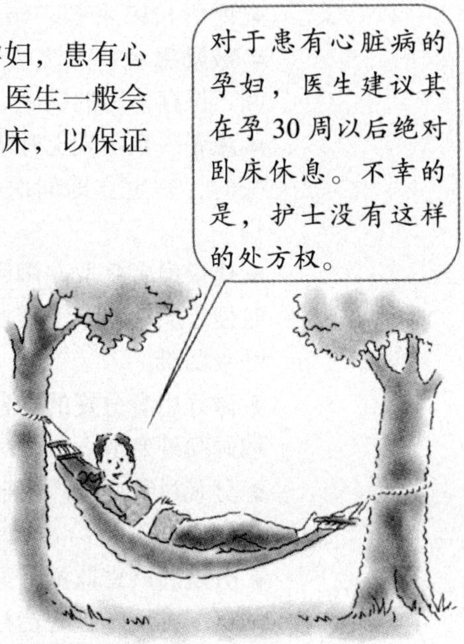
对于患有心脏病的孕妇，医生建议其在孕 30 周以后绝对卧床休息。不幸的是，护士没有这样的处方权。

支持性措施

充足的营养是确保孕妇和胎儿健康的重要基础。患心脏病的孕妇的体重增长应当均衡，既能保证母体和胎儿的营养需要，又不给孕妇的心脏增加太多负担。限制食盐摄入量是常规的措施，不过，由于钠是保持液体容量的必要成分，食盐的限制不应过于严格。贫血会减少有效血容量从而影响氧气的携带和运输，而孕妇和胎儿需要尽可能丰富的氧气，因此，妊娠期应摄取足够的维生素，保证铁的摄入，避免贫血。

护理措施

- 评估孕妇的生命体征和心肺状况，严密监测病情变化；询问患者是否有气短、心悸或水肿的表现；监测胎心变化。
- 监测整个妊娠过程中的体重变化，评估是否有水肿或凹陷的表现。
- 告诉患者病情加重的症状和体征，使其在发现类似表现时立即向医生汇报。
- 向患者强调一定要按照处方服用控制心脏病的药物。向其介绍所用药物可能出现的副反应，使其在出现类似反应时能够及时汇报。
- 评估患者是否需要增加药物的维持剂量，向患者解释增加剂量的原因。
- 评估患者的营养模式。通过讨论，与患者一起制定切实可行的饮食计划，告诉患者妊娠期摄入足量维生素的重要性。

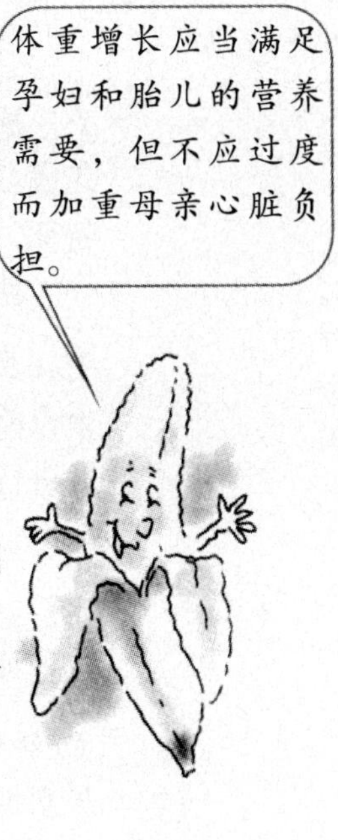
体重增长应当满足孕妇和胎儿的营养需要，但不应过度而加重母亲心脏负担。

- 评估 FHR 和超声结果以监测胎儿生长情况。
- 鼓励患者一天之内多次休息。与患者讨论调整活动时间、保存体力的措施。
- 患者一旦出现上呼吸道、泌尿道等部位感染的症状和体征时，一定立即向医生汇报，以免病情恶化加重心脏负担。
- 建议患者采取左侧卧位，以防止发生仰卧位低血压，同时便于胎儿的氧气交换；若有必要，可采取半卧位以减轻呼吸困难。
- 做好患者分娩的准备。为避免加重患者心脏负担，可采取硬膜外麻醉。
- 分娩过程中，严密监测胎心、宫缩和产妇生命体征的变化。
- 分娩后严密监测产妇生命体征，对于严重心衰的患者立即给予抗凝和强心治疗。
- 遵医嘱鼓励患者分娩后尽早下床活动。
- 若未下医嘱，应建议医师给予预防性抗生素，防止产后发生亚急性细菌性心内膜炎。

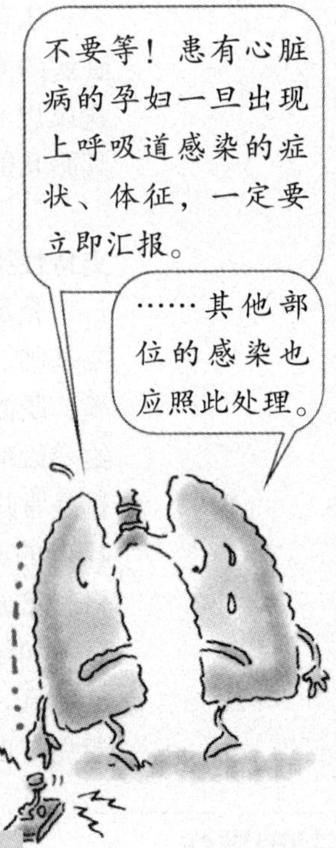
不要等！患有心脏病的孕妇一旦出现上呼吸道感染的症状、体征，一定要立即汇报。
……其他部位的感染也应照此处理。

糖尿病

糖尿病是一种代谢性疾病，以胰岛素缺乏、胰岛素效应缺乏或二者均缺乏导致的高血糖（血清葡萄糖水平升高）为主要特征，是碳水化合物、蛋白和脂肪 3 种物质的代谢紊乱。

糖尿病分为 3 型：

1 型糖尿病（胰岛素绝对缺乏型）：可发生于任何年龄，30 岁以前发病者居多。患者一般极度消瘦，需补充外源性胰岛素并进行饮食控制。

2 型糖尿病（胰岛素抵抗，伴有不同程度的胰岛素分泌障碍）：多见于 40 岁以上的肥胖人群。主要通过饮食和锻炼，辅以各种抗糖尿病药物进行控制，有时也需使用胰岛素。

妊娠期糖尿病（发生于妊娠期间的糖尿病）：一般发生在胰岛素抵抗最为明显的妊娠中期。

平衡失调

孕妇发生糖尿病的比率是2%～5%。妊娠期糖尿病的关键在于维持胰岛素用量和血糖水平之间的平衡。血糖控制不理想，可能会影响孕妇或胎儿甚至二者同时受到影响。糖尿病孕妇发生妊高征和感染（最常见的是念珠菌感染）的危险增高。并且，胎儿对血糖的持续消耗可能导致孕妇在两次进食之间以及夜间血糖过低。胎儿高血糖会引起胎尿排出增多，从而导致羊水过多。

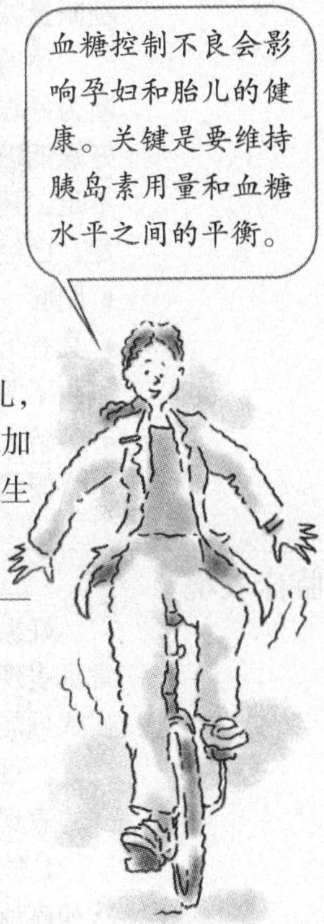
血糖控制不良会影响孕妇和胎儿的健康。关键是要维持胰岛素用量和血糖水平之间的平衡。

若孕妇糖尿病病情控制不理想，可致胎儿发育成巨大儿，体重甚至超过4.5kg（10磅），从而加大自然分娩难度，增加剖宫产率。此外，在病情控制不理想的糖尿病孕妇，胎儿发生先天畸形、自然流产及死产的危险也升高。

病因

研究表明，糖尿病的致病原因有多种，包括：

- 遗传
- 环境（感染、饮食、接触毒物以及应激）
- 遗传易感人群的生活方式

1型糖尿病

尽管1型糖尿病的病因目前尚不清楚，科学家们认为，糖尿病的发生具有遗传倾向，并与病毒感染有关。具有1型糖尿病遗传易感性的人群在某些诱发因素（可能如病毒感染）的刺激下产生自体抗体，破坏脾B细胞。B细胞的破坏导致胰岛素分泌减少甚至停止。B细胞被破坏达90%以上，会导致胰岛素不足，从而产生高血糖、脂解（脂肪分解）和蛋白质分解增强。

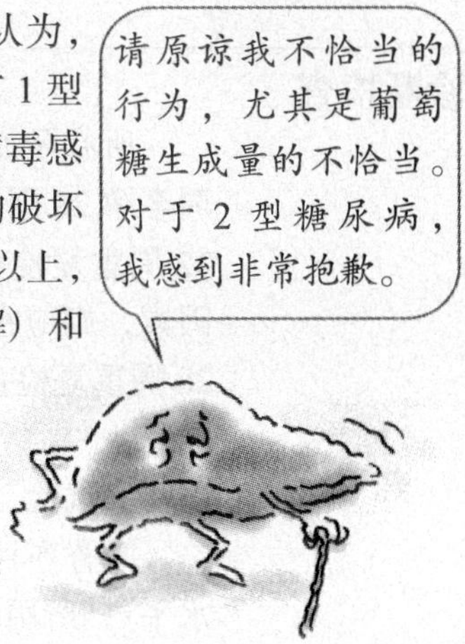
请原谅我不恰当的行为，尤其是葡萄糖生成量的不恰当。对于2型糖尿病，我感到非常抱歉。

2型糖尿病

2型糖尿病是以下一个或几个因素导致的慢性疾病：

- 胰岛素分泌功能受损
- 肝糖原生成异常
- 外周胰岛素受体敏感性降低
- 妊娠糖尿病史
- 应激

糖耐量减低

孕前未患糖尿病，而妊娠后出现了糖耐量降低，即可以诊断为妊娠期糖尿病。孕前未患糖尿病的女性中，约3%会出现妊娠期糖尿病。妊娠期糖尿病是源于胰岛素对碳水化合物反应不足，还是过度的胰岛素抵抗，或二者兼而有之，目前尚不清楚。已经确认的危险因素有：

- 肥胖
- 具有下列疾病史：分娩过巨大儿[通常大于4.5kg（10磅）]，原因不明的死胎，或在此前的妊娠过程中发生过先天畸形
- 年龄大于25岁
- 家族糖尿病史

临床表现

妊娠糖尿病的症状和体征与其他类型的糖尿病并无区别，常见表现有：血糖升高、尿糖、多尿。头晕眼花、思维混乱等症状可能与高血糖有关。此外，糖尿病孕妇念珠菌感染的几率较高。可出现羊水增多，加之胎盘灌流不足，可有胎心弱、易变的表现。

1型或2型糖尿病孕妇还可能有微血管和大血管病变的症状和体征，如外周血管病、视网膜病、肾病、神经病变等。

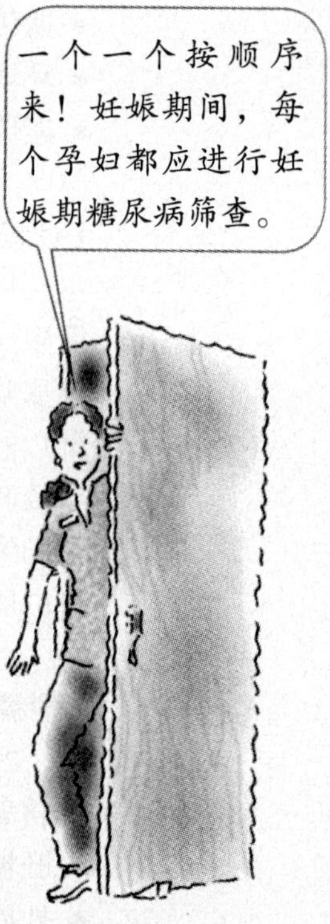
一个一个按顺序来！妊娠期间，每个孕妇都应进行妊娠期糖尿病筛查。

诊断检查

所有孕妇妊娠期间都要做糖尿病筛查，时间一般在孕24周至孕28周，如果孕妇较胖或年龄大于40岁，可能需要在孕32周重复检查1次。如果孕妇具有某些患妊娠糖尿病的高危因素，则应在第1次产前访视时进行检查，并在孕24周至孕28周重复检查1次。

糖耐量试验

筛查项目之一是口服糖耐量试验（该试验能检查快速血糖水平），所用的葡萄糖负荷量是100g。服用1小时后，取静脉血检测血糖水平。如果葡萄糖水平高于180mg/dl，则需继续使用100g的葡萄糖负荷量做3小时糖耐量试验。两次测量值均异常或快速糖耐量试验高于95mg/dl，可以确诊为妊娠糖尿病。（见：妊娠糖尿病糖耐量试验正常值）

妊娠糖尿病糖耐量试验正常值

孕妇口服糖耐量试验各项检查的正常值如下表所示。这些正常值所采用的葡萄糖负荷量是100g。正常血糖水平在90～120mg/dl。若孕妇的血浆葡萄糖水平高于以下值，则她可能患有糖尿病。

试验类型	妊娠期葡萄糖水平（mg/dl）
快速试验	95
1 小时	180
2 小时	155
3 小时	140

孕妇被确诊为糖尿病之后，需要进行一系列的血糖和糖基化血红蛋白检查，以确定血糖控制的水平。

治疗

任何患有糖尿病的孕妇，无论是孕前罹患还是始于妊娠，都应增加产前访视次数，以确保血糖控制在最佳水平，最大限度减少疾病对母体和胎儿的威胁。此外，所有治疗措施的中心目标是平衡好运动与休息、控制血糖与为胎儿生长提供充足营养之间的关系。

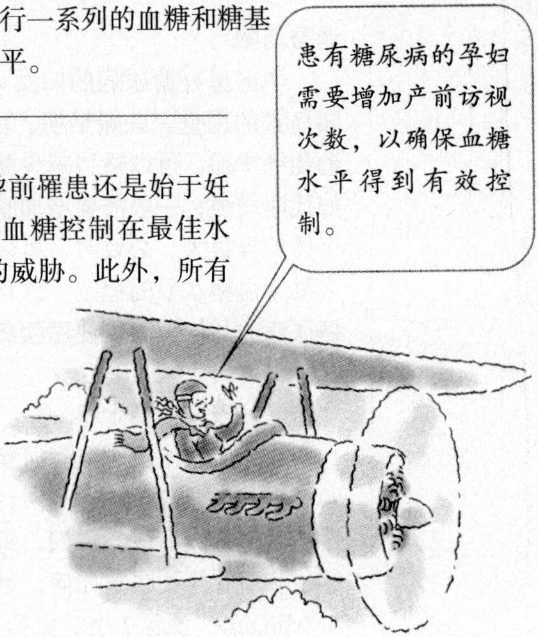
患有糖尿病的孕妇需要增加产前访视次数，以确保血糖水平得到有效控制。

对于孕前患有糖尿病的妇女，最理想的情况是在怀孕之前向医生进行咨询，确保身体状况对母亲和胎儿均是最佳时受孕。通过严密监测血糖水平和调整药物等方式，可以使其受孕时处于最佳状态。

合理饮食

饮食治疗是处理妊娠糖尿病的关键措施。一般来说，糖尿病孕妇每天的热量摄入是1800～2200卡路里。或者，对于体重理想的孕妇，可以用35kcal/kg来计算热量需要量。每天的热量应安排在3次正餐和3次副食中，使得热量在一天中均匀分布，以尽可能使血糖水平维持稳定。

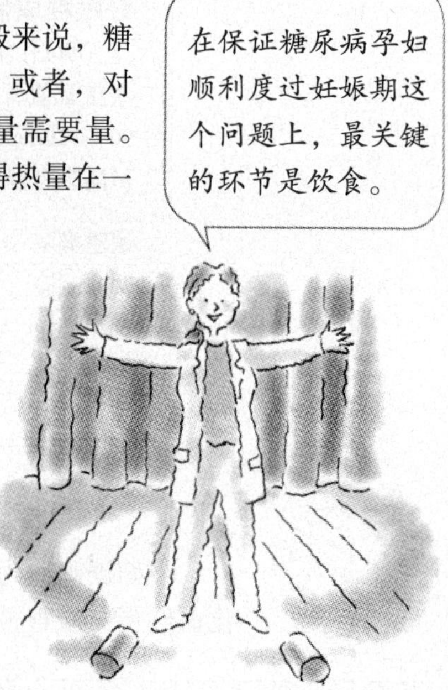
在保证糖尿病孕妇顺利度过妊娠期这个问题上，最关键的环节是饮食。

另外，建议减少饱和脂肪酸和胆固醇的摄入，增加膳食纤维。碳水化合物提供的热量应占每天摄入总热量的一半以上，其余由蛋白质和脂肪提供。目标是控制孕妇的体重增长在25～30磅(11.3～13.6kg)之间，这样，胎儿不至于长得太大，从而可经阴道分娩。

调整药物

孕前患有糖尿病的妇女，妊娠期间需要调整胰岛素的用量。妊娠早期，由于胎儿生长需要的葡萄糖增加，可以适当减少胰岛素。但到了妊娠后期，由于孕妇代谢增强，一般需要增加胰岛素用量。胰岛素的剂量和剂型个体差异很大。必要时，可以通过微量泵持续皮下输注胰岛素来维持血糖水平的稳定。饮食疗法不能有效控制血糖时，妊娠糖尿病的孕妇也需要使用胰岛素治疗。

检查第一步：血糖水平

快速血糖检测对监测血糖水平很有帮助。孕前患有糖尿病的妇女，可能需要每天进行指尖血糖检测，多者可达每日4次。对于妊娠糖尿病孕妇，每周进行1次指尖血糖检测可能就够了。不管检测频率如何，目的都是为了保证餐后血糖水平低于95mg/dl，餐后2小时血糖水平低于120mg/dl。

检查第二步：眼睛和尿道

妊娠期间需要定期随访糖尿病患者。每3个月可能需要进行1次尿培养，以检查是否存在尿路感染，原因是该部位的感染可能不表现出任何症状。对于眼科检查，孕前患有糖尿病的妇女每3个月1次，妊娠糖尿病患者怀孕期间至少检查1次。视网膜病变可能在妊娠期间发生或发展。

检查第三步：胎儿

对于患有糖尿病的孕妇，胎儿发生并发症的风险非常高，因此进行胎儿监测很重要。孕 15～17 周时可以通过血清 α–甲胎蛋白（AFP）水平来检测神经管畸形。孕 18～20 周的超声波检查能发现明显的畸形。孕 28 周、36～38 周进行超声波检查可以确定胎儿的生长情况、羊水量、胎盘位置、双顶径。卵磷脂和鞘磷脂比例是胎儿发育成熟与否的指标，可于孕 36 周行羊膜腔穿刺检测该指标。

分娩时间

过去，一般选择在孕 37 周左右进行剖宫产娩出胎儿。近年来推荐经阴道方式分娩。分娩过程中需要持续监测宫缩和胎心。通过每小时检测血糖水平、持续静脉滴注胰岛素来调节母体血糖水平。

护理措施

- 在整个妊娠过程中，仔细检测孕妇的体重增长情况、血糖水平、营养摄入情况以及胎儿生长发育指标。
- 综合分析快速血糖检测结果，评估低血糖或高血糖的症状和体征。
- 必要时，协助安排访视过程中的实验室检查，包括糖基化血红蛋白水平和尿液检查等。
- 鼓励患者坚持一项运动，解释运动前进食点心的益处。（见：预防运动性低血糖）
- 指导孕妇采取各种措施控制糖尿病，包括胰岛素的使用方法、自我监测、营养、发生危险时的表现等。（见：糖尿病孕妇教育内容，228 页）
- 安排营养师提供专门咨询。
- 协助做好分娩准备，向患者解释引产的可能性及进行监测的意义。
- 产后一段时间内，严密监测产妇的血糖水平和胰岛素需要量。一般说来，孕前患有糖尿病的产妇在分娩刚结束的几天里无需使用胰岛素（原因是胰岛素抵抗消失），几天之后才可能恢复到产前的胰岛素需要量。妊娠糖尿病患者一般会在产后 24 小时内达到正常血糖水平，不需胰岛素或饮食疗法。

教育园地

预防运动性低血糖

运动性低血糖在糖尿病患者比较常见，但只要患者注意，它也很容易解决。

问题

运动过程中，肌纤维摄取葡萄糖增加，导致血糖下降。其效应在运动后可持续 12 小时以上。此外，若孕妇在运动时注射了胰岛素，则胰岛素的释放将更迅速。因此，血糖下降可能更为显著，导致低血糖。

处理措施

为预防运动性低血糖，应鼓励患者在运动前进食含有蛋白质或碳水化合物复合物的点心，并坚持每日相同的运动方式。

教育园地

糖尿病孕妇教育内容

对糖尿病孕妇的教育一定要包括以下所有内容：

- 胰岛素的类型和剂量；
- 注射器的准备和胰岛素注射技术，或胰岛素泵的使用与护理；
- 选择合适的注射部位（绝大多数女性不愿意选择腹部）；
- 注射部位的轮换（胰岛素在大腿的吸收要慢于上肢）；
- 血糖监测技术（包括监测频率和正常值）；
- 合理的营养，告诉孕妇应当选择和拒绝哪些食物；
- 制定运动计划并严格坚持；
- 尿道感染和念珠菌感染的症状和体征，以及发现感染后立即报告的重要意义；
- 高血糖和低血糖的症状与体征；
- 高血糖和低血糖的预防和控制措施；
- 胎儿监测方法，包括胎动计数和随访检查；
- 分娩的准备；
- 产后护理。

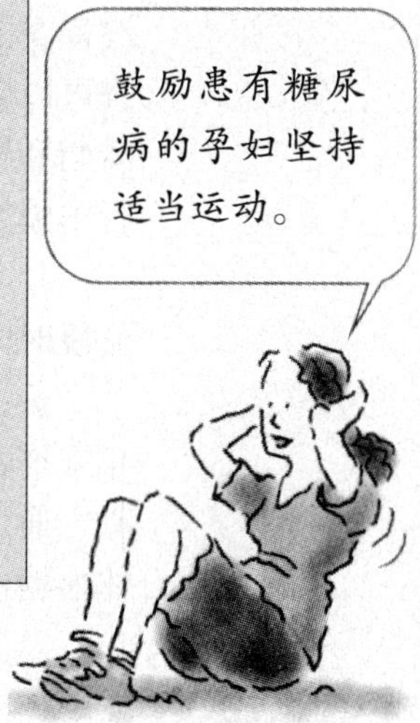
鼓励患有糖尿病的孕妇坚持适当运动。

- 鼓励妊娠糖尿病产妇按照随访安排定期接受访视，以便进行血糖测试，排除2型糖尿病。

异位妊娠

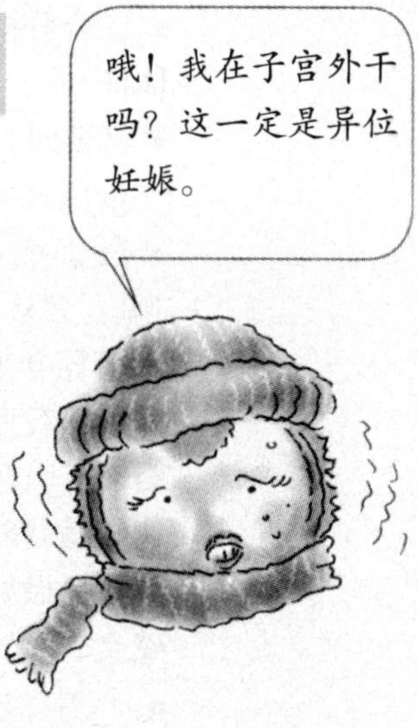
哦！我在子宫外干吗？这一定是异位妊娠。

异位妊娠是指受精卵种植在子宫腔以外的地方。最常见的是种植在输卵管，也可以发生在其他部位。（见：异位妊娠发生的部位）

白人女性异位妊娠的发生比率约为1/200，非白人女性的发生比率约1/120。如果诊断及时、手术处理恰当、有效控制出血，患者的预后一般较好。极少数情况下，腹腔种植的胎儿能够成活直至足月。一般说来，发生异位妊娠的孕妇中，下一次妊娠能够产下成活婴儿的比率只占1/3左右。输卵管破裂会引起出血、休克和腹膜炎，是异位妊娠的致命并发症。如果因此而摘除子宫、双侧输卵管或双侧卵巢，将导致不孕。

异位妊娠发生的部位

在大多数异位妊娠中，受精卵种植在输卵管，可能是输卵管伞、壶腹部或峡部。可能发生的其他部位还有：子宫间质组织、卵巢输卵管韧带、卵巢、腹腔内脏和宫颈管。

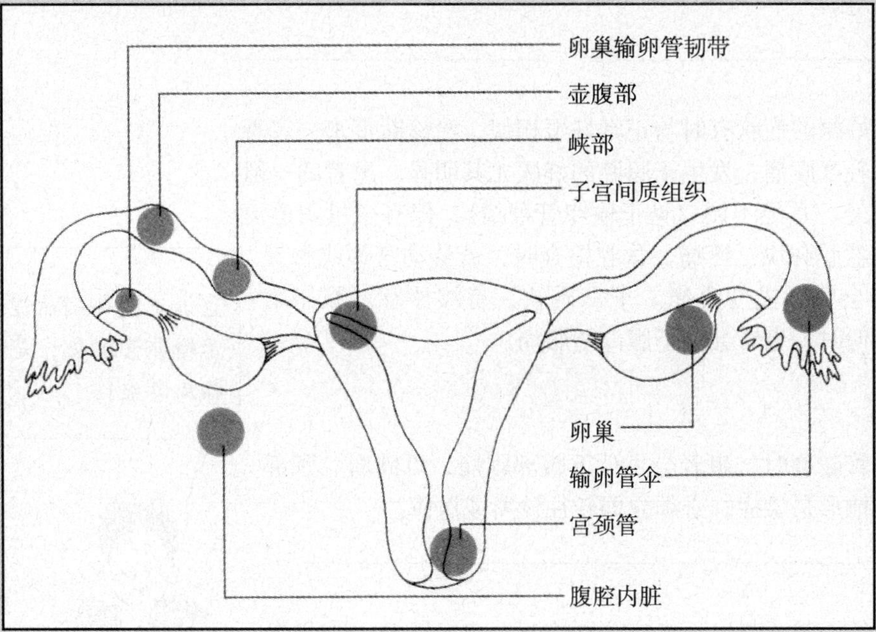

病因

阻止或延缓受精卵通过输卵管顺利到达子宫腔的因素有：

- 输卵管内膜炎，炎症反应使富有皱褶的输卵管内膜互相黏着，导致管腔狭窄
- 憩室（导致输卵管畸形的盲状小袋）
- 输卵管受肿瘤压迫
- 既往手术史，如输卵管结扎或切除，腹部或盆腔手术造成的粘连等
- 受精卵游走，从一侧卵巢落入腹腔，再迁移到对侧输卵管，导致植入延迟

先天生殖道畸形或输卵管黏膜部位的子宫内膜异位也可引起异位妊娠。导致异位妊娠的其他因素还有：性传播途径引起的输卵管炎症，使用宫内节育器引发的子宫和输卵管内膜细胞刺激症状等。

临床表现

异位妊娠的症状有时与正常妊娠相似，给诊断带来一定难度。可有轻度腹痛，发生于腹腔的妊娠尤其明显。患者的一般主诉有闭经、月经不调（见于输卵管种植），伴有少量阴道流血、一侧盆腔肿块、疼痛。盆腔检查时，若移动宫颈或触诊附件患者会感到极度疼痛。子宫质软，有漂浮感。腹压增加，如排便时，患者会有下腹部坠胀痛。

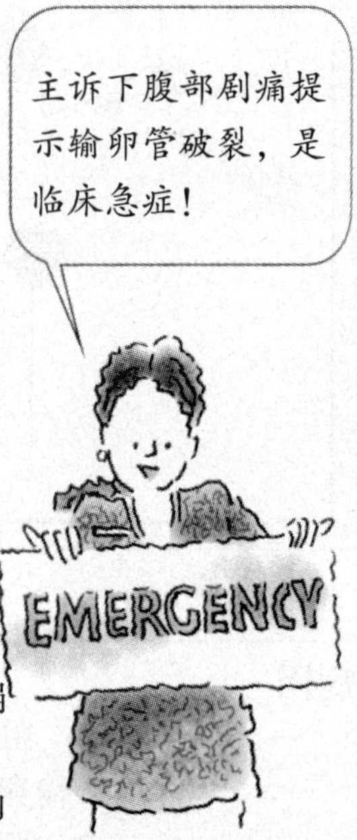
主诉下腹部剧痛提示输卵管破裂，是临床急症！
EMERGENCY

立即抢救

输卵管破裂时，患者会主诉下腹部剧痛，可向肩、颈部放射。该情形是急症，必须立即转往诊所或医院。

诊断检查

异位妊娠需要与以下疾病鉴别诊断：宫内妊娠、卵巢囊肿或肿瘤、盆腔炎症（PID）、阑尾炎、自发性流产。下列检查有助于诊断异位妊娠：

- 血妊娠试验显示人绒毛膜促性腺激素（hCG）水平异常偏低，48 小时后重测，结果仍低于正常的宫内妊娠水平；
- 若血妊娠试验阳性，实时超声波检查能够鉴别宫内妊娠和卵巢囊肿；
- 若超声波检查未见宫内囊状物，行后穹隆穿刺术（从阴道后穹隆穿刺抽吸液体）检测腹腔内是否有出血；
- 若后穹隆穿刺结果阳性，进一步行腹腔镜检查有助于发现宫外妊娠。

治疗

若后穹隆穿刺显示存在腹腔内出血，一般需要做腹腔镜检查和输卵管切除术（将输卵管切除）。输卵管切除可能要先于腹腔镜检查，以切除患侧输卵管、控制出血。渴望怀孕的患者可以行输卵管显微外科修复术。尽可能保留卵巢。但异位妊娠发生于卵巢时，一般需要行卵巢切除术。发生于子宫间质的异位妊娠一般要行子宫切除术。腹腔妊娠一般需要通过腹腔镜取出胎儿。极少数情况下，腹腔妊娠的胎儿能够发育至足月，腹腔间隙内不出现钙化。

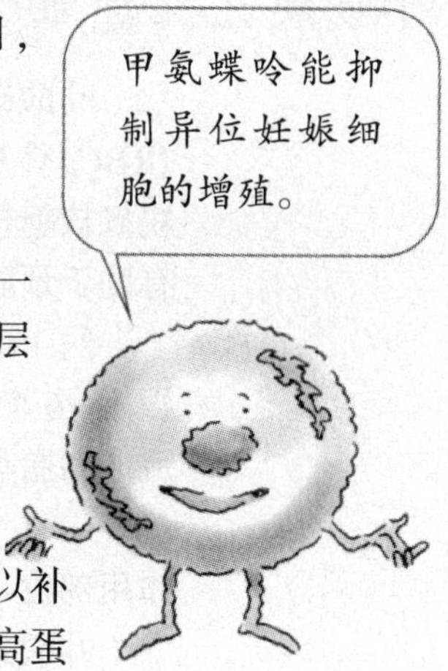

非手术治疗

异位妊娠的非手术治疗是口服甲氨蝶呤（化疗药物，一种叶酸抑制剂）。该药物能通过抑制细胞繁殖而破坏滋养层组织，避免了腹腔镜手术。

支持性措施

支持性措施包括：输注全血或压缩红细胞（RBCs）以补充失血、静滴广谱抗生素预防败血症、口服或肌注补铁、高蛋白饮食。此外，由于患者痛失期望中的胎儿，建议给予心理指导。

护理措施

- 询问患者上次月经时间，遵医嘱检测血清 hCG 水平；
- 评估生命体征，监测阴道流血情况并评估液体丢失量；
- 检查阴道流血的颜色、量和气味，计算患者使用的会阴垫数量；
- 禁止由口进食、进水，协助患者做好手术准备；
- 发生输卵管破裂导致失血时，评估患者是否有低血容量休克的症状和体征；密切监测尿量，若有减少提示液体量不足；
- 遵医嘱输血，为患者提供情感支持；
- 记录疼痛的部位和特征，遵医嘱给予镇痛剂；
- 确定患者的血型是否为 Rh 阴性。Rh 阴性患者在手术或内科处理后需遵医嘱输注 Rho（D）免疫球蛋白，又称 Rho GAM；

- 给患者提供安静、轻松的环境，鼓励患者及其配偶充分表达担心、失望、悲伤等感情。协助患者建立有效的应对方式；
- 防止输卵管病变导致患者再次发生异位妊娠，敦促其出现腹腔炎症时立即治疗；
- 应使患者了解到，输卵管手术或 PID 会增加再次发生异位妊娠的危险；
- 必要时建议患者咨询心理健康专家。

叶酸缺乏性贫血

叶酸缺乏性贫血是一种常见的、进展缓慢的巨细胞贫血（RBCs 体积增大）。叶酸属于 B 族维生素，是红细胞形成和脱氧核糖核酸（DNA）合成的必需原料。此外，叶酸还可能有助于预防胎儿发育中神经管畸形的发生。

约 1%～5%的孕妇存在叶酸缺乏性贫血，其症状在妊娠 3～6 个月时最明显。叶酸缺乏还是导致妊娠早期自发性流产和胎盘早剥的危险因素。

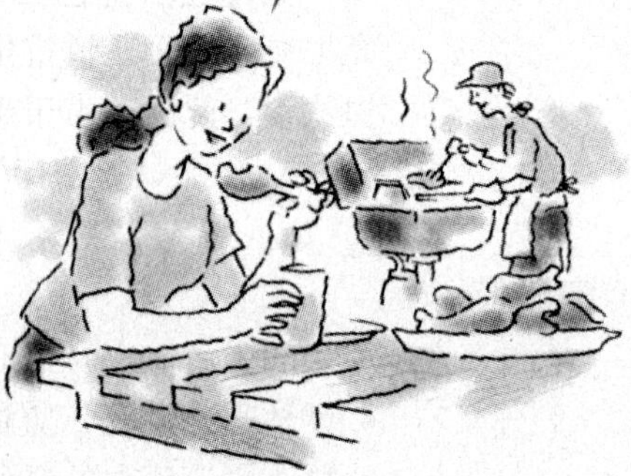
均衡膳食中含有大量叶酸，但这种重要的B族维生素很容易在烹饪过程中被破坏。而进入人体的叶酸中，约20%未被吸收而排出。

作用部位

叶酸是代谢过程中的一种辅酶，存在于人体的大多数组织，但其在体内的贮存量相对较少。大多数营养均衡的膳食中含有叶酸，但叶酸是水溶性的，受热不稳定，因此可能在烹饪过程中被破坏。而且，人体摄入的叶酸中，有 20%未被吸收而排出体外。叶酸摄入不足（一般指小于 500μg/d），可在 4 个月内导致叶酸缺乏性贫血。

病因

酗酒会抑制叶酸的代谢效应，是导致叶酸缺乏性贫血的主要原因。叶酸缺乏性贫血在多胎妊娠孕妇更为多见，可能与胎儿对叶酸的需要量增多有关。患有潜在溶血性疾病的孕妇，红细胞的破坏和生成均加速，也可能出现叶酸缺乏性贫血。此外，抗惊厥药物苯妥英会干扰叶酸的吸收，激素类避孕药也可能与叶酸缺乏性贫血的发生有关。

临床表现

叶酸缺乏性贫血的主要症状是严重的、进行性的疲乏感。此外，还可能有下列表现：气短、心悸、腹泻、恶心、厌食、头痛、健忘、易怒等。血红蛋白含量下降导致血液携带和运输氧气的能力下降，患者可能会感觉无力、头晕。

体检可发现全身苍白和黄疸。患者看起来很虚弱。可有口唇干裂、舌炎。如果同时伴有维生素 B_{12} 缺乏，可能出现神经损害。

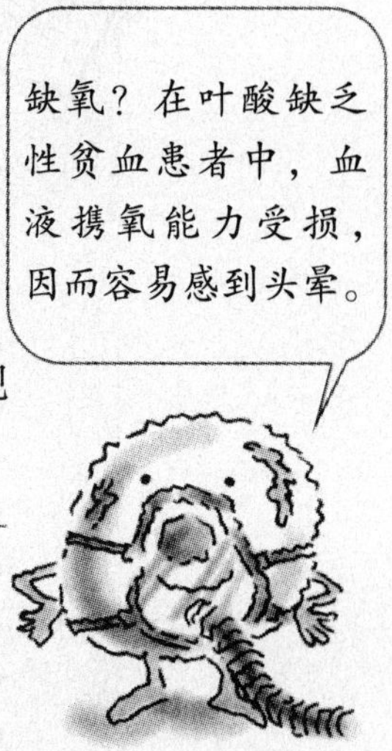
缺氧？在叶酸缺乏性贫血患者中，血液携氧能力受损，因而容易感到头晕。

诊断检查

血液检查的主要表现有：

- 巨形红细胞
- 网织红细胞计数减少
- 红细胞平均容积增加
- 血小板计数异常
- 血清叶酸水平下降（低于 4mg/ml）

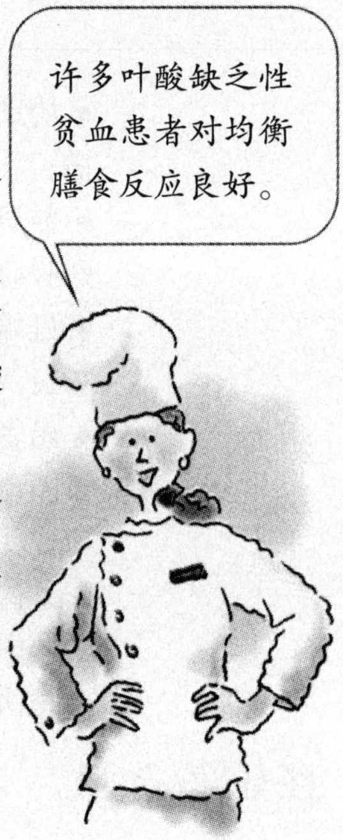
许多叶酸缺乏性贫血患者对均衡膳食反应良好。

治疗

妊娠期间的主要治疗措施是补充叶酸。可以口服，也可通过注射途径给药（适用于病情严重、吸收障碍和无法口服给药者）。此外，许多患者对均衡膳食的反应很好，应给予高叶酸饮食。

护理措施

- 强烈建议计划怀孕的女性服用维生素补充制剂，或注意食用叶酸含量丰富的食物；（见：叶酸含量丰富的食物，234 页）
- 指导孕妇正确使用处方类叶酸补充制剂，并告知其妊娠期间持续服用的必要性；

教育园地

叶酸含量丰富的食物

如果你的患者计划要怀孕或已经怀孕，鼓励她进食下列叶酸含量丰富的食物，预防叶酸缺乏性贫血：

- 芦笋
- 牛肝
- 青花菜
- 绿叶蔬菜，如羽衣甘蓝
- 蘑菇
- 燕麦片
- 花生酱
- 红豆
- 麦芽
- 全麦面包

- 协助患者选择叶酸含量丰富的正餐和点心，制定均衡膳食食谱；
- 鼓励患者每餐食用或饮用含丰富维生素 C 的食品，促进叶酸吸收；
- 妊娠期间遵医嘱给予叶酸补充制剂，并评估其用药依从性；（见：维生素补充制剂的用法）
- 患者严重贫血需要住院时，安排好患者的休息、活动和检查诊断，帮助其保存体力；经常监测患者的脉搏，若出现心动过速说明活动强度过大；
- 遵医嘱监测患者的全血细胞计数（CBC）、血小板计数和血清叶酸水平；
- 遵医嘱监测孕妇生命体征和 FHR。

妊娠高血压

妊娠高血压，以往称为妊高征，一般发生于妊娠 20 周以后，是一种潜在致命的疾病，多见于初产妇。妊高征是目前发达国家孕妇和胎儿死亡的首要原因。

教育园地

维生素补充制剂的用法

由于非处方类复合维生素制剂中叶酸含量一般不足，医生常要求孕妇补充处方类妊娠期维生素制剂。如果孕妇的经济状况无力支付处方类制剂，或者对该制剂的作用理解不足，就会影响用药依从性。她们可能转而使用非处方类复合维生素制剂，以为会有同样的效果。因此，妊娠期访视时一定要询问孕妇是否在服用处方类叶酸补充制剂，并向其解释服用该制剂的重要性。

分类

妊娠高血压一般分为先兆子痫和子痫两类。先兆子痫不伴有抽搐，典型表现是妊娠 20 周后出现高血压，发生于约 7% 的孕妇，可为轻度或重度。社会经济地位较低的人群发病率更高。子痫伴有抽搐，发生于妊娠 24 周以后至产后 1 周内，以初产妇、多胎、有血管病史者发病率较高。

先兆子痫患者中，约 5% 会发展成子痫，后者中约有 15% 死于子痫或其并发症。妊娠高血压患者发生早产的几率较高，因而胎儿的死亡率也较高。

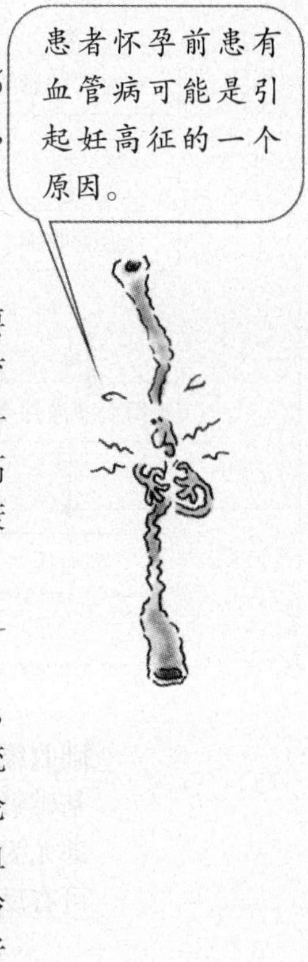

并发症

在妊娠高血压患者，广泛的小动脉收缩使胎盘和孕妇重要生命器官的血液灌注减少，从而导致胎儿宫内发育迟滞或发育不良、胎盘梗死、胎盘早剥。重度先兆子痫与溶血、肝酶升高、血小板计数减少（即 HELLP 综合征）的发生有关。妊高征的其他并发症还有：新生儿死亡、惊厥、昏迷、早产、肾衰竭以及孕妇肝损害。

病因

妊娠高血压的确切发病原因尚不清楚。目前的研究认为，妊高征广泛的全身性外周血管痉挛对机体的每一个器官和系统都有影响（见：妊娠高血压的伴随变化，236 页）地理、伦理、宗教、营养、免疫及家庭因素可能相互作用，共同导致血管病的发生，而原先存在的血管病反过来又引发高血压。年龄也是一个危险因素，青少年孕妇或初次怀孕年龄大于 35 岁者发生先兆子痫的几率升高。

其他可能的病因还有：毒物接触史（如胎盘梗死的自溶作用）、自身中毒、尿毒症、孕妇对总蛋白过敏、肾盂肾炎。

临床表现

妊高征的典型三联征为高血压、蛋白尿和水肿。轻度先兆子痫的典型表现是在妊娠第 3 至 6 个月之间体重增长突然加快，每周约 3 磅（1.4kg）以上，或妊娠第 7 至 9 个月每周体重增长 1 磅（0.5kg）以上。体检发现高血压（间隔 6 小时以上，两次测量血压，收缩压 140mmHg 及以上，或高出孕妇基

妊娠高血压的伴随变化

下面的框架图阐释了妊高征对身体的生理影响。

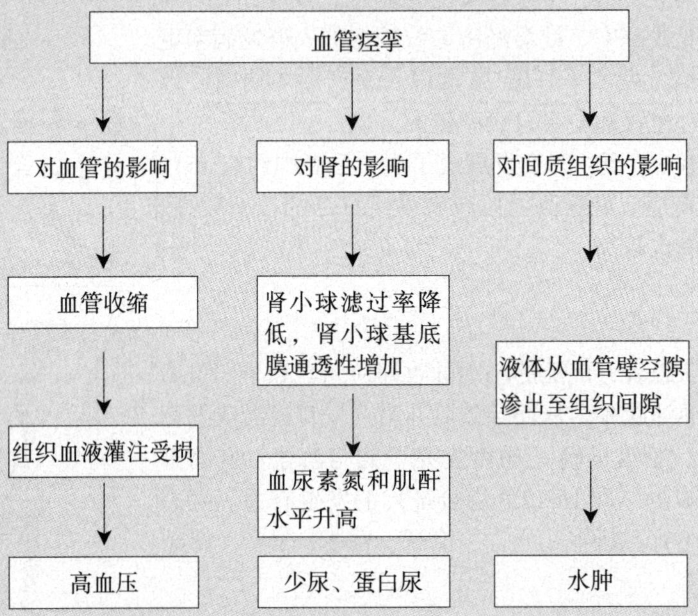

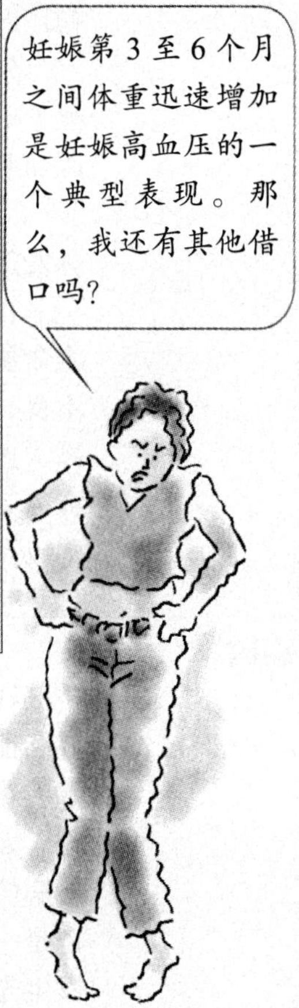
妊娠第3至6个月之间体重迅速增加是妊娠高血压的一个典型表现。那么，我还有其他借口吗？

础收缩压 30mmHg 及以上，舒张压 90mmHg 及以上，或高出基础舒张压 15mmHg 及以上）。进一步检查发现全身水肿，面部尤为严重。触诊发现腿、脚呈凹陷性水肿。深部腱反射检查可有反射亢进的表现。

高血压、血管痉挛与出血——哦，我的天呐！

重度先兆子痫患者卧位血压（间隔 6 小时以上，测量 2 次）可达 160/110mmHg 及以上。眼科检查见血管痉挛、视神经盘水肿、视网膜水肿或剥离、动静脉交叉征或出血。

子痫的表现

妊娠高血压患者如果有抽搐发作，表明已发展为子痫。子痫发作时患者呼吸停止，然后突然深深喘息一次，随后呼吸恢复正常。患者也可能在呼吸暂停后进入昏迷状态，时间持续几分钟到几小时不等。患者从昏迷中醒来后，一般对惊厥发作的过程没有记忆。轻度子痫可有一次以上的惊厥发作，重度子痫惊厥发作可多达 20 次。

先兆子痫与子痫的区别

子痫的体征与先兆子痫类似，一般会更严重一些。收缩压可达 180mmHg 甚至达到 200mmHg，水肿明显。需要注意的是，有些患者可能没有明显水肿的表现。

诊断检查

妊娠高血压需要与下列疾病进行鉴别诊断：病毒性肝炎、特发性血小板减少性紫癜、胆囊炎、溶血性尿毒症综合征、消化性溃疡、神经血管病综合征、阑尾炎、肾结石、肾盂肾炎、胃肠炎。实验室检查可见蛋白尿（先兆子痫者 24 小时尿蛋白大于 300mg，重度子痫者 24 小时大于 5g）。检查还可能提示 HELLP 综合征。此外，超声波检查、应激和无应激试验、生物物理检查有助于评估胎儿健康状况。

治疗

营养适度、良好的产前护理，以及妊娠期间控制孕前即已存在的高血压，可以降低先兆子痫的发病率和严重程度。如果患者已经出现先兆子痫，早期发现和及时处理可以防止病情进展为子痫。

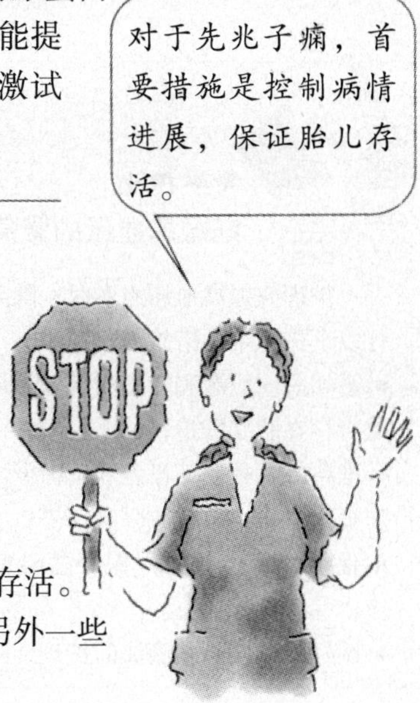
对于先兆子痫，首要措施是控制病情进展，保证胎儿存活。
STOP

防止病情进展

先兆子痫的处理原则是防止病情进展、保证胎儿存活。有些医生主张立即引产，尤其是当胎儿已近足月时；另外一些医生则倾向于采用较保守的方法。治疗措施包括：

● 左侧卧位，绝对卧床休息，促进静脉回流；

● 给予抗高血压药物，如甲基多巴、肼屈嗪；

● 如果患者在卧床休息和使用抗高血压药物后仍无效，血压持续在 160/100mmHg 以上，或中枢神经系统兴奋性增高，应使用硫酸镁以促进利尿、降低血压、预防惊厥发作。

如果上述措施不奏效

采取上述措施后，如果患者病情未能改善，或胎儿情况比较危险（通过应激和非应激试验，以及生物物理检查确定），可能需要剖宫产或使用催产素引产。如果孕妇发生惊厥，紧急处理措施包括：立即静注硫酸镁，氧疗，以及胎儿电子监护。患者病情稳定后，一般需要行剖宫产。

护理措施

● 定时监测患者，观察血压、脉搏、呼吸次数、FHR、视力、意识、深部腱反射以及药物无法控制的头痛等症状，发现病情变化时立即报告，在给药之前评估上述症状和体征。（见：妊娠高血压的紧急处理措施）

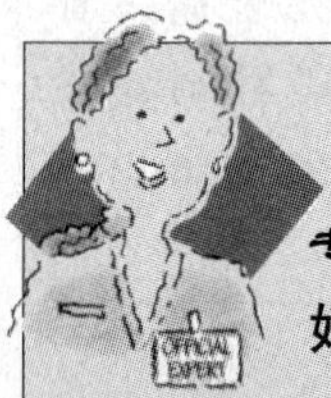

专家建议

妊娠高血压的紧急处理措施

护理妊娠高血压患者时，随时做好进行以下护理干预措施的准备：

● 密切关注应激和非应激试验结果，观察是否存在胎儿窘迫；

● 准备好急救复苏设备和抗惊厥药物，以防痉挛发作、心跳或呼吸骤停；

● 保持呼吸道通畅，保证随时有氧气供应；

● 做好硫酸镁静脉滴注的护理，注意观察镁中毒的表现：膝跳反射消失、面色潮红、肌肉松弛、尿量减少、血压明显下降（大于 15mmHg），呼吸频率低于每分钟 12 次；

● 床旁准备好葡萄糖酸钙，以便必要时用于对抗硫酸镁的毒性效应；

● 如有指征，做好剖宫产的准备；

● 做好惊厥发作的预防措施，避免患者受伤，病情不稳定的患者必须有人看护。

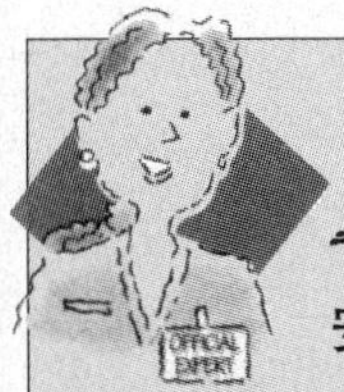
OFFICIAL EXPERT

专家建议

安全用镁

静滴硫酸镁进行治疗时一定要非常小心，防止镁的毒性反应。为确保患者安全，应遵循下列用药原则：

- 输注硫酸镁时一定要使用便携式输液装置，以便患者出现毒性反应时可立即停止给药；
- 静滴硫酸镁之前，记录患者血清镁的基础水平，并在输液过程中持续监测血镁浓度；
- 一定要记住：静滴硫酸镁时，其抗惊厥作用的有效血浓度是5～8mg/dl，超过8mg/dl时可能产生毒性反应，导致呼吸抑制、心律失常，甚至心跳停止；
- 评估患者的膝跳反射，若患者实施硬膜外麻醉，可以测试肱二头肌或肱三头肌反射，反射减弱或消失提示镁中毒；
- 评估患者的踝阵挛（肌肉快速交替地收缩和舒张）：使患者脚踝背屈3次，然后把手移开，观察患者足部运动；如果没有继续运动，说明不存在踝阵挛，如果患者的脚继续不自主地运动，说明存在踝阵挛；中度（3～5次运动）或重度踝阵挛（6次或以上的运动）提示镁中毒；
- 患者床旁备好葡萄糖酸钙，必要时用于对抗镁的毒性作用。

- 静脉滴注镁溶液时，在开始的15～30分钟内给予负荷量，然后将输液速度维持在每小时1～2g。（见：安全用镁）
- 监测水肿的范围和部位，抬高患肢以促进静脉回流，避免使用过于紧身的裤袜、拖鞋或床上用品。
- 记录每日的出入量和体重以评估体液平衡情况，为准确测量液体排出量，必要时可留置导尿管。
- 保持环境安静、阴暗，在患者病情稳定前避免亲友探视，保证患者绝对卧床休息。
- 为患者及其家属提供情感支持，鼓励她们表达自己的情感。如果病情需要提前分娩，告诉患者尽管妊娠高血压患者的婴儿相对同孕龄的胎儿来说一般较小，但由于胎儿逐渐适应了宫内缺氧的环境，因此，与体重相同的其他早产儿相比，其适应性可能会更好。
- 鼓励患者进食营养均衡的高蛋白饮食，限制高盐食物，多进食高纤维食品，每天至少喝2L不含咖啡因的水。

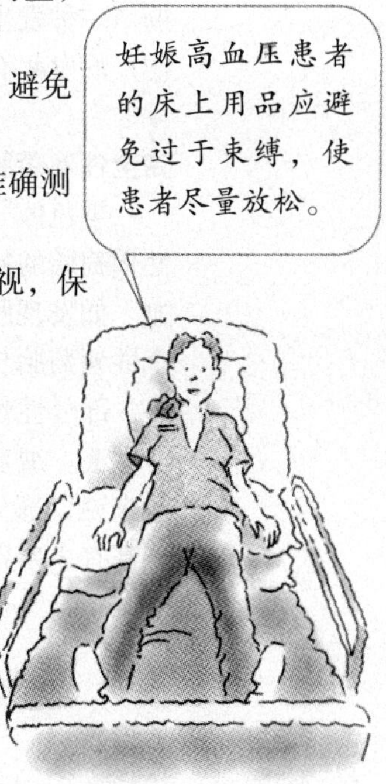
妊娠高血压患者的床上用品应避免过于束缚，使患者尽量放松。

- 教育患者发现下列妊高征加重的表现时立即报告：头痛、视觉障碍（视物模糊、光闪烁感、眼前似有“污点”等）、胃肠道症状（恶心、疼痛）、水肿（尤其是面部和手指部位）加重、尿量明显减少。
- 告诉患者，由于其存在妊高征，产前访视次数要增加，而且一定要坚持定期访视。
- 协助患者及其家人采取有效的应对措施。
- 遵医嘱必要时为患者肌注倍他米松。

葡萄胎

葡萄胎，又称水泡状胎块，由绒毛滋养细胞变性而来。滋养细胞位于胚泡（受精后第 3 天或第 4 天发育起来的结构）的外层，并最终构成胎盘和胎膜的一部分。滋养细胞变性时会充满液体，细胞开始水肿，看起来像成团的葡萄形成的小泡。由于滋养细胞异常，胚胎在发育早期即停止生长。

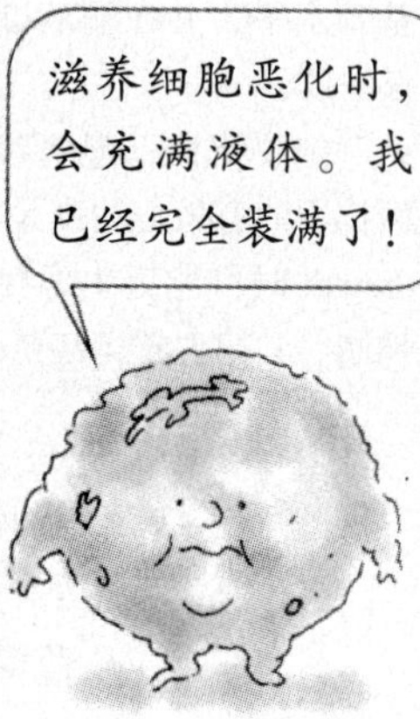
滋养细胞恶化时，会充满液体。我已经完全装满了！

导致出血

葡萄胎是妊娠第 3 至 6 个月出血的首要原因，且与绒毛膜癌（一种发生于子宫内、发展迅速、具有高度侵袭性的恶性肿瘤）的发生有关，因此，早期发现非常重要。

完全性葡萄胎与部分性葡萄胎

染色体分析可以鉴别完全性葡萄胎与部分性葡萄胎。完全性葡萄胎的特征是水肿，所有滋养层细胞都形成胞囊，未见胎血。如发现胚胎，大小约为 1～2mm，在发育早期即死亡。完全性葡萄胎与绒毛膜癌的发生密切相关。

部分性葡萄胎的特征是部分滋养层细胞水肿，间有部分正常绒毛。绒毛中可能存在胎血，甚至可有 9 周大小的胎儿。一般来说，部分性葡萄胎中每个细胞有 69 条染色体，即每一对上都有 3 条染色体。

难以识别

据报道，葡萄胎的发生率约为 1/2000。最近的研究结果提示，由于部分病例早期流产，无法获得妊娠产物加以分析，因此，如果所有的病例都能够得到诊断，葡萄胎的发生比率可能更高。社会经济地位低下者、年龄较大者或多次妊娠者，该病的发生率较高。亚洲尤其是东南亚女性的发病率最高。

病因

葡萄胎发生的原因尚不清楚。几个尚待确定的理论有：染色体畸形假说、激素失衡假说、蛋白与叶酸缺乏假说。约半数绒毛膜癌患者有葡萄胎妊娠病史。另一半未发生过葡萄胎的绒毛膜癌患者中，一般有过自然流产、人工流产、异位妊娠或正常妊娠。

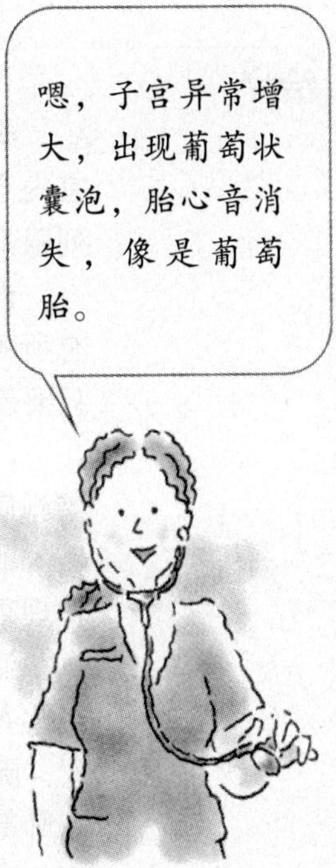
嗯，子宫异常增大，出现葡萄状囊泡，胎心音消失，像是葡萄胎。

临床表现

葡萄胎妊娠患者可能主诉有阴道流血，从褐红色点状出血到鲜红色流血不等。患者还可能感觉有葡萄串样组织排出。其他可能的症状还有：剧吐、下腹部绞痛（类似自发流产时出现的疼痛感），以及先兆子痫的症状和体征。

体检可见子宫异常增大，明显大于孕龄。阴道检查可发现葡萄样水泡。触诊可发现由于黄素化囊肿而增大的卵巢。子宫部位听诊，可发现之前访视时闻及的胎心音消失。

诊断检查

葡萄胎应当与下列疾病进行鉴别诊断：正常妊娠、先兆流产、子宫平滑肌瘤、多胎妊娠等。以下检查结果支持葡萄胎的诊断：

- 放射性免疫测定显示妊娠早期 hCG 水平异常升高；
- 组织学检查发现葡萄样水泡；
- 妊娠 3 个月后超声波检查显示葡萄串样结构而不是胎儿；
- 羊膜腔造影术（将一种水溶性染料引入子宫内的检查方法）提示宫内未见胎儿（该检查只在难以诊断时采用）；
- 超声多普勒检查未发现胎心音；
- 血红蛋白水平、血细胞比容、红细胞计数、凝血酶原时间、部分凝血活酶时间、血纤维蛋白原水平、肝功、肾功检查结果异常；
- 白细胞计数和红细胞沉降率升高。

治疗

确诊葡萄胎后，需要通过扩张术和抽吸刮除术去除子宫内容物。患者出血的危险很高，故不应使用催产素或前列腺素引产。

根据患者失血量的多少和有无并发症，术后处理措施有所不同。未发生并发症的情况下，住院时间一般不长，只要患者能够耐受，很快即可恢复正常活动。

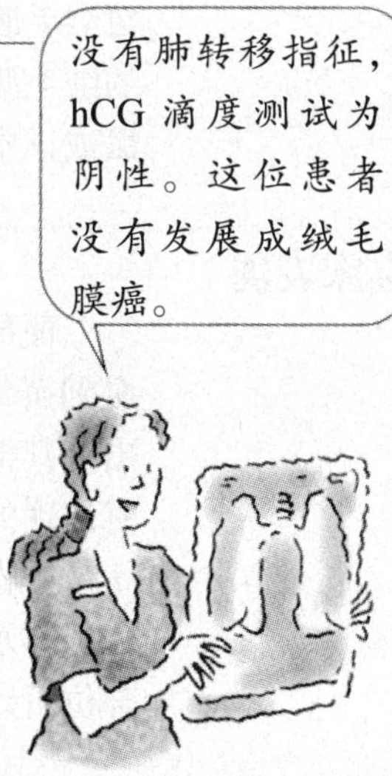
没有肺转移指征，hCG 滴度测试为阴性。这位患者没有发展成绒毛膜癌。

监测病情，防止恶化

葡萄胎有可能发展为绒毛膜癌，因此，认真进行随访护理很有必要。随访中的检查包括：每周监测 hCG 水平，直至滴定结果连续 3 周为阴性；然后改为每月监测 1 次，持续 6 个月；再改为每 2 个月监测一次，持续 6 个月。

随访中，还应每月进行 1 次胸部 X 线检查，观察是否存在肺部转移灶，直至 hCG 滴度为阴性，然后改为每 2 个月检查 1 次，持续 1 年。应坚持避孕，直至所有激素水平检测和 X 线检查结果均为阴性后 1 年再怀孕。

化疗

子宫内容物切除术后使用甲氨蝶呤或放线菌素–D 进行预防性化疗，能有效防止恶性葡萄胎的发生。化疗和放疗主要用于转移性绒毛膜癌。

护理措施

- 评估患者的生命体征，确定其基线水平便于今后比较；
- 术前注意观察有无出血、子宫感染或阴道水泡样组织排出物等并发症的表现，应保存阴道排出物并送实验室进行分析；
- 协助患者做好手术准备；
- 术后监测生命体征和液体出入量，注意观察是否存在出血的表现；
- 鼓励患者及其家属表达对疾病的感受，提供情感支持，协助其度过忧伤期；
- 协助患者及其家属采取有效的应对措施，如有必要，推荐其咨询心理专家；
- 协助获得有关疾病的基本信息，包括骨盆检查、胸部 X 线检查、血人绒毛膜促性腺激素水平等，并协助进行动态监测；（见：监测 hCG 水平）
- 向患者强调定期检查（hCG 水平和胸部 X 线检查）以防止恶变的重要性；
- 教育患者一旦发现新的症状和体征立即汇报（例如咯血、咳嗽、疑似妊娠、恶心、呕吐、阴道出血等）；
- 告诉患者必须使用药物避孕，直至其 hCG 水平、排卵和月经周期均恢复正常 1 年以后。

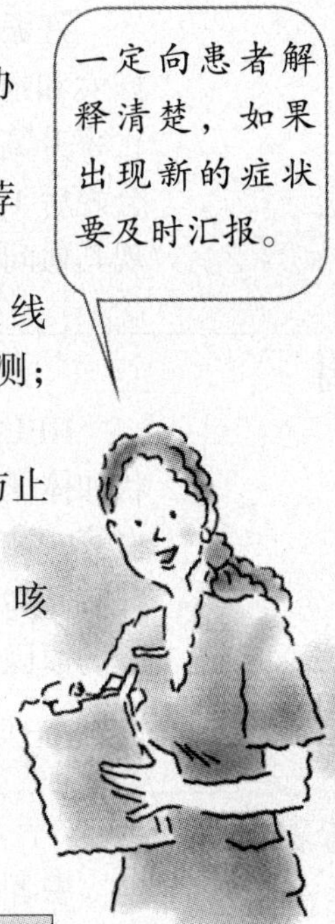
一定向患者解释清楚，如果出现新的症状要及时汇报。

监测 hCG 水平

对于已确诊葡萄胎的女性，要监测其血清 hCG 水平。若监测结果逐渐降低，提示患者的病情没有进一步发展。如果该激素水平连续 3 次稳定在同一水平，或任何一次的结果有所升高，则应高度怀疑病情恶变。

HELLP 综合征

HELLP 是溶血、肝酶升高和血小板减少各首字母的缩写词。HELLP 综合征是妊高征的一种严重并发症，并有血液成分和肝功的变化。

记忆小窍门

HELLP 是一个缩写词，代表以下症状和体征：

H－溶血

E、L－肝酶升高

L、P－血小板减少

HELLP 综合征的暂时性

妊娠高血压孕妇中约有 12% 会发生 HELLP 综合征。初孕妇女和经产妇均可发生。HELLP 综合征会使孕妇和胎儿的死亡率升高，约 1/4 的孕妇、1/3 的胎儿死于此病。不过，患者分娩后 1 周内实验室检查指标即可恢复正常，并且一般不会出现其他问题。

病因

HELLP 综合征发生的原因尚不清楚。目前针对该病的症状和体征提出了几种假说。溶血可能是红细胞通过受损的微小血管时被破坏所致。肝血液循环中纤维蛋白沉积造成阻塞导致肝酶升高。血管痉挛引发的继发性血管损害被认为是血小板减少的原因。严重先兆子痫孕妇是发生 HELLP 综合征的高危人群。

临床表现

患者的主诉一般是疼痛，常位于腹部右上四分之一象限或下胸部。还可能有恶心、呕吐、全身恶病质、严重水肿等表现。由于肝肿胀，右上腹部触诊质软。另外，患者还可能有先兆子痫的表现。

诊断检查

实验室检查结果显示：

- 红细胞溶解（外周血涂片见细胞碎片或形状不规则的细胞）
- 血小板减少（血小板计数少于 100 000/mm^3）
- 血清丙氨酸转氨酶和谷草转氨酶水平升高

治疗

治疗措施包括：对孕妇及其胎儿加强监护；使用药物如硫酸镁降低血压、预防抽搐发作；静脉输注新鲜冷冻血浆或血小板以纠正血小板减少。胎儿发育成熟后，可经阴道或剖宫产娩出。

护理措施

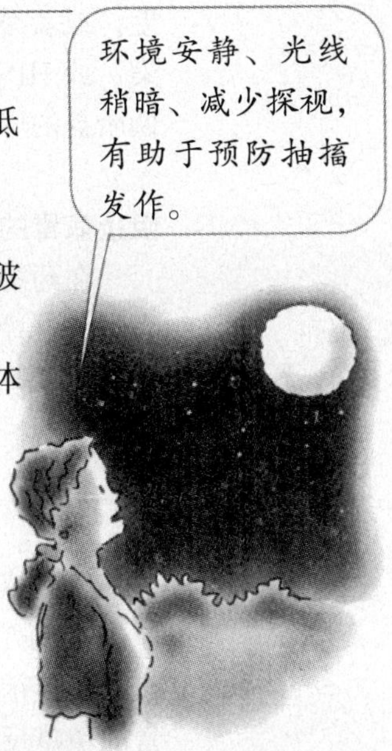
环境安静、光线稍暗、减少探视，有助于预防抽搐发作。

- 持续监测孕妇生命体征和 FHR，注意观察有无出血、低血糖、低血钠、肝包膜下血肿、肾衰竭等并发症的表现；
- 保持环境安静、光线稍暗，预防抽搐发作，限制探视；
- 禁止腹部触诊，以防增加腹内压，引起肝包膜下血肿破裂；
- 做好出血的预防措施，监测患者有无出血的症状和体征，遵医嘱输血、给药；
- 出现低血糖时，静脉输注右旋葡萄糖溶液；
- 做好分娩准备，向患者解释病情及采取的措施，协助评估胎儿成熟度；
- 一定要记住血小板减少会增加患者出血的危险，因此，可能不适合硬脑膜外麻醉；
- 分娩过程中认真评估患者有无出血的危险。

HIV 感染

HIV 即艾滋病毒，能导致人类获得性免疫缺陷综合征（AIDS）。艾滋病属于性传播疾病（STD），HIV 感染会使孕妇和胎儿产生严重并发症。

女性感染者增多

目前，女性是艾滋病感染者中数量增加最快的一个群体。研究还显示，与男性相比，女性感染 HIV 后需要更长的时间才能确诊。HIV 感染和 AIDS 是 25～45 岁年龄段女性的第三位死因。100 名产妇中约有 2 名是 HIV 阳性。

仍有希望

研究显示，怀孕不会加速 HIV 感染的病程。此外，若孕妇妊娠期间身体健康，胎盘屏障会降低病毒传播给胎儿的几率。

即便如此，如果 HIV 感染与受孕同时发生或时间非常接近，或者孕妇患有可能影响胎盘的疾病[如 HIV 之外的其他感染，或 HIV 感染进展期的并发症（如营养不良）]，可能会降低胎盘的屏障作用。

阻止病毒的传播

在药物治疗取得当今的进步以前，新生儿由母体感染 HIV 病毒的几率是 25%～35%。妊娠期和妊娠后适当的抗病毒治疗使感染率降到了 5%左右。不幸的是，胎儿或新生儿感染 HIV 之后，其疾病进展远快于成人。

病因

HIV 感染由一种反转录病毒引起，这种病毒以含 $CD4^+$抗原的辅助 T 细胞（一种免疫调节细胞）为靶细胞。该病毒将自身遗传信息整合进细胞基因组，导致细胞功能异常，扰乱正常的免疫反应，使得患者易患各种机会性感染。

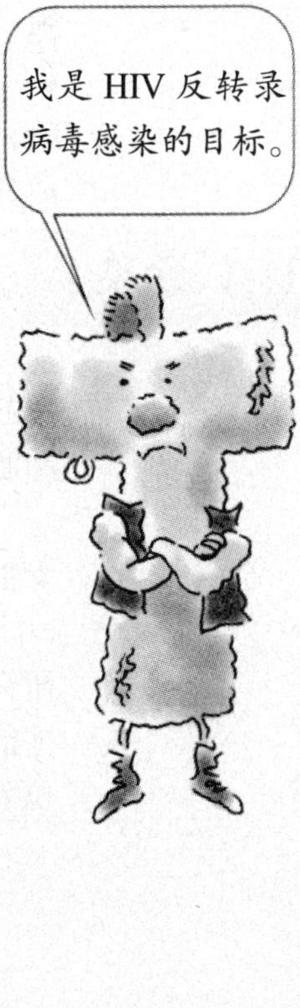

HIV 的传播途径包括：

- 性接触传播
- 接触感染的血液
- 妊娠期由母体通过胎盘传给胎儿（在病毒活跃、药物治疗依从性差和胎盘炎症的病例中）
- 分娩过程中的接触
- 哺乳

异性之间的性接触和静脉注射毒品是导致女性 HIV 传播的两个主要原因。其他接触 HIV 的危险因素有：

- 患者本人或其配偶曾有多个性伴侣
- 双性伴侣
- 患者配偶静脉注射毒品
- 血液传播（少见）

临床表现

HIV 感染的临床表现有：淋巴结病、细菌性肺炎、发热、盗汗、体重减轻、皮肤问题、鹅口疮、血小板减少、腹泻等。此外，女性患者常有严重而难以治愈的阴道念珠菌感染。

女性艾滋病患者特有的表现还有：

- 巴氏试验结果异常
- 频繁发生的人乳头瘤病毒感染
- 频繁、易复发的细菌性阴道病、滴虫病、生殖器疱疹感染
- 严重的 PID

女性患者最常见的机会性感染是肺孢子虫病，其次是宫颈癌，也可发生 kaposi 肉瘤，但较为少见。

诊断检查

某些患者是在妊娠期访视中被查出 HIV 阳性，之前患者本人对此情况并不了解。双酶联免疫吸附测定阳性后，进一步经免疫印迹检测证实，即可确认孕妇 HIV 阳性。HIV 阳性代表该妇女接触过 HIV 病毒并已经产生了针对该病毒的抗体。此外，$CD4^{+}T$ 细胞计数低于每微升 200 个细胞，以及一个或多个机会性感染也能证实阳性诊断。

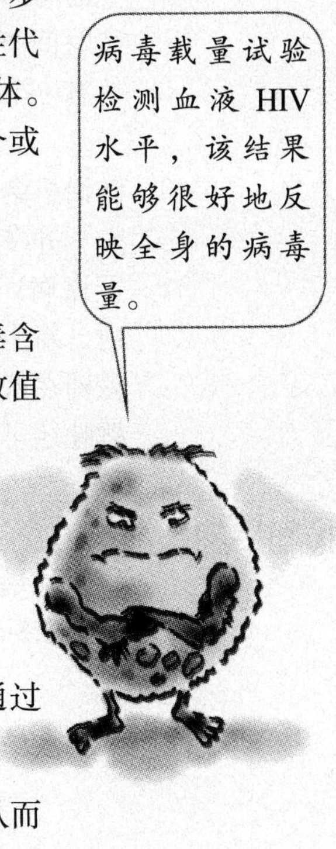

病毒载量检测

常用病毒载量试验检测血液 HIV 水平。血液中的病毒含量虽然不能反映所有部位的 HIV 感染，但研究显示，该数值能很好地反映全身病毒水平。HIV RNA 是病毒复制的决定成分，载量试验的检测对象就是负责病毒复制的 HIV RNA。科学家对 HIV RNA 的结构了解比较透彻，目前已经能够检测潜在感染者血液中的 HIV RNA。血液样本中 HIV RNA 的检测有以下两种技术：

☝ 支链 DNA 技术：针对 HIV RNA 进行化学发光反应，通过对光的量性检测确定样本中 HIV RNA 的数量；

✌ 聚合酶链式反应：使 HIV RNA 在试管中复制、扩增，从而更加容易地检测到样本中原有的 HIV RNA。

治疗

美国疾病预防控制中心建议，对 HIV 阳性孕妇实行联合抗病毒治疗，以减少母体病毒数量，最大限度降低胎儿感染的危险性。

分娩过程中的危险

分娩开始前或胎膜破裂前实施剖宫产能最大限度降低 HIV 由母体传给胎儿的危险。如果必须经阴道分娩，应当避免会阴切开、羊水穿刺和经头皮电极监测胎儿。胎膜破裂后每过 1 个小时，病毒由母体传播给胎儿的风险增加 2%。

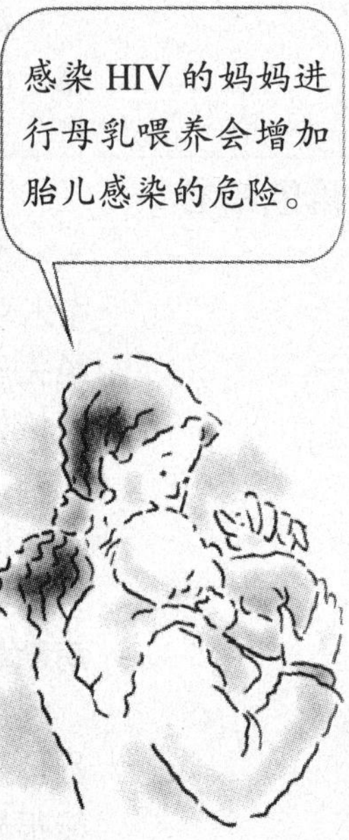
感染 HIV 的妈妈进行母乳喂养会增加胎儿感染的危险。

关于母乳喂养

母乳喂养传播给胎儿的危险性取决于以下因素：产妇的健康状况，包括营养状况、免疫状况和病毒负荷量；每次喂养婴儿的时间；以及是否完全母乳喂养。除此之外，母乳喂养的持续时间也会影响传播几率。持续 24 个月或以上母乳喂养者，约有 15%将病毒传播给了新生儿。

防治机会性感染

齐多夫定和去羟肌苷能延缓机会性感染（如最常见的肺孢子虫病）的病程。其给药方式是妊娠期口服、分娩时静脉注射，新生儿则以糖浆形式给药。也可使用磺胺甲基异恶唑，但该药在妊娠早期可能具有致畸作用。妊娠晚期服用磺胺甲基异恶唑还可能引起新生儿胆红素升高。

护理措施

- 为计划怀孕的 HIV 阳性妇女提供情感支持和指导；
- 采取标准预防措施，对分娩前后的孕妇和新生儿实施护理；

- 指导患者采取措施，最大限度降低病毒传播的危险；
- 允许 HIV 阳性孕妇表达自己的感情，并为其提供支持；
- 遵医嘱检测 $CD4^+$ T 细胞计数和病毒载量；
- 观察患者机会性感染的症状和体征，如肺孢子虫病（发热、干咳、胸部不适、疲乏、劳力性气促并逐渐进展为静息性气促）、kaposi 肉瘤（皮肤或口腔黏膜表面微凸的无痛性溃疡，在浅色皮肤患者呈红色或紫色，在深色皮肤患者呈蓝色或棕色，肿胀并伴有疼痛，发生在下肢者尤为明显，累及消化道时可有恶心、呕吐、出血，肺部受累时可出现呼吸困难）；

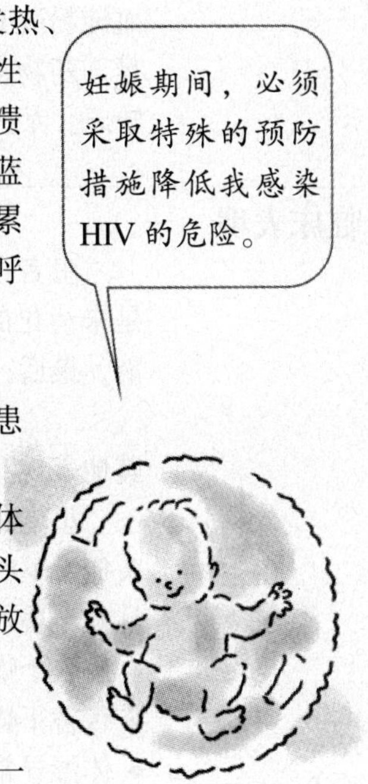

- 鼓励患者定期进行产前随访，做好妊娠状况评估；
- 遵医嘱给予抗病毒治疗，并给予患者相关指导；协助患者安排用药时间，并在回访时评估其依从性；
- 积极采取措施，最大限度降低分娩过程中胎儿接触母体血液或体液的几率，避免使用侵入性的胎儿监测方法、头皮采血、血管钳、真空抽吸等，防止婴儿头皮上出现开放性伤口；
- 由于存在传播病毒的危险，不推荐产妇进行母乳喂养；
- 由于体表的母体血液未完全清除，应避免在新生儿第一次沐浴前进行采血和注射等操作；
- 教育产妇了解 HIV 传播的方式及安全的性行为。

妊娠剧吐

正常妊娠会有一过性的恶心和呕吐，常发生于孕 12 周以前。妊娠剧吐的症状则更为严重，并持续至怀孕 3 个月后。妊娠剧吐多发生于初次妊娠，常见于 hCG 水平高的孕妇，如葡萄胎和多胎妊娠者。

妊娠剧吐在黑人女性中的发病比率约为 7/1000，在白人女性约为 16/1000。该病预后一般良好。然而，如果处理不及时，也可能出现体重骤减、酮症和酮尿、脱水以及随之而来的水电解质失衡（低血钾）、酸碱失衡（酸中毒、碱中毒），甚至造成视网膜、神经和肾损害。

病因

妊娠剧吐的病因尚不明确。可能的原因有：胰腺炎（常见血淀粉酶升高）、胆道疾病、胃游离盐酸分泌减少、胃动力不足、药物毒性、肠道炎症性阻塞、维生素（尤其是维生素 B_6）缺乏。某些患者发病与心理因素有关。

临床表现

患者主要症状一般是持续的恶心、呕吐。呕吐物起初是未消化的食物、黏液和少量的胆汁，随后只有胆汁和黏液，最后，呕吐物为血液和咖啡渣样物质。

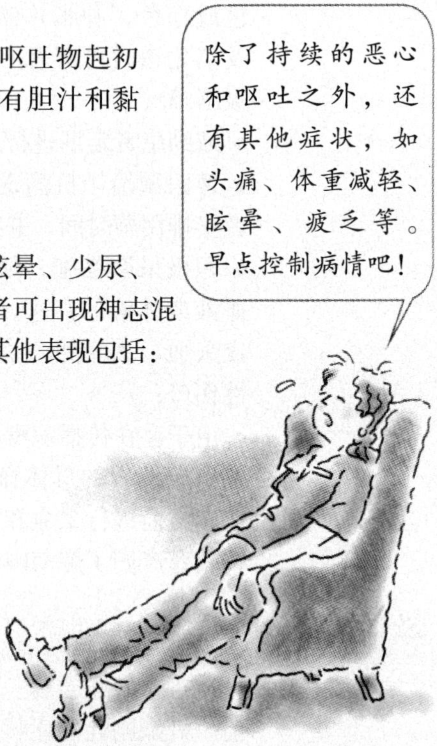
除了持续的恶心和呕吐之外，还有其他症状，如头痛、体重减轻、眩晕、疲乏等。早点控制病情吧！

其他表现

患者还可能有下列表现：口渴、打嗝、眩晕、少尿、头痛、呕吐导致的体重减轻甚至严重消瘦。患者可出现神志混乱甚至昏迷。可能发生倦怠、麻木甚至昏迷。其他表现包括：

- 皮肤干燥、苍白、黄疸伴肿胀
- 舌苔干燥
- 体温异常或升高
- 脉搏加快
- 呼吸带有臭味、烂苹果味（酸中毒所致）

诊断检查

胃肠炎、胆囊炎、消化道溃疡等的症状与妊娠剧吐相似，要通过检查予以排除。此外，本病还应与葡萄胎、肝炎、内耳感染、食物中毒、情绪问题以及饮食不良等进行鉴别诊断。

尿液检查显示存在酮尿和少量蛋白尿。下列血清检查结果支持妊娠剧吐的诊断：

- 蛋白、氯化物、钠、钾水平降低
- 血尿素氮升高
- 血红蛋白水平升高
- 白细胞计数增多

治疗

妊娠剧吐患者应当住院治疗，纠正电解质失衡，防止过度饥饿。在患者能经口进食前，应通过静脉补液维持营养供应。

静脉营养与夜宵

24 小时内经静脉输注 3000ml 液体通常能减轻患者的症状。呕吐停止 24 小时后方可经口进食、进水，刚开始时给予清淡流质。可给予甲氧氨普胺控制呕吐。若有家访护士陪同，输液可于家中进行。进食由清淡流质开始，然后是全流质，最后少量、多次给予高蛋白固体饮食。午夜进食一些点心可以协助维持血糖水平。为防止维生素和钾元素缺乏，可考虑经胃肠外途径补充上述物质。

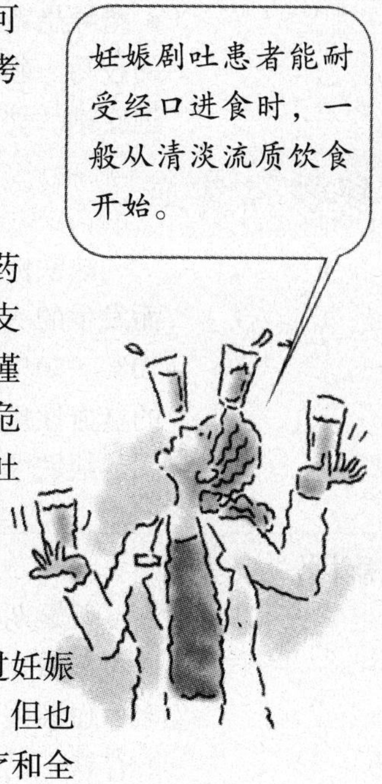
妊娠剧吐患者能耐受经口进食时，一般从清淡流质饮食开始。

逆转病情发展

如果持续呕吐严重影响患者健康，可以给予止吐药物。需要注意的是，FDA（美国食品与药品管理局）不支持妊娠期间使用任何止吐药。因此，开处方时必须十分谨慎，必须确保药物的利处大于其给孕妇和胎儿带来的危险。可以开具的药物有：美可洛嗪和苯海拉明。妊娠剧吐更为常用的处理措施是，将便携式静脉泵置于患者衣服之下，持续静脉滴注甲氧氨普胺。这种方法对很多患者都能奏效。

呕吐停止、纠正电解质失衡后，孕妇一般能顺利度过妊娠期，呕吐不再复发。大多数患者在体重恢复后感觉良好，但也有少数患者呕吐仍然得不到控制，需要采取进一步的治疗和全胃肠外营养。对于某些患者，咨询临床护理专家、心理学家或精神科医生可有助于病情好转。

护理措施

- 根据医嘱给予静脉输液直至患者能够经口进食；
- 监测液体出入量、生命体征、皮肤肿胀程度、每日体重、血电解质水平和尿丙酮含量，评估是否需要纠正电解质失衡；
- 每日进行口腔护理；
- 咨询营养师，给予富含碳水化合物、水分少的饮食，陪伴患者进食并谈话，通过转移注意力减轻呕吐；
- 指导患者进食后45分钟内保持站立位，防止食物反流；
- 建议患者早上起床前进食两三块无水饼干减轻恶心；
- 安慰患者，提供安静、轻松的环境，鼓励患者表达自己对于妊娠和疾病的感受；
- 协助患者建立有效的应对措施，必要时推荐其咨询精神卫生专业人士，引荐社会服务部门帮助患者照顾家中的其他孩子；
- 指导患者采取保存体力、促进休息的保护性措施，包括放松的技巧、新鲜的空气、适度的运动（如果能够耐受的话），合理安排活动，避免疲劳。

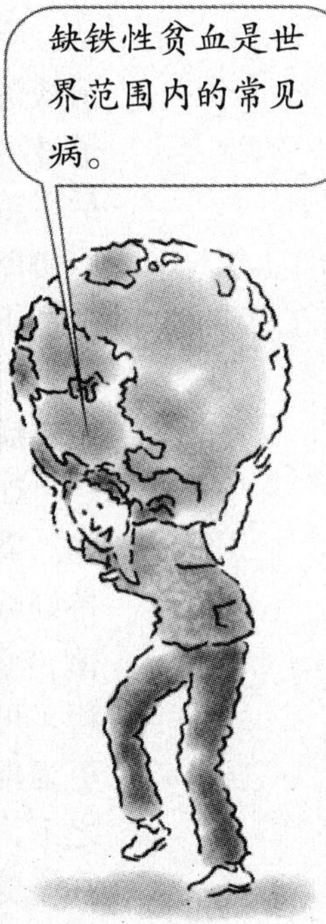

缺铁性贫血

缺铁性贫血是血红蛋白合成不足、影响机体运输氧的能力而发生的一种疾病。缺铁性贫血是世界范围内的常见病，美国10%～30%的成年人患有该病。缺铁性贫血是妊娠期间最常见的贫血性疾病，平均每4个孕妇中即有1个患有该病。妊娠期间的缺铁性贫血与新生儿低出生体重、早产有关。

病因

妊娠期间，孕妇的贮存铁用于胎儿体内红细胞的生成，因而可导致母体铁缺乏。此外，低铁饮食（摄入不足）、月经量多（血液丢失）或不恰当的减肥等也是导致许多女性妊娠期间贮存铁不足的重要原因。贮存铁不足还见于分娩后两年内再次妊娠者及社会经济水平较低的女性。导致缺铁性贫血的其他因素还有：

- 铁吸收不良

- 血管内溶血导致的血红蛋白尿，或阵发性夜间血红蛋白尿
- 下腔静脉置入滤器或心脏瓣膜修复术导致的红细胞机械性损伤

没有铁，就没有血红蛋白，就没有氧

缺铁性贫血是一种小细胞、低血红蛋白性贫血，即由于铁不足导致红细胞体积小，含有的血红蛋白少，进而影响了正常的运输氧的能力。

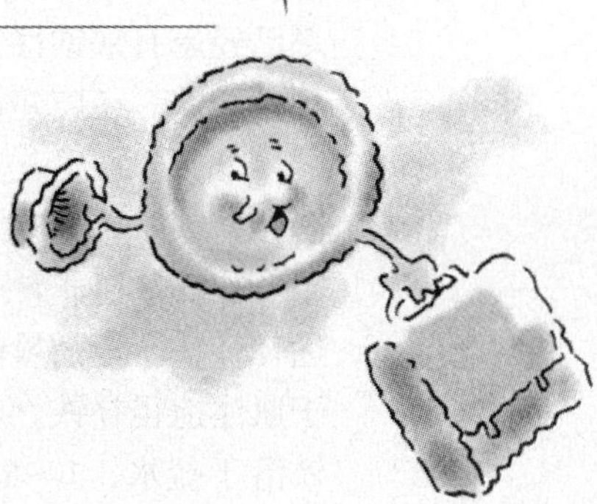
摄入足够的铁有助于我含有丰富的血红蛋白，然后有效地运输氧。

临床表现

妊娠期间缺铁性贫血的临床表现与其他普通患者类似。一般起病缓慢，可有疲倦、注意力不集中、苍白、活动受限等表现。为满足机体的营养需要，部分患者可能有异食癖（喜食冰、淀粉等物）。若贫血严重或持续时间较长，还可能有以下表现：

- 劳力性呼吸困难
- 无法集中精力
- 心动过速
- 指甲薄、脆、边缘粗糙、呈匙状
- 舌红、灼痛
- 口角溃疡、干裂

诊断检查

诊断缺铁性贫血前，应排除引起贫血的其他原因，如轻度地中海贫血、肿瘤、慢性炎症、肝炎或肾病。血液检查（血清铁、总铁结合力、铁蛋白水平）和骨髓贮存铁含量可以协助确诊缺铁性贫血。临床上，感染、输血、使用铁补充制剂等可能会干扰检查结果，甚至使这些结果误导诊断。女性的特征性血液检查结果有：

- 血红蛋白含量低（低于10g/dl）
- 血细胞比容低（低于33%）
- 血清铁含量低（低于30μg/dl），伴有结合铁升高（高于400μg/dl）
- 血清铁蛋白低（低于100mg/dl）

- 红细胞计数低，伴有小红细胞、低色素（疾病早期红细胞计数可能正常）
- 在严重贫血者，红细胞平均血红蛋白含量低（低于 30g/dl）
- 特殊着色试验显示贮存铁减少或枯竭，骨髓检查显示正常造血前体细胞增生

治疗

目标是使用处方类妊娠期维生素制剂预防缺铁性贫血。如果已经患有缺铁性贫血，应开具补充性铁剂，如硫酸亚铁、葡萄糖酸铁。还应建议患者进食富含维生素和铁的均衡膳食。

静脉补铁

孕妇贫血非常严重或无法耐受口服铁剂时，可改为胃肠外途径补铁。全剂量静脉补铁基本无痛，并且注射次数较少，优于肌注途径补铁。对于贫血非常严重的孕妇，可将全剂量右旋铁溶于盐水，1～8 小时内给药。初次给药前试验性静脉注射 0.5ml 铁溶液，有助于最大限度降低过敏的危险。

护理措施

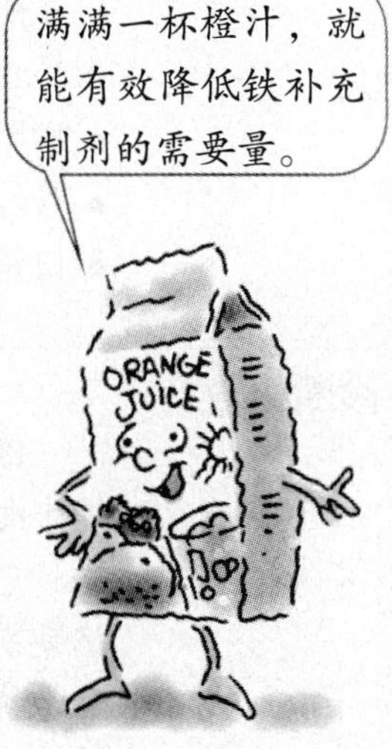
满满一杯橙汁，就能有效降低铁补充制剂的需要量。
ORANGE JUICE

- 遵医嘱指导患者使用处方类妊娠期维生素。
- 住院期间，指导患者口服铁剂的同时进食酸性食品如橙汁，以增强吸收。对于在家治疗的患者，指导其根据处方服用补充性铁剂的同时食用橙汁或维生素 C 补充剂。
- 定期检测患者的 CBC（血常规）、血清铁和铁蛋白水平。
- 评估患者的饮食习惯，以掌握其铁摄入情况，注意了解其童年的饮食习惯、基于文化背景的饮食偏好、家庭收入对合理营养的影响。
- 监测患者的生命体征，尤其是心率，心动过速提示患者可能存在活动过量。
- 评估患者是否有重要生命器官血液灌注减少（如呼吸困难、胸痛、头晕眼花等）以及神经系统疾病（如四肢刺痛感）的表现。

- 每次访视检测 FHR，对住院患者至少每 4 小时检测一次。
- 要注意休息以减少体力消耗。帮助患者进行有计划的活动，保证在活动间歇时获得充分的休息。
- 若贫血严重，可以遵医嘱吸氧，以帮助预防和减轻窒息。
- 遵医嘱补铁，如使用 Z 径路注射法肌内注射铁剂，以预防注射部位变色、结疤，以及刺激性的铁剂残留在皮肤上。（见：Z 径路注射法注射铁剂）

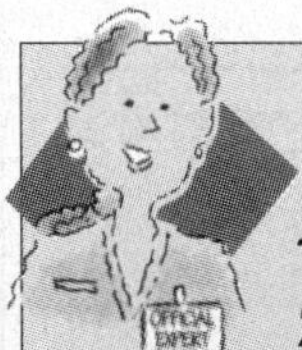

专家建议

Z 径路注射法注射铁剂

经肌注途径补铁时，应使用 Z 径路注射法。这种方法能在注射后堵塞针眼，从而避免了药物渗漏至皮下组织引起的不适和组织刺激。Z 径路注射法的操作步骤如下：

- 手指放于皮肤表面，将皮肤和皮下组织移开，使其与下层肌肉成一定角度。皮肤移开的距离约为 1cm。

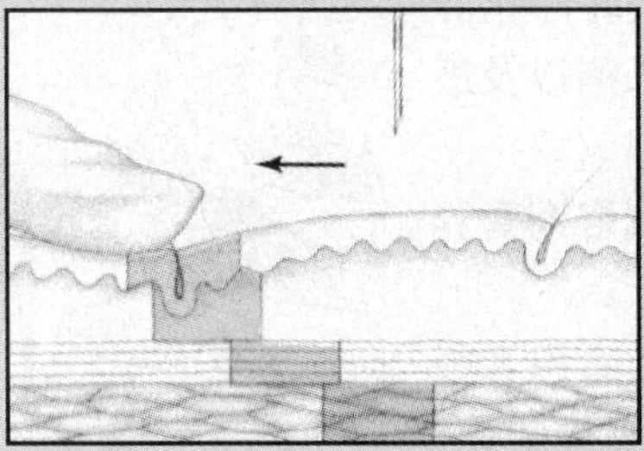

- 在开始手指放置的位置垂直进针。

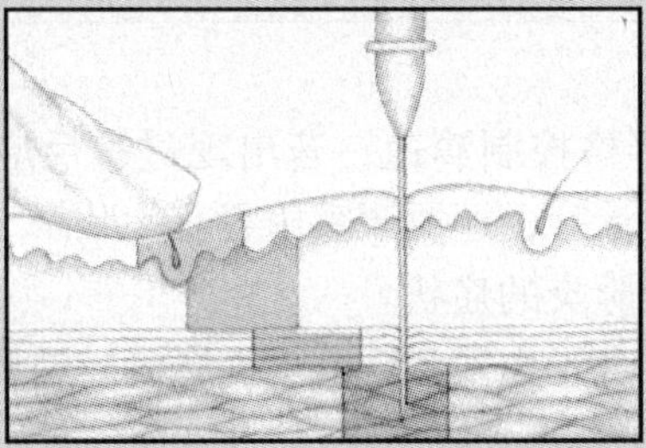

- 抽回血，确定未发现回血后缓缓注入药物。
- 药物注射完毕停留 10 秒钟，然后缓慢拔出针头。
- 将手指移开，使皮肤回到正常位置，将针眼封住。此时，皮肤各层结合处的进针路径被破坏，将药物限制在肌肉组织内。

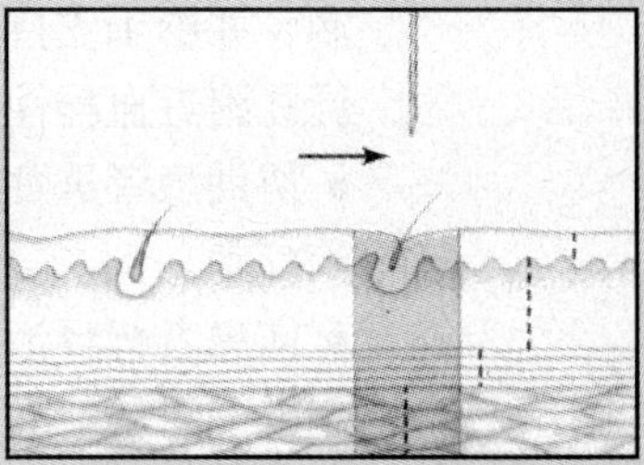

- 注射部位不要按摩，不要穿紧身衣服，防止由于压迫使药物进入皮下。
- 鼓励患者走路或床上活动，协助注射部位的药物吸收。

教育园地

补铁的教育内容

妊娠期间贫血患者补铁的教育内容包括：

- 重视医生对孕妇的宣教
- 治疗措施和可能的并发症
- 贮存铁的恢复需要一段时间，即使患者感觉好转，也需要持续治疗
- 影响吸收的食物，如牛奶和抗酸剂
- 增强吸收的食物，如柠檬酸果汁或富含维生素C的食物
- 用药指导，包括：使用吸管饮用液体铁制剂，避免牙齿染黑；应尽可能空腹服用铁剂，并同时摄入富含维生素C的食物；若出现胃刺激症状则在进食时服用
- 教育患者了解铁剂治疗的副作用，恶心、呕吐、腹泻、便秘等，一旦发现上述症状立即报告，以便及时调整剂量或使用粪便软化剂
- 排便习惯的改变
- 构成营养均衡膳食的成分，如红肉、绿叶菜、蛋类、全麦、加铁面包和牛奶
- 进食高纤维膳食，防止便秘
- 预防感染的措施
- 教育患者出现发热、寒战等感染症状时及时报告
- 定期复查、严格执行治疗措施的必要性

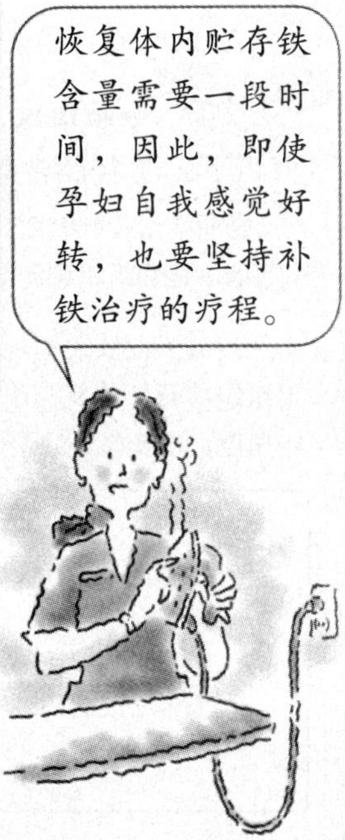
恢复体内贮存铁含量需要一段时间，因此，即使孕妇自我感觉好转，也要坚持补铁治疗的疗程。

- 静脉补铁时要严格控制滴速，若出现过敏反应立即停止静滴，并给予支持性治疗；还要观察患者有无眩晕、头痛以及进针孔附近血栓性静脉炎的症状。
- 协助患者进食富含维生素和铁的均衡膳食，遵医嘱咨询营养治疗师。
- 向患者解释治疗方法，（见：补铁的教育内容）教育患者服用铁剂可能导致大便呈黑色或焦油状，建议食用高纤维膳食，预防可能出现的便秘。

同种免疫

同种免疫，又称Rh血型不相容，是指孕妇血型为Rh阴性而其胎儿血型为Rh阳性。若处理不及时，同种免疫可导致新生儿溶血。在美国，约有7%的孕妇发生同种免疫。在药物罗加姆发明以前，同种免疫是导致核黄疸（神经细胞退化）和新生儿死亡的主要原因。

病因

Rh 阴性的女性第一次怀孕时，可能由于以下原因而对 Rh 抗原致敏：

- 接触胎儿血液中遗传自父亲的 Rh 阳性抗原；
- 通过输血接受外来的 Rh 抗原，从而产生了凝集素（孕妇血中的抗体）；
- Rho(D)治疗剂量不足，或胎盘剥离导致严重的胎儿一母体渗漏后没有接受 Rho(D)治疗。

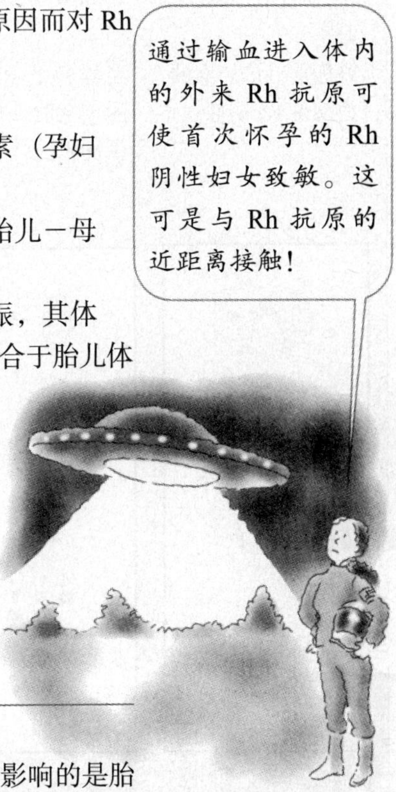
通过输血进入体内的外来 Rh 抗原可使首次怀孕的 Rh 阴性妇女致敏。这可是与 Rh 抗原的近距离接触！

Rh 阴性妇女怀过 Rh 阳性胎儿之后若再次妊娠，其体内的凝集素水平增高。该抗体通过胎盘屏障后，结合于胎儿体内的 Rh 阳性细胞上，导致溶血和贫血。溶血和贫血又导致胎儿红细胞生成增多，胎儿血液循环中出现有核红细胞（不成熟的红细胞）。大量溶血使肝脏内的未结合胆红素进入血液，血中未结合胆红素水平升高，引起高胆红素血症和溶血性贫血。（见：Rh 同种免疫的发病机制，258 页）

临床表现

发生同种免疫时，孕妇一般没有明显症状，受影响的是胎儿以及出生后的新生儿。

诊断检查

第一次产前检查时，应对所有 Rh 阴性的孕妇进行抗-D 抗体浓度测定。如果结果正常（浓度为 0）或浓度很低（比值小于 1∶8），孕 28 周时重复检测一次。在此期间不需要任何治疗。

致敏的血液

血液抗 D 抗体浓度大于等于 1∶16，提示 Rh 致敏。对于这样的患者，在随后的妊娠期间，需要每两周检测抗 D 抗体一次，每两周做一次羊膜穿刺以评价胎儿的生长情况。

Rh 同种免疫的发病机制

Rh 同种免疫发生于曾娩出 Rh 阳性宝宝的 Rh 阴性孕妇妊娠过程中。下面的图示概括介绍了同种免疫的发生过程。

妊娠前，该妇女的血型是 Rh 阴性；	当她怀上 Rh 阳性的宝宝时，就会产生抗体；	胎盘将母体血液循环和胎儿血液循环分隔开；	分娩后，产妇体内有了抗 Rh 阳性抗体；	该妇女再次怀孕时，抗 Rh 阳性抗体进入胎儿血液循环内，若胎儿为 Rh 阳性，则出现溶血。

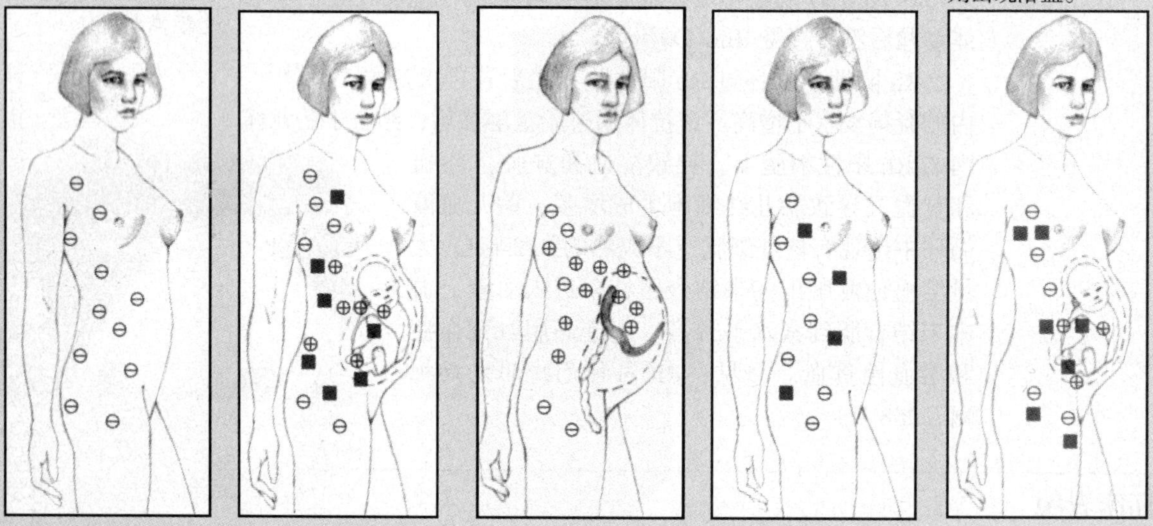

⊖ Rh−血　　⊕ Rh+血　　■ 正常抗体

使用分光光度法可测定羊水密度，将所得结果绘成曲线并与孕龄作相关分析，从而确定胎儿受累的程度和胆红素水平。羊水检查还可显示胆红素升高（提示可能存在溶血）、抗 Rh 滴度增高。

放射学检查可显示存在水肿，胎儿水肿者可表现为晕轮征（因水肿而增厚的皮下脂肪层）。

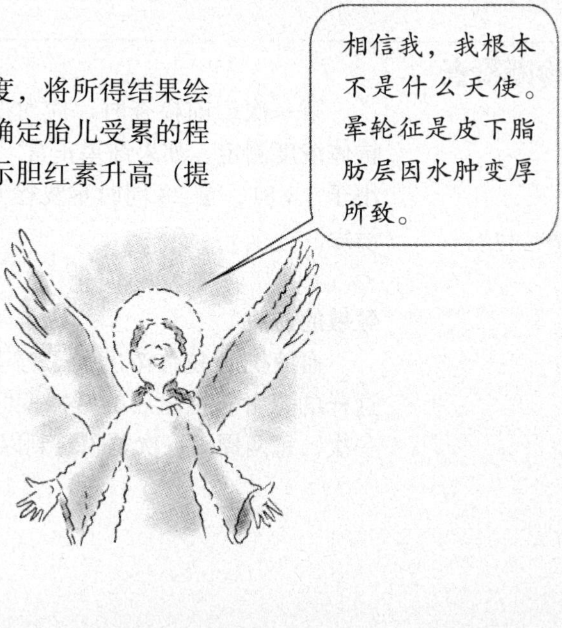
相信我，我根本不是什么天使。晕轮征是皮下脂肪层因水肿变厚所致。

治疗

为预防 Rh 同种免疫，任何一个未致敏的 Rh 阴性妇女产下 Rh 阳性婴儿或发生自发性流产或人工流产后，应立即给予罗加姆治疗。另外，对于下列人群应进行 Rh 同种免疫检测或异常抗体检测：

- 第一次产前检查、24 周、28 周、32 周和 36 周孕龄的 Rh 阴性孕妇；
- 有过输血、新生儿黄疸、死胎、剖宫产、引产、前置胎盘或胎盘早剥史的 Rh 阳性孕妇。

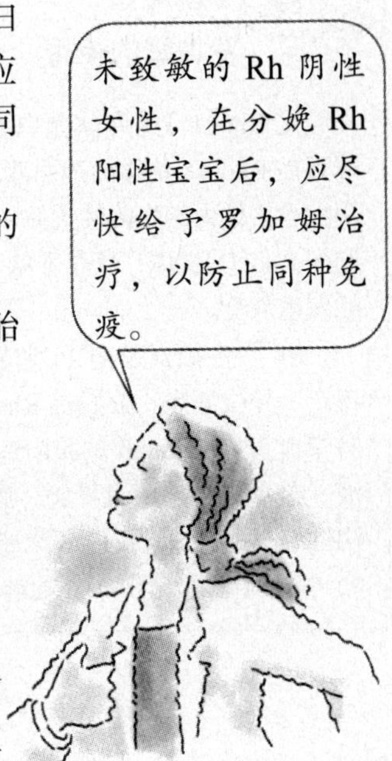
未致敏的 Rh 阴性女性，在分娩 Rh 阳性宝宝后，应尽快给予罗加姆治疗，以防止同种免疫。

Rh 抗体滴度增高孕妇的处理

为减轻胎儿受累程度，对于 Rh 抗体滴度很高的孕妇，可能需要给予大剂量 γ 球蛋白治疗，以减少胎儿红细胞的迅速破坏。也可通过直接向脐静脉输注红细胞，或通过羊膜穿刺向胎儿腹部灌注的方式进行胎儿宫内输血。出生后应实行换血疗法，去除新生儿体内溶解的红细胞，代之以健康红细胞。

持续监测羊水胆红素水平，确定是否需要提前分娩或胎儿宫内输血。新生儿可能需要反复输血。

护理措施

- 对所有孕妇进行 Rh 相容性评估；
- 对于孕 28 周的 Rh 阴性孕妇和发生过输血反应、异位妊娠、自发流产或引产的 Rh 阴性妇女，或怀孕第 3～9 个月发生过胎盘早剥、前置胎盘或进行过羊水诊断的孕妇，遵医嘱给予罗加姆；（见：罗加姆的使用，260 页）
- 遵医嘱进行宫内输血。输血前通过电子监测记录 FHR 的基线水平，随后仔细观察孕妇的宫缩及注射部位液体渗漏情况，监测胎儿有无心动过速、心动过缓；
- 妊娠足月 2～4 周前，根据孕妇病史、血清学检查和羊水诊断的结果，做好分娩准备；
- 根据医嘱，在孕 34～38 周时协助分娩；分娩过程中，持续电子监测胎儿情况，取胎儿头皮血检查酸碱平衡情况，一旦发现胎儿窘迫，立即施行剖宫产；

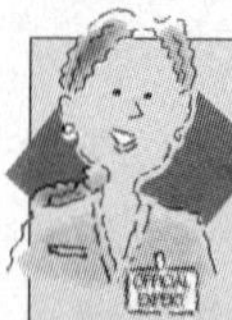

专家建议

罗加姆的使用

人 Rho(D)免疫球蛋白，又称罗加姆，是免疫球蛋白 Rho(D)抗体的浓缩液。肌注罗加姆能抑制 Rh 阴性孕妇体内产生活性抗体，防止形成针对胎儿红细胞的 Rho(D)抗体，从而避免了将来怀孕时 Rh 阳性胎儿发生危险。

Rh 阴性妇女发生下列情况之后应给予罗加姆：流产、异位妊娠、分娩过 Rho(D)抗体阳性的胎儿且脐带血直接 Croomb 试验阳性、不慎输入 Rh 阳性血液、羊水穿刺、胎盘早剥、腹部外伤等。为预防 Rh 阴性妇女出现过敏反应，罗加姆应在发生上述情况后 72 小时内使用。怀孕 28 周前后给予罗加姆可以保护胎儿免受损害。

罗加姆通过肌内注射给药，注射部位是臀肌，给药步骤按照一般肌注程序进行，但应包括下述内容：

- 与另一位护士一起核对床号，填写罗加姆药物附带的三联表；
- 将最上面一张表格贴在患者记录单内；
- 将剩余的两张与罗加姆空药瓶一起送回实验室或血站；
- 在卡片上注明患者 Rh 阴性的情况，嘱其随身携带卡片或置于方便的地方。

- 分娩后 72 小时内给予罗加姆，预防今后出现妊娠并发症；
- 为孕妇及其家属提供情感支持，鼓励患者及其家属表达对治疗措施潜在并发症的担忧。

多胎妊娠

多胎妊娠是指孕妇一次怀有一个以上的胎儿。孕妇的机体必须做出调整才能适应多个胎儿带来的变化，因此，多胎妊娠也被视为妊娠合并症。

宝宝在增多

促排卵药物的使用导致多胎妊娠的发生率增高了 50%以上。例如，现在的三胞胎（或多胞胎）是 1978 年的 100 倍还多。1978 年，有 68 000 例单卵双生或双卵双生双胞胎出生，1997 年增加到了约 104 000 例。（见：双胞胎的类型）

双胞胎的类型

双胞胎有两种：单卵双生和双卵双生。

单卵双生

单卵双生双胞胎来源于一个卵子和一个精子。在精子和卵子融合过程中，或第一次细胞分裂时，合子分裂发育为两个完全相同的个体。单卵双生双胞胎一般有一个胎盘、一个绒毛膜、两个羊膜、两个脐带。双胞胎性别总是相同的。

双卵双生

双卵双生的双胞胎来源于两个独立的卵子与两个独立的精子分别结合。双卵双生的胎儿有两个胎盘、两个绒毛膜、两个羊膜、两个脐带。双胞胎性别可能相同，也可能不同。

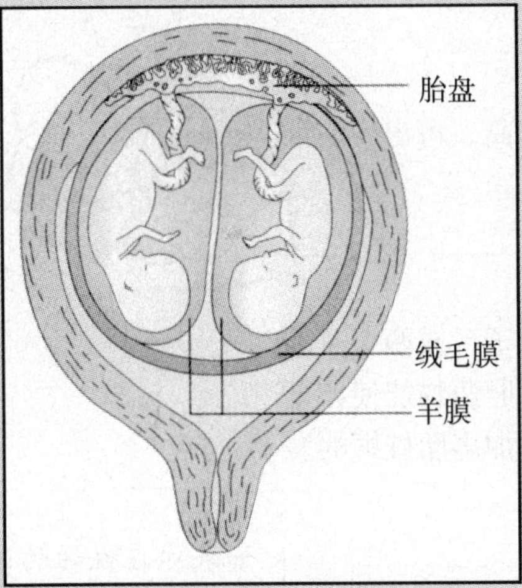

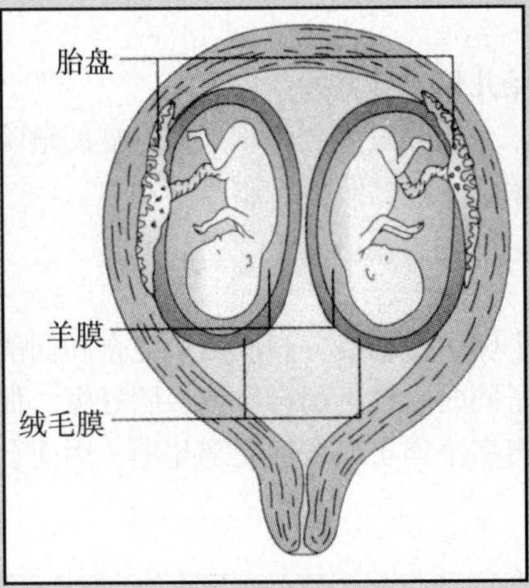

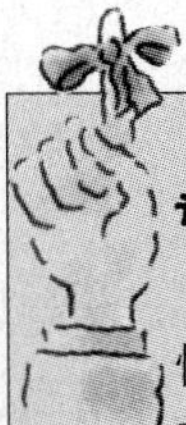

记忆小窍门

为便于记忆单卵双生和双卵双生的区别，可以将单卵的第一个英文字母 i 形似为罗马数字 1。记住：1 个卵子与 1 个精子结合发育成的将是完全相同的个体。

多胎妊娠可能是单个卵子（单卵多胎）受孕，也可能是多个卵子受孕（双卵或多卵多胎）。非白人多胎妊娠的自然发生率高于白人。孕妇年龄越大、生产次数越多，发生多胎妊娠的几率越高。母系遗传因素也可能在自然发生的双卵双生中发挥一定作用。

双倍、三倍或四倍的风险

多胎妊娠孕妇发生妊娠高血压、羊水过多、前置胎盘、早产、贫血等并发症的几率高于普通孕妇。此外，由于子宫拉伸过度，产后出血也较常见。多胎妊娠还容易在足月前分娩，因此胎儿娩出时发育不成熟的危险增高。

双胞胎的问题

双胞胎发生遗传畸形，如神经管畸形的危险增高。多胎妊娠出现脐带帆状附着（脐带附着于胎膜上）的几率也增高，因而分娩时脐带撕裂出血的危险增加。单卵双胞胎共用一个胎盘，可能导致胎儿之间异常的血液灌注。这种情况常引起一个胎儿过度生长，而另一个胎儿发育不良。此外，如果胎儿共有一个胎膜，可能出现脐带打结或扭转，引起胎儿窘迫或分娩困难。

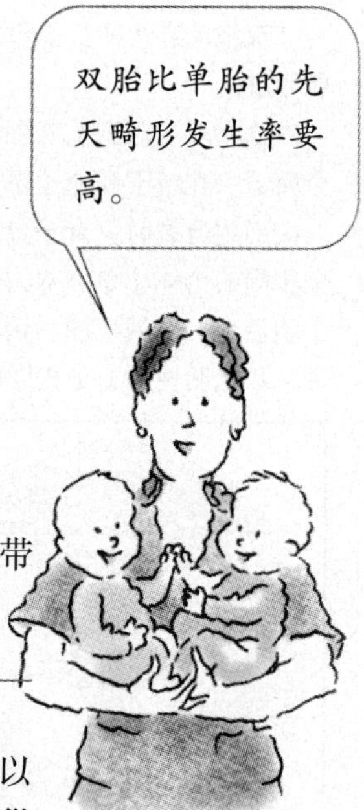
双胎比单胎的先天畸形发生率要高。

第一个胎儿情况会好些

第二个胎儿发生分娩相关并发症的危险增高，可出现脐带脱垂、胎位不正性难产、胎盘早剥等。

病因

一个卵子受精后分裂成两个完全相同的合子，或两个及以上的卵子同时受精，都会导致多胎妊娠。促排卵药物能使卵巢同时排出多个卵子以增加受孕几率，因而会增加多胎妊娠的发生率。

临床表现

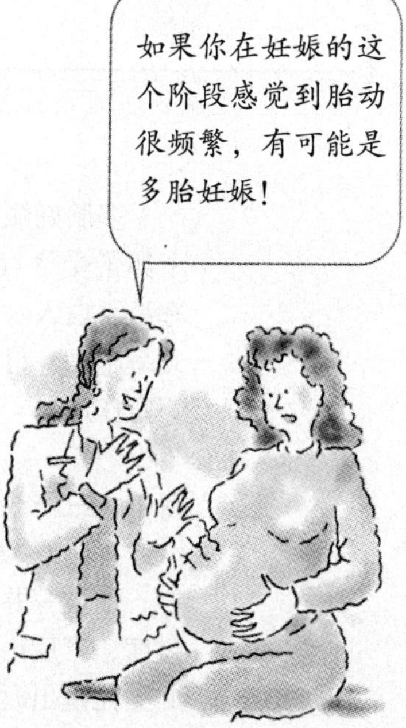
如果你在妊娠的这个阶段感觉到胎动很频繁，有可能是多胎妊娠！

怀孕后，若子宫增大的速度较正常快，应怀疑多胎妊娠。随着胎儿的生长，孕妇可能感觉到胎动，且位置不是固定在一个特定部位，而是发生在不同部位。孕妇还可能感觉到胎儿活动情况较同孕龄更为活跃。听诊可发现多个胎心音。

孕妇的疲乏感和背痛加重。由于不适感加重，胎儿活动增加，孕妇还会有休息或睡眠困难。增大的子宫使胃腔压缩，导致食欲减退、进食量减少。

诊断检查

以下检查结果有助于多胎妊娠的诊断：

- 甲胎蛋白水平增高
- 超声波检查可见多个妊娠囊，妊娠早期还可能见到多个羊膜囊

多胎妊娠孕妇发生早产和胎膜早破的危险增高。

治疗

多胎妊娠导致早产、宫内发育迟滞、胎膜早破、妊娠高血压、胎盘早剥等并发症的发生几率增高。所以治疗措施即针对这些并发症。为防止发生早产，妊娠期间可能需要孕妇一段时间内绝对卧床休息。根据胎儿数量、孕龄、胎位等的不同，可以采取不同的分娩方式。若是双胞胎且胎儿足月，且两个胎儿都是顶先露，可以经阴道分娩。若第一个胎儿是顶先露，第二个是臀先露，经一定处理后也可经阴道分娩。然而，由于多胎妊娠的情况比较复杂，剖宫产一般更合适。

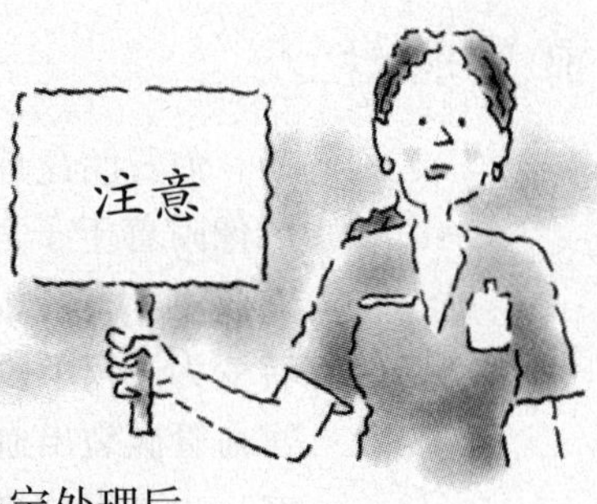

护理措施

对于多胎妊娠孕妇，护理措施与普通妊娠基本相同，只是监测次数要增加：

- 帮助孕妇理解其目前的状况和密切、频繁随访的必要性；
- 鼓励患者多休息，减轻疲乏感；
- 建议患者采取侧卧位，防止发生仰卧位低血压综合征；
- 在每次随访时测量孕妇的生命体征、体重增长情况和宫底高度；
- 每次随访时测量 FHR 并检查胎位；
- 安排随访中的检查，如超声波、无应激试验，如果孕妇在妊娠第 6～9 个月绝对卧床，还应安排 24 小时胎儿监测；
- 建议孕妇遵医嘱服用妊娠期维生素，保证饮食均衡并富含维生素和铁；
- 告诉患者，一旦发现危险的症状和体征，尤其是与早产有关的表现一定要立即汇报；
- 为孕妇及其家人提供情感支持，鼓励孕妇表达对妊娠、胎儿的担心和害怕，纠正其错误认识；

- 分娩过程中，对每一个胎儿分别进行电子监测；
- 分娩过程中保持孕妇侧卧位以利于呼吸；
- 仔细观察分娩中有无宫缩乏力的表现，如果有，可能需要采取措施促进宫缩或行剖宫产；
- 分娩中，为每个新生儿分别准备好急救药物；
- 分娩中，为产妇和新生儿分别安排护士实施护理。一般需要一位麻醉师和一位儿科医生或儿科护士在场，以便处理产妇或胎儿可能出现的问题。

前置胎盘

前置胎盘是指胎盘附着于子宫下段，覆盖宫颈口，因而不能像附着于子宫底部那样提供丰富的营养。为寻求血液供应，胎盘不断伸展，变得比正常胎盘大而薄。当宫颈管扩张消失，转变为子宫下段时，附着于该处的胎盘不能相应伸展，引起子宫血管破裂出血。前置胎盘是导致妊娠晚期出血的最常见原因之一，其发生率约为 1/200，多见于经产妇。如果孕妇出血严重，并确诊为前置胎盘，应当立即终止妊娠。

临床分类

胎盘可能覆盖宫颈口的部分或全部，或者随着宫颈的不断伸展而逐渐覆盖整个宫颈管。完全性前置胎盘又称为中央性前置胎盘。部分性前置胎盘又称为不完全性前置胎盘。若阴道触诊仅可感觉到胎盘的小部分边缘，称为边缘性前置胎盘（见：前置胎盘的 3 种类型）。边缘性前置胎盘或胎盘位置过低者，可随宫颈伸展而覆盖宫颈口。

前置胎盘的 3 种类型

前置胎盘有 3 种基本类型：边缘性、部分性和完全性。

边缘性

边缘性前置胎盘，通过孕妇宫颈口只能感觉到很小一部分胎盘边缘。

部分性

部分性前置胎盘，部分宫颈口被胎盘覆盖。

完全性

完全性前置胎盘，宫颈口完全被胎盘覆盖。

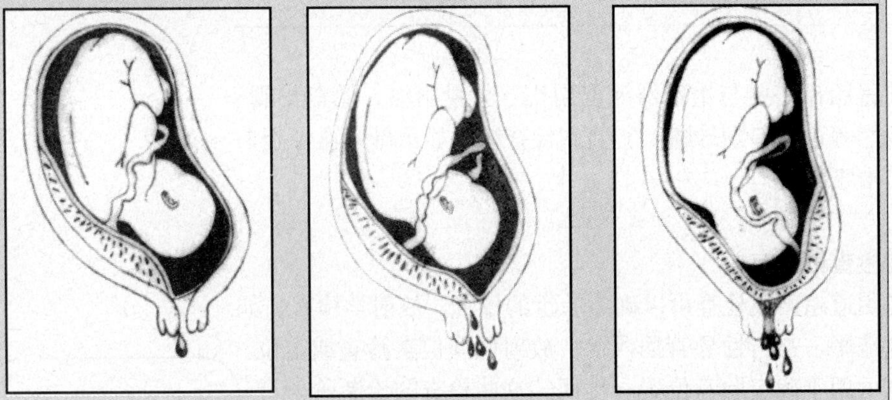

检查时宫颈管的伸展程度很大程度上决定了前置胎盘的临床分类。如果出血能得到及时控制，孕妇预后一般良好。胎儿的预后取决于孕龄和出血量。

病因

前置胎盘的确切病因尚不清楚。影响胎盘在子宫壁附着部位的因素有：

- 蜕膜血管形成异常
- 多胎妊娠（胎盘需要更大的附着面）
- 子宫手术史
- 多次分娩
- 孕妇年龄偏大

临床表现

前置胎盘孕妇最主要的临床表现是妊娠 20 周后出现无痛性阴道流血，呈鲜红色。流血一般发生于分娩前，可为阵发性，无任何诱因，可自发停止，过一段时间又重新开始。

约7%的前置胎盘患者没有任何症状，超声波检查偶然发现才得以确诊。

触诊可发现子宫柔软。由于前置胎盘干扰了胎头的正常下降，Leopold四步触诊法进行腹部检查可发现多种形式的胎位异常。胎先露下降迟缓提示可能存在前置胎盘。但胎儿可能仍然良好，听诊示胎心音规整。

诊断检查

前置胎盘需要与生殖器深度裂伤、大量出血、胎盘早剥、宫颈糜烂等进行鉴别诊断。实验室检查结果显示母亲血红蛋白减少（由于失血）。

超声波检查最为有效

经阴道超声波检查可以确定胎盘的位置。放射学检查，如股动脉造影、逆行性导管插入术、放射性同位素筛查或定位等，也可用于确定胎盘位置。然而，这些检查的诊断价值有限，而且风险大，因此，只有条件限制无法行超声波检查时才考虑采用。

做好剖宫产的准备

阴道检查可能引发大出血，因此，只有在手术室、分娩室等具备剖宫产条件的病房才可进行此项检查，以便必要时立即分娩。

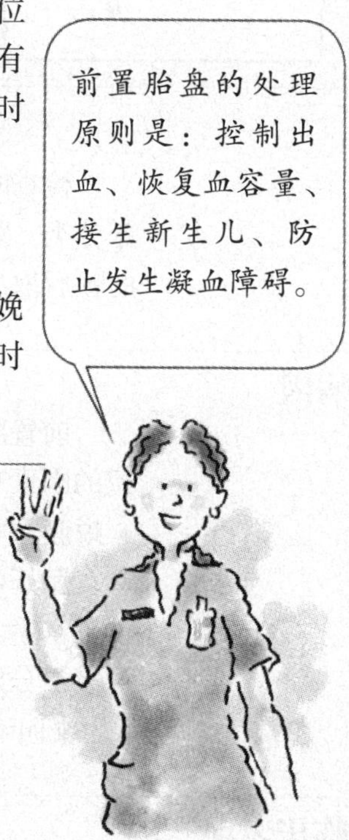

治疗

前置胎盘的处理原则是：评估出血量、控制出血、恢复血容量；保证新生儿存活；防止凝血障碍。紧急处理措施包括：

- 使用大号导管进行静脉输液
- 抽血化验血红蛋白含量、血细胞比容、血型，进行交叉配血
- 对胎儿进行外部电子监测
- 监测孕妇血压、脉搏、呼吸
- 评估阴道失血量

胎儿未足月时的处理

确定前置胎盘的类型并输血、补液之后，如果胎儿还未发育成熟，应严密观察，争取更多的时间使其成长至足月。如果临床诊断为完全性前置胎盘，出血的危险很大，患者一般需要住院治疗。一旦胎儿发育成熟，或孕妇出血严重，则需要立即行剖宫产。出血量很少且胎盘前置为边缘性或产程很快时，可以考虑经阴道分娩。

儿科专家在场

由于胎儿可能经由胎盘失血，前置胎盘孕妇分娩时应有儿科专家在场，以便及时评估和处理新生儿休克、失血、缺氧等情况。

护理措施

- 前置胎盘孕妇出现活动性出血时，应持续监测患者的血压、脉搏、呼吸、中心静脉压、出入量、阴道出血量、胎儿心率和节律；
- 评估进行胎儿电子监测的必要性，并遵医嘱协助监测；
- 保证随时有氧气供应，以防发生胎儿窘迫（在分娩过程中，可以使用多种设备增加胎儿氧气供应），胎儿窘迫的表现有：心动过缓、心动过速、晚期减速或变异减速；
- 对 Rh 阴性孕妇，在每次出血后给予罗加姆；
- 让患者绝对卧床休息；
- 让患者及其家人做好剖宫产、娩出早产儿的准备，向患者及其家属详细解释产后护理措施；
- 胎儿发育不成熟时，肌注基础量倍他米松促进胎儿肺成熟，告诉患者可能需要在 24 小时或 1～2 周后再次给药；
- 给孕妇提供情感支持：由于胎儿发育不够成熟，分娩中有可能不使用麻醉剂，因而疼痛感可能较强烈，在分娩过程中安慰产妇，并随时告诉她胎儿的情况；

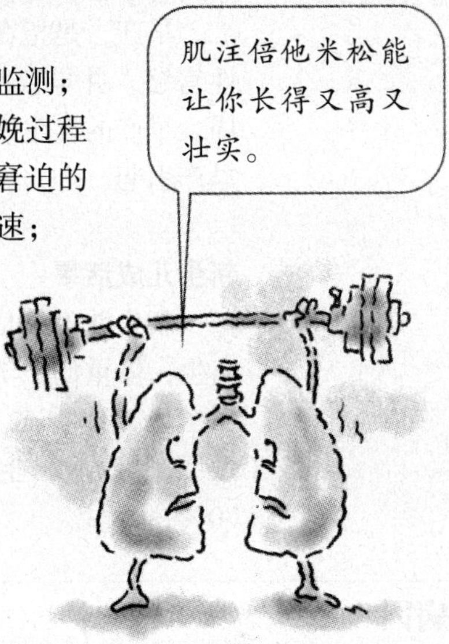

- 如果患者出血停止，计划在家中卧床休息，评估患者家庭护理的必要性；
- 评估患者有无感染的症状（发热、寒战）。由于阴道微生物靠近胎盘，以及胎盘周围环境有利于微生物的生长，患者发生感染的危险增大；
- 教育患者迅速识别和汇报前置胎盘的症状（出血、腹部绞痛）；
- 分娩后，由于子宫收缩能力下降，可能导致出血和休克，注意评估有无相关的症状和体征；
- 策略地与患者探讨新生儿死亡的可能性，告诉患者新生儿能否存活取决于孕龄、失血量以及高血压等相关疾病，严密监测和及时处理会大大降低胎儿死亡的危险；
- 鼓励患者及其家属表达她们的感情，帮助她们发展有效的应对措施，必要时推荐其接受心理咨询。

早产

早产，是指在胎儿具有生存能力后、发育成熟前出现规律性宫缩，并导致宫颈发生相应变化，一般发生于妊娠 20～37 周。早产的发生率约为 5%～10%，约有 75%的新生儿死亡由早产引起。

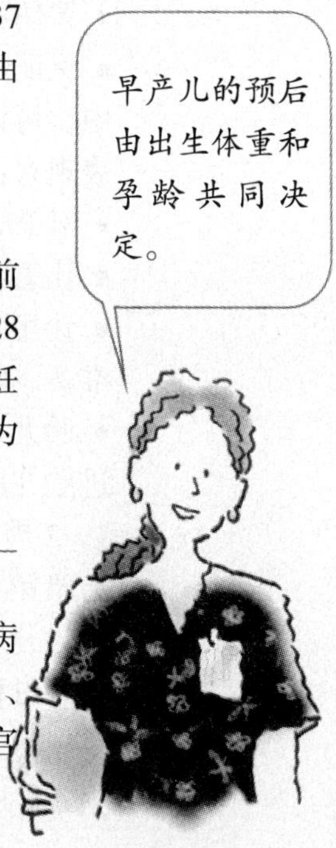

新生儿成活率

新生儿的预后由出生体重和孕龄共同决定。妊娠 26 周前出生，体重低于 737g 的新生儿成活率约为 10%。妊娠 27～28 周出生，体重在 737～992g 的新生儿成活率为 50%以上。妊娠 28 周以后出生，体重在 992～1219g 的新生儿成活率约为 70%～90%。

病因

导致早产的原因有：胎膜早破（发生于 30%～50%的病例）、妊高征、慢性高血压性血管病、羊水过多、多胎妊娠、前置胎盘、胎盘早剥、宫颈机能不全、腹部手术、外伤、子宫结构异常、感染（如 B 族链球菌）、胎儿死亡。

临床表现

孕妇早产的表现有：出现规律性宫缩，可有胎膜破裂，有宫颈黏液栓和血性物质自宫内排出。询问病史发现患者处于妊娠 20～37 周。阴道检查见宫颈管消失、宫颈口扩张。

诊断检查

妊娠史、体格检查、目前的症状和体征、超声波检查（如果可能的话）显示的胎儿相对于母体骨盆的位置，可以共同确定早产的诊断。

治疗

若胎儿肺部发育不成熟、宫颈口扩张小于 4cm、不存在无法继续妊娠的因素，处理原则是防止早产。主要措施是卧床休息，必要时使用保胎药物。

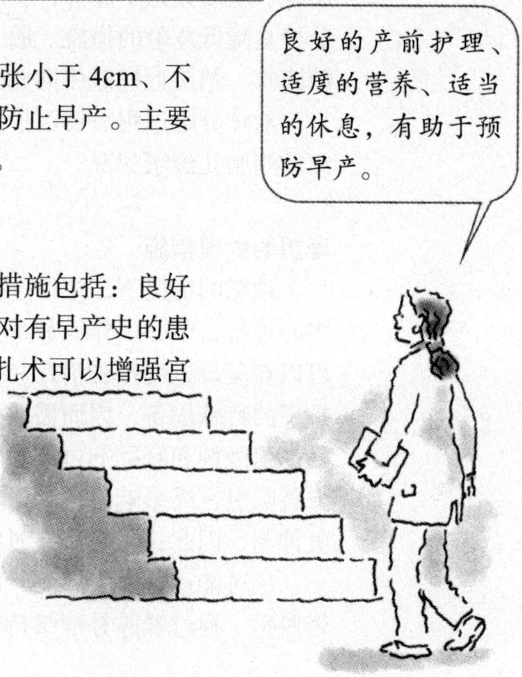
良好的产前护理、适度的营养、适当的休息，有助于预防早产。

预防第一

早产的预防非常重要，可以采取的措施包括：良好的产前护理、适度营养、适当休息等。对有早产史的患者，在妊娠 14～16 周时行宫颈内口环扎术可以增强宫颈机能，预防早产。

有些患者可以在家中服用安胎药（口服或使用静脉泵）预防早产。在家服药可能出现危险的患者，可使用与中心联网的电话，远距离监测宫缩情况。

抑制宫缩

抑制宫缩的药物有多种，一般首选硫酸镁。硫酸镁能够抑制中枢神经系统，从而使宫缩减慢并最终停止。β-肾上腺素受体激动剂如特布他林，可以兴奋β-2受体，从而抑制子宫平滑肌的收缩。特布他林是使用最广泛的安胎药。

前列腺素酶合成抑制剂如吲哚美辛，也可用于抑制宫缩。但妊娠34周以后使用该药有可能引起胎儿动脉导管提前关闭。

权衡风险

母体发生的某些变化，如宫内感染、胎盘早剥、胎盘机能不良、重度先兆子痫等，使胎儿的处境非常危险，这时，提前分娩是降低危险的措施。胎儿的某些问题，如同种免疫、遗传缺陷等，越接近妊娠后期危险性越高，可能需要提前分娩。

治疗分娩过程需要医护团队加强合作。使用胎儿监护仪持续监测胎儿健康状况。

理想的处理措施

理想的情况下，主动选择的提前分娩应在围生期重症监护中心进行，中心工作人员都受过相关的专业培训。这样，婴儿可以在父母近旁接受治疗和护理。（社区医院一般没有新生儿护理的特殊设备，因而需要把婴儿单独转到围生期护理中心。）

镇静剂和麻醉剂可能影响胎儿健康，应避免使用。吗啡和哌替啶对宫缩影响不大，但会抑制中枢神经系统，导致胎儿呼吸抑制，因此，只在必要时给予最小剂量。

尽可能避免羊膜穿刺，以防伤及胎儿柔软的颅骨或发生脐带脱垂。通过静脉补液维持适当的液体量。

护理措施

- 出现早产症状时，密切观察胎儿和孕妇有无呼吸窘迫，并提供全面的支持性护理。

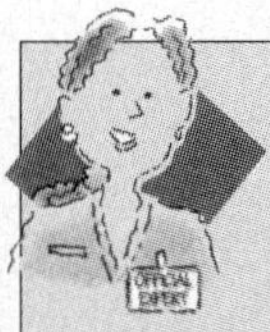

专家建议

特布他林给药须知

对于出现早产症状的孕妇，医嘱一般安排静脉注射特布他林，使用该药应遵循以下步骤：

- 用药前，记录以下数据的基础值：孕妇生命体征、FHR、实验室检查结果，包括血细胞比容、血糖和电解质水平；
- 监测宫缩和 FHR；
- 使用乳酸林格液代替葡萄糖溶解特布他林，避免糖负荷过多引起高血糖；
- 使用便携输液装置输入，以便发生副作用时可以立即停止；
- 使用小号输液管和输液泵，以准确控制滴速；
- 每 10 分钟调整一次滴速，直至宫缩停止或不引起副反应；
- 滴速加快时，每 15 分钟测量一次孕妇的生命体征，然后改为每 30 分钟一次，至宫缩停止；每 15～30 分钟测量一次 FHR；
- 听诊注意有无尖锐的肺泡音或呼吸音有无变化，应高度重视患者呼吸困难、胸痛的主诉；
- 注意观察孕妇的病情，脉率大于 120 次 / 分，血压低于 90/60mm Hg，或持续发生的心动过速、呼吸急促、胸痛、呼吸困难、呼吸音异常等，提示肺水肿，应及时通知医生；
- 观察胎儿情况，胎儿心动过速、变异减速或晚期减速等提示存在子宫出血或胎儿窘迫，可能需要立即分娩；
- 密切观察出入量，滴注特布他林期间每小时记录一次，滴注完毕后每 4 小时记录一次；
- 宫缩停止后 12～24 小时继续静脉滴注特布他林，静脉滴注结束后 30 分钟，服用第一次口服用药；
- 告诉患者口服用药的方法，要特别强调坚持治疗，直至妊娠 37 周或羊水穿刺证实胎肺发育成熟；若医嘱要求患者使用微量泵皮下用药，应指导患者如何正确使用微量泵；
- 教育患者，在每次服用口服药物前，或使用微量泵给药的指定时间内自己测量脉率，若脉率大于 120 次 / 分，或患者感到心悸或极度紧张，应电话通知医生。

- 在采取措施防止早产的过程中，应让患者卧床休息。
- 遵医嘱给药。（见：特布他林给药须知）
- 镇静剂和麻醉剂有可能损害胎儿，应尽量避免使用。开展舒适护理，如协助患者勤换体位、保持会阴部和背部舒适等，最大限度降低使用上述药物的必要性。

- 给予β-肾上腺受体激动剂前，评估患者的血压、脉搏、呼吸、FHR、宫缩形式，尽量使患者保持左侧卧位，以增加胎盘血液灌注、减少副反应。
- 遵医嘱输液以保证液体量。
- 滴注硫酸镁时注意评估患者的深部腱反射，监测新生儿有无镁中毒的表现，如神经肌肉抑制、呼吸抑制等。
- 如果选择主动提前分娩，一定要记住：早产儿对分娩中压迫的耐受能力低于足月儿，更容易发生缺氧，因此，应在必要时给产妇行鼻导管吸氧。鼓励患者分娩时采取左侧卧位或坐位，以防止腔静脉受压，进而发生仰卧位低血压和胎儿缺氧。
- 分娩过程中持续监测胎儿反应。防止产妇过度换气，必要时使用氧气袋。不断安慰患者，减轻其焦虑情绪。
- 必要时准备肌注倍他米松。
- 分娩过程中，协助患者尽量少用或不用止痛剂和麻醉剂。临近分娩时不要使用止痛剂，以免引起胎儿中枢神经系统抑制。注意观察胎儿和孕妇对局部麻醉的反应。
- 妊娠34周前分娩者，可能需要延长住院时间。

胎膜早破

胎膜早破（PROM）是指在规律宫缩引起子宫颈进行性扩张之前自行发生的羊膜囊破裂。妊娠20周以上的孕妇中，约有10%发生胎膜早破，80%以上的胎儿已发育成熟。胎膜早破发生后，一般在24小时之内开始分娩。

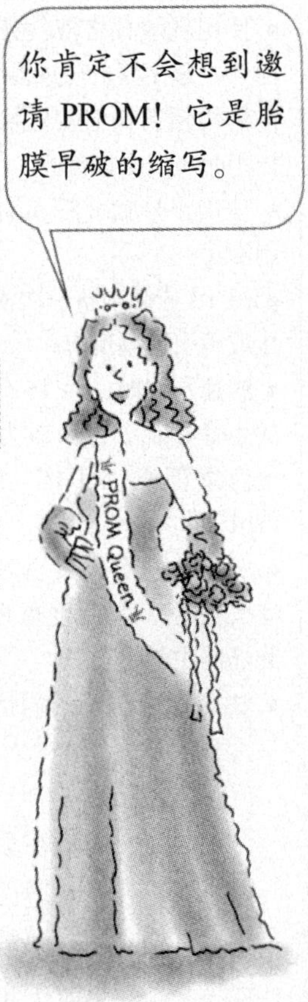
你肯定不会想到邀请PROM！它是胎膜早破的缩写。
PROM Queen

潜伏期的危险

胎膜破裂如果发生在足月，则潜伏期（即胎膜破裂至分娩开始的时间）一般较短。如果新生儿发育不够成熟，潜伏期可能会延长，使母体感染（羊膜炎、子宫内膜炎）、胎儿感染（肺炎、败血症）、早产的风险增高，由此导致死亡率升高。

胎膜破裂时如果胎儿还未足月，新生儿死于母体感染（羊膜炎、子宫内膜炎）、胎儿感染（肺炎、败血症）、早产的风险增高。

胎膜早破给孕妇带来的危险

胎膜早破后，孕妇可能发生：

- 子宫内膜炎
- 羊膜炎
- 未经处理的羊膜炎可引发败血症休克和死亡

胎膜早破给新生儿带来的危险

胎膜早破给新生儿带来的危险有：

- 呼吸窘迫综合征发生的危险增加
- 窒息
- 肺部发育不全
- 先天畸形
- 先露异常
- 脐带脱垂
- 严重的新生儿窘迫，可导致新生儿死亡

病因

胎膜早破的确切病因未知。已证实胎膜早破者常伴有先露异常和骨盆狭窄。

危险因素

胎膜早破的危险因素包括：

- 缺乏适当的产前护理
- 营养和卫生条件差
- 孕妇吸烟
- 宫颈机能不良
- 羊水过多或多胎妊娠导致的宫内压升高
- 羊膜弹性下降
- 宫内感染

临床表现

胎膜早破的典型表现是：含有胎儿皮脂碎片的血样羊水从阴道涌出或渗出。孕妇发热、胎儿心动过速、恶臭的阴道分泌物等提示可能存在感染。

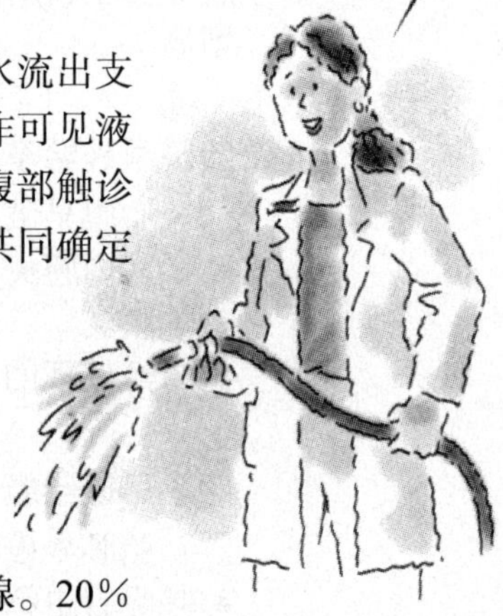

诊断检查

本病需要与尿失禁、阴道感染进行鉴别诊断。羊水流出支持胎膜早破的诊断。宫底部稍施加压力或 Valsalva 动作可见液体从宫颈管排出。需行体检以确定是否有多胎妊娠。腹部触诊可协助确定胎儿大小和胎位。孕妇病史和体检结果可共同确定妊娠周数。

以下检查可用于诊断胎膜早破：

- 后穹隆液体 pH 测定呈碱性，即能使硝嗪试纸变为深蓝色。（后穹隆液体中若混有血液，可使结果呈假阳性。）阴道液体行耐尔蓝硫酸盐染色，呈蓝色者为胎儿上皮鞘细胞，呈橘黄色者则源于胎儿皮脂腺。20%以上的细胞呈橘黄色时，发生早产的几率一般很小。
- 如果液体是羊水，则涂片并干燥后呈羊齿状（原因是羊水中含有丰富的钠和蛋白质成分）。渗出液体为羊水则支持胎膜早破的诊断。
- 阴道探针超声波检查能看到存在破裂或撕裂伤的羊膜囊。

治疗

根据胎儿的孕龄和感染情况，胎膜早破的处理措施有所不同。妊娠足月时，若胎膜破裂后的一小段时间内（一般是破裂后 24 小时内）没有自然生产和经阴道分娩，一般需要使用催产素引产。如果引产失败，应实行剖宫产。存在广泛的子宫感染时，一般在剖宫产的同时行子宫切除术。

胎儿不足 34 周的处理措施

胎膜早破时妊娠周数不足 34 周者如何处理，目前还存在争议。不过，随着技术不断进步，针对胎膜早破的保守治疗已初见成效。妊娠 28～34 周的患者一般需要住院治疗，等待胎儿成熟的同时，观察有无发生感染的迹象（如孕妇白细胞增多、发热或胎儿心动过速等）。

怀疑感染时的处理措施

如果怀疑发生了感染，应进行细菌培养和药敏试验。检查结果证实存在感染后，立即实施引产，并静脉滴注抗生素。由于可能需要给新生儿使用抗生素，因此，需首先对小儿的胃液抽吸物或耳道棉拭子标本进行细菌培养。分娩过程中应备好复苏设备，防止发生新生儿窘迫。

护理措施

- 协助患者做好阴道检查的准备，对疑有胎膜早破的患者进行体格检查前向其解释要做的诊断性检查，澄清可能存在的误解。
- 检查过程中陪伴在患者身旁，并给予安慰。
- 提供无菌手套和无菌润滑剂。碘剂能使硝嗪试纸变色，导致 pH 测量不准确，应避免使用碘剂消毒。
- 检查后对患者进行适当的会阴护理。
- 应尽快将液体标本送至实验室，立即进行细菌学检查。
- B 族链球菌阳性孕妇应预防性使用抗生素，以减少新生儿感染的危险。
- 分娩开始后观察孕妇宫缩情况，每 2 小时监测一次生命体征。
- 注意观察孕妇有无感染的症状和体征，如发热、腹肌紧张、羊水化脓或有恶臭味，以及有无胎儿心动过速。胎儿心动过速可能先于孕妇发热出现。发现上述情况时立即向医生汇报。
- 对患者进行健康教育。（见：胎膜早破的健康教育）
- 鼓励患者及其家属表达他们的感情，以及对胎儿存亡情况和健康状况的担忧。
- 指导患者记录胎动次数，12 小时内胎动次数少于 10 次时要立即汇报，因为胎动次数减少提示可能存在胎儿窘迫。
- 告诉患者及时汇报宫缩情况，以及胎儿活动减少或感染的症状，如发热、寒战、阴道有恶臭的排液。

教育园地

胎膜早破的健康教育

对胎膜早破患者进行健康教育时，应包括以下内容：

- 在妊娠早期告诉患者胎膜早破的临床表现；
- 确保患者了解羊水不一定是喷涌而出，有时可能是从阴道缓缓渗出；
- 胎膜早破后立即报告非常重要，及时处理可以避免感染的发生；
- 胎膜破裂后不可进行性活动、阴道冲洗或盆浴；
- 胎膜破裂后，性高潮或乳房刺激会诱发宫缩，应尽量避免；
- 体温高于 38℃时提示可能存在感染，应立即向医生汇报。

性传播疾病

STDs是通过与已感染的性伴侣进行性接触而传播的疾病。所有的STDs都很严重，由于其对妊娠、胎儿或新生儿的潜在威胁，因而对孕妇来说风险更大。（见：STDs与妊娠）

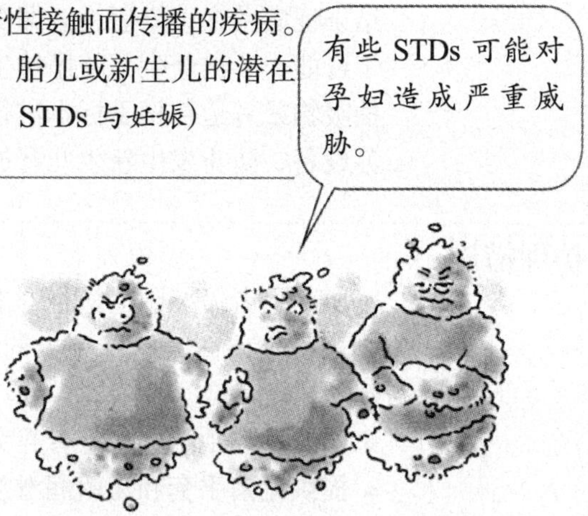

病因

STDs的病原体很多，包括：

- 真菌
- 细菌
- 原虫
- 寄生虫
- 病毒

临床表现

女性STDs常表现为某种类型的阴道分泌物或阴部皮肤黏膜破损，伴有外阴或阴道刺激症状，如瘙痒等。

治疗

治疗原则是消灭潜在的致病微生物。一般使用抗菌剂或抗真菌药物。

防止疾病传播

除此之外，教育患者了解疾病的传播方式和安全的性行为，是预防疾病进一步传播的重要措施。

护理措施

- 向患者解释STDs的传播方式，并指导患者采取预防该类疾病的措施。
- 遵医嘱给予药物治疗，并告知其用药方法。嘱患者一定要坚持治疗，即使其感觉好转，也应遵医嘱坚持完成整个疗程。

（下转280页）

STDs 与妊娠

下表列出了几种 STDs 及其致病微生物、检查结果、治疗措施和妊娠患者的注意事项。

疾病名称	致病微生物	检查结果	治疗措施	注意事项
衣原体	沙眼衣原体	● 无明显临床表现，常在性伴侣被诊断为非淋菌性尿道炎时怀疑本病 ● 白色稠厚阴道分泌物 ● 排尿疼痛 ● 衣原体特异性检测显示阴道衣原体阳性	● 阿莫西林	● 本病是妊娠期间最常见的阴道感染之一，应在首次产前访视时筛检 ● 有多个性伴侣的孕妇，应在妊娠第 6 至 9 个月时重复筛查 ● 非妊娠女性可以使用多西环素治疗，但在孕期可导致胎儿长骨畸形，因此在孕期禁忌使用 ● 本病易并发其他感染，应同时做淋病筛查 ● 本病引起的感染可能导致胎膜早破、早产以及产后子宫内膜炎 ● 若母亲阴道有感染，经阴道分娩的新生儿可能发生结膜炎或肺炎
尖锐湿疣	人乳头瘤病毒	● 分散的乳头样结构，不断增多、扩大并融合成更大的溃疡；妊娠期间病变可增大 ● 可有继发性溃疡和感染，伴有恶臭味	● 三氯醋酸或二氯醋酸涂抹患处 ● 通过激光、冷冻或手术去除病变；除非带来不便，孕期可不治疗，可在产后去除	● 若感染非常严重，日后发生宫颈癌的可能性较大

（未完待续）

STDs 与妊娠（续）

疾病名称	致病微生物	检查结果	治疗措施	注意事项
生殖器疱疹	2 型单纯疱疹病毒	• 外阴和阴道出现小水疱，底部发红，疼痛，1 周内破溃形成溃疡 • 低热 • 性交困难 • 水疱液病毒培养为阳性 • 酶联免疫吸附试验阳性	• 阿昔洛韦口服或药膏涂敷患处	• 无法彻底治愈，只能用药物治疗减轻或消除症状、减少复发次数 • 水疱彻底愈合前应禁止性行为 • 病毒可经胎盘传给胎儿，引起新生儿生殖器疱疹 • 分娩时阴道或外阴的活动性溃疡可导致新生儿重度感染，甚至有生命危险 • 若孕妇有活动性病变，推荐行剖宫产
淋病	淋病奈瑟菌	• 可无明显症状 • 黄绿色阴道分泌物 • 男性伴侣可能出现严重的尿痛、黄色脓性分泌物 • 阴道、直肠或尿道分泌物培养阳性	• 头孢克肟单次肌注	• 本病与自然流产、早产、产后子宫内膜炎的发生有关 • 性伴侣需治疗以防止复发 • 为盆腔感染和不育的主要原因 • 如新生儿眼部在出娩时被感染（新生儿眼炎），重者可导致失明
B 组链球菌感染	螺旋菌	• 通常无明显症状	• 广谱抗生素，如氨苄西林	• 本病在孕妇中的发生率为 15%～35% • 可引起尿路感染，发生羊膜腔感染时可导致早产和产后子宫内膜炎 • 疾病预防控制中心建议，所有孕妇应在妊娠 35～38 周筛查本病

（未完待续）

STDs 与妊娠（续）

疾病名称	致病微生物	检查结果	治疗措施	注意事项
B 组链球菌感染（续）				● 若孕妇有活动性病变，约 40%～70%会通过胎盘或分娩时产道直接接触感染胎儿，可能导致新生儿重症肺炎、败血症、呼吸窘迫综合征、脑膜炎
梅毒	梅毒螺旋体	● 一期梅毒患者可见外阴、阴道部位的无痛性溃疡 ● 二期梅毒患者，在感染后 2 个月可出现肝脾肿大、食欲减退、手掌和足底斑丘疹 ● 三期梅毒潜伏期过后可有心脏、血管和中枢神经系统病变 ● 血清性病研究实验室试验结果阳性，快速血浆反应素试验和荧光梅毒螺旋抗体吸附试验阳性可进一步确诊本病 ● 暗视野显微镜检查可见螺旋体	● 苄星青霉素单次肌注	● 孕 18 周以后可能通过胎盘传染给胎儿，引起自发流产、早产、死胎或新生儿生殖器畸形 ● 首次产前访视应进行标准梅毒筛查，多个性伴侣的孕妇应在孕 36 周重新筛查一次，分娩前可再次检查（随后可取脐带血标本检查新生儿有无生殖器梅毒） ● 用药后可能出现吉海反应（表现为突然发生的低血压、发热、心动过速、肌肉酸痛），持续约 24 小时后螺旋体被破坏，上述症状消失

（未完待续）

STDs 与妊娠（续）

疾病名称	致病微生物	检查结果	治疗措施	注意事项
滴虫病	单细胞原虫	• 灰黄色泡沫状恶臭味阴道分泌物 • 外阴瘙痒、红肿 • 阴道分泌物氢氧化钾涂片处理可见滴虫	• 妊娠初 3 个月内使用甲硝唑可能有致畸作用，因而使用克霉唑治疗	• 可能与早产、胎膜早破、剖宫产后感染的发生有关 • 无症状伴侣也需同时治疗

- 教育患者，在活动性感染未完全控制前要避免性生活。
- 指导患者安排其性伴侣接受检查，必要时进行治疗，以防止再次感染。
- 教育患者促进舒适的护理措施，以减轻阴部刺激症状；鼓励患者保持阴部清洁、干燥，除非遵医嘱治疗需要，应避免使用刺激性强的肥皂、乳液或药膏。
- 建议患者使用凉水或微温水坐浴，以缓解痒搔症状。
- 鼓励患者穿棉质内衣裤，尽量避免穿紧身衣裤。
- 指导患者采取安全的性作为，包括使用避孕套和杀精子剂，如珲醇醚。
- 可能的活鼓励患者随访以确保感染完全消除。

镰形细胞贫血

镰形细胞贫血是一种遗传性血液病，可导致循环异常、慢性疾病状态、过早死亡，其病因是血红蛋白的遗传基因突变(血红蛋白是血液中负责将氧运送至组织的成分)。患者的致病基因来自双亲，其父母可能只是该病的携带者，并不表现出临床症状。双亲都是携带者时，其子女罹患该病的几率是 1/4。(见：镰形细胞贫血与种族)

发生堵塞

镰形细胞携带者一般不影响受孕，但是，如果携带者为女性，则可能发生菌尿（一般无任何临床症状），进而导致肾盂肾炎。重要生命器官（如肝、肾、心、肺或脑）的供血血管由于镰形细胞而堵塞时，可能危及患者生命。妊娠期间胎盘血管堵塞会导致新生儿低出生体重，甚至可能引起胎儿死亡。

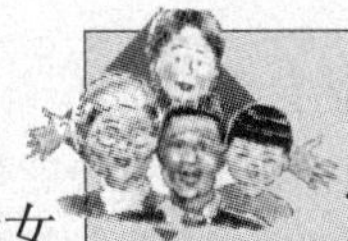

跨文化护理

镰形细胞贫血与种族

镰形细胞贫血是一种遗传性疾病，多见于非洲和地中海后裔。黑色人种中约1/10是致病基因的携带者，他们的后代约1/400～600患有镰形细胞贫血。

病因

镰形细胞贫血是一种常染色体隐性遗传病，致病基因的纯合子会产生有缺陷的血红蛋白分子（称为血红蛋白S）。这种缺陷是由于编码血红蛋白β链的基因结构发生改变导致的。编码血红蛋白β链第六位氨基酸的基因发生突变，原先的谷氨酸被缬氨酸取代，导致血红蛋白的结构发生变化。

血红蛋白S使红细胞呈镰形，这些镰形细胞在小血管和毛细血管处堵塞，使血液黏滞度增高，正常的血液循环受损，引起疼痛、组织梗死和水肿。组织缺氧的程度，以及引起镰形细胞危象的因素因人而异。（见：镰形细胞危象，282页）

镰形细胞性状由致病基因与正常基因杂合而来，患者作为镰形细胞贫血的携带者，一般症状轻微或无症状。但是，该性状可通过致病基因遗传给后代子女。

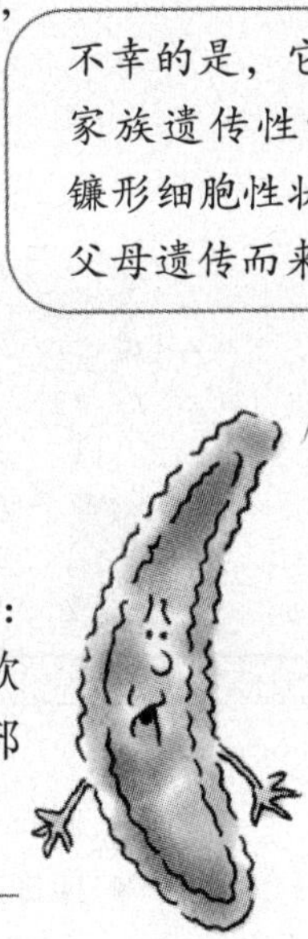

临床表现

镰形细胞贫血一般在患者出生半年后发病，临床表现有：手指和脚趾异常水肿、慢性贫血、肤色苍白、疲乏无力、食欲减退等。镰形细胞危象的表现有：腹痛剧烈、肌肉痉挛、腿部疼痛、发热、呕吐、血尿、惊厥、颈项强直、昏迷、瘫痪。

诊断检查

以下检查结果支持镰形细胞贫血的诊断：

- 阳性家族史，并有典型临床症状；

镰形细胞危象

感染、暴露于高纬度寒冷地区、过度劳累或其他引起细胞缺氧的因素，都可能诱发镰形细胞危象。脱氧的镰形红细胞彼此黏附在一起，贴附在毛细血管壁上，堵塞血流，导致细胞缺氧。组织缺氧和酸性代谢产物的堆积，使红细胞变形和损伤更为严重，进一步加重了镰形细胞危象。组织器官，尤其是肾和脾，每经历一次危象，损伤都会进一步加重。

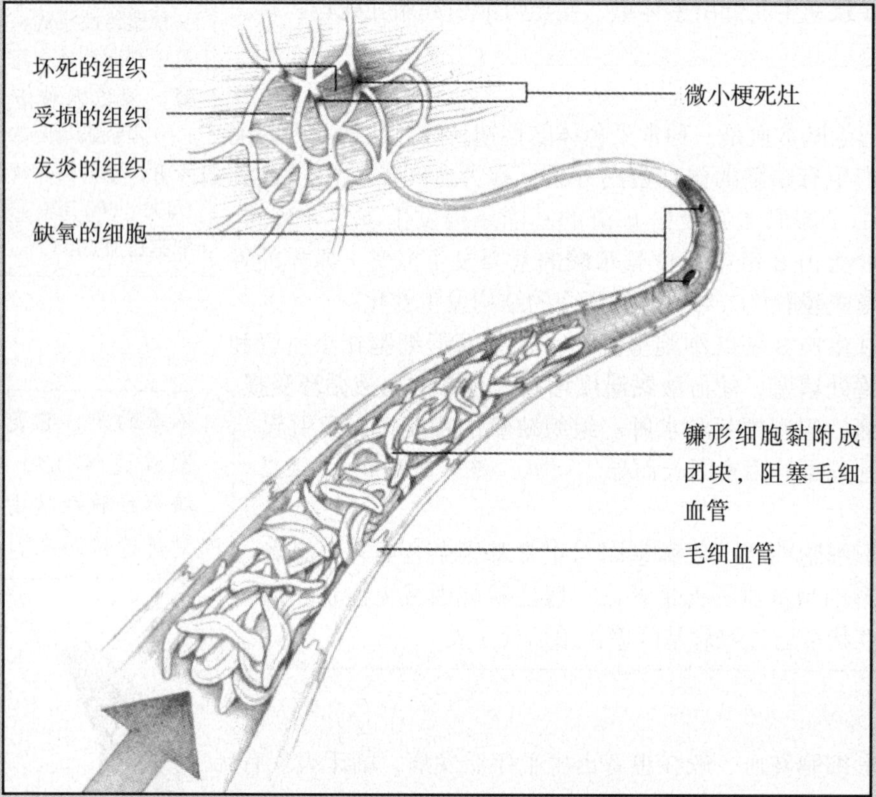

- 血红蛋白电泳结果见血红蛋白 S；
- 血涂片染色见镰形细胞；
- 血红蛋白含量约 6～8mg/dl 或更少，发生镰形细胞危象时甚至降至 5～6mg/dl；
- 红细胞计数和血沉降低；
- 发生镰形细胞危象时，间接胆红素水平升高；
- 清洁尿标本细菌培养结果呈阳性。

治疗

镰形细胞贫血无法治愈，但通过治疗可以缓解症状和防止危象的发生。每一个有患此病的危险、但尚未确诊的孕妇都应在首次产前访视时进行筛查。

药物预防

可以使用抗感染药物（如口服小剂量青霉素）和某些疫苗（如肺炎球菌多价疫苗、流感嗜血杆菌 B 疫苗），以减少镰形细胞贫血和输血疗法并发症的发生。危象发生时可使用止痛剂缓解疼痛。

补充制剂的使用

摄入适量水分、服用叶酸补充制剂，对孕妇非常重要。由于患者的细胞无法通过普通方式吸收铁元素，因此，一般不给予补铁制剂，以防发生铁过量。

换血疗法

妊娠期间定期进行换血治疗，可使正常红细胞代替镰形细胞，还可降低由于红细胞破坏带来的高胆红素水平。

护理措施

- 定期监测患者全血细胞计数。
- 评估患者体液量，记录液体出入量，注意观察有无缺水的表现。
- 鼓励患者每天至少饮用 8 盎司水。
- 遵医嘱监测患者生命体征和 FHR，监测孕妇体重增长速度和宫底高度，评估胎儿生长情况。
- 注意观察患者有无镰形细胞危象或慢性并发症的表现，发生危象时遵医嘱给予止痛剂和静脉输液。
- 由于患者肾尿浓缩能力降低，给予低渗盐溶液以恢复体液量。
- 取无菌中段尿进行细菌培养，检查菌尿情况。

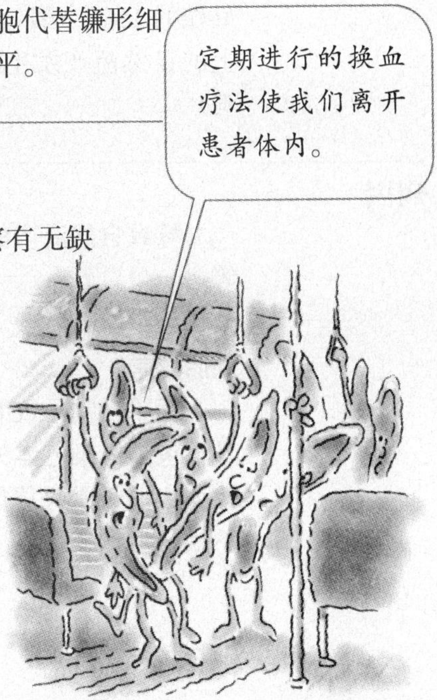

- 观察下肢末端静脉灌注情况，嘱患者应避免长时间站立，坐位时要抬高双腿，休息时取侧卧位以促进静脉血回流至心脏。
- 协助患者做好下列检查准备：孕 16～24 周开始的超声波检查，孕 30 周开始每周一次的无应激试验。
- 注意可能随时需要监测子宫和胎盘的血流速率，血流减少提示可能存在胎儿宫内发育迟滞。
- 根据患者意愿检查胎儿是否患有镰形细胞贫血，协助经皮脐带取血进行红细胞电泳。
- 注意观察患者有无感染的症状，如发热、寒战、脓性排出物等。
- 评估患者呼吸情况，定期检查呼吸功能，包括听诊呼吸音，危象发生时立即给氧。
- 保证患者舒适，为患者及其家属提供情感支持。
- 分娩过程中协助采取措施防止患者发生脱水。

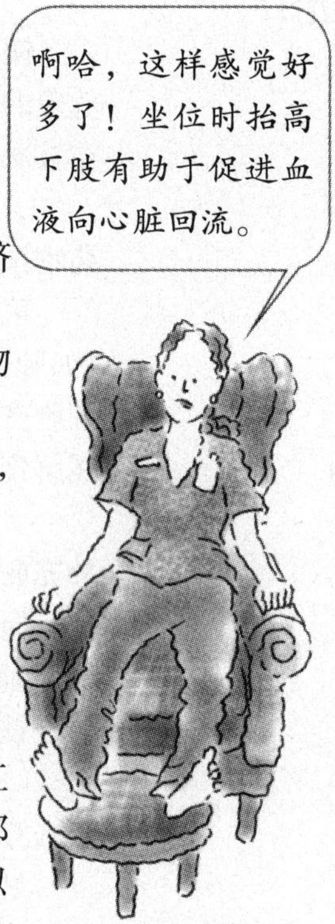
啊哈，这样感觉好多了！坐位时抬高下肢有助于促进血液向心脏回流。

自然流产

流产是指不能成活的妊娠产物自发地或出于治疗目的人工地从子宫排出（胚胎重量小于 496.1g，孕龄短于 20 周）。全部妊娠的 15%、第一次妊娠中的 30%以自然流产告终，75%以上的自然流产发生在妊娠头 3 个月内。（见：自然流产的类型）

病因

导致自然流产的原因有：胚胎异常、胎盘因素或孕妇因素等。

胚胎异常

胚胎异常导致的自然流产一般发生在怀孕 6～10 周，这些异常包括：染色体分裂异常导致的胚胎发育缺陷（也是导致胎儿死亡的最常见原因）、受精卵植入异常或子宫内膜与受精卵不相容。

自然流产的类型

发生在无任何医疗干预的条件下的自然流产，一般分为以下几类：

- 完全流产：子宫内的妊娠产物全部排出。由于子宫收缩封闭了供应胎盘的血管，因此，完全流产时流血一般较少。
- 习惯性流产：连续发生 3 次及以上的自然流产。
- 不完全流产：部分或全部胎盘未从子宫排出。妊娠 10 周内，胚胎和胎盘一般同时排出，妊娠 10 周后，二者则是分别排出。部分胎盘可能附着于子宫壁，因而出血持续存在。子宫收缩不良，无法封闭供应胎盘的大血管，可能出现大出血。
- 难免流产：胎膜破裂，宫颈扩张。随着分娩的进行，妊娠产物全部从子宫排出。
- 稽留流产：胎儿死后 2 个月或更长时间妊娠产物仍保留在子宫内。子宫停止长大，甚至看上去有所减小。死亡的妊娠产物长时间稽留体内可能导致凝血异常，引发弥散性血管内凝血。
- 流产感染：流产的同时伴发感染。这种情况可能发生于自然流产，但更多是由于治疗性流产过程中无菌技术操作失误所致。
- 先兆流产：妊娠早期阴道有血性分泌物流出。约 20% 的孕妇在妊娠早期发生阴道点滴出血或阴道流血，其中约有 50% 发生流产。

胎盘异常

怀孕 14 周前后，妊娠主要由胎盘产生的激素维持，胎盘因素导致的自然流产也发生在这个阶段。这些因素包括：正常植入的胎盘过早剥离、胎盘植入异常和血小板功能异常。

孕妇的原因

妊娠 11～19 周发生的自然流产一般由孕妇的因素引起，这些因素包括：感染、严重营养不良、生殖器官异常（特别是宫颈机能不良，在妊娠 4～6 个月时子宫颈管发生无痛无出血的扩张），其他因素还有：内分泌异常（如甲状腺功能低下、雌三醇分泌不足）、外伤（包括任何需要对盆腔器官进行操作的手术）、ABO 血型不合、Rh 同种免疫以及服用药物等。

临床表现

自然流产的前驱症状可能是持续几天的阴道淡红色流出物，也可能是持续几周的少量棕色流出物，然后出现腹部绞痛和阴道流血。几小时内绞痛加剧，且更为频繁，随后宫颈扩张，排出子宫内容物。内容物完全排出后，腹痛和流血都逐渐减弱最后停止。若宫腔内有部分残留物，则会出现持续的疼痛和出血。

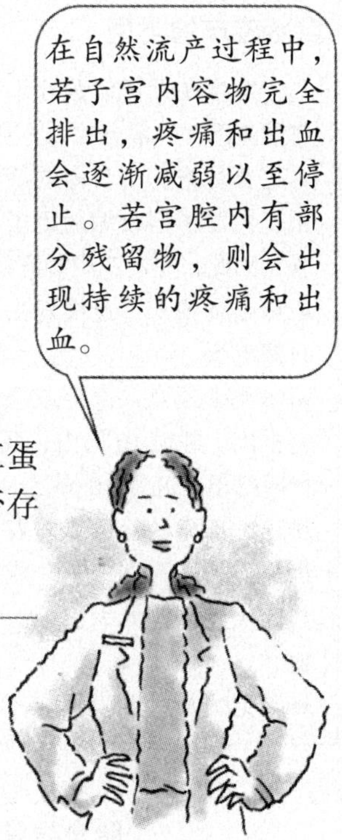

诊断检查

子宫内容物排出、阴道检查、实验室检查等有助于诊断自然流产。血液或尿液中含有 hCG 可以确诊妊娠。hCG 水平降低则提示可能发生了自然流产。阴道检查有助于确定子宫大小，并可评估子宫大小与孕龄是否相符。排出物细胞学检查可发现妊娠产物。失血可导致血红蛋白水平降低、血细胞比容减小。超声波检查能够证实是否存在胎儿心跳或仅剩下空的羊膜囊。

治疗

治疗前必须对子宫内容物进行准确的评价。除宫颈机能不良引起的自然流产外，所有的自然流产都不应该强行阻止。患者应住院治疗，控制严重的出血，输注压缩红细胞或全血以补充血容量，并在开始阶段静滴催产素促进宫缩。若子宫内尚有部分残留物，应行扩张后真空抽吸术或扩张后子宫刮除术。

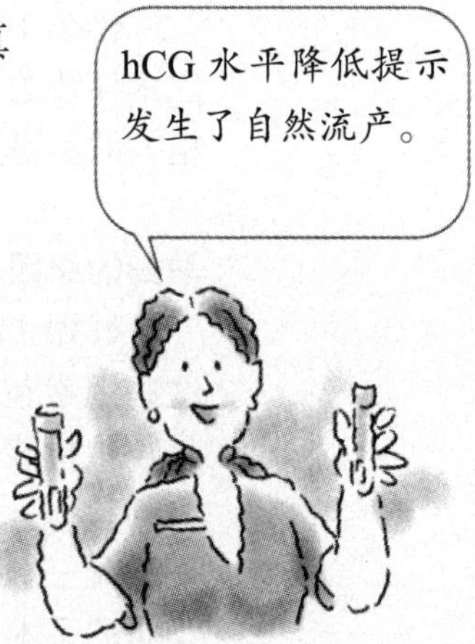

药物治疗预防同种免疫

流产后，间接 Coombs 试验呈阴性的 Rh 阴性妇女需服用罗加姆，防止今后妊娠时发生同种免疫。

手术治疗

宫颈机能不良致习惯性流产的患者，可在孕前最后一次月经来潮后 14～16 周通过外科手术加强宫颈（环扎术）。预产期前几周将缝合线拆除，等待分娩。也可以不拆缝合线，而通过剖宫产分娩，这种方法尤其适用于希望多要几个宝宝的妇女。

护理措施

- 子宫内容物可在孕妇不自觉的情况下排出，因此，应避免孕妇独自沐浴。孕妇使用过的床上便盆要仔细检查，观察有无子宫内容物排出。
- 观察阴道流出物的量、颜色、气味，保存好患者使用过的会阴垫，以便评估出血量。
- 遵医嘱将患者置于特伦德伦伯格卧位（患者仰卧于检查台或床上，床头下斜 30°～40°，床在患者膝部有成角弯曲）。
- 遵医嘱给予止痛剂和催产素。
- 每 4 小时测量一次生命体征，出血严重时监测频率可更频繁，24 小时不间断。
- 密切监测尿量。
- 做好会阴护理，保持会阴清洁、干燥。
- 遵医嘱检查患者血型，给予罗加姆。
- 为患者提供情感支持和心理咨询。
- 鼓励孕妇及其伴侣表达自己的感情，有些信仰宗教的夫妇可能希望与神职人员交谈，或对婴儿进行洗礼。
- 协助患者及其伴侣建立有效的应对措施。
- 向患者解释所有操作和治疗的程序，并提供流产后护理和随访的健康教育。（见：自然流产后的健康教育，288 页）

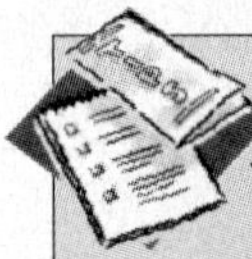

教育园地

自然流产后的健康教育

针对自然流产患者的健康教育一定要包括下列内容：

- 流产后几天内仍可能有阴道流血或点滴出血；
- 阴道流血持续 8～10 天以上，或流血过多，或血液呈鲜红色时，一定要立即报告；
- 注意观察感染的征象，如体温高于 37.8℃，或阴道分泌物呈恶臭味；
- 每天的活动量以不引起阴道流血增多或不引起疲劳为度，逐步增加；
- 两周内避免性行为；
- 开始性行为时应使用避孕药；
- 1～2 周内禁止使用棉条；
- 与医生协商，安排好 2～4 周内的随访。

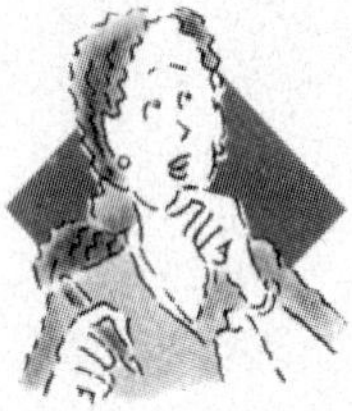

快速测试

1．有心脏病的孕妇及其胎儿，孕期的什么时间最危险：

A．8～12 周

B．16～24 周

C．28～32 周

D．36～40 周

答案：C．尽管心脏病孕妇和其胎儿的危险始终存在，但其最危险的时间发生在孕 28～32 周，此时孕妇血容量达到最大值，其心脏可能无法有效代偿这一变化。

2．一般在孕期什么时间筛查妊娠期糖尿病：

A．4～8 周

B．12～16 周

C．24～28 周

D．32～36 周

答案：C．所有女性在孕 24～28 周都应进行妊娠期糖尿病筛查。

3．异位妊娠中，最常见的受精卵着床部位是：

A．输卵管

B．腹膜

C．卵巢

D．宫颈

答案：A．异位妊娠最常发生的部位是输卵管，可以是输卵管伞部、壶腹部或峡部。

4．Rh 阴性的孕妇发生自然流产后，应当给予何种治疗：

A．硫酸镁

B．罗加姆

C．特布他林

D．倍他米松

答案：B．Rh 阴性孕妇发生自然流产后应给予罗加姆，以降低今后怀孕时出现同种免疫的危险。

5．导致多胎妊娠发生率增高的一个重要原因是：

A．使用生育药物增多

B．女性怀孕年龄提前

C．妊娠史

D．潜在的缺铁性贫血

答案：A．生育药物使用增多，导致多胎妊娠发生率提高了一倍以上。

6．前置胎盘的孕妇体检时最可能的表现是：

A．胎心音消失

B．板状腹

C．无痛、鲜红色阴道流血

D．休克的症状

答案：C．前置胎盘孕妇在妊娠 20 周以后最有可能出现无痛的鲜红色阴道流血。

7. 治疗孕妇的衣原体感染，应选用的药物是：

A. 多西环素

B. 阿奇霉素

C. 阿昔洛韦

D. 咪康唑

答案：B. 应用阿奇霉素或阿莫西林治疗衣原体感染的孕妇。

评分

☆☆☆ 如果你回答对了全部 7 个问题，祝贺你！经过长时间辛苦的努力，你掌握了高危妊娠的所有内容！

☆☆ 如果你答对了 5～6 个问题，做得不错！你身上母婴护理的天赋开始显现啦！

☆ 如果答对的题目少于 4 个，不要灰心。进一步消化一下学习的内容，继续努力！

（陈新霞 译）

7

第七章 分 娩

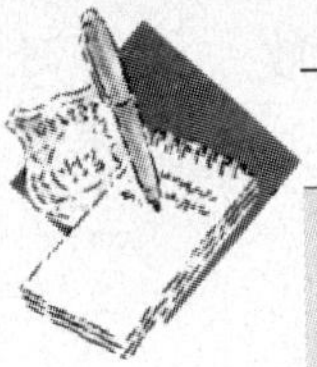

主要内容

在本章中，你将学习：

- 胎先露和胎方位的类型
- 促进分娩的方法
- 分娩的信号和先兆
- 产程划分和分娩机转
- 分娩过程中护士的责任，包括如何促进产妇舒适和提供支持

分娩概述

对产妇来说，分娩的过程会使她们产生生理和心理的应激。为使胎儿通过产道，产妇会产生一系列生理的变化，在这个过程中，产妇会感到不适、疼痛、恐惧甚至失控。为最大限度地保证母婴的安全，护士必须详细了解分娩的过程及其影响因素。只有这样，护士才能采取更有效的方法，帮助产妇放松和控制情绪，顺利地进行分娩。

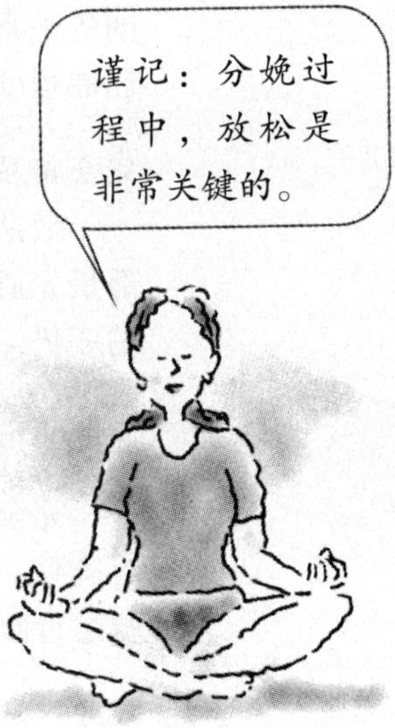

胎先露

胎先露是指胎儿同宫颈的关系。胎先露可以通过阴道检查、腹部触诊、超声检查或听诊胎心的方法确定。明确胎先露，便能确定分娩时胎儿的哪部分会首先通过宫颈。

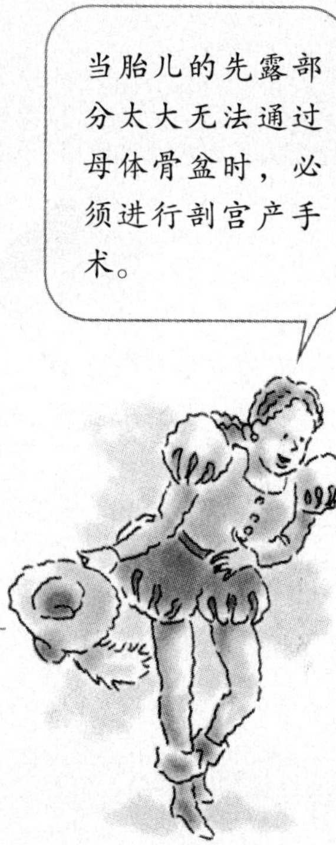
当胎儿的先露部分太大无法通过母体骨盆时，必须进行剖宫产手术。

产程长短和难易程度

胎先露会影响产程的长短和分娩的难易程度。例如：因为臀部比较柔软，头部比较坚硬，如果胎儿是臀位（胎儿的先露是臀部），对宫颈的压力相对较小，使宫缩的有效性降低，从而延缓宫颈口的扩张和胎儿的娩出。

胎先露异常

有时，胎儿先露部分太大或胎方位异常，胎儿无法通过母体骨盆，此时就必须进行剖宫产。这种手术除了具有一般外科手术的风险外，胎先露的异常还会增加母婴出现并发症的风险。

决定胎先露的因素

决定胎先露的主要因素有：胎势、胎产式和胎方位。

胎势

胎势（胎儿俯屈程度）是指胎儿身体各部位之间的关系，即胎儿在子宫内的姿势，它表明胎儿的屈曲程度。

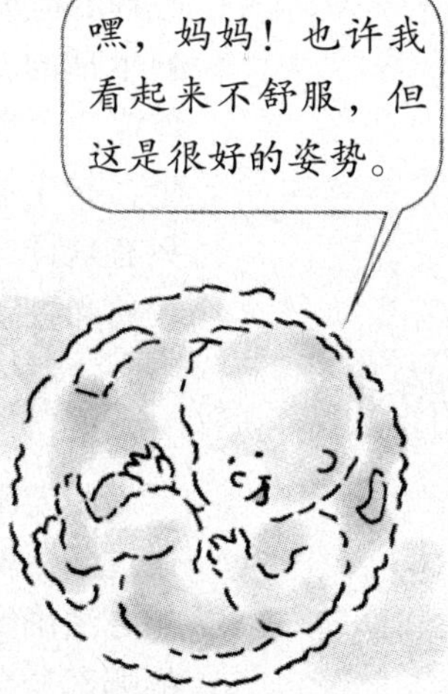
嘿，妈妈！也许我看起来不舒服，但这是很好的姿势。

完全俯屈

最常见的胎势是完全俯屈。这种姿势使得头顶部最先通过产道。完全俯屈是胎儿在子宫内最常见的姿势，通常把这种姿势称为胎势。

屈曲、折叠和交叉

完全俯屈的胎势为：胎头俯屈，下颏贴近胸壁，肘部弯曲，手臂屈曲抱于胸前，大腿贴近腹部，小腿于腹前交叉。

关于胎势

完全俯屈的胎势对妊娠和分娩来说是最理想的胎势，因为它使胎儿在子宫内占据尽可能小的空间，而且在分娩时，胎头以最小的前后径通过母体骨盆，使胎儿更容易娩出。

中等俯屈

中等俯屈（军人姿势）是第二种最常见的胎势。这种胎势使得前顶部（前额）最先通过产道。很多胎儿在分娩的最开始时呈现这种胎势，但随着产程的进展，逐渐转变成完全俯屈的胎势。

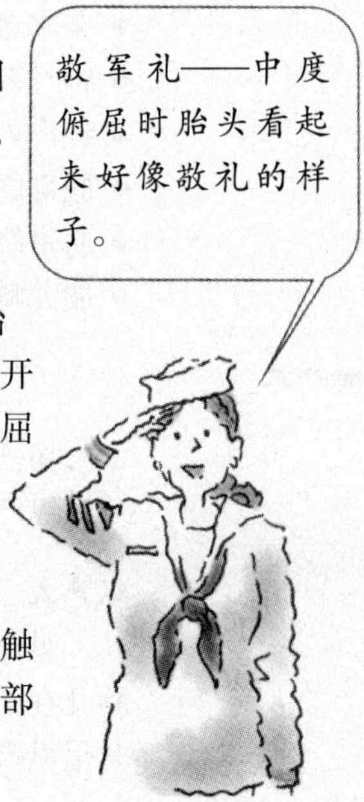
敬军礼——中度俯屈时胎头看起来好像敬礼的样子。

立正！

中等俯屈时，胎头屈曲的程度比完全屈曲略轻，下颏接触不到胸壁。这种姿势经常被叫做军人姿势，因为这种姿势头部直立，使得胎儿看起来像立正的姿势。

轻度困难

胎儿中度俯屈通常不会导致难产，因为这种胎式使胎头的前后径比较小，在分娩时，可以通过母体骨盆。

轻度仰伸

轻度仰伸是一种不常见的胎势，胎儿以额先露通过产道。胎头轻度仰伸，即胎头轻度后仰，使胎儿在通过产道时，额部成为胎儿的先露部分。这种胎势会导致难产，因为此时胎头的前后径同母体骨盆入口的前后径基本相同或偏大。

完全仰伸

完全仰伸是一种相对少见的异常胎势，使胎儿以面先露通过产道。出现这种胎势的几率为 1/500。

仰伸成弓形

在完全仰伸时，胎儿的头部和颈部极度后仰，枕骨接触到胎儿的上背。胎背常呈弓形，进一步加重了仰伸的程度。枕颏径成为胎头通过产道的前后径，这条径线太大无法通过母体骨盆。完全仰伸的胎势中，约 12%～20%的产妇需要行剖宫产。

导致完全仰伸的原因包括：

- 羊水过少（羊水少于正常值）
- 神经畸形
- 经产妇
- 腹部膨隆伴宫缩乏力
- 脐带绕颈
- 胎儿畸形（占 60%）

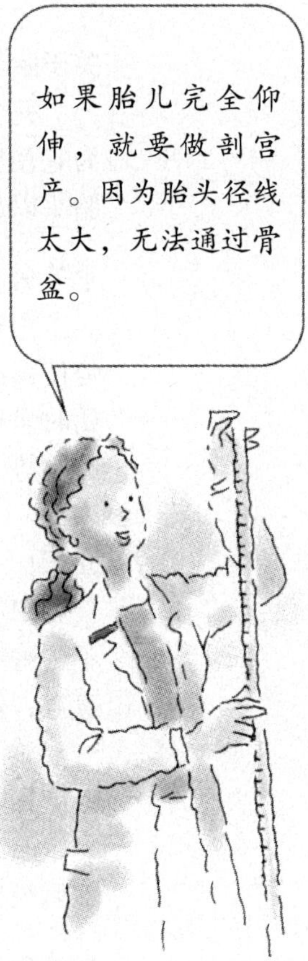
如果胎儿完全仰伸，就要做剖宫产。因为胎头径线太大，无法通过骨盆。

胎产式

胎产式是指胎儿身体纵轴同母体身体纵轴之间的关系，分为纵产式、横产式和斜产式。

纵产式

纵产式是指胎儿身体的纵轴与母体身体纵轴平行，即胎儿在子宫内是竖直躺着的。大约 99% 的胎儿在分娩开始时呈纵产式。

头或臀

纵产式可进一步分为头位或臀位。在头位纵产式中，胎头的某一部位——由胎势和胎方位决定——为先露部分。在臀位纵产式中，臀或脚（也有可能是单脚）为先露部分。

横产式

横产式是指胎儿的身体纵轴和母体的身体纵轴成 90 度，这意味着胎儿在子宫内为水平躺着。横产式是一种异常的胎产式，它的发生率不足 1%。随着产程进展，胎儿仍然呈横产式时，先露部分可能是肩、髂嵴、手或肘。

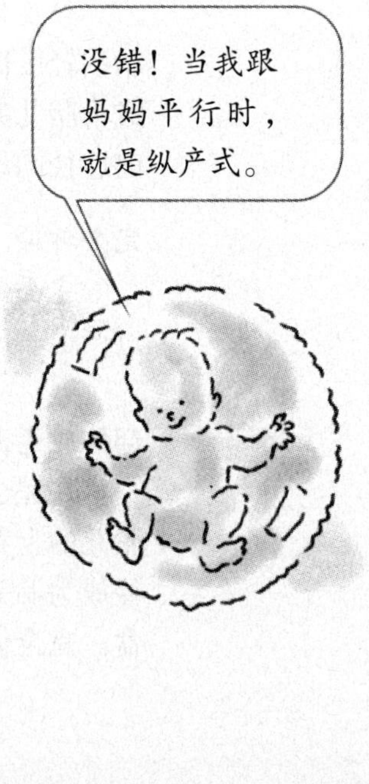

斜产式

斜产式是指胎儿的纵轴和母体的纵轴成 45° ——即纵产式和横产式的中间状态。这种胎产式很少见，如果在产程开始后，胎儿仍然保持这种胎产式则被视为异常。

胎方位的缩写词

表格包括各种胎先露可能形成的胎方位，以及胎方位的缩写。

头先露（枕骨）	臀先露（骶骨）	面先露（颏骨）	肩先露（肩胛骨）
LOA（左枕前）	LSaA（左骶前）	LMA（左颏前）	LAA（左肩前）
LOP（左枕后）	LSaP（左骶后）	LMP（左颏后）	LAP（左肩后）
LOT（左枕横）	LSaT（左骶横）	LMT（左颏横）	RAA（右肩前）
ROA（右枕前）	RSaA（右骶前）	RMA（右颏前）	RAP（右肩后）
ROP（右枕后）	RSaP（右骶后）	RMP（右颏后）	
ROT（右枕横）	RSaT（右骶横）	RMT（右颏横）	

胎方位

胎方位是胎儿先露部分的指示点与母体骨盆的关系。确定胎方位是非常重要的，因为胎方位会影响分娩的进展，同时决定是否需要手术干预。

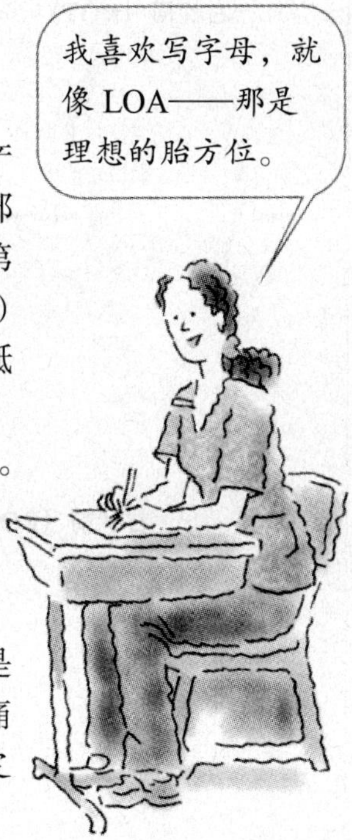

正确拼写

胎方位由三个字母组成。第一个字母代表先露部分在产妇的右侧（R）或左侧（L）。第二个字母代表胎儿的先露部分：枕骨（O）、颏骨（M）、骶骨（Sa）或肩胛骨（A）。第三个字母代表先露部分在母体骨盆的前方（A）、后方（P）或中间（T）。枕先露以枕骨、面先露以颏骨、臀先露以骶骨、肩先露以肩胛骨为指示点。

最常见的胎方位是左枕前（LOA）和右枕前（ROA）。(见：胎方位的缩写词)

产程长度的影响因素

通常，胎方位是LOA或ROA时产程最短。如果胎儿是后位，例如左枕后（LOP），产程会延长，而且产妇的疼痛会加剧，因为胎头会向后压迫骶神经。（见：胎方位的决定因素，296页）

胎方位的决定因素

胎方位是由胎儿先露部的指示点[枕骨、骶骨、颏骨（下颌）或前顶（偏离顶骨）]同母体骨盆的 4 个象限（前部、后部、左侧、右侧）的关系。例如胎儿的枕骨（O）作为胎先露，位于母体骨盆的右侧（R）和前方（A）象限，胎方位即为右枕前（ROA）。

下图表示头先露可能的胎方位。

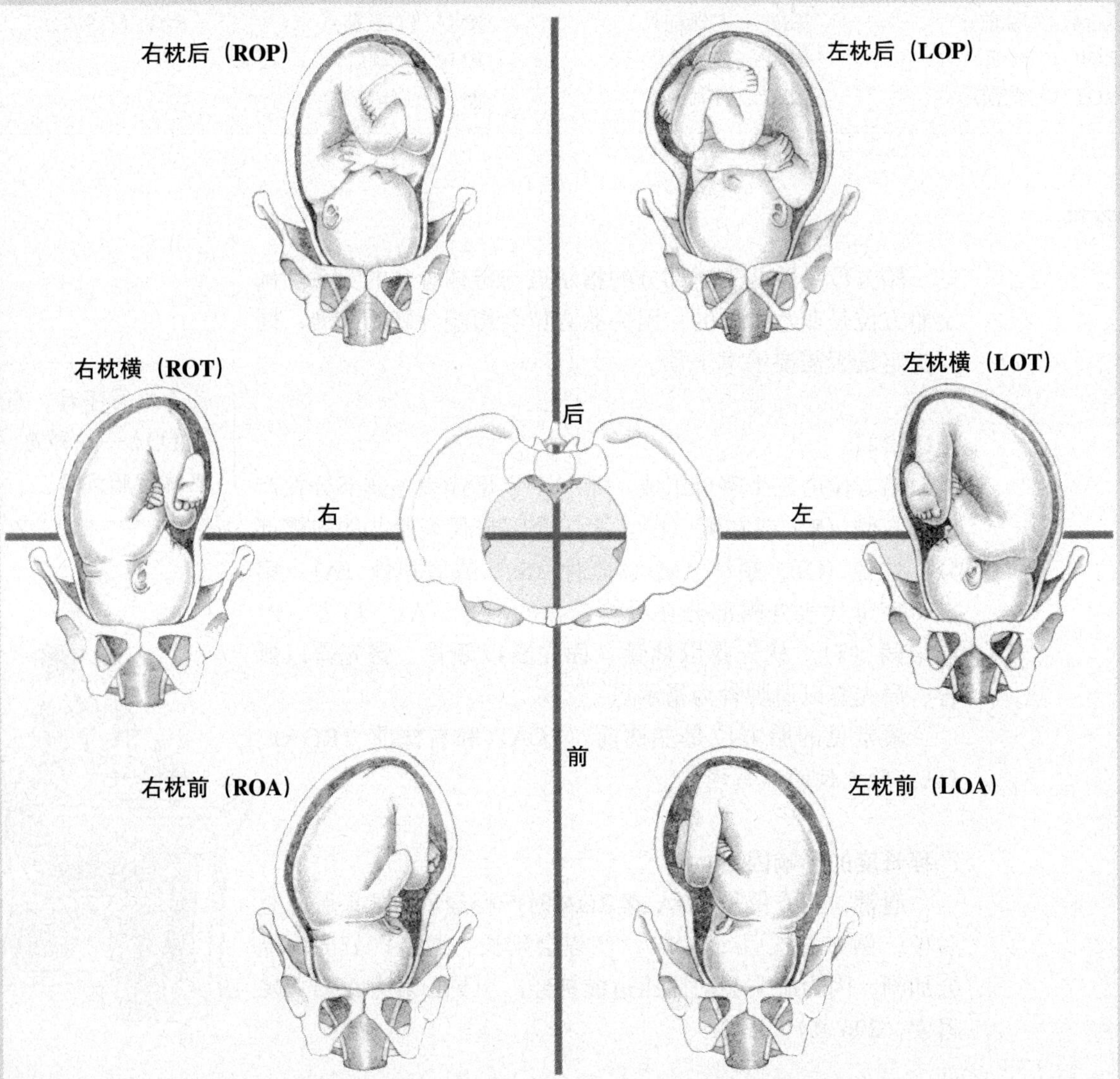

胎先露的类型

胎先露是指最先进入母体骨盆的胎儿部分，它由胎势、胎产式和胎方位决定。在分娩的早期就要确定胎先露，因为不正常的胎先露会给母婴双方造成危险。（见：胎先露的分类，298 页和 299 页）

四种常见的胎先露为：

- 头先露
- 臀先露
- 肩先露
- 复合先露

头先露

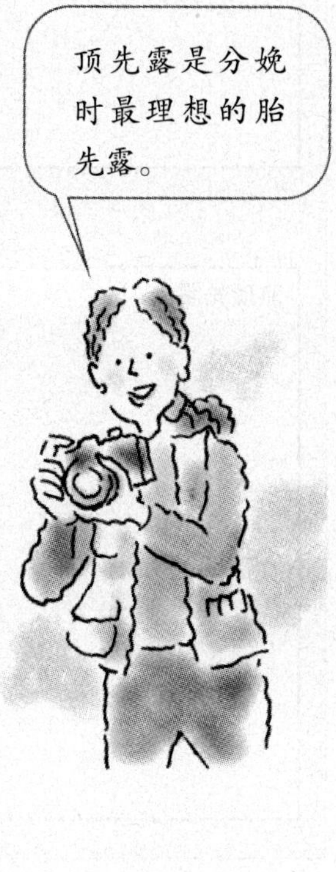

胎儿的先露部分为头时，头部是最先接触宫颈，并最先从子宫娩出的部分。在分娩时大约有 95%的胎儿是头先露。

头先露有四种类型：顶先露、额先露、面先露和颏（下颌）先露。

顶先露

顶先露是最常见的胎先露，胎儿呈纵产式且胎势为完全俯屈式。顶骨（位于胎儿的前后囟门之间）是胎儿先露部的指示点。在胎儿下降通过骨盆时，这种胎方位是最理想的。

额先露

额先露时，胎儿的前额是先露部分。胎儿呈纵产式且胎势为中度俯屈式。

虽然这不是最理想的胎先露，但几乎不会引起严重的分娩并发症。实际上，在胎儿下降通过骨盆时，很多额先露可转为顶先露。

面先露

头先露中的面先露对于母婴双方来说都是不利的。面先露时，胎儿呈纵产式且胎位为轻度仰伸。因为面部是胎头的先露部分，分娩时子宫收缩产生的压力会导致严重的水肿和面部变形。

胎先露的分类

胎先露大体可分为头先露、肩先露、复合先露和臀先露。头先露是最常见的胎先露，其次是臀先露。

头先露

头先露依照颅骨的构成，可进一步分为顶先露、额先露、前顶先露和颏（下颌）先露。

顶先露

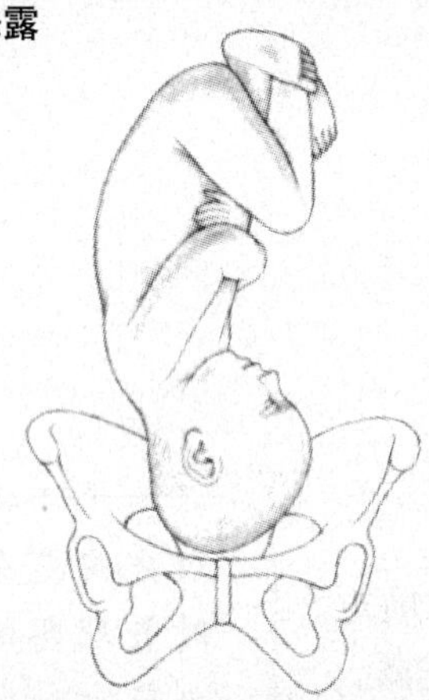

额先露

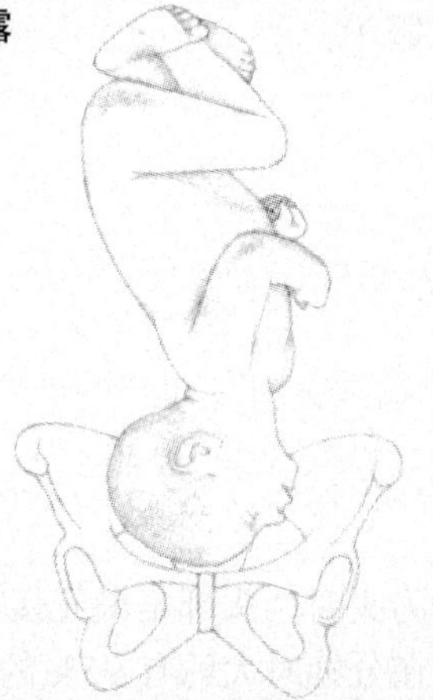

前顶先露

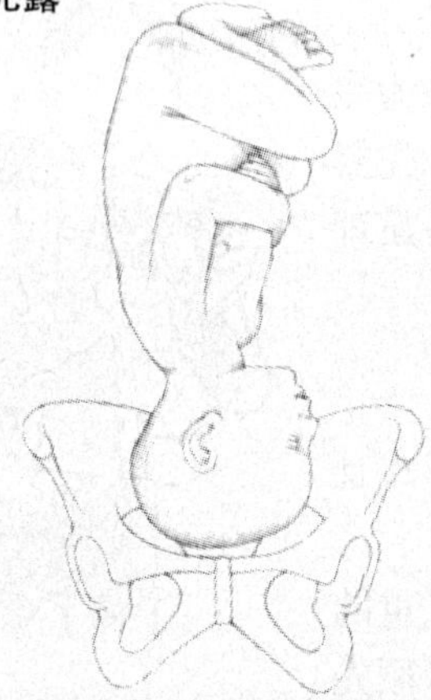

颏先露

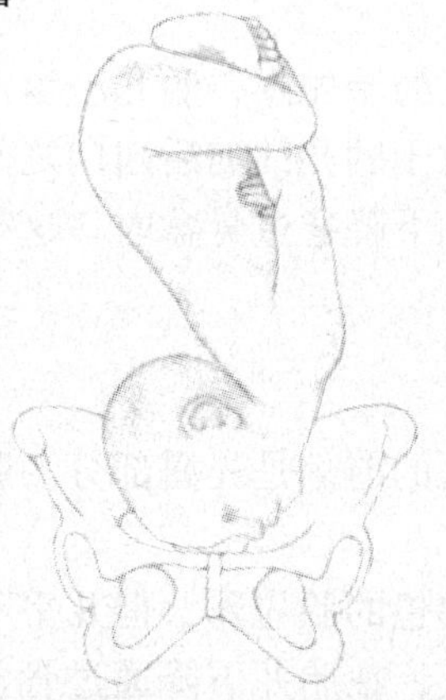

肩先露

胎儿可能会出现多种肩先露的形式，但是因为不能通过查体准确的区分，因此所有的横产式都被认为是肩先露。

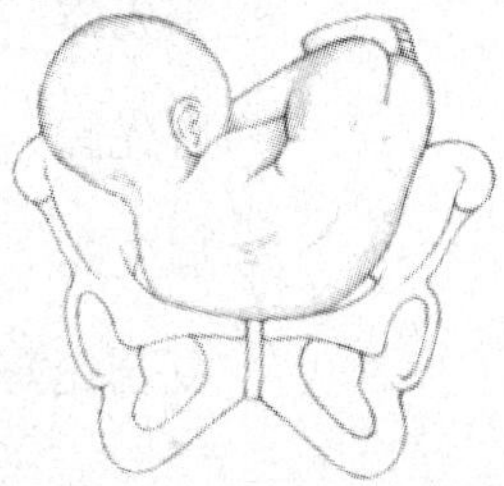

复合先露

复合先露是胎手或胎足下垂同主要的先露部分位于一处，即胎儿身体的两个部位同时入盆。

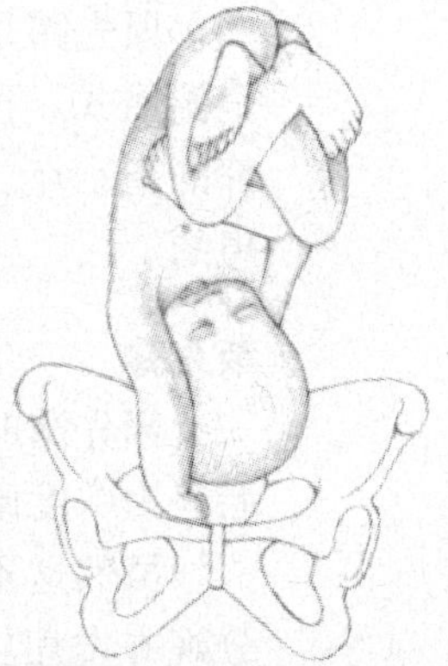

胎先露的分类（续）

臀先露

臀先露可进一步划分为：单臀先露，髋关节屈曲而膝关节伸直；完全臀先露，髋关节和膝关节屈曲；膝先露，膝关节屈曲，髋关节伸直；不完全臀先露，单侧或双侧髋关节保持屈曲，同时一只或两只脚或膝盖在臀下；或足先露，一只或两只胎足伸至臀下。

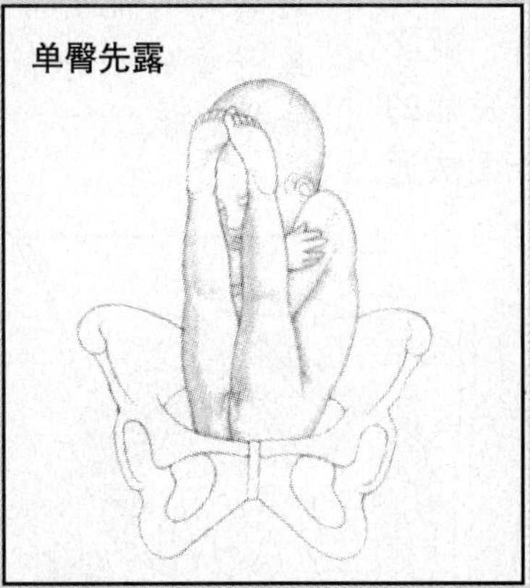

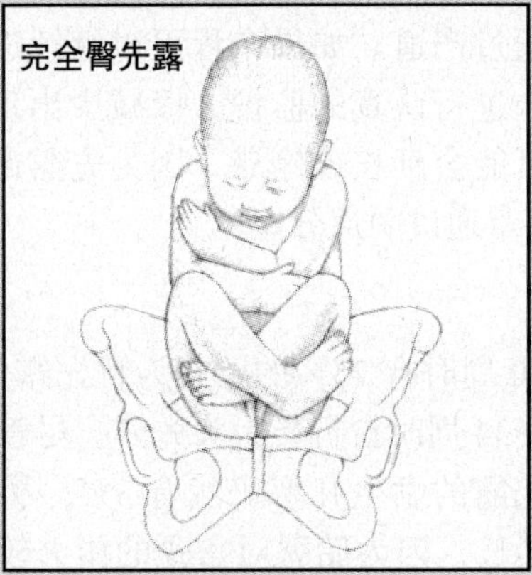

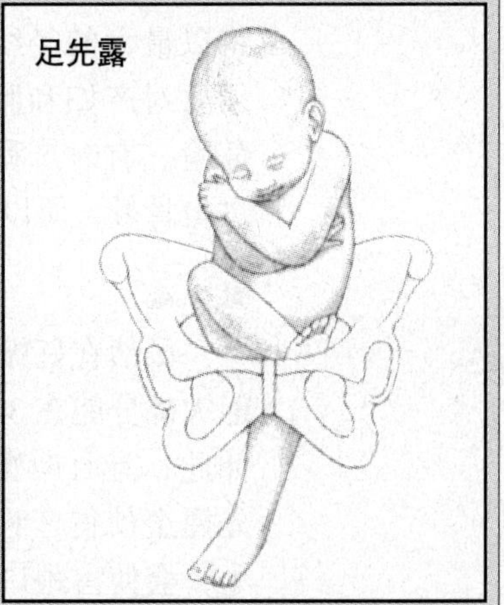

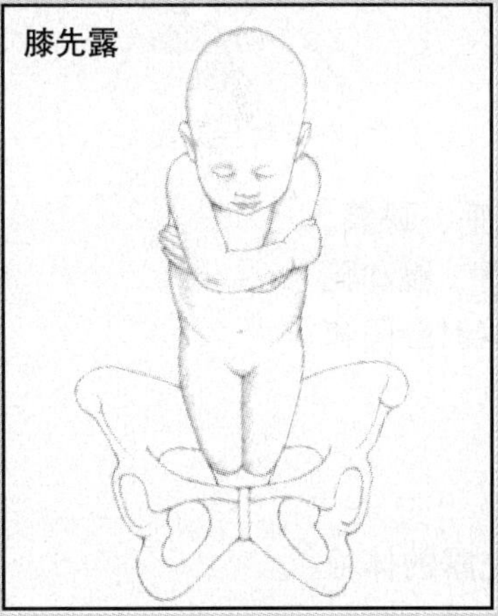

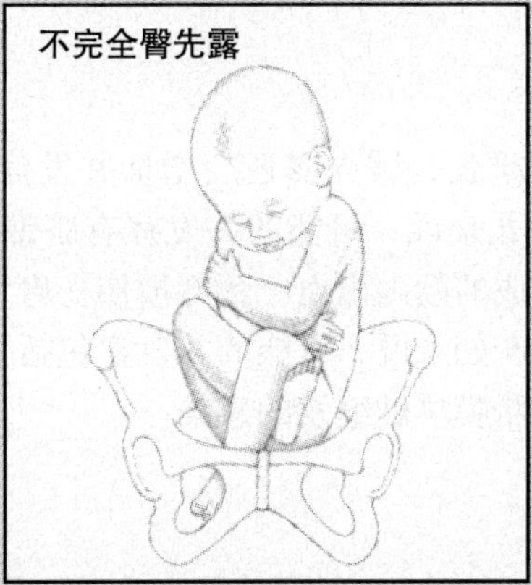

面先露的潜在并发症

面先露时，如果产程可以继续进行，就必须要对产妇和胎儿进行认真的监护，以减少出现并发症的危险。有时产程可能会延长或停滞，因为先露部分的径线比骨盆出口的径线要长，所以很难通过阴道分娩。人工复位的方法对于面先露来说很难成功，而且会增加围生期死亡率和产妇并发症的发生率。

颏先露

颏（下颌）先露是头先露的一种，对于产妇和胎儿来说都是不利的。这种胎先露使胎儿呈纵产式，胎势为完全仰伸状态。胎儿的先露部分是下颌，分娩时宫缩的压力可能会导致严重的水肿和面部变形。因为胎头的仰伸，所以胎头将以最大的径线通过产道。如果产程可以继续进行，就必须要对产妇和胎儿进行认真的监护，以减少出现并发症的危险。有时产程可能会延长或停滞，因为先露部分无法通过坐骨棘，所以很难通过阴道分娩。

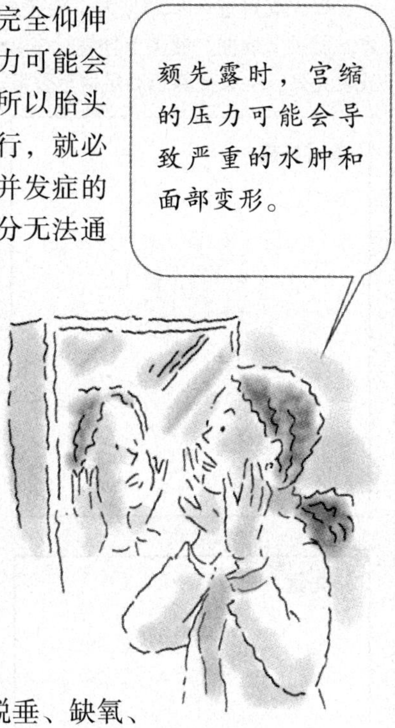

臀先露

虽然在妊娠 30 周时有 25%的胎儿为臀先露，但大部分能在 32～34 周时自行转为头先露。尽管如此，足月时臀先露的发生几率仍然有 3%。臀先露会使得产程延长，因为胎臀对宫颈的压力较小，会使宫颈口扩张和胎先露下降的速度减慢。

可能的并发症

除了会使产程延长，臀先露还会增加并发症发生的危险。对胎儿来说，可能的并发症有脐带脱垂、缺氧、胎头快速娩出时造成的颅内出血；颈部损伤；肩、臂、髋和腿的脱臼或骨折。对产妇来说，可能的并发症包括分娩时会阴和宫颈的撕裂，以及胎膜早破继发的感染。

如何判断臀先露?

臀先露可通过腹部触诊和阴道检查确诊。臀先露的体征有：

- 腹部检查时在宫底可触及胎头
- 在脐上可听到胎心
- 阴道检查时可触及柔软的胎臀或胎足

三种类型

臀先露有三种类型：完全臀先露、单臀先露和混合臀先露。

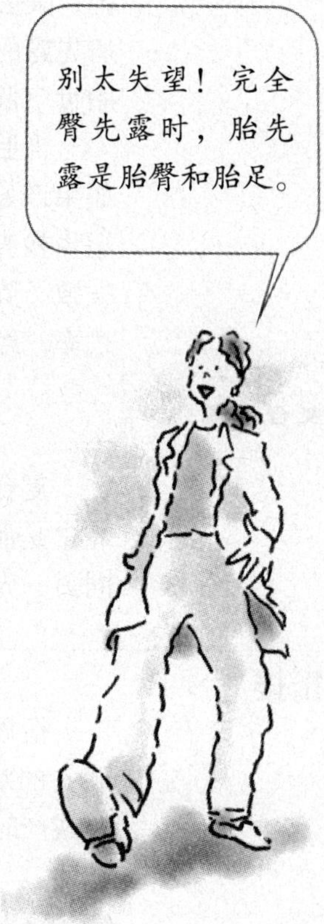

完全臀先露

完全臀先露时，胎儿的先露部分是胎臀和胎足。胎儿呈纵产式，胎势为完全屈曲型，胎儿双腿交叉盘坐，髋关节屈曲，大腿前面紧贴腹壁；小腿交叉紧贴大腿后壁；双脚极度屈曲，紧贴大腿的后外侧。尽管这是一种不正常的胎先露，但完全臀先露是所有臀先露中情况最好的。

单臀先露

单臀先露时，胎臀是胎儿的先露部分。胎儿呈纵产式，胎势为中度屈曲型。胎儿双腿伸直（髋关节屈曲），大腿前面贴近躯干；双膝关节完全伸直，小腿伸直向上靠在躯干上部；双臂可在小腿上方或下方屈曲；双脚靠在头上。

不完全臀先露

不完全臀先露也叫*足先露*，胎儿的先露部分是膝（单或双）或腿（单或双）。如果一条腿伸直，就叫*单足先露*（另一条腿可能像正常胎势一样屈曲）；如果两条腿都伸直就叫*双足先露*。胎儿呈纵产式，至少有一条大腿和一条小腿是伸直的，髋关节几乎没有屈曲。

引起脐带脱垂

足先露是臀位分娩中最困难的，因为腿伸直后出现的空隙经常会导致脐带脱垂。为降低胎儿和产妇的死亡率，此时有必要进行剖宫产。

肩先露

尽管肩先露在多胎妊娠时很常见，但作为一种异常的胎先露，它的发生率低于1%。肩、髂嵴、手或肘都可能成为胎儿的先露部分，胎儿呈横产式，胎势可能从完全屈曲到完全仰伸之间呈多种变化。

缺少空间和支持

经产妇可能由于腹壁过于松弛可出现肩先露。如果腹壁松弛，失去支持的子宫前倾，导致胎儿转向水平方向。其他引起肩先露的原因可能有骨盆狭窄（骨盆前后径比横径短）或前置胎盘（低位置的胎盘使子宫纵向的空间减少）。

当胎儿呈肩先露时，早期的确诊和干预是很重要的。如果产妇的腹部形状异常，可通过腹部检查、阴道检查和超声检查明确诊断。试图使胎儿转成正常胎位的做法经常失败，除非胎儿很小或是早产儿。为降低产妇和胎儿的死亡率，经常会采取剖宫产。

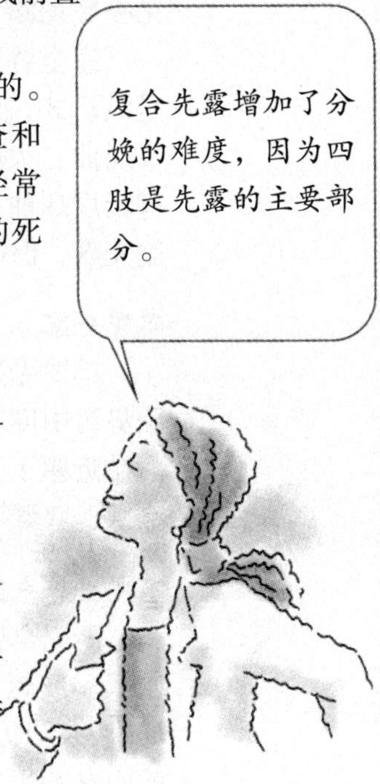
复合先露增加了分娩的难度，因为四肢是先露的主要部分。

复合先露

复合先露是指胎手或胎足同另一个重要的先露——经常是胎头，一起作为胎儿先露部分。此时手足下垂，同另一先露部位同时入盆。

衔接

衔接是指胎儿的先露部分进入骨盆入口，头先露时胎头的双顶径到达中骨盆平面（或坐骨棘水平）。在产前或产时可用阴道检查的方法来判断衔接的程度。

好的征兆

因为坐骨棘是女性骨盆最窄的部分，衔接表明骨盆的入口部分足够大，胎儿可以通过（因为胎儿最大的部位已经通过了骨盆最窄的部分）。

先露浮

对初产妇来说，分娩开始后先露未入盆提示一些并发症。例如头盆不称、胎先露或胎方位异常、胎头异常等。先露未入盆称作先露“浮”。在经产妇，先露未入盆的情况在分娩开始时较常见，但随着产程的进展，先露很快入盆。

胎先露位置

胎先露位置是指胎儿先露部分同母体坐骨棘之间的关系。如果胎先露的位置是 0，意味着胎先露平坐骨棘水平。当胎儿到达 0 位置时，胎儿即已衔接。

重要的中心位置

胎先露的位置用厘米来测量的。当胎先露位于坐骨棘水平以上时，测量结果用负数表示，当胎先露位于坐骨棘水平以下时，测量结果用正数表示。胎先露的位置的变化范围为从–1到–3（先露位于坐骨棘水平以上）或从 +1 到 +4（先露位于坐骨棘水平以下）。

着冠

如果胎先露下降到 +4，即胎先露已经到达会阴——通常叫做“着冠”。（见：胎先露衔接和位置的评估）

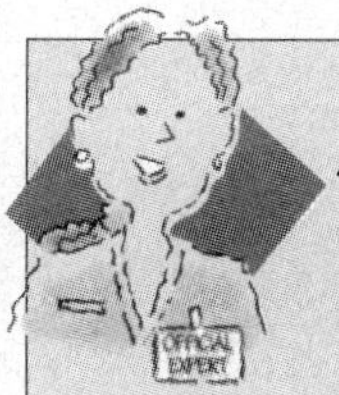

专家建议

胎先露衔接和位置的评价

在做阴道检查时，要评价胎先露入盆的程度，即胎先露的衔接。

在确定先露衔接后，就要通过触诊判断胎先露下降的程度（即胎先露的位置同母体坐骨棘水平之间的关系）。如果先露未完全入盆，就无法判断胎先露下降的程度。

胎先露下降的情况可从 -3（坐骨棘水平以上 3cm）变化至 +4（坐骨棘水平以下 4cm，导致会阴膨胀）。“0”意味着胎先露位置平坐骨棘。

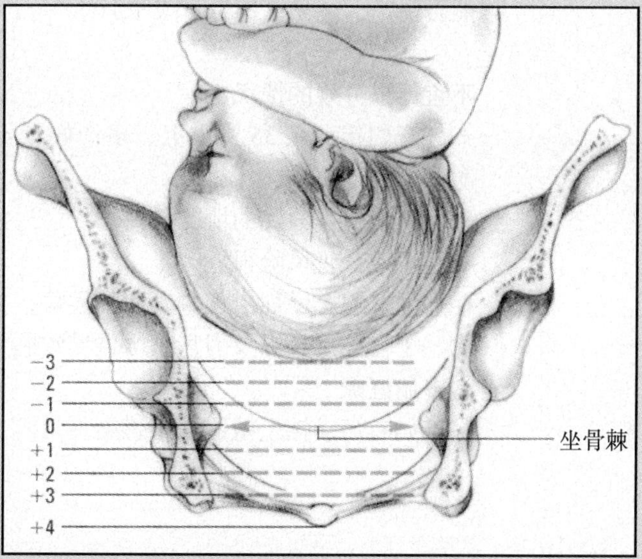

分娩促进概述

对一些产妇来说，必须要促进分娩。分娩促进包括引产（人工发动分娩）和加强宫缩（增强自然发动的分娩）。

尽管引产和加强宫缩使用的方法和危险性相同，但它们的适应证却大不相同。很多高危产妇必须要引产，否则产妇和胎儿都会有危险。必须引产的临床疾病包括先兆子痫、子痫、重度高血压、糖尿病、Rh溶血、胎膜早破（超过24小时）和过期妊娠（妊娠超过42周）。而加强宫缩常见于宫缩乏力。

分娩促进的条件

在促进分娩以前，胎儿必须是：

- 纵产式（胎儿纵轴与母体纵轴平行）
- 已衔接
- 无头盆不称（胎头能通过母体骨盆）

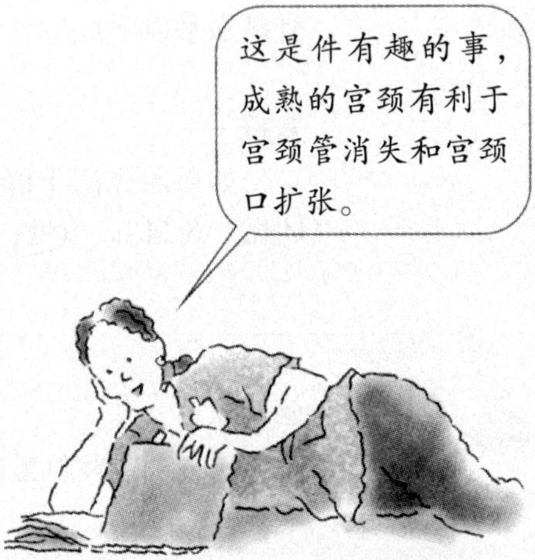
这是件有趣的事，成熟的宫颈有利于宫颈管消失和宫颈口扩张。

成熟类型

引产前除了上述胎儿的标准，产妇的宫颈必须成熟。成熟的宫颈柔软，宫颈软化有利于宫颈管消失和宫颈口扩张，有利于加强协调的宫缩。用Bishop量表可以判断宫颈是否成熟、能否引产。（见：Bishop量表）

不宜促进分娩的情况

产妇年龄在35岁以上、多产妇及子宫瘢痕者，促进分娩时一定要谨慎。

不能促进分娩的情况包括：

- 经阴道分娩风险很大
- 加强宫缩会增加出现并发症的危险，如：前置胎盘、胎盘早剥、子宫破裂，以及因宫缩增强导致胎儿的血液供给降低
- 多胎妊娠
- 产妇有活动性生殖器疱疹感染

Bishop 量表

Bishop 量表是用来评价产妇能否分娩的工具。它包含 5 个因素：宫口开大情况、宫颈管消失情况、宫颈硬度、宫口位置和先露位置。每个因素分为 0～3 分。如果产妇的评分超过 8，意味着宫颈成熟，适合引产。

因素	分数
宫口开大	
● 宫口开大 <1cm	0
● 宫口开大 1～2cm	1
● 宫口开大 2～4cm	3
● 宫口开大 >4cm	2
宫颈管长度（宫颈管消失）	
● 宫颈管长度 >4cm（宫颈管消失 0）	0
● 宫颈管长度 2～4cm（宫颈管消失 0%～50%）	1
● 宫颈管长度 1～2cm（宫颈管消失 50%～75%）	2
● 宫颈管长度 <1cm（宫颈管消失 >75%）	3
宫颈硬度	
● 硬	0
● 中	1
● 软	2
宫口位置	
● 向后	0
● 居中或向前	1
先露位置	
● 先露位于坐骨棘以上 3cm	0
● 先露位于坐骨棘以上 1cm	1
● 先露位于坐骨棘以下 1cm	3
● 先露位于坐骨棘以下 2cm	2

修正

以下情况各加 1 分：	以下情况各减 1 分：
● 先兆子痫	● 超过预产期
● 每一次阴道分娩史	● 初产妇
	● 胎膜早破或胎膜未破

改编自 Bishop，E.H.“Pelvic Scoring for Elective Induction，” *Obsterics and Gynecology* 24：266-68，August 1964.

- 有胎儿窘迫的迹象
- 胎先露异常（例如足先露、臀先露）
- 子宫异常增大（增加子宫破裂的危险）

促进分娩的方法

可单独采用一种或联合使用多种方法来引产或加强宫缩。常用方法有乳头刺激法、人工破膜、使用催产素和应用促进宫颈成熟药物。

乳房刺激

乳房刺激是通过按摩乳头的方法来加强宫缩。按摩乳头可增加催产素的释放，从而使宫缩加强。

产妇和照顾者可按以下步骤进行乳房刺激：

- 在乳头处涂抹水溶性润滑剂（防止刺激）
- 轻轻按摩乳头

太多？太快？

乳房刺激的一个缺点是产妇自身释放的催产素无法被控制。有时（偶尔），过多的催产素会导致子宫过度收缩（宫缩过强或强直收缩），减少胎儿或胎盘的血流量，引起胎儿窘迫。

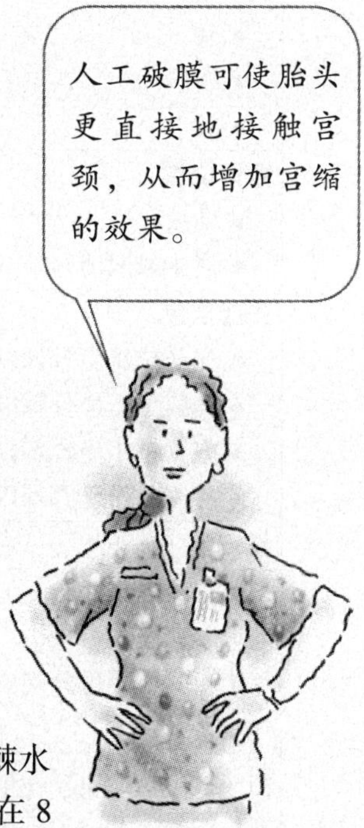

人工破膜

在胎膜没有自然破裂时，可用人工破膜（用人工的方法使胎膜破裂）的方法加强宫缩。人工破膜可以使胎头更直接地接触宫颈，从而增加宫缩的有效性。人工破膜对产妇和胎儿来说都是无痛的，因为胎膜上没有神经末梢。

人工破膜的条件

实行人工破膜时，胎儿必须是头先露，胎头位于坐骨棘水平以下 2cm 或更低。另外产妇宫颈的 Bishop 成熟度评分在 8 分以上。

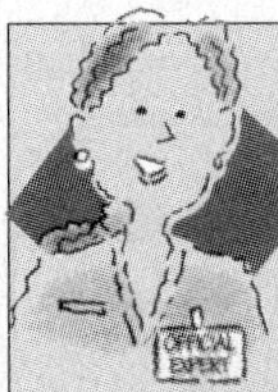

专家建议

人工破膜的并发症

脐带脱垂——人工破膜的致命并发症，是一种很危急的状况。为防止胎儿死亡，必须立即进行剖宫产手术。破膜后，羊水从羊膜囊向外流出，将脐带冲出宫颈口。如果破膜前胎头尚未衔接，破膜后脐带脱垂的几率会更大。

脐带脱垂会导致脐带受压，因为胎先露会将脐带挤到骨盆一侧。此时必须立即采取措施减轻脐带受压，防止胎儿缺氧和窘迫。可能的措施有：

- 戴手套，经阴道将胎先露从脐带旁轻轻推开；
- 使产妇处头低脚高位，使胎先露回退，减轻对脐带的压力；
- 产妇面罩吸氧，改善胎儿氧气供给。

如果能看到脐带已经脱出阴道外，不要试图还纳脐带，因为这样会增加脐带受压，甚至导致脐带扭曲。用无菌盐水浸泡过的纱布覆盖暴露的脐带部分，防止因脐带干燥引起脐血管萎缩。

羊水流出

人工破膜时，产妇处于膀胱截石位，用羊膜钩（一种细长的像钩针的工具）经阴道刺破胎膜。如果胎膜被刺穿，就会有羊水流出。

羊水不清

正常的羊水色清，血性羊水或羊水粪染都是异常的，需要认真、持续地监测产妇和胎儿的情况。血性羊水提示血液问题，羊水粪染提示胎儿窘迫。如果羊水粪染，要注意观察粪染的程度。

潜在的脐带脱垂

人工破膜对胎儿有一定的风险，因为羊水外流时可能导致脐带脱垂。破膜时及破膜后要监测胎心（FHR），确保无脐带脱垂。（见：人工破膜的并发症）

使用催产素

催产素常用来加强宫缩，当产妇处于下列情况时可使用催产素：妊高征（PIH）、过期妊娠、糖尿病、Rh溶血、胎膜早破或迟破、不全流产和难免流产。妊娠31周后可用催产素来判断胎儿窘迫的情况，胎盘娩出后也可使用催产素来加强宫缩，减少出血。

催产素通过输液泵静脉给药，使用时每隔 20 分钟要监测胎心和宫缩的情况。

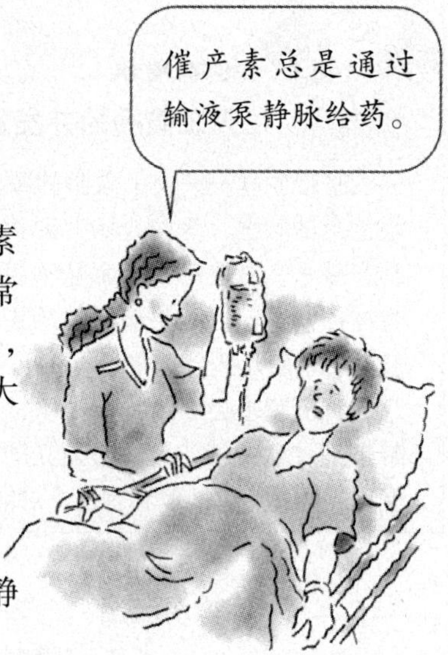

护理干预

使用催产素的方法如下：

- 建立静脉通道；
- 在输液管中加入催产素，调节滴速。开始时催产素的滴速为 0.5～1mU/min，最大为 20～40mU/min。常用的方法为 2.5 单位的催产素加入 500ml 的等张液中，调节滴速控制催产素的滴入剂量 0.5～1mU/min，最大为 20～40mU/min。

便携式输液

- 催产素溶液通过便携式输液装置注入原先建立的静脉通道；
- 如果出现其他问题，例如胎心减速或胎儿窘迫，立刻停用便携式输液装置，保留原静脉通道。

迅速采取的措施

- 因为催产素进入体内会立刻发挥作用，所以要准备开始监测宫缩；
- 遵医嘱增加催产素的剂量——每 15～60 分钟增加一次，但每次增加量不能超过 1～2mU/min。通常催产素的剂量维持在常规的水平（子宫每 2～3 分钟收缩一次）。

更多的准备

- 每次增加催产素剂量前，一定要观察宫缩、产妇的生命体征和 FHR。如果使用的是外部胎儿监护仪，子宫活动监测区应显示宫缩间歇期为 2～3 分钟，持续约 60 秒。如果使用内部胎儿监护仪，理想的基线值在 5～10mmHg。确保在两次宫缩之间有间歇期。
- 采取促进产妇舒适的措施，例如必要时，可帮助产妇翻身。

随后的工作

- 继续评价产妇和胎儿对催产素的反应。
- 再次检查催产素的滴速，防止宫缩过强。宫缩过强时，要停用催产素。（见：使用催产素的并发症）
- 为降低子宫的敏感性，要增加子宫的血流量，可以通过改变产妇的体位或增加静脉入液量来实现。宫缩过强被控制后，可按医院的要求重新使用催产素。

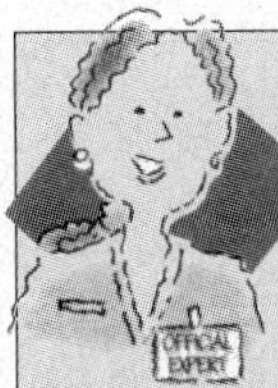

专家建议

使用催产素的并发症

催产素会导致子宫收缩过强，进而出现子宫强直收缩，即子宫持续收缩 2 分钟以上。宫缩过强的指征有宫缩间歇期少于 2 分钟，持续期超过 90 秒以上。宫缩间歇期，宫腔内的压力不能恢复到基线水平，宫腔内压力超过 75mmHg。

其他需要观察的内容

其他潜在的并发症包括胎儿窘迫、胎盘早剥、子宫破裂和水中毒。水中毒可引起产妇抽搐或昏迷，因为催产素有抗利尿的作用，从而使尿量减少。

停用的指征

观察以下使用催产素并发症的表现，如果任何迹象表明存在潜在的并发症，停用催产素，面罩给氧并立即通知医生。

胎儿窘迫

胎儿窘迫的指征有：

- 晚期减速
- 心动过缓

胎盘早剥

胎盘早剥的症状有：

- 突发的强烈腹痛
- 疼痛程度超过宫缩痛
- 大量流血
- 子宫硬如板状

还要观察休克的征兆，包括脉搏细速、血压下降、皮肤湿冷及鼻孔扩大。

子宫破裂

子宫破裂的症状有：

- 宫缩时突发的强烈疼痛
- 撕裂样感觉
- 胎心消失

还要观察休克的征兆，包括脉搏细速、血压下降、皮肤湿冷以及鼻孔扩大。

水中毒

水中毒的症状有：

- 头痛和呕吐（通常先出现）
- 血压升高
- 水肿
- 表浅呼吸或劳力性呼吸
- 呼吸困难
- 呼吸急促
- 嗜睡
- 精神错乱
- 意识改变

促宫颈成熟药物的应用

如果产妇的宫颈未软化，就需要使用促宫颈成熟的药物来加强宫缩。含有前列腺素 E_2 的药物——例如地诺前列酮等常用来促宫颈成熟。这些药物可以分解使宫颈紧闭的胶原蛋白，从而使宫颈软化。

促宫颈成熟的药物的使用方法如下：

- 使用导管或栓剂，将药物置于宫颈管内
- 将药物放在宫颈隔膜上，然后置于宫颈上
- 直接阴道内给药

每 3～6 小时重复给药，通常 2～3 次即可使宫颈成熟。给药后产妇要平卧防止药物滑出。

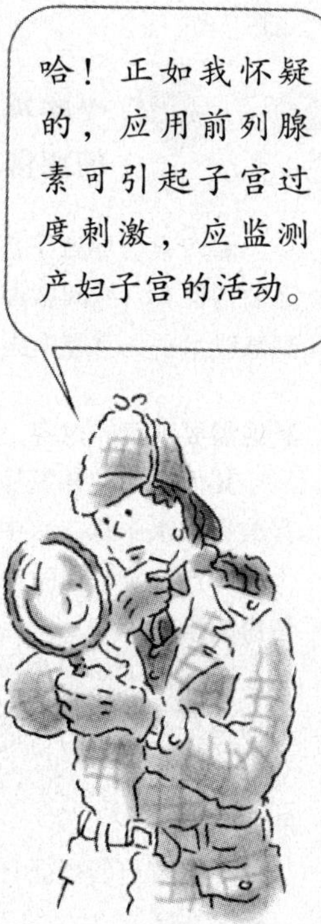
哈！正如我怀疑的，应用前列腺素可引起子宫过度刺激，应监测产妇子宫的活动。

半数成功

这种促进分娩的方法的成功率受使用药物的影响。单独使用一种促宫颈成熟药物，约 50%的产妇在 24 小时内能自行分娩。而未临产的产妇需要采用其他的方法来促进分娩。

在人工破膜前应停用前列腺素。患有哮喘、青光眼、肾和心脏疾病的产妇要慎用。

不可忽视

在使用促宫颈成熟的药物后，要认真监测产妇子宫的活动。如果宫缩过强或产程开始，要停用前列腺素。同时也要监测使用前列腺素后出现的副反应，如头痛、呕吐、发热、腹泻和血压升高。每次给药后至少要连续监测胎心 30 分钟，而阴道给药后要监测 2 小时。

临产

临产后，产妇会出现见红、胎膜破裂，产妇会感到子宫收缩引起的疼痛，同时由于宫缩引起宫颈口扩张和宫颈管消失。分娩发动的机制目前还不清楚。

在临产之前，往往有一些初步的信号，尽管不是产程的一部分，但这些征兆的出现预示真临产即将开始。

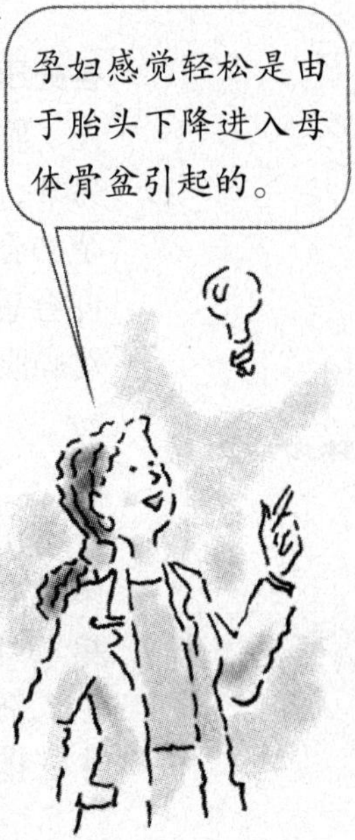

先兆临产

先兆临产包括胎儿下降感、活动增加、Braxton Hicks 收缩、宫颈逐渐成熟。主观的感觉包括焦虑、失眠等。（见：临产：真或假?）

孕妇轻松感

孕妇轻松感是由于胎头下降进入母体骨盆引起的。宫底下降，子宫进一步前倾，腹部的外形改变。在初产妇，这些改变通常在分娩前 2 周出现。在经产妇，这些改变可在分娩当天甚至在临产后出现。

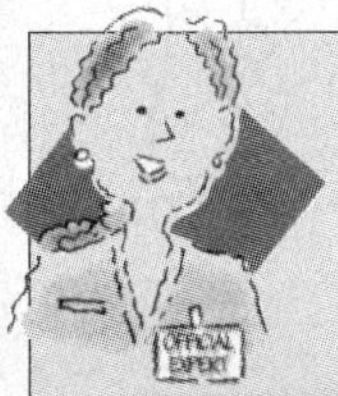

专家建议

临产：真或假?

用下表判断真假临产的征兆。

症状	真临产	假临产
宫颈变化	宫颈变软、宫颈口扩张	无宫颈口扩张和宫颈管消失
孕妇不适感	强	中等
宫缩位置	起自后方，向腹部传导	腹部或腹股沟
触诊时子宫硬度	硬如板状；无凹陷	轻按即有凹陷
宫缩规律性	宫缩规律，频率和持续时间逐渐增加	宫缩不规律；无可辨的型态；强度和频率逐渐减弱
宫缩频率和持续时间是否受体位和活动的影响	否	是
胎膜破裂	有可能	不可能

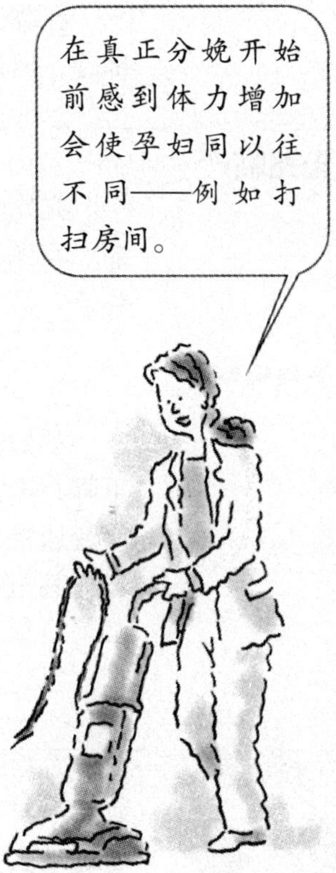
在真正分娩开始前感到体力增加会使孕妇同以往不同——例如打扫房间。

各处压力不同

胎儿下降增加了对膀胱的压力，孕妇会出现尿频。另外，如果胎儿和子宫的变化增加了对坐骨神经的压力，孕妇会感到腿疼。由于胎儿对宫颈的压力增大，孕妇也许会感觉到阴道分泌物增多。但同时因为胎头下降后，对膈肌的压力降低，孕妇会感觉到呼吸轻快。

体力增加

在经历了 9 个多月的疲乏之后，在真正临产前，很多孕妇会感到体力突然增加。这种现象有时被称为“筑巢”，因为很多孕妇会把这些精力放在最后的准备工作上，例如布置婴儿的房间、打扫整理屋子，为新婴儿的到来安排家中其他的孩子。

体力增加的原因

孕妇活动增加可能与胎盘黄体酮分泌减少有关（这也可能是分娩发动的部分原因），胎盘黄体酮分泌减少会促进肾上腺素的释放，肾上腺素可促进孕妇体力增加，为分娩做好准备。

Braxton Hicks 收缩

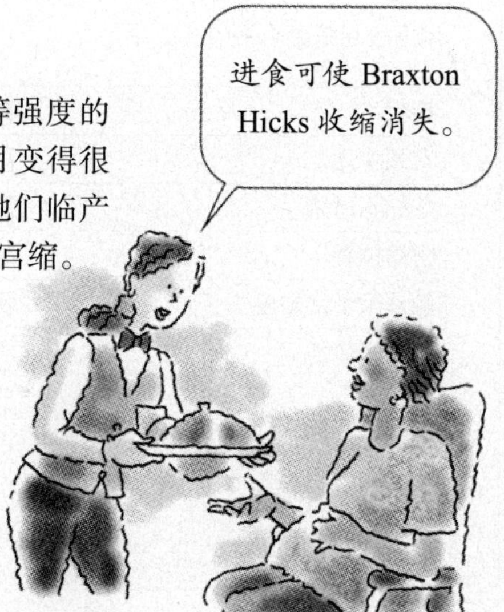
进食可使 Braxton Hicks 收缩消失。

Braxton Hicks 收缩是孕期发生的子宫中等强度的收缩，它可以在分娩前几天甚至分娩前 1 个月变得很强。这会令一些孕妇，尤其是初产妇误认为她们临产了。有些特征可区分 Braxton Hicks 收缩和分娩宫缩。

无规律

Braxton Hicks 收缩是不规律的。宫缩的时间间隔长短不一，宫缩的强度不定。随着孕周的增加，宫缩的频率和强度会渐渐增长，但依然不规律。另外，增加活动、进食、饮水或变换体位后，Braxton Hicks 收缩会消失。而分娩宫缩不会因上述活动消失。

无疼痛

Braxton Hicks 收缩通常不会引起疼痛的感觉——尤其是在孕早期。很多孕妇在前 3 个月或前 6 个月只是感到腹部发紧。如果孕妇因这种收缩感到疼痛，这些疼痛也仅仅是局限在腹部和腹股沟——通常不会在背部。这同分娩宫缩有很大的区别。

宫颈未软化、无伸展

Braxton Hicks 收缩同分娩宫缩最大的区别是 Braxton Hicks 收缩不会使宫颈口扩张，也不会使宫颈管消失。宫缩时，用手指按压子宫，很容易出现凹陷，表明这种宫缩对于宫颈口扩张和宫颈管消失都是无效的。

宫颈成熟

宫颈成熟是指宫颈变软，为宫颈口的扩张和宫颈管的消失做准备。这是激素的生化作用所致，它使宫颈的胶原分解，导致宫颈变软，富有弹性。随着宫颈的成熟，它在阴道内的位置也产生了变化，宫颈向前倾斜。

宫颈的成熟没有外显的症状，只是在分娩前 1 周盆腔检查时可被发现。

真临产的征兆

真临产的征兆有子宫收缩、见红和胎膜的自然破裂。

子宫收缩

临产后不随意的子宫收缩能使宫颈管消失、宫颈口扩张，也能将胎儿推入产道。尽管刚开始时宫缩也不规律，但随着产程的进展，宫缩逐渐规律。

早期的宫缩间歇 5～30 分钟，持续 30～45 秒。宫缩的间歇期使胎盘血流恢复，有助于胎儿获得氧气、排出废物。随着产程进展，宫缩的频率、持续时间和强度都在增加。在第一产程的过渡期——此时宫缩的强度、频率和持续时间达到顶峰——宫缩间歇 2～3 分钟，持续 60～90 秒。

连绵的波浪

宫缩会引起疼痛，宫缩的过程像波浪一样——有涨有退。它起自背部下段，向腹部，也可能是腿部传导。子宫上部的收缩比下部强，所以将胎儿向下推，也可以使宫颈扩张。宫缩使子宫明显变硬，触诊按压时无凹陷。

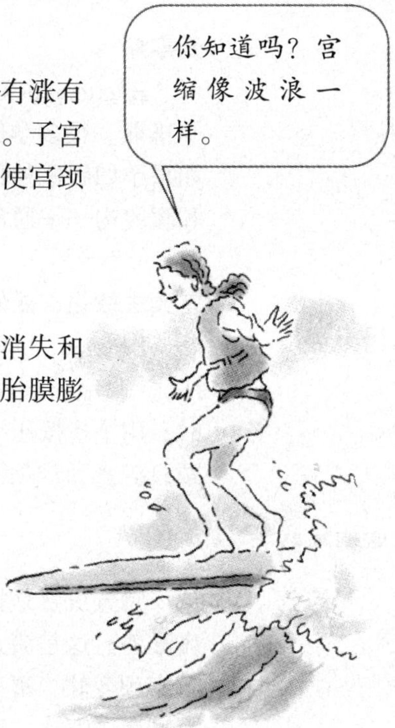

宫颈管消失

更重要的是临产后的宫缩引起进行性的宫颈管消失和宫颈口扩张。随着产程进展，可以看到尚未破裂的胎膜膨出。

见红

见红发生于宫颈口开始扩张时，孕期堵塞在宫颈管的黏液栓流出。宫颈的毛细血管由于胎儿下降的压力而破裂，血液同宫颈黏液一起排出。因此见红的血液看起来可以是粉红色、浅红色或褐色。在初产妇，有时见红可发生在分娩前 2 周。

胎膜自然破裂

25%的产妇在分娩开始时，胎膜自然破裂。胎膜——由羊膜和绒毛膜组成，覆盖在胎盘的胎儿面，形成一个囊，容纳和支持胎儿及羊水。羊水由羊膜产生，在孕期起缓冲作用，保护胎儿，防止温度过度变化，还能使脐带免受挤压。同时，羊水使胎儿能自由地活动，从而有助于胎儿肌肉的发育。

羊水流出的情况

胎膜自然破裂后，羊水可以突然涌出，也可以缓慢地或间断地漏出。破膜不会引起疼痛，因为胎膜上没有神经。尽管破膜后会有大量羊水流出，但胎儿依然会受到保护。羊膜继续产生更多的羊水包绕和保护胎儿直到胎儿娩出。

羊水着色

破膜后流出的羊水应该是无味的，色清。混有其他颜色的羊水通常是异常的。黄色提示羊水中混有红细胞分解后产生的胆红素，可能是由于血型不合引起的。绿色提示羊水粪染，可能是由于臀位或胎儿缺氧引起，需要立即评价。

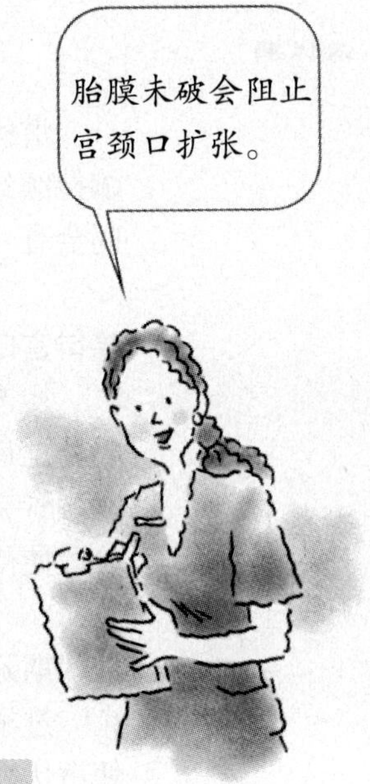

胎膜已破或人工破膜

如果产妇的胎膜在第一产程的过渡期之前还没有自然破裂，它们也许会在宫颈口将近开全到 10cm 时破裂，或者需要人工破膜。破膜可以加速产程的进展，有助于宫颈口的扩张。因为羊水的缓冲作用会减少胎头对宫颈的压力，影响宫缩的效果，所以胎膜未破会延迟宫颈口开全，从而延缓产程。

胎膜早破

胎膜早破（破膜发生在临产 24 小时之前）会有感染和脐带脱垂的危险。

分娩各阶段

产程通常划分为 4 个阶段：

- 第一产程：从规律有效的宫缩开始，到宫颈口开全。
- 第二产程：从宫颈口开全到胎儿娩出。
- 第三产程：也叫胎盘娩出期，从胎儿娩出到胎盘娩出。
- 第四产程：自胎盘娩出开始。在这一阶段，内环境逐渐稳定。

第一产程

第一产程从规律的宫缩开始到宫颈口开到 10cm（宫口开全）。第一产程被划分为 3 个部分：潜伏期、活跃期和过渡期。

潜伏期

潜伏期从规律的宫缩开始，这个时期的宫缩通常不强，宫缩持续约 20～40 秒，间隔 5～30 分钟。宫缩的强度和持续时间会有一定的变化，但在几小时内会逐渐恒定。

等待宫口扩张

初产妇潜伏期大约持续 6 小时，经产妇大约持续 4.5 小时，之后宫颈口会迅速扩张。潜伏期宫颈口从 0 扩张到 3cm，宫颈管完全消失。但是在这一时期，胎先露下降很少。潜伏期阶段使待产妇适度地活动和放松会减少宫缩引起的不适感。

潜伏期延长

过早使用镇痛剂、胎位异常、头盆不称、宫颈坚韧通常会使潜伏期延长。

使产妇保持镇静、运动并及时排尿

潜伏期主要的护理工作是提供支持。为产妇提供一个安静的环境并提供心理支持，有利于产妇处理复杂的情绪——例如激动、焦虑甚至抑郁。提供清淡的流质饮食，鼓励产妇活动，及时排空膀胱。注意让产妇的配偶或家人尽可能多地参与护理。

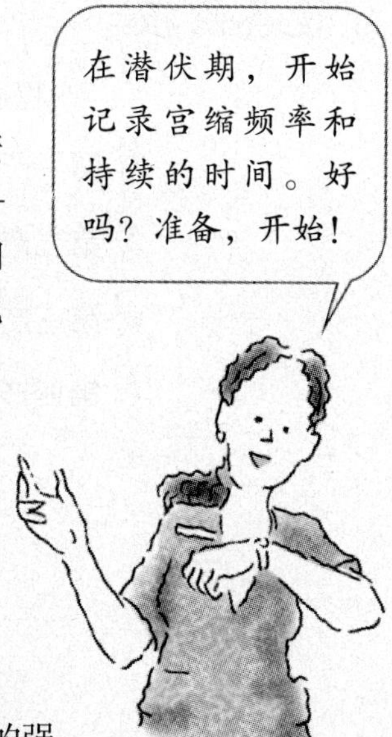
在潜伏期，开始记录宫缩频率和持续的时间。好吗？准备，开始！

技术小组

采集血样和尿样，监护产妇的生命体征和 FHR，向产妇解释，并遵医嘱使用电子监护仪或定时听诊胎心。

记录宫缩时间和强度

在潜伏期，记录宫缩的频率和持续的时间，评估宫缩的强度。记录宫缩的频率时，将手轻轻放在孕妇腹部的宫底部，记录连续两次宫缩开始时间隔的时间。宫缩开始时，宫底逐渐变

孕妇

由于激素的作用，在妊娠期间乳房的大小可以增加 1 倍。在此期间，大部分脂肪组织被乳腺组织代替，母体的乳腺已有分泌乳汁的能力。

在妊娠后期，宫底达到剑突下。另外，子宫仍保持卵圆形，随着子宫的增大，子宫肌层的厚度逐渐变薄。有些孕妇因为子宫增大导致脐部外翻或突出。

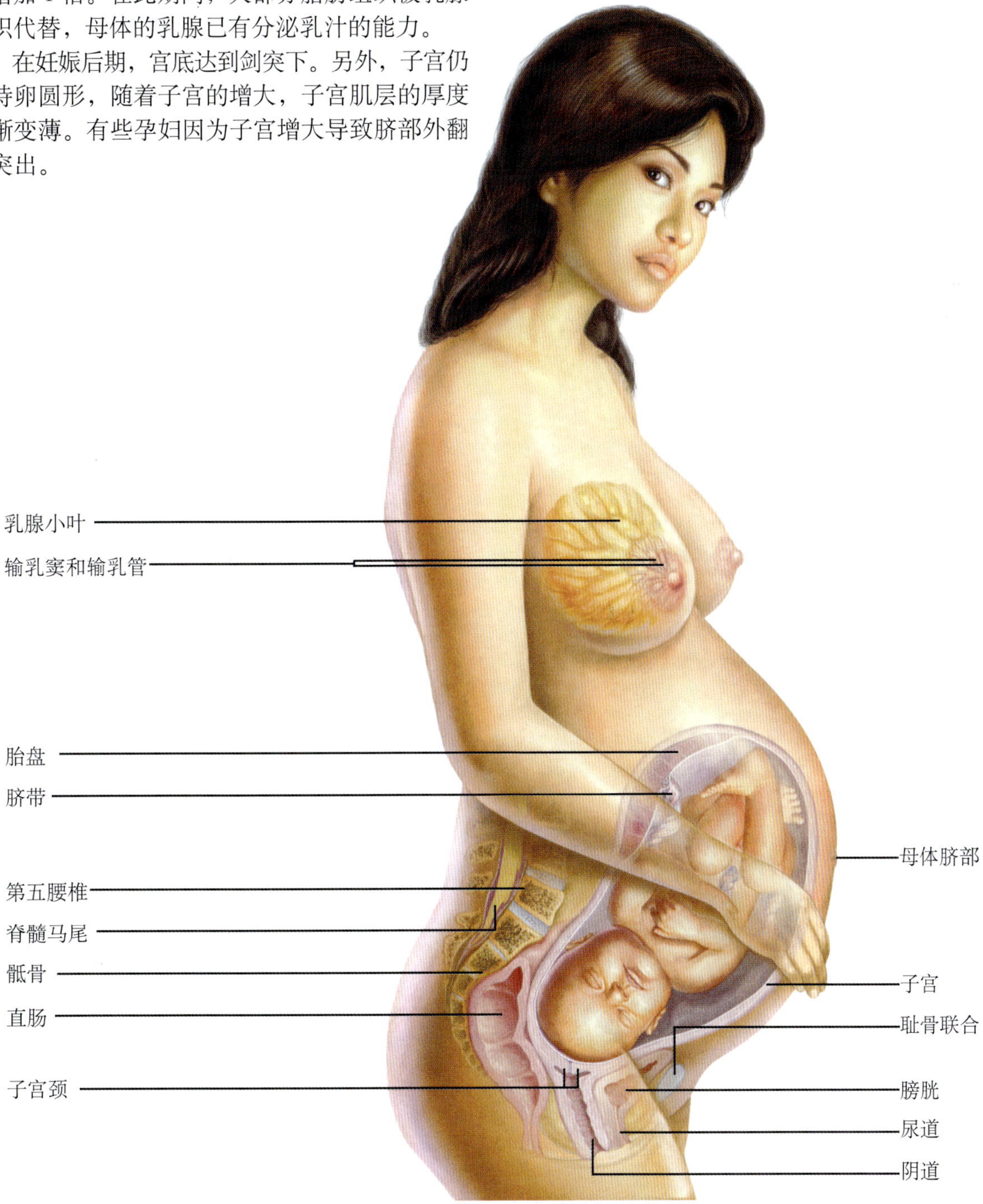

剖宫产的指征

剖宫产是从腹部切口中将胎儿取出，当经阴道分娩会导致母体或胎儿损伤时可采用这种手术方式。剖宫产的指征包括胎先露异常、头盆不称（CPD）、前置胎盘、各种情况的胎盘早剥、脐带脱垂以及胎儿窘迫。

胎先露异常

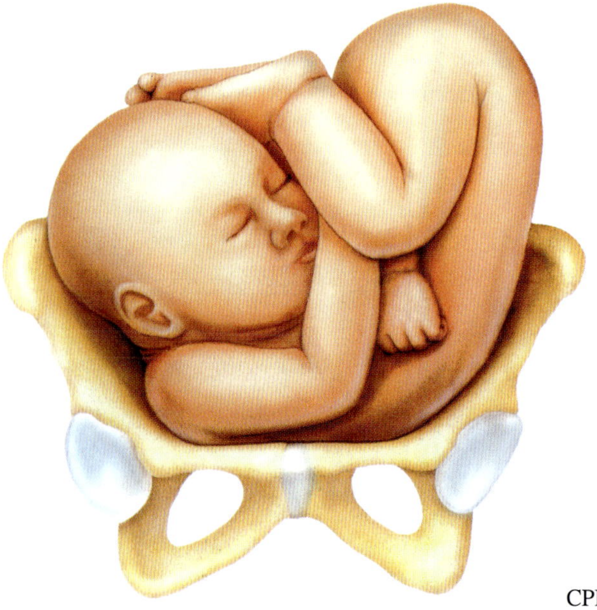

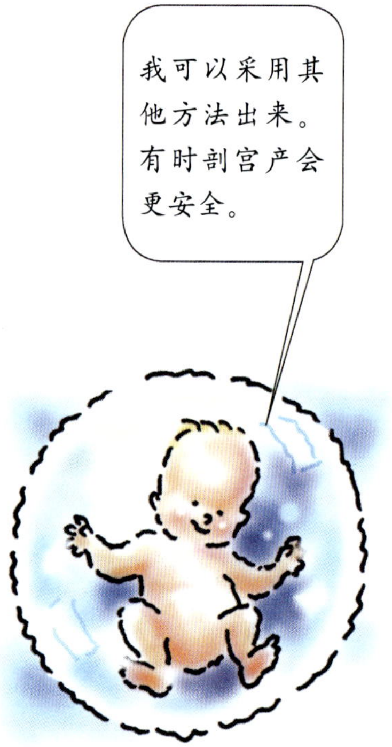

CPD

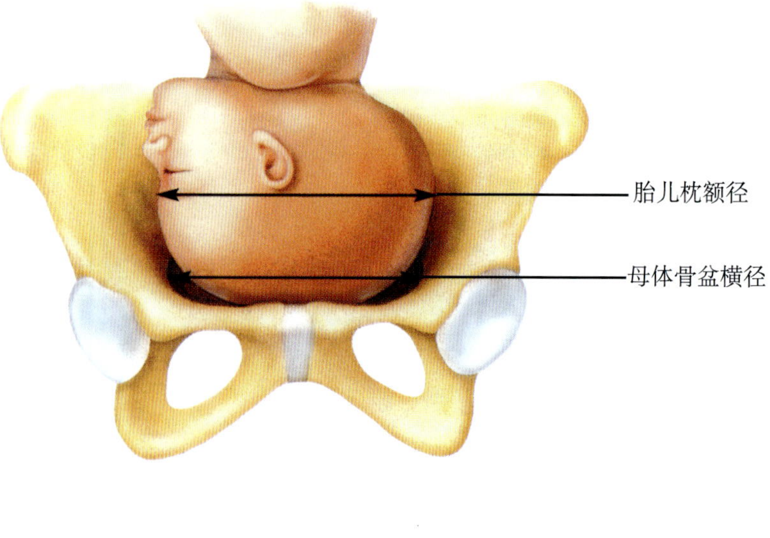

前置胎盘

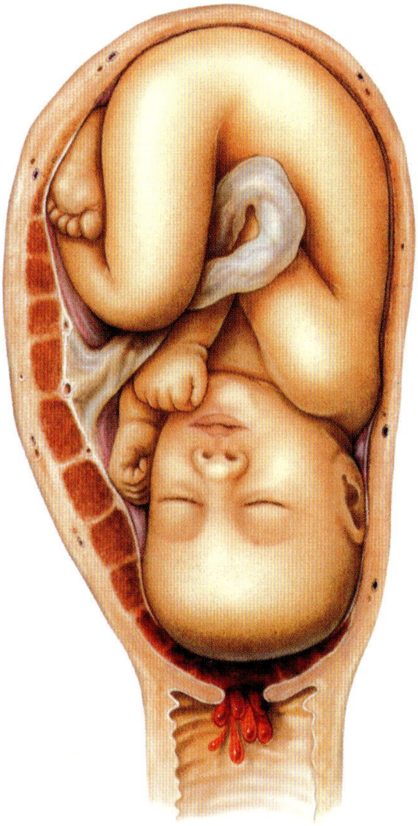

胎盘早剥

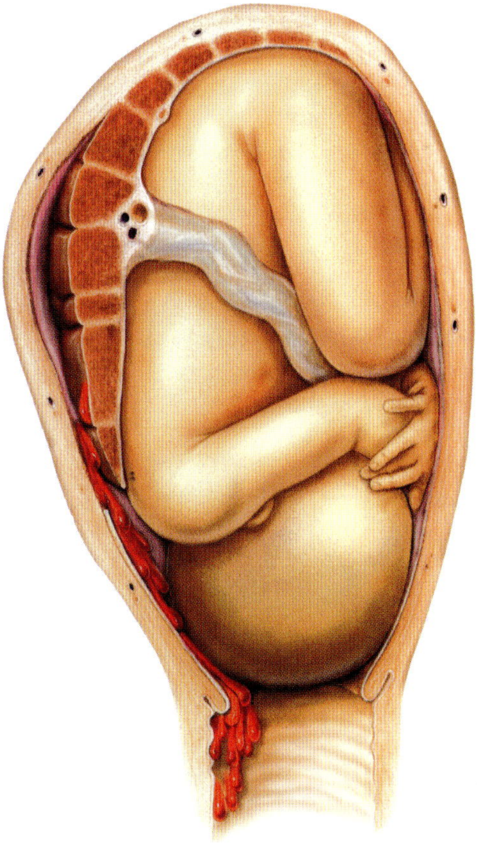

脐带脱垂

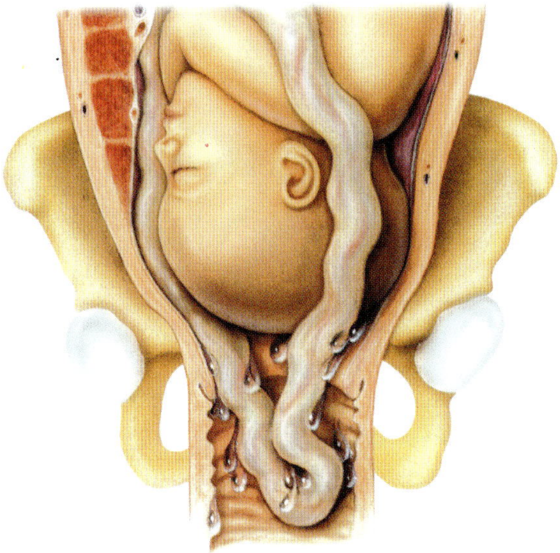

胎儿的循环

因为胎儿在娩出之前没有自主呼吸，因此胎儿的血氧由胎盘供给。胎儿的血液循环同生后的新生儿不同，有3支分流途径使血液从肝和肺分流，并将体循环和肺循环分开。这 3 支分流途径包括：

- 静脉导管——循环路径使血液从肝分流
- 卵圆孔——在房间隔上的开口，使血液从右心房流向左心房
- 动脉导管——使血液从肺循环中分流

由于这些分流，使脐静脉中的血液含氧较高，而脐动脉中的血液含氧量较低。

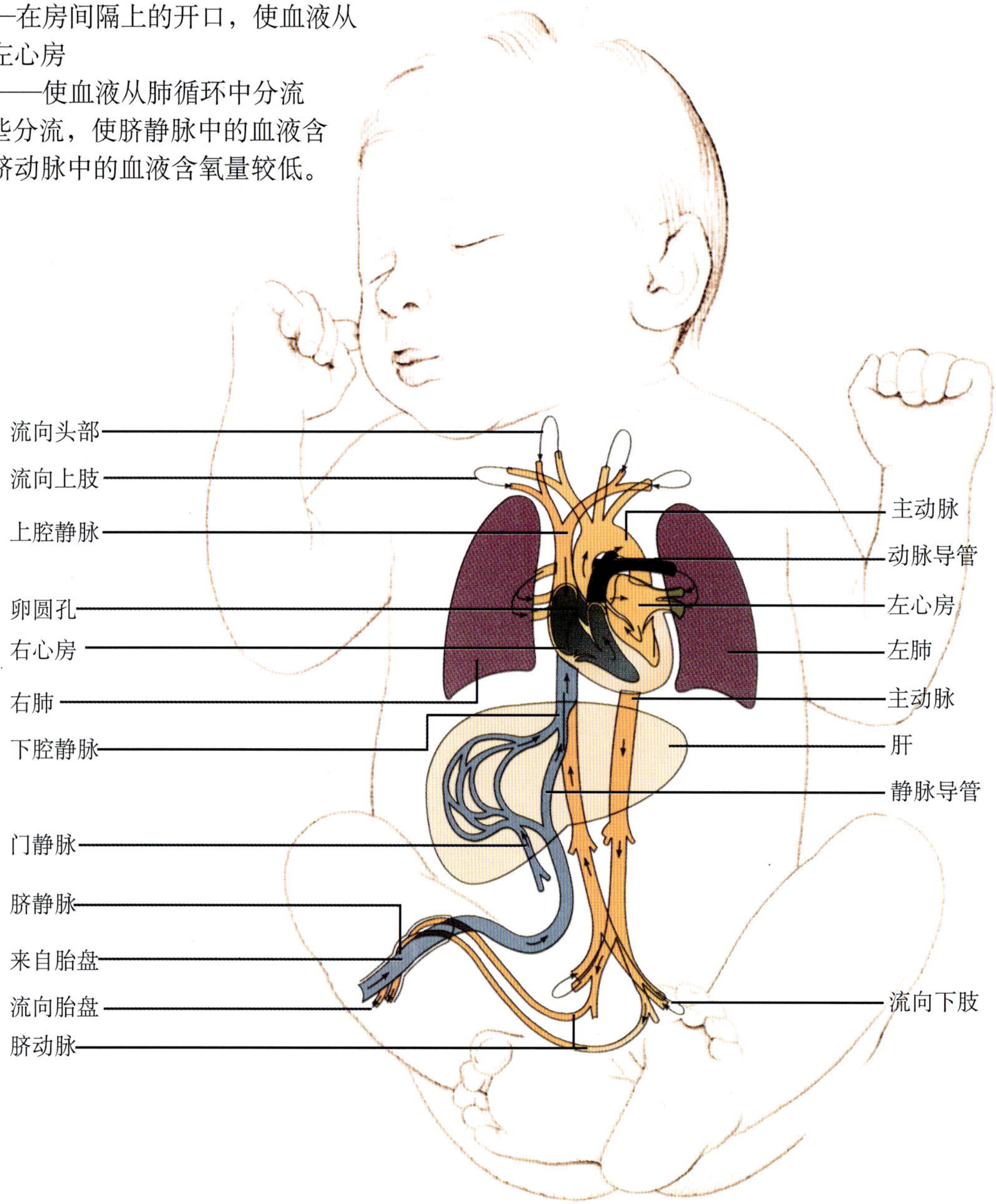

硬并上升（这些感觉最初孕妇感觉不到）。宫缩结束时子宫彻底放松。

感觉像鼻、下颌还是前额？

宫缩的强度可通过评估子宫来判定。轻度的宫缩，子宫只是稍微发紧，用手指按压子宫，很容易出现凹陷，手感好像触及鼻尖；中等程度的宫缩，子宫感觉稍硬，用手指按压无凹陷，手感像触及下颌；较强的宫缩使子宫很坚硬，即使用力按压也无凹陷，手感就像触及前额。

活跃期

在活跃期，见红的流血量增多，胎膜可能会自然破裂。宫缩更强，间歇 3～5 分钟，可持续 40～60 秒。宫缩加强通常会引起疼痛感。宫颈口的扩张速度更快，从 3cm 扩张到 7cm。同时胎儿开始以更快的速度下降进入骨盆。

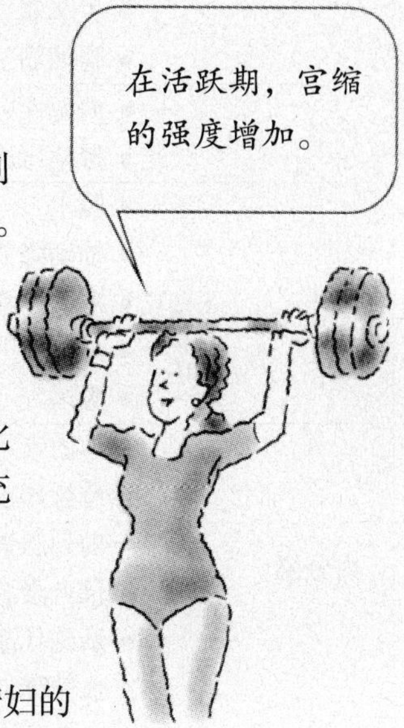

全身在变化

活跃期对产妇来说是一个情感的挑战。她可能会感到兴奋，同时也会害怕。产妇同时还经历很多全身的变化。（见：活跃期各系统的变化，318 页）

持续多久？

初产妇的活跃期持续约 3 小时，经产妇约 2 小时。此时如果使用止痛剂，不会延缓产程。但胎位不正或膀胱充盈会使活跃期延长。

使孕妇舒适，提供支持

活跃期护理的重点是在提供身体照顾的同时，关注产妇的心理状态。此时产妇会出现情绪的波动，并且很难应对。提供支持并鼓励产妇使用正确的呼吸技巧，继续让产妇的配偶或家人参与照顾产妇。同时让产妇处于直立位或侧卧位会令产妇更舒适。

其他的护理措施有：

- 遵医嘱监测静脉输液，确保体液平衡
- 监测出入量

活跃期各系统的变化

下表显示活跃期各系统的变化情况。

系统	变化
心血管	● 血压升高 ● 心输出量增加 ● 仰卧位低血压
呼吸	● 耗氧量增加 ● 呼吸频率增加 ● 过度换气导致呼吸性碱中毒、缺氧甚至酸中毒（如果呼吸未改善）
泌尿	● 排尿困难 ● 尿蛋白（1+）
肌肉与骨骼	● 多汗 ● 疲劳 ● 背痛 ● 关节痛 ● 腿抽筋
神经	● 内源性内啡肽引起痛阈升高和镇静作用 ● 持续压迫神经末梢导致会阴组织麻痹
消化	● 脱水 ● 蠕动降低 ● 对固体食物的吸收减慢 ● 恶心 ● 腹泻
内分泌	● 孕激素水平降低 ● 雌激素水平升高 ● 前列腺素水平升高 ● 催产素水平升高 ● 新陈代谢加快 ● 血糖降低

- 监测生命体征
- 风险程度较低的产妇每隔 30 分钟听诊一次胎心，高危产妇每隔 15 分钟听诊一次
- 进行会阴护理，尤其是在大小便后，减少感染的机会

过渡期

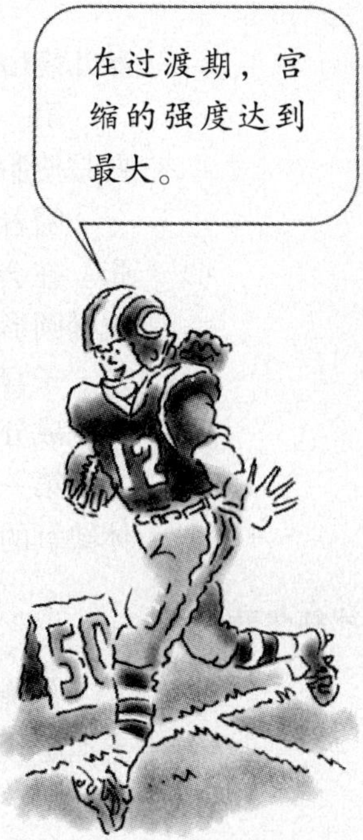

在过渡期，宫缩的强度达到最大。宫缩的间歇期为2～3分钟，持续60～90秒。宫颈口从7cm扩张到10cm，宫口开全，宫颈管消失。如果此前胎膜未破，经常在宫口近开全时破裂，同时宫颈管残留的黏液栓也随之排出。

当宫口开大到9cm时，过渡期达到顶峰，之后会缓慢下降。这意味着第一产程很快结束，很多经产妇此时即将分娩。

产妇有何感觉？

在持续期，产妇会感到疼痛加剧，伴有恶心、呕吐等不适的感觉。产妇的情绪波动很大，随着宫缩加剧，她会感到焦虑、恐慌、易怒甚至失控。

护士该做什么？

过渡期的护理措施包括监测生命体征和FHR，鼓励产妇使用呼吸技巧，遵医嘱给药。要有一名护士始终陪伴产妇，因为分娩随时可能开始。另外，确保此时一定要为产妇及其配偶或家属提供心理支持。

第二产程

第二产程从宫颈口开全和宫颈管消失开始，至胎儿娩出为止。初产妇持续约1～3小时，经产妇持续约30～60分钟。在第二产程，宫缩的频率减至3～4分钟，但持续的时间可达60～90秒，同时伴有不自主的向下屏气用力。宫缩的间歇期增长有利于产妇更好地休息。

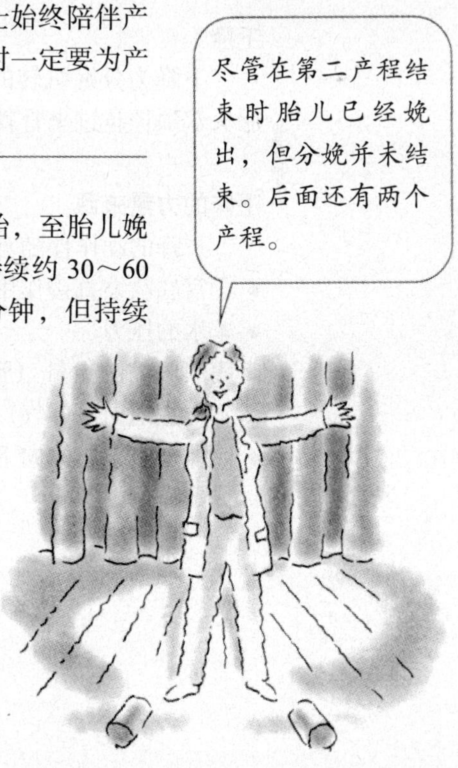

监护

在第二产程，风险程度较低的产妇每隔15分钟听诊胎心一次，而高危产妇每隔5分钟听诊一次。

胎儿娩出

第一产程主要包括子宫变薄，宫颈口扩张，而第二产程主要是使胎儿通过产道，娩出体外。

随着子宫收缩，胎儿下降至会阴内侧壁，引起会阴凸起紧张。在会阴口能看到胎儿的头皮（着冠）。阴道口从一裂缝变成椭圆形，进而变成圆形。圆形开口逐渐增大直至允许胎头通过。子宫收缩的力量和母体腹肌收缩的力量合在一起，帮助胎儿完成分娩机转，从体内娩出。

第一产程出现的生理变化在第二产程继续存在。另外，母体缺氧的情况加重，这有助于加强宫缩。

分娩机转

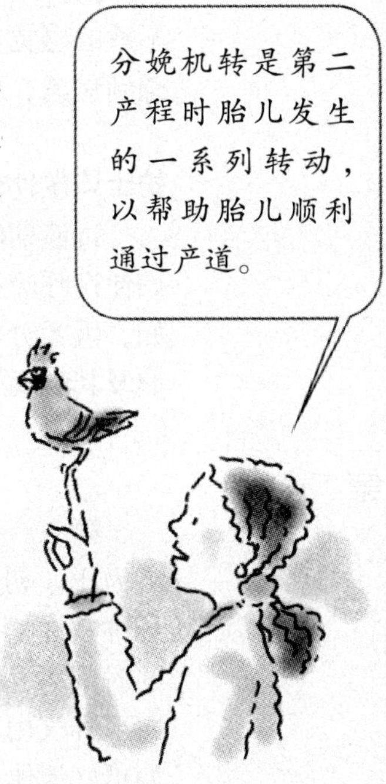
分娩机转是第二产程时胎儿发生的一系列转动，以帮助胎儿顺利通过产道。

分娩机转是第二产程中胎儿为适应不规则的骨盆形态而必须发生的一系列姿势的改变，以此来帮助胎儿通过产道。这些转动准确而精密，使胎儿以最小的径线通过母体骨盆相应的径线。（见：分娩机转）

下降

下降为分娩机转的第一步，是胎儿下降的动作。当胎头双顶径越过坐骨棘进入骨盆入口后，胎头衔接。

下降的力量来源

下降的动作伴随宫缩呈间歇性，下降的力量包括：

- 子宫底收缩直接作用于胎儿的压力
- 羊水的压力
- 腹肌收缩的力量（胎儿对母体骶神经的压力，引起母体不自主地向下屏气）
- 胎体伸直，压力向下传导

分娩机转

下面的示意图显示的是分娩机转过程中胎儿的运动。

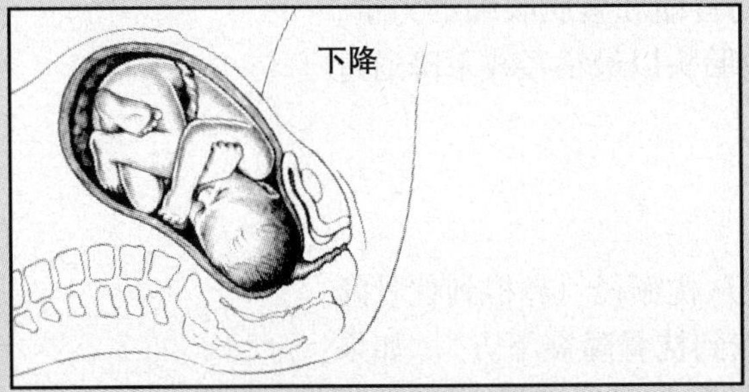

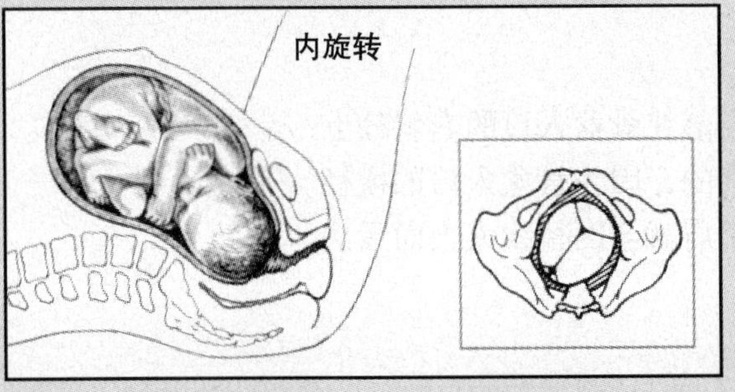

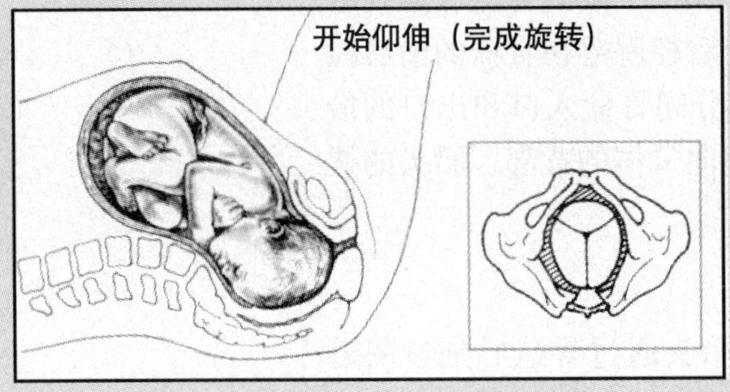

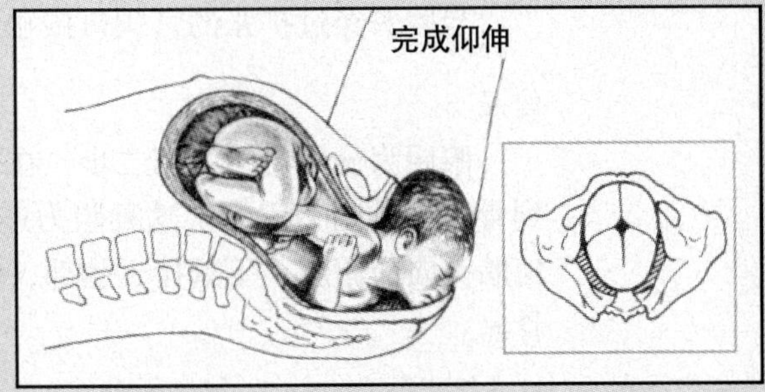

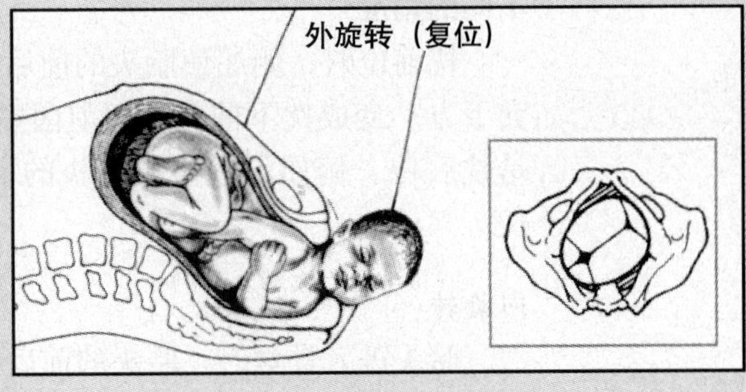

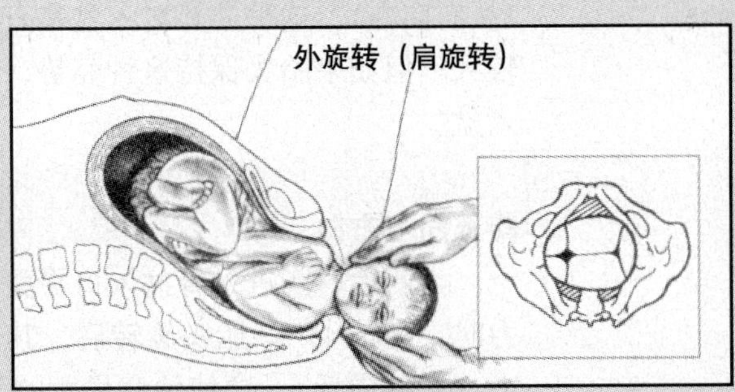

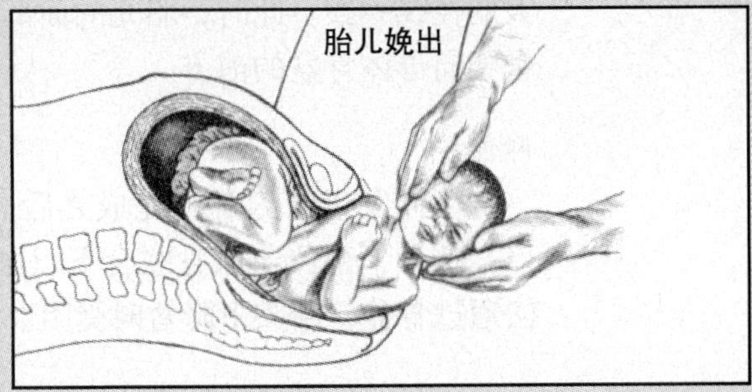

接触

当胎头经过扩张的宫颈口接触到阴道后壁时，下降完成。

俯屈

俯屈为分娩机转的第二步，在下降过程中进行，因胎头遇到骨盆底的阻力引起。这种阻力连同宫缩和腹肌收缩的力量，使胎头向前俯屈，下颏接近胸部，使胎头以最小径线下降通过骨盆。

不同的角度

枕前位时，俯屈使胎头的前后径从枕额径（鼻根到枕骨隆突下方）变成枕下前囟径（前囟中点到枕骨隆突下方）。如果是枕后位，俯屈不完全，胎头的前后径变长，就会使产程延长。

内旋转

胎头进入骨盆时，胎头的前后径落在骨盆入口的右斜径上(从右向左)。这种姿势对入盆是有利的，因为骨盆入口的横径较大。但如果胎头保持这种姿势，胎肩就会因径线太大而无法入盆。

转至同一方向

为使胎肩能进入骨盆入口平面，胎头下降到骨盆底遇到阻力时，旋转 45°。胎头旋转后，其前后径就落在骨盆的前后径上（从前向后），这使胎肩最宽的部分同骨盆入口和出口的最大的径线一致。此时，胎儿的面部朝向母体的背部，胎头的枕骨朝向母体骨盆的前方。

仰伸

仰伸发生在内旋转完成之后。胎头通过骨盆后到达阴道口，枕骨下部位于耻骨联合下（耻骨弓)。此时因胎肩太宽无法通过骨盆，胎头下降暂时受阻。

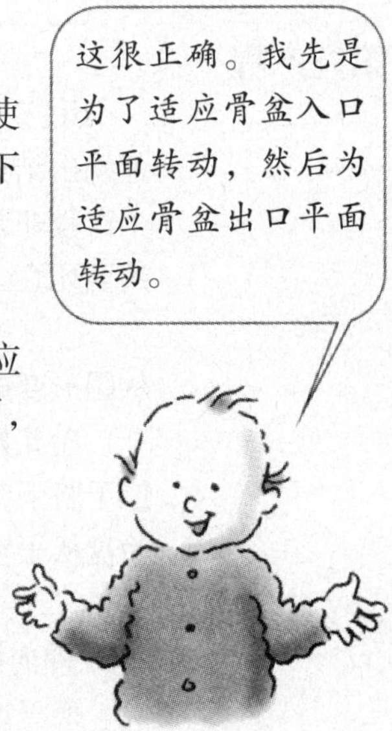
这很正确。我先是为了适应骨盆入口平面转动，然后为适应骨盆出口平面转动。

支点运动

胎头枕骨下部位于耻骨弓下缘，骨盆底向上的阻力使胎头逐渐仰伸。以耻骨弓为支点，胎头的额、鼻、嘴和下颏相继娩出。

外旋转

外旋转（也叫复位）是必要的，因为之前胎肩为适应骨盆入口平面发生了旋转，现在为了适应骨盆出口平面，也必须在耻骨弓下旋转。

胎儿恢复到横向

胎头娩出后，胎儿的面部在仰伸完成后向下，转向母体大腿的内侧。胎头旋转 45°，其前后径恢复呈横向（从右向左）。

为胎肩娩出做准备

在胎头向下屈曲的帮助下，胎儿的前肩（离母体前方近）先娩出。前肩娩出后，轻轻地将胎头向上屈曲，帮助后肩娩出。

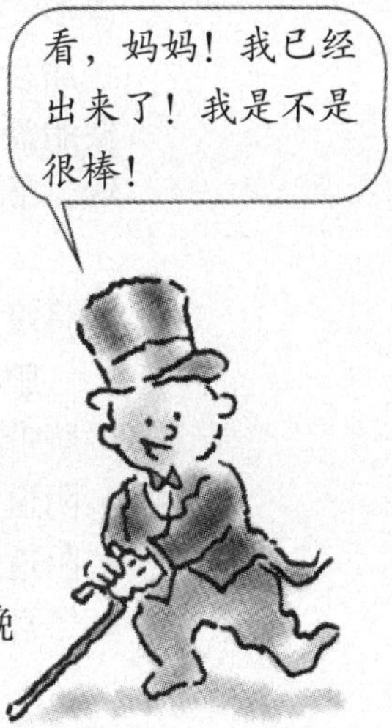
看，妈妈！我已经出来了！我是不是很棒！

同重量有关的难产

外旋转后，一个重约 4.5kg 的新生儿比那些体重较轻的婴儿更容易发生胎肩难产。胎肩难产是由于胎肩无法通过骨盆出口造成的。通常解决胎肩难产的方法为将母体的大腿向腹部屈曲，以减小骶骨和脊柱之间的角度，使胎肩得以通过，但这可能会损伤婴儿的臂丛神经。

胎儿娩出

胎肩娩出后，胎体的其他部分很快轻松娩出。至此，分娩的第二产程结束。

第三产程

第三产程，又叫胎盘娩出期，从胎儿娩出开始，到胎盘娩出结束。它包括两个阶段：胎盘剥离和胎盘娩出。这个产程非常重要，因为胎盘残留会导致出血、休克、感染甚至死亡。

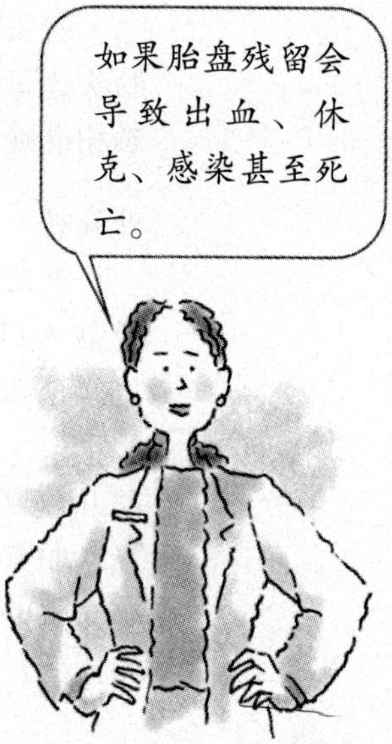

从圆形变成圆饼状

胎儿娩出后，宫缩会暂停几分钟。此时子宫成圆形，位于脐下，宫壁较硬。当宫缩恢复时，子宫呈圆饼状直至胎盘从子宫壁剥离。

30 分钟内娩出

第三产程的时间变化较大，可从几分钟到 30 分钟不等。

胎盘剥离

胎盘在宫缩恢复后剥离。宫缩同产程的其他阶段一样成波浪形，但在其他阶段，宫缩产生的压力都作用在胎儿身上，防止胎盘过早剥离。胎儿娩出后，宫缩的力量直接作用于胎盘，使胎盘开始同子宫壁剥离。剥离后的出血冲开胎盘和宫壁的边缘，最终使胎盘降落至阴道上部或子宫下段。

即将娩出

胎盘剥离的征象有：

- 脐带无搏动
- 阴道口外露的脐带自行延长
- 阴道流血
- 子宫形状的改变

胎盘从中央剥离

大约 80%的胎盘剥离是希氏剥离，即胎盘从中央开始剥离，以光滑的胎儿面先娩出。

从胎盘边缘剥离

邓氏剥离是从胎盘边缘开始剥离，胎盘的母体面先娩出。因为胎盘的剥离处充血，看起来呈红色，粗糙不规则。

胎盘娩出

胎盘娩出时需要母体用力或宫缩时轻压子宫底部协助胎盘娩出。为避免子宫外翻（子宫内膜翻出，可导致大出血），不要在宫缩间歇期按压子宫。如果胎盘不能自行娩出，需要徒手剥离胎盘。

检查胎盘

胎盘娩出后，检查胎盘是否完整，形态及重量是否正常。这有助于判断是否有胎盘残留。通常，胎盘的重量是胎儿的1/6。

蜕膜分层

胎盘娩出时，外层的蜕膜也同时娩出。其他的蜕膜分为两层：

- 表层蜕膜在产后随恶露排出
- 底层保留在宫腔，之后重新长出新的子宫内膜

出血量

胎盘娩出后会有阴道流血，直到宫缩足够强能止血为止。一般出血量为300～500ml。出血超过500ml意味着宫颈撕裂或会阴切开处异常，还有可能是胎盘残留或膀胱充盈导致的宫缩不良。

胎盘娩出后，通常给产妇静滴缩宫素或肌注麦角新碱，来加强宫缩以减少出血；但如果产妇有高血压，则禁用上述药物，因为它们能引起血管收缩，导致血压升高。

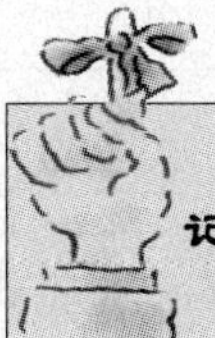

记忆小窍门

为帮助大家记忆胎盘的娩出方式，请记住“闪亮（shiny）——希氏（Schultze）”和“脏（dirty）——邓氏（Duncan）”。希氏娩出是胎儿面先娩出，表面平滑光亮。邓氏娩出是母体面先娩出，表面充血、粗糙。

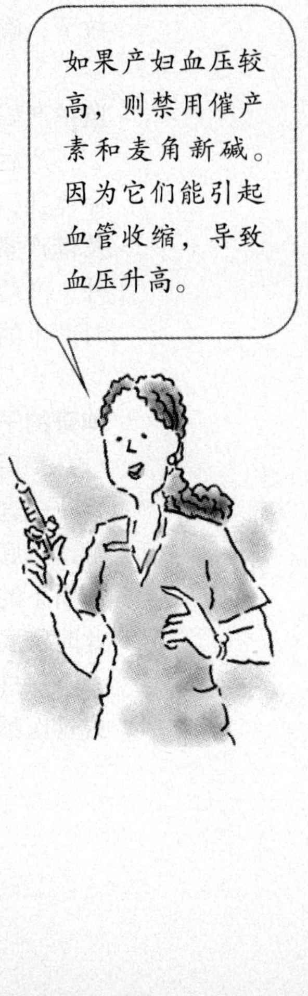
如果产妇血压较高，则禁用催产素和麦角新碱。因为它们能引起血管收缩，导致血压升高。

第四产程

第四产程在胎盘娩出后即开始，大约持续1～4小时，也是产褥期的开始。这一时期因为产妇的身体刚刚经历了很多变化，所以要密切监护。

第四产程可能的危险有大出血、膀胱充盈和静脉血栓。氧气、配血、血液相容性检查、静脉输液必须准备好，在分娩后2～3小时内备用。

检查和修复

首先要检查宫颈和阴道在分娩过程中有无撕裂，并准备修复。如果做了会阴侧切，要缝合切口。如果产妇在分娩过程中没有使用麻醉剂，缝合时要使用局麻药；分娩时使用了麻醉剂的产妇，此时不需额外使用麻药。缝合结束后，要将产妇的腿从产床的脚蹬上放下，确保将腿放低以防止背部受伤。

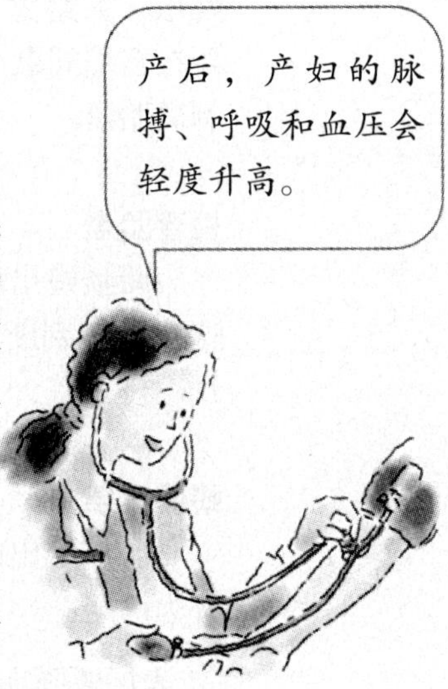

监护产妇

产后至少1小时内，每15分钟监测一次产妇的生命体征，之后遵医嘱。此时因为分娩的过程、兴奋以及催产素的使用，产妇的脉搏、呼吸和血压会轻微升高。另外，产后产妇短时间内会有寒战的感觉，这是正常的，同分娩时产生的过量的肾上腺素或骨盆神经的压力突然降低有关。

神奇的子宫缩复

产后子宫的体积逐渐缩小，并进入盆腔恢复至未孕时的位置——这个过程被称为复旧。为评价子宫的复旧过程，要通过触诊宫底判断子宫的大小、硬度、宫底下降的速度（测量脐上或脐下的指宽）。通常子宫的复旧过程在分娩结束后立刻开始，此时宫底平脐。如果产妇进行母乳喂养，母体自身释放的催产素会促进子宫的收缩。如果子宫收缩不良，需要轻轻按摩子宫或遵医嘱使用药物。

排空膀胱防止影响宫缩

鼓励产妇排空膀胱，因为充盈的膀胱会影响子宫收缩，而子宫收缩有利于压迫胎盘剥离处的血管止血。如果这些血管开放，就会导致大出血，因此要观察产后恶露的量、颜色和性状。还要观察恶露是否消失，因为恶露消失可能是宫颈口被血块阻塞所致。如果改变体位使血块排出，就会有突然的大量阴道流血。

观察血栓

孕期及产褥期妇女的纤维蛋白原含量较高，增加了发生血栓的可能。如果产妇有静脉曲张或有血栓性静脉炎的病史或行剖宫产手术，形成血栓的风险就更大。密切观察有无静脉血栓的症状，尤其是产程异常增长或产妇因被限制下床活动而卧床时间较长者。

提供帮助

按以下步骤进行：

- 为需要的产妇及其配偶或家人提供情感支持；
- 进行会阴护理，需要时提供清洁的会阴垫；
- 产妇需要食物时（有时分娩刚刚结束就需要）提供规律的饮食；
- 鼓励产妇尽早下床活动；
- 使产妇舒适，例如更换清洁的衣服、保暖。

护理措施

分娩过程中的护理措施包括触诊宫缩、持续的胎心外电子监护、内电子监护、间歇性胎心监护和阴道检查。

触诊宫缩

子宫触诊可以了解宫缩的频率、持续时间、间歇时间以及宫缩的强度。宫缩的特征随产程的不同阶段以及是否使用催产药物而变化。随着产程的进展，宫缩的强度越来越大，间歇期越来越短，持续时间越来越长。在有些产妇，产程进行迅速，甚至来不及进入产房。

触诊宫缩的步骤如下：

- 回顾产妇的入院病史，测定宫缩开始的时间、频率、持续时间和宫缩的强度，同时观测宫缩最强的位置；
- 向产妇解释护理操作程序；
- 帮助产妇取舒适的侧卧位；
- 用屏风遮挡产妇；
- 将手掌置于宫底部轻轻按压来评价宫缩。每次的宫缩包括 3 个阶段：进行期（逐渐增强）、极期和退行期（逐渐减弱消失）。

有多快?

- 评估宫缩的频率时，记录两次宫缩开始的间隔时间。

有多久?

- 评价宫缩持续的时间，记录子宫开始变硬到开始放松的时间。

有多硬?

- 为了解宫缩的强度，宫缩时用手指按压宫底部。子宫轻度收缩时，宫底很容易按压出凹陷；中等强度的宫缩，宫底不易按压出凹陷；较强的宫缩，宫底无法按压出凹陷；
- 通过评估产妇呼吸和放松的技巧来评价产妇应对不适的情况；
- 对于情况平稳的产妇，在潜伏期每 30 分钟观察宫缩一次，活跃期每 15～30 分钟观察一次，过渡期每 15 分钟一次。对高危产妇要增加观察宫缩的次数，潜伏期每 30 分钟一次，活跃期每 15 分钟一次，过渡期每 5 分钟一次。（见：强直性宫缩）

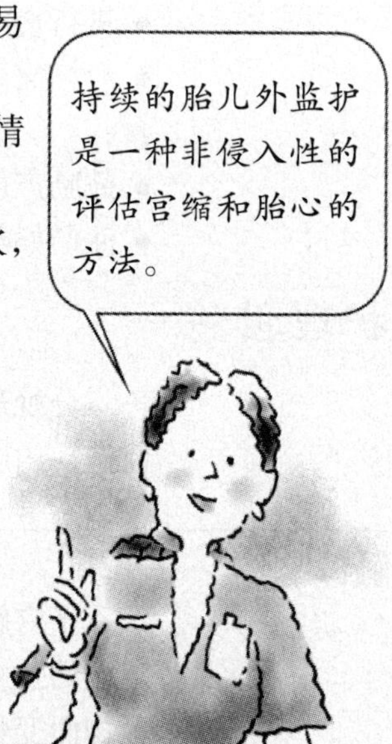
持续的胎儿外监护是一种非侵入性的评估宫缩和胎心的方法。

持续的外电子监护

持续的外电子监护是一种间接的、非侵入性的监护方法。它有两个装置，一个是超声波传感器，另一个是分娩传感器。分娩时，把它们放在母体腹部来监测胎儿的情况和宫缩的情况。这些装置要用弹力带固定，或用塑料和其他柔软的束带固定。

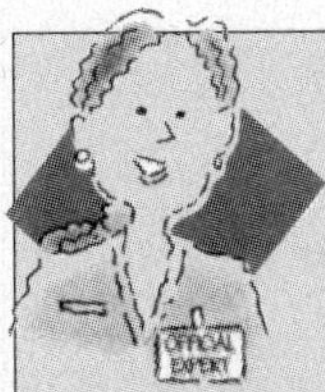

专家建议

强直性宫缩

如果任何一次宫缩超过 90 秒，而且之后子宫肌肉不松弛或松弛时间少于 1 分钟，立即通知医生。这提示宫缩过强或强直收缩。如果子宫肌肉不松弛，或松弛时间少于 1 分钟，子宫胎盘的血流就会被中断，导致胎儿缺氧或窘迫。

如果发现宫缩超过 90 秒或间歇少于 1 分钟，应采取以下措施：

- 停用催产素（如果产妇正在使用催产素），纠正宫缩过强；
- 确保产妇左侧卧位，增加子宫胎盘灌注量；
- 面罩吸氧，增加胎儿氧供；
- 立即通知医生和助产士。

两个结果同时输出

超声波传感器传输像胎心一样的高频声波。分娩传感器反映宫缩时宫腔内压力的情况，同时记录宫缩的频率和持续时间。（见：外电子监护仪的使用，330 页）监护仪将胎心的情况和宫缩的资料记录在同一张输出单上。

外电子监护适用于大多数产妇，尤其是高危妊娠者或用催产素引产的产妇。

监护胎心和宫缩

监护 FHR 和宫缩时，按以下步骤进行：

- 向产妇解释该措施，遵照所在机构的要求，确定产妇已经签署了知情同意书；
- 以下内容要在监护纸带上标记或输入计算机：产妇的身份证号码或生日、姓名、日期、生命体征、胎方位、走纸速度和监护记录单的编号；
- 帮助产妇取左侧卧位，暴露腹部，触诊腹部确定宫底的位置——子宫肌层最厚的地方。

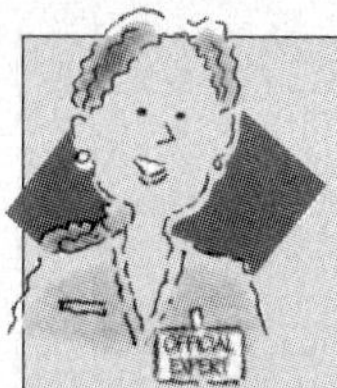

专家建议

外电子监护仪的使用

为了更好地记录胎儿的情况和产程的进展，一定要认真安放监护仪。这些仪器包括一个超声波传感器和一个分娩传感器。

胎心监护

触诊子宫确定胎背的位置，那是胎心听的最清楚的地方。将超声波传感器放在胎背处，用束带固定，监测胎心。用描记的胎心曲线来验证传感器的位置。

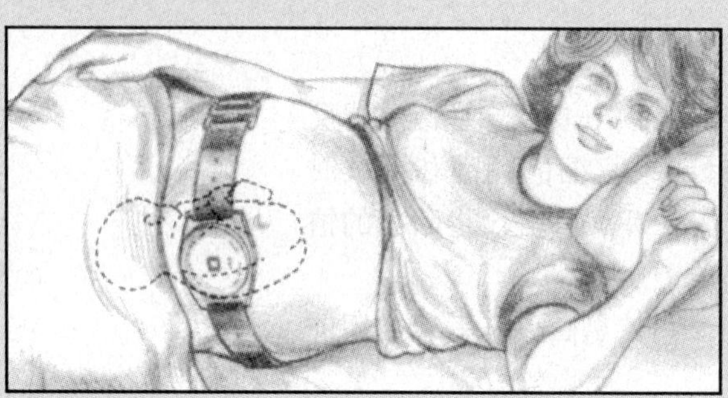

分娩传感器

分娩传感器记录宫缩时子宫的收缩情况。将传感器置于宫底中央或稍微偏向一侧。将手放在宫底触诊一次宫缩，确定传感器的位置正确。用束带固定传感器。调整绘图笔，使基线在记录单上位于5～15mmHg。

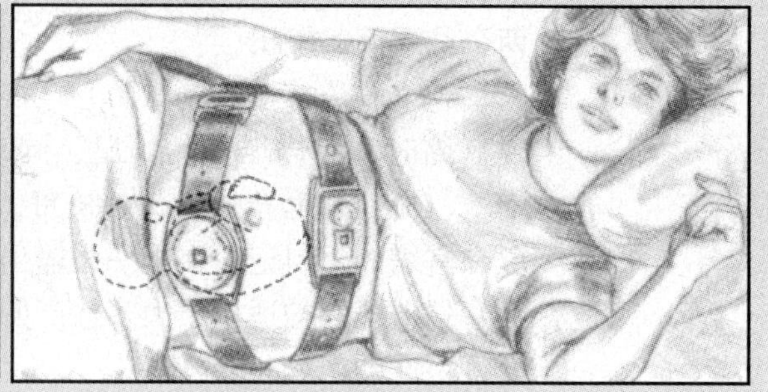

固定并开始描记

- 用传感器束带或弹力带，将分娩传感器固定在宫底；
- 调整绘图笔，使监护纸带的基线在5～15mmHg。

使用耦合剂，更好地接触

- 在超声波传感器上涂抹耦合剂，通过触诊确定胎背的位置，此处胎心听的最清楚；
- 将超声波传感器放在胎心最强的地方开始监护；
- 打开控制器，开始打印结果；
- 观察描记的结果，确定宫缩的频率和持续时间，同时触诊判断宫缩的强度。

比较

- 注意 FHR 基线，评估周期性的胎心加速或减速。比较胎心同宫缩的关系。
- 在母体和胎儿不同的位置移动超声波传感器和分娩传感器。每小时都要变换两个传感器的位置，评价母体的皮肤是否因传感器的挤压变红。
- 经常用湿纱布擦净超声波传感器，将干的耦合剂擦掉，需要时再涂抹新的耦合剂。
- 如果产妇主诉对所处的体位感到不适，但这种体位对监护有利，在帮助产妇变换舒适体位之前，描记 5 或 10 分钟理想的曲线。

内电子监护仪

内电子监护也叫直接监护，是一种侵入性的监护方法。将一个螺旋的电极贴在胎儿的先露部位（通常是头皮处），电极探测胎儿的胎心搏动并发送监测信号，将信号转化为胎儿心电图波形。这有助于评价胎儿对宫缩的反映、测量宫腔内的压力、记录产程的进展，以及短期或长期观察胎心的变化。

无法监测

高危妊娠的产妇需要进行内电子监护，但内电子监护仅限于羊膜囊已破，宫口开大 2cm 以上，胎先露位于坐骨棘下至少 1cm 的产妇。使用内电子监护时，母体的并发症可能有子宫穿孔和宫内感染。胎儿的并发症包括脓肿、血肿和感染。

如果外电子监护提供的监测信息不够理想时，可以使用宫腔内压力导管，这对高危妊娠或肥胖的产妇更为需要。

监测宫缩

监测宫缩时，按以下步骤进行：

- 确认产妇了解该措施，并遵照所在机构的要求，请产妇签署知情同意书；
- 在输出结果打印单上标记产妇的身份证号或姓名、出生日期、走纸速度以及监护记录单的编号；
- 帮助产妇取膀胱截石位。

连接线路

● 将连接电线接在监护仪的子宫活动输出接口上，同时用标尺在导管的末端处标“零”；

● 用无菌巾覆盖产妇会阴部，按照医院规定，用消毒液清洁会阴；

● 医生要先做阴道检查，将导管插入宫腔直到预先标记处，用低过敏性的胶带将导管固定在大腿内侧。

记录资料

● 检查并调整监护记录单的位置，使绘图清楚。定时查看记录单，判断每次宫缩时宫腔内的压力。将所有资料记录在监护记录单和产妇的住院病例上。（见：内电子监护仪的使用）

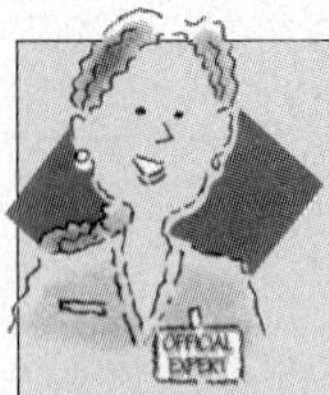

专家建议

内电子监护仪的使用

用内电子监护时，一个螺旋形电极监测胎心，一个内导管监测宫缩。

监测 FHR

阴道检查确定胎方位后，将螺旋电极插入。如下图所示，电极连接在胎儿的先露部位，通常是头皮或臀部。

监测宫缩

宫内导管插入到导管上预标记处，再将其连接到监护仪上，它将描记宫缩时宫腔内的压力。

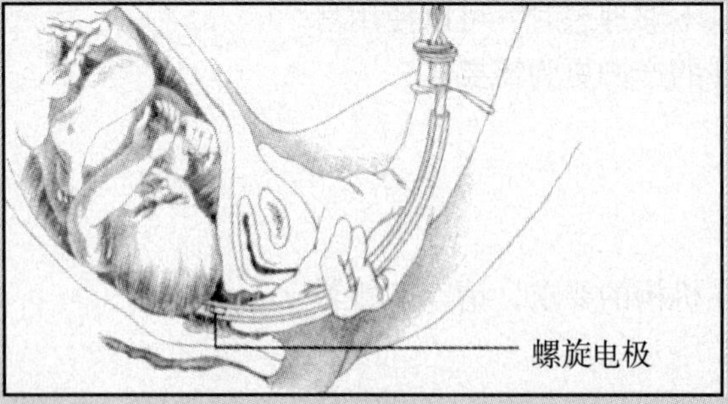

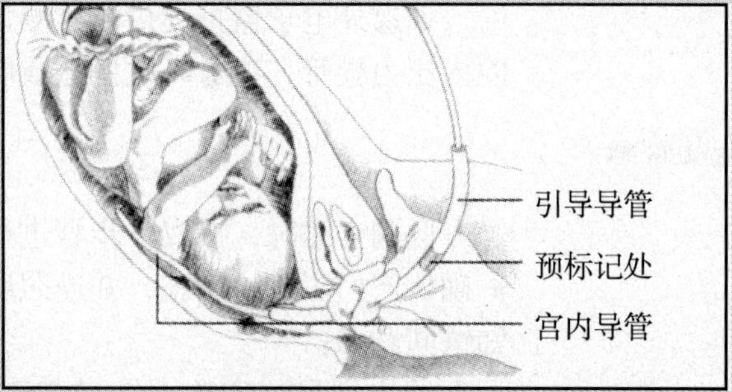

监测 FHR

监测 FHR 时，按以下步骤进行：

- 帮助产妇取膀胱截石位，有利于医生做阴道检查；
- 确定胎儿的先露部及胎先露的下降程度之后，将电极固定在胎儿头皮处；
- 将电极用导线连接在监护仪上，固定电极；
- 最后，观察 FHR。（见：阅读胎儿监护单）

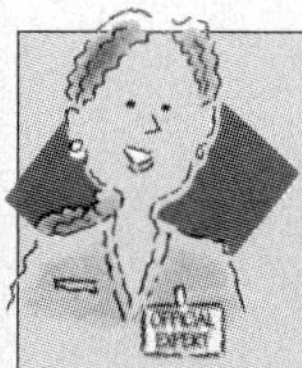

专家建议

阅读胎儿监护记单

胎儿监护单提供两种平行的记录，FHR 用次 / 分表示，位于记录单的上方；宫内压力用 mmHg 表示，位于记录单的下方。通过横向和纵向的阅读记录单，可以了解胎儿的状况和产程进展的信息。

横向阅读胎心或宫内压力，每 1 个小格代表 10 秒，6 个连续的小格，用一条黑色垂直线隔开，代表 1 分钟。纵向阅读胎心部分的记录单，每一方格代表 10 次 / 分的振幅，宫内压力部分，每 1 个方格代表 5mmHg 的压力。

评估胎动后宫缩间歇期的基线 FHR。基线 FHR（正常 120～160 次 / 分）可作为评估宫缩时胎心情况的依据。

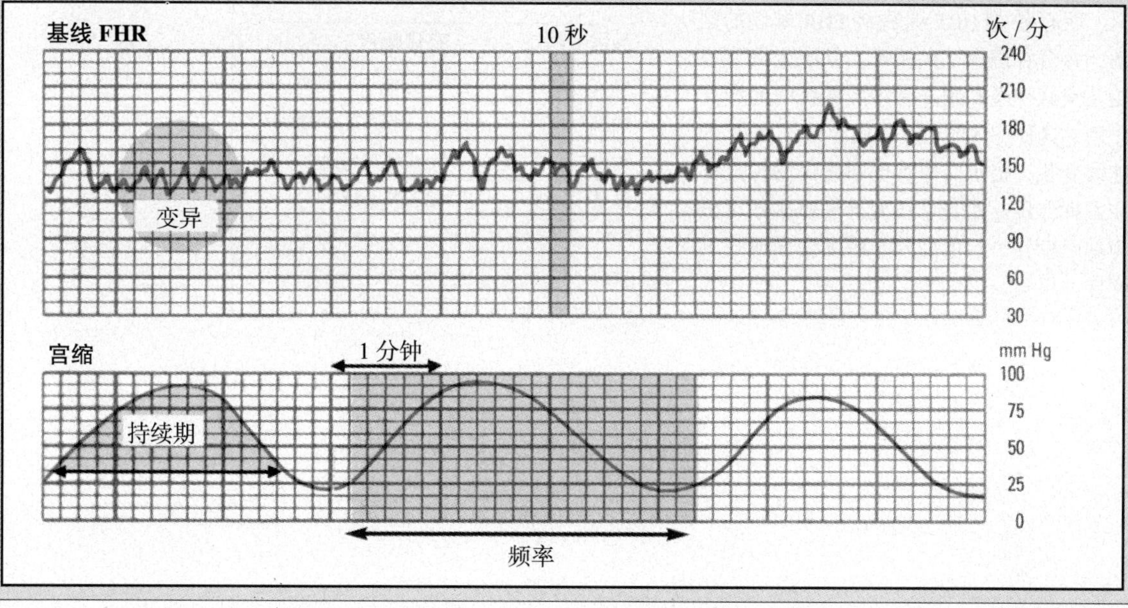

检查并比较

- 检查基线 FHR，评价周期性的胎心加速或减速。比较胎心同宫缩的关系。注意出现减速同宫缩之间的时间间隔（是指 FHR 率降低到最低水平到宫缩最强之间的时间）和胎心减速的范围。
- 观察 FHR 的变化，来判断胎儿氧气储备及神经系统的完整性和稳定性。（见：解读胎心基线变异）
- 解释胎心同宫缩的关系。妇女健康、产科和新生儿护理协会指导方针指出高危妊娠的产妇需要持续的胎心监护，非高危妊娠的产妇也要在宫缩后经常听胎心，第一产程要每隔 30 分钟听一次，第二产程每隔 15 分钟听一次。首先要确定基线胎心的变化不超过 10 次 / 分，然后评价基线变异的程度。识别一些胎心的改变如减速（早期、晚期、变异或混合）和非周期性改变如正弦形波。（见：识别基线 FHR 的不规则变化）这些情况下如果不能很快经阴道分娩（30 分钟内），就会出现胎儿窘迫，应立即行剖宫产。

解读胎心基线变异

胎心率（FHR）是围绕 FHR 基线的摆动，每分钟至少 2 次循环。基线变异代表胎儿交感神经和副交感神经系统间的相互作用，这种持续的相互作用导致了 FHR 的连续变化，提示交感神经和副交感神经都在发挥作用。胎心基线变异按照次数可分为缺乏变异、轻度变异、中度变异或显著变异。

基线变异	变化幅度
缺乏	0
轻度	>0，≤5 次 / 分
中度	6～25 次 / 分
显著	>25 次 / 分

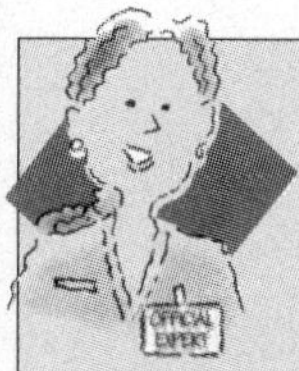

专家建议

识别基线 FHR 的不规则变化

在监测胎心时，需要熟悉胎心可能出现的不规则变化，可能的原因以及相应的护理措施。

不规则变化	可能的原因	临床意义	护理措施
基线心动过速 FHR>160 次 / 分 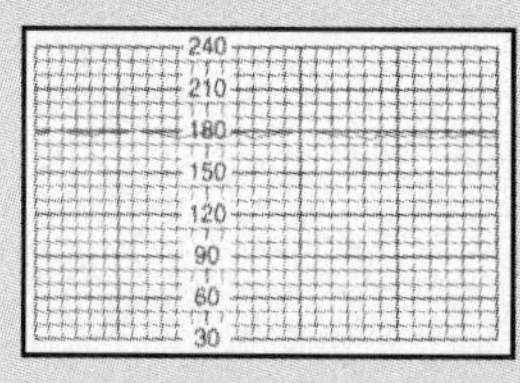	• 早期胎儿缺氧 • 母亲发热 • 副交感神经兴奋剂的作用：如阿托品、东莨菪碱 • β 肾上腺素作用如利托君和特布他林 • 羊膜炎（羊膜感染） • 母体甲亢 • 胎儿贫血 • 胎儿心衰 • 胎儿心律不齐	持续的心动过速、无周期性改变通常不会严重影响胎儿的安全，尤其是当发生原因是母体高热时。但是，心动过速是一种不良的信号，特别是同晚期减速、严重的变异减速或缺少变异相关时。	• 采取措施消除胎儿窘迫的原因，提供足够的氧气。遵医嘱给予静脉输液。 • 停用催产素减少子宫收缩。 • 使产妇取左侧卧位，抬高下肢。 • 持续监测 FHR。 • 记录护理措施和结果。 • 通知医生，以便进一步采取措施。
基线心动过缓 FHR<120 次 / 分 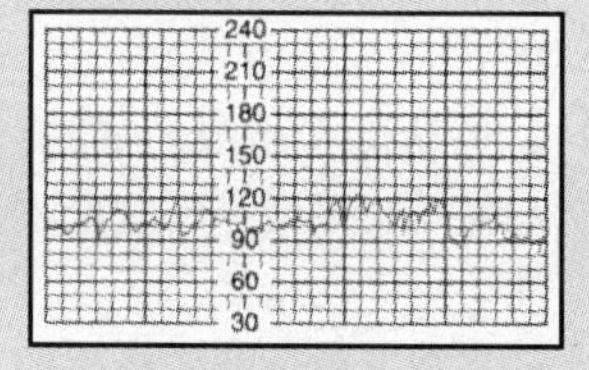	• 晚期胎儿缺氧 • β 受体阻断药如普萘洛尔、麻醉药 • 母体血压过低 • 长期脐带受压 • 胎儿先天性心脏病	胎儿心动过缓，但基线变异较好，无周期性改变，如果 FHR 仍然大于 80 次 / 分，不提示胎儿窘迫。但如果是由持续缺氧和酸中毒引起，同时基线缺乏变异，伴晚期减速，心动过缓则是一种不良的信号。	• 采取措施纠正胎儿窘迫，给氧，遵医嘱静脉输液。 • 停用催产素，减少宫缩。 • 使产妇取左侧卧位，抬高下肢。 • 持续监测胎心。 • 记录护理措施和结果。 • 通知医生，以便进一步采取措施。

（未完待续）

识别基线 FHR 的不规则变化（续）

不规则变化	可能的原因	临床意义	护理措施
早期减速 次 / 分 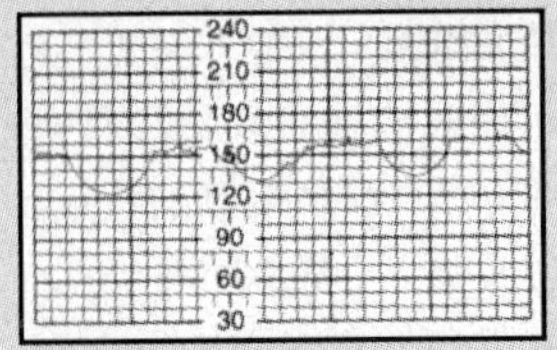 mmHg 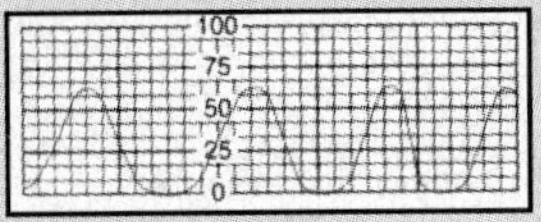	● 胎头受压	早期减速预后较好，是宫口开大 4～7cm 时胎头受压引起的。	● 解除产妇胎儿危险的疑虑。 ● 监测 FHR。 ● 记录减速发生的次数。
晚期减速 次 / 分 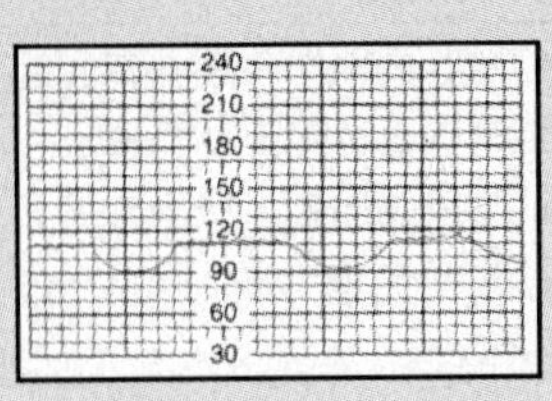 mmHg 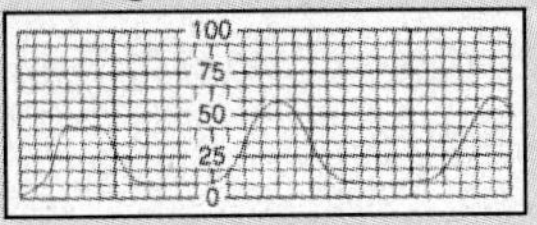	● 子宫胎盘循环受限（胎盘灌注量减少），由宫缩时毛细血管流量减少或胎盘结构异常如胎盘早剥引起 ● 过度使用催产素引起的宫缩过强 ● 母体血压过低 ● 母体仰卧位低血压	晚期减速提示子宫胎盘循环不良，如果潜在的原因得不到纠正，可能导致胎儿缺氧和酸中毒。	● 产妇取左侧卧位增加胎盘血供，减少宫缩的频率。 ● 遵医嘱增加静脉输入液体量来增加胎盘血流量。 ● 面罩吸氧，增加胎儿氧供。 ● 评估潜在病因的征兆，如血压过低或子宫过度收缩。 ● 采取其他适宜的措施如遵医嘱停用催产素。 ● 通知医生，以便进一步采取措施。

识别基线 FHR 的不规则变化（续）

不规则变化	可能的原因	临床意义	护理措施
变异减速 次 / 分 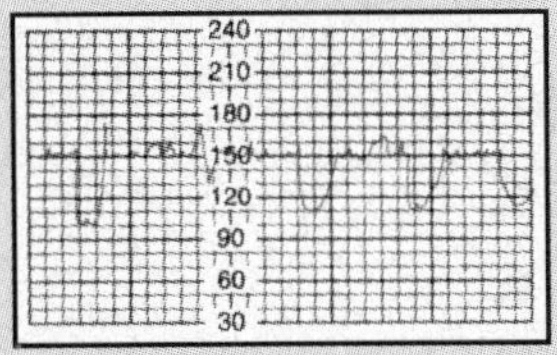 mmHg 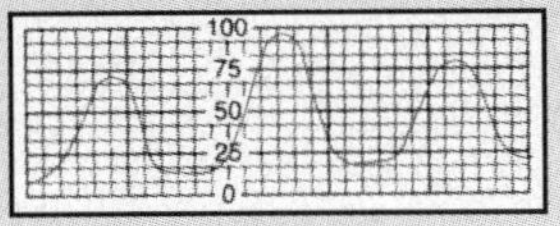	• 脐带受压引起胎儿缺氧	变异减速是分娩时最常见的胎心减速的形式，同宫缩和胎动有关	• 帮助产妇变换体位。在出现胎儿窘迫前，不需要其他处理。 • 使产妇确信胎儿能适应脐带受压。向产妇解释脐带受压对胎儿的影响如同产妇自己屏住呼吸一样。 • 评估减速的模式，确保以下指征：基线 FHR 不增加，无短期的变异减速，减速出现及结束迅速，减速持续不超过 50 秒。如果评估达不到以上标准，立即通知医师。 • 静脉输液，面罩吸氧 10～12 升 / 分。 • 记录措施和结果。 • 停用催产素减少宫缩。

间歇性胎心监护

间歇性胎心监护即周期性地听诊胎心，可用胎心听诊器或多普勒装置。因为多普勒对胎心的变化更敏感，所以更常使用。

下床活动

在第一产程时进行间歇性的胎心监护可允许产妇下床活动。因为胎心听诊是在宫缩间歇期进行的，所以这种监护不能像持续的胎心监护那样，描述胎儿对宫缩时压力的反应。

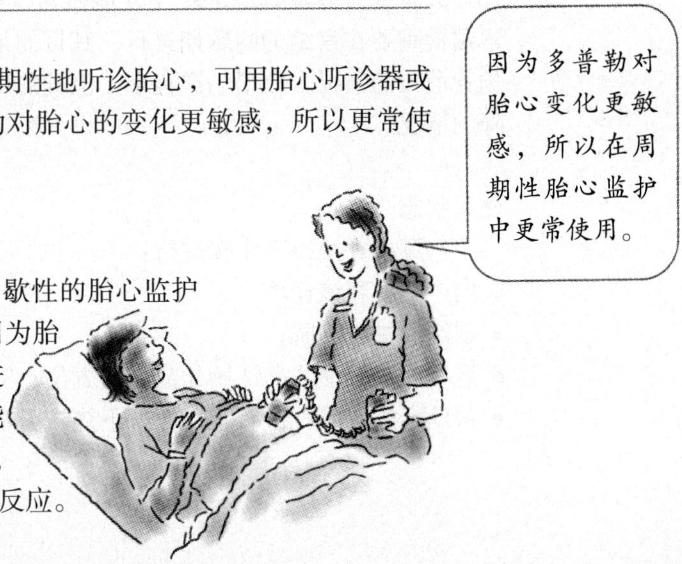

局限性

间歇性胎心监护可以监测 FHR 基线值以及基线 FHR 变化的节律，但无法像胎心电子监护那样，监测 FHR 的变异。

基线

监测基线 FHR 时，在宫缩间歇期听诊胎心，持续 1 分钟。之后可以听诊 30 秒再乘 2 代表 1 分钟的胎心。如果产妇的情况出现变化，如出现流血或破膜，监护模式也要相应变化。在产妇活动后、宫颈检查后或给予止痛剂后要加强监护。对于风险程度较低的产妇每 30 分钟听诊 1 次，风险较高者每 15 分钟听诊 1 次。

风险

对于高危产妇，由于婴儿死亡、脑瘫、新生儿脑病或使用氧气引产者，持续的胎心监护更适用。

宫颈检查

在第一产程，要做宫颈检查来评估宫口扩张和宫颈管消失的情况、胎膜的状况、胎先露和胎方位以及先露是否衔接。如果产妇阴道流血过多，提示可能有前置胎盘，此时不宜做阴道检查。

只有受过专业训练的护士才能做宫颈检查。在分娩早期，宫颈检查要在宫缩的间歇期进行，其目的是评估宫口扩张和宫颈管消失的情况。在第一产程末，检查的目的是评估胎先露下降的情况。

进入状态

宫颈检查按以下步骤进行：

- 向产妇解释该操作；
- 嘱产妇排空膀胱；
- 运用四步触诊法确认胎先露和胎方位；
- 帮助产妇取膀胱截石位，在臀下垫护臀垫；

● 戴无菌手套，用无菌水或无菌液润滑检查者的示指和中指，如果胎膜已破，使用杀菌溶液。

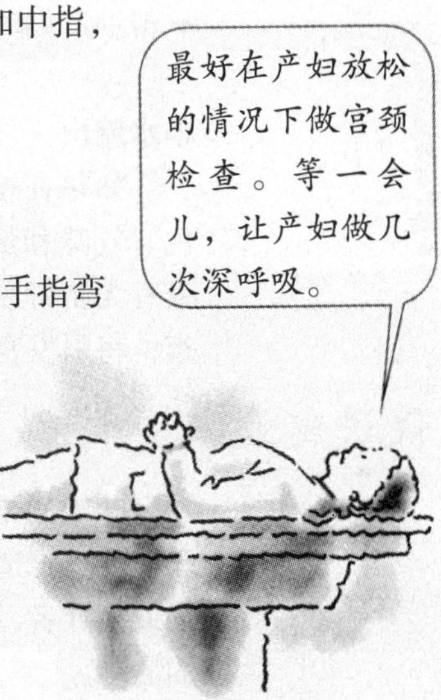
最好在产妇放松的情况下做宫颈检查。等一会儿，让产妇做几次深呼吸。

呼吸和放松

● 嘱产妇放松，做几次深呼吸：深吸气，慢呼气；

● 检查的手指涂润滑液后放入阴道（掌侧朝下），其他手指弯曲避开直肠；

● 触诊宫颈，注意宫颈的硬度。妊娠后，宫颈逐渐变软，临产前变得非常软；（见：宫颈管消失和宫颈口扩张）

● 确定胎儿的先露部分和胎方位，评价宫口扩张和宫颈管消失的情况、胎先露衔接和下降的情况以及胎膜的状况，检查完毕后，将手指轻轻抽出；

宫颈管消失和宫颈口扩张

随着产程进展，宫颈管逐渐消失，宫颈口逐渐扩张。宫颈管消失时，宫颈变软，管壁开始变薄，从0%开始消退（触诊感觉较厚），直到100%完全消失（宫颈管不明显，全部消退，较薄）。宫颈管完全消失使宫颈变成一个平滑、畅通的胎儿通道。

同时宫颈口扩张，这是宫颈通道逐渐变宽的过程——从宫颈内口的上段到下段——从0扩张到10cm。随着宫口的扩张，胎儿下降的阻力减小，这有利于胎儿下降。

宫颈管消失和宫颈口扩张前

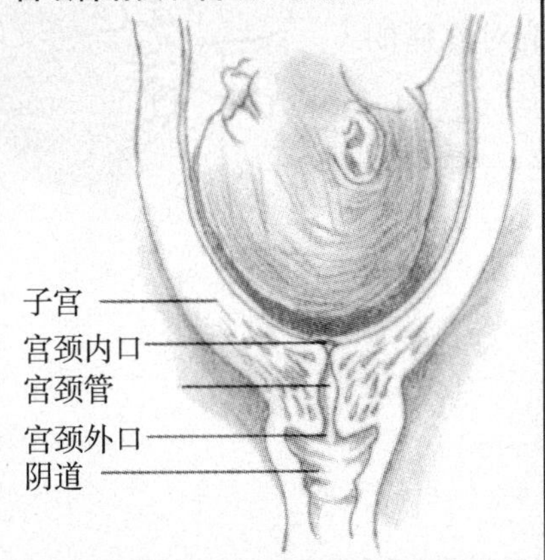

宫颈管消失和宫颈口扩张后

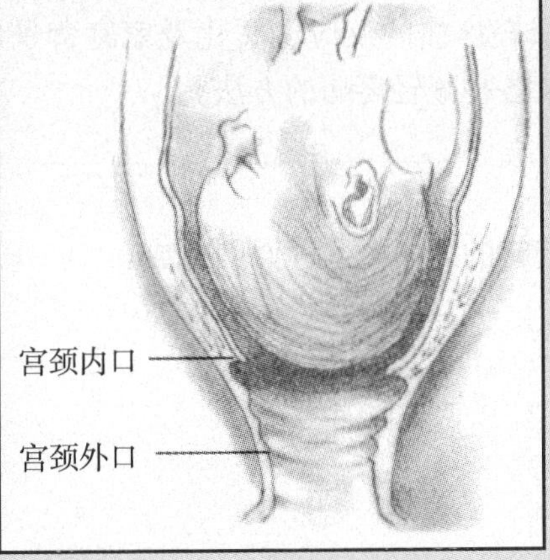

- 帮助产妇清洁会阴部，必要时更换臀垫。

羊水流出

如果在检查时胎膜破裂，立即记录 FHR，观察羊水的颜色、气味和量。如果 FHR 不稳定，确定先露下降的位置，检查有无脐带脱垂。破膜后，只有在产程明显变化时才做宫颈检查，将引发宫内感染的危险降到最小。

促进舒适与支持

分娩通常会有一系列明显的不适，引起产妇情绪的变化。采取促进舒适和支持的措施，例如产前教育和计划、有分娩陪护或指导者，能够使产妇放松，减少或消除对镇痛药和麻醉药的需求。

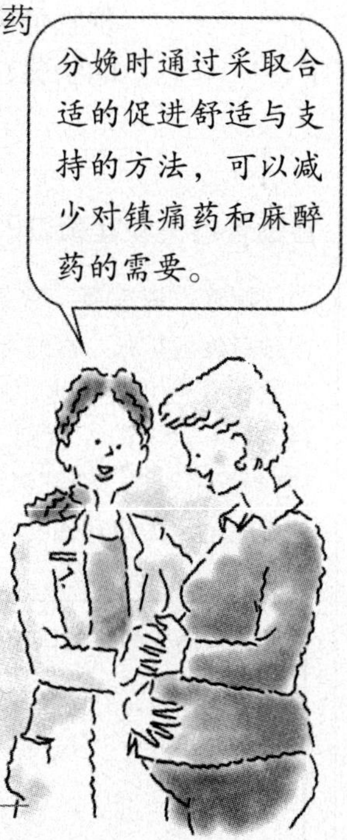
分娩时通过采取合适的促进舒适与支持的方法，可以减少对镇痛药和麻醉药的需要。

预料到意外

分娩时，在疼痛发生之前决定采取哪些措施来减轻疼痛对产妇是有利的，同时还要建议产妇保持放松的心态。产妇应该了解在分娩过程中，当情况出现变化时，还有其他可以减轻疼痛的方法。有时需要采取的措施是针对产妇无法自控的疼痛——例如剖宫产。不管使用什么方法减轻疼痛，都要使产妇感到舒适，并且在医学上是安全的。

分娩时，为能向产妇提供促进舒适与支持的护理，护士必须了解疼痛的来源、对疼痛的理解及它如何影响产妇对减轻疼痛的反应、文化及家庭背景影响对疼痛的反应以及各种减轻疼痛的方法。

疼痛的来源

分娩时的疼痛由多种原因造成。

子宫收缩

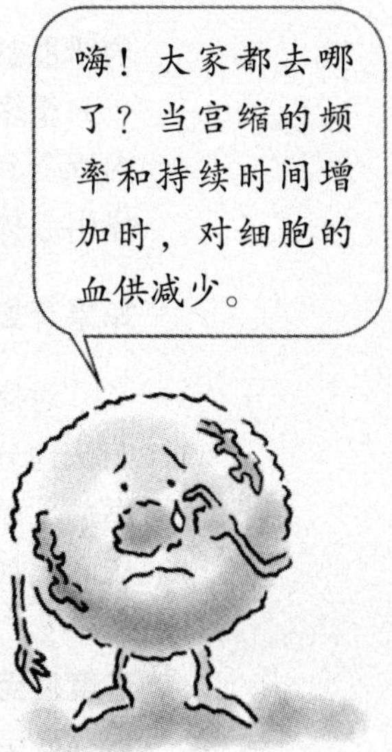
嗨！大家都去哪了？当宫缩的频率和持续时间增加时，对细胞的血供减少。

分娩时子宫肌肉的收缩是疼痛最主要的来源。同心脏、胃和肠道一样，子宫的肌肉是不随意肌，尽管绝大部分这类肌肉收缩时不会引起疼痛，但子宫收缩时会造成疼痛。宫缩时，血管收缩，使得子宫和宫颈细胞的血供减少，导致暂时的缺氧和疼痛。随着产程进展，宫缩的频率和持续时间均增加，细胞的血供更少，因此疼痛加重。

宫口扩张

分娩时宫口的扩张和子宫下段的伸展也会导致疼痛。同肠内气体聚集会引起肠疼痛类似，随着宫口的扩张，疼痛加重。

膨胀

分娩时，为使胎头通过，阴道和会阴的扩张膨胀也会引起疼痛。胎头通过时，会阴切开术或会阴撕裂会加重疼痛。

对临近器官的压力

分娩时疼痛的另一个来源是胎先露对临近器官（例如膀胱、尿道或直肠）的压力。压迫部位同胎方位有关。

紧张

分娩时，疼痛还和紧张有关。产妇对疼痛的估计及缺乏放松的手段通常会造成紧张或随意肌包括腹壁肌肉的收缩。腹肌紧张阻止宫缩时子宫上升，因此增加了对子宫的压力。

疼痛的感觉

疼痛是一种主观的感受，每一个个体对疼痛的体验都是独特的。对一个人来说只是轻微不适的疼痛，另一个人可能感觉无法忍受。只有正在经历疼痛的人才能够描述或了解它的程度。在评价分娩的产妇时，观察疼痛的症状，例如呼吸频率和脉搏增加、咬紧牙关、紧握双拳、面部表情紧张、皮肤发红或苍白等。

内啡肽的影响

很多因素会影响疼痛的感受，产妇疼痛的阈值（一定时间内感受到的疼痛的程度）会受她内啡肽水平的影响，即由于疼痛引起体内产生的类似麻醉剂的物质。

如果产妇认为会疼，她就会感到疼

对疼痛的预期也会影响对疼痛的感觉。如果产妇认为分娩时的疼痛将是她从未经历过的最严重的疼痛，每一次的宫缩和阵痛都会使她变得更紧张，从而增加她对疼痛的全面感受。

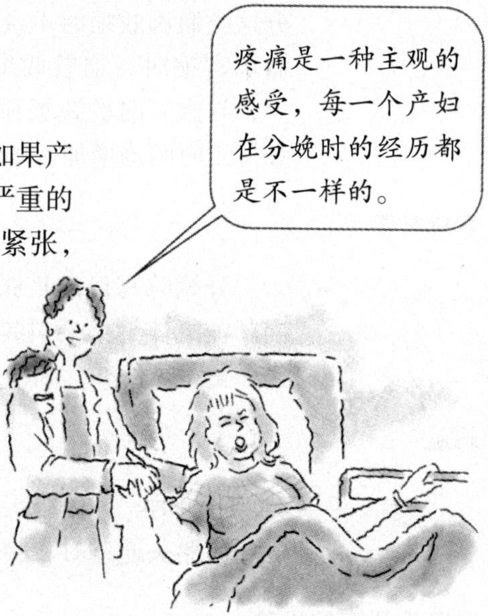
疼痛是一种主观的感受，每一个产妇在分娩时的经历都是不一样的。

过度疲劳和虚弱，无法转移注意力

疲劳、营养状况和失眠也会影响对疼痛的感受。疲惫不堪或营养失调的人同一个休息良好的人相比精力较差，也不能想办法转移注意力。

精神因素

心理因素，包括恐惧、焦虑、自我概念以及失控的感觉也会影响个体对疼痛的感觉。另外以往分娩的经历也会影响孕妇对当前疼痛的感觉。

其他影响因素

其他影响分娩时疼痛感觉的因素包括分娩的剧烈程度、骨盆的大小和形状以及照顾的措施（可能对疼痛的感觉起正面或负面的影响）。

文化背景对疼痛的影响

个体对疼痛的反应倾向于采用其文化和家庭能接受的方式，通常会从以往的经历中学习。有些产妇对疼痛的反应比较安静，不愿同别人接触；另外一些人可能大喊大叫，描述她们痛苦的感觉或对其他人恶言相加。护士要确认产妇表达不适感觉的方式以及她期望达到的舒适水平。（见：文化如何影响疼痛）

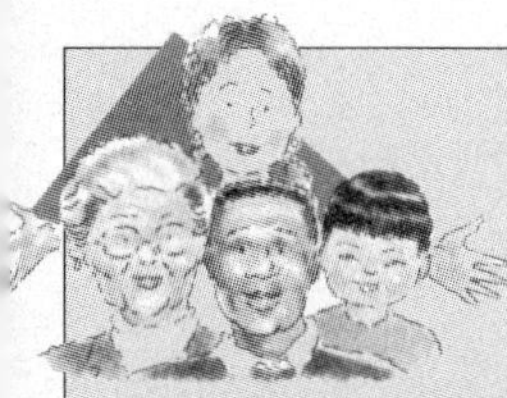

跨文化护理

文化如何影响疼痛

文化和家庭背景可影响一个人表达或压制对疼痛的感觉，也可影响她是否会选择药物镇痛的方法。如果她的家庭认为生小孩对妇女来说是一个自然的过程，这个产妇对于疼痛就会倾向于采取较内敛的反应，而且也不太可能选择药物镇痛的方法。例如：

- 中东地区的妇女在分娩时会讲述疼痛的感觉，经常会大喊大叫；另外她们通常会拒绝药物镇痛。
- 萨摩亚妇女认为她们必须要忍受疼痛，而不应该讲述。她们也会拒绝药物镇痛。
- 菲律宾妇女分娩时会安静地躺着。
- 越南、老挝等其他东南亚地区的妇女认为分娩时哭喊是令人羞愧的，必须要忍受疼痛。
- 西班牙妇女分娩时，接生人员告诉她们要闭上嘴巴、忍受疼痛，因为喊叫会使子宫上升，阻碍分娩。

非药物镇痛

很多非药物镇痛的方法是基于疼痛的闸门控制理论，该理论指出局部的物理刺激可以关闭脊髓内的一个假想的闸门，阻断疼痛的信号传送到大脑，从而干扰疼痛的感觉。分娩时非药物镇痛方法可以作为控制疼痛的方法单独使用，也可与药物镇痛联合使用。当产妇选择了一种镇痛的方法后，护士要为她提供支持，如果产妇发现她选择的方法镇痛效果不理想时，护士要灵活地打消她的疑虑并继续提供支持。

非药物镇痛的方法包括各种放松的技巧、呼吸的技巧、热敷或冷敷、背部按压、经皮电神经刺激（TENS）、催眠、针灸或指压按摩、瑜伽等。

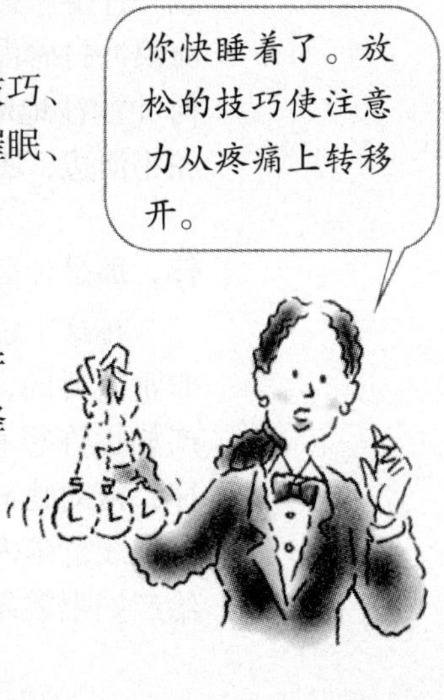
你快睡着了。放松的技巧使注意力从疼痛上转移开。

放松的技巧

很多产前教育的课程会讲授放松的技巧，放松使产妇的注意力从疼痛转移到别处。放松使疼痛的感觉降低，从而进一步放松，以阻断疼痛的恶性循环。

采取以下措施

放松的技巧包括合适的体位、冥想、抚触和按摩、音乐疗法、分娩陪伴者或指导者的支持等。很多产妇发现这些技巧在分娩的早期很有用，虽然在后期她们仍决定使用麻醉药或镇痛药，但当同时使用放松技巧时，镇痛药物的需求总量会减少。

体位

放松过程的一部分内容是调整体位。在分娩时产妇要不断调整体位至最舒适的状态。通常胎儿的胎方位和胎先露决定了母体采取何种体位最舒适。例如，如果胎儿是枕后位，分娩时产妇会感到背部的疼痛加剧。从仰卧位或侧卧位变成膝手卧位，使头部低于臀部，这样会减轻疼痛。另外，左侧卧位可以为母体器官和胎盘提供最大的血流量，所以无论胎方位如何，都可选择这种卧位。

注意力集中和想象

注意力集中是一种放松的技巧，宫缩时将注意力集中在感觉的输入端，而从大脑皮层的痛觉中心移开。宫缩时，产妇将注意力集中在一件对她有特殊意义或有特别吸引力的东西上，例如一张照片。

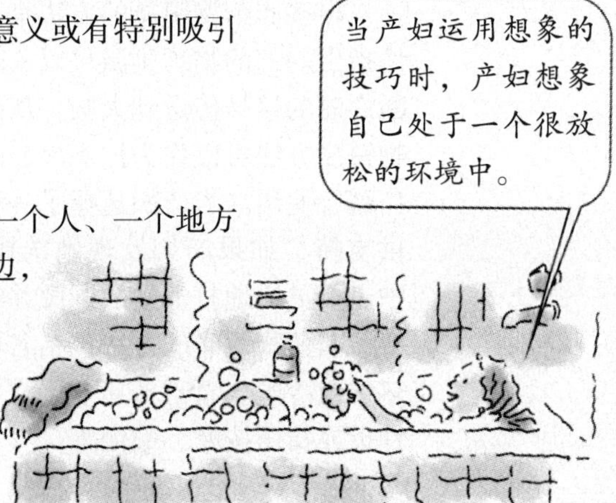
当产妇运用想象的技巧时，产妇想象自己处于一个很放松的环境中。

想象这些图片

进行想象时，产妇集中精神想象一个人、一个地方或一件事。产妇可以想象自己在大海边，海浪冲打着海岸；在森林或草地上，树叶沙沙地响，小鸟在歌唱；或者在小河边，听溪水缓缓流过。

停，那是什么声音?

在这个过程中，产妇所听到的声音对有效的集中注意力是非常重要的，因为声音能帮助产妇集中精力于想象的场景中。产妇也许想利用一些辅助物，如音乐盒，来播放她喜欢的旋律，帮助她进行想象。如果有其他人参与分娩的过程或在产妇的视线范围内，那么这些人应该说话轻柔，安慰产妇，还可以给产妇唱歌或朗读她喜欢的诗歌。

闭上嘴巴

当产妇使用注意力集中或想象的技巧时，不要同她讲话或问问题，因为对话可能会打断注意，使疼痛的刺激传入大脑。当然，指导者或陪伴者用语言暗示来帮助她集中注意力的情况除外。（见：宫缩时使用想象）

抚触治疗或按摩

抚触治疗是基于一种假设，认为机体内存在能量区，可能对健康有利，也可能不利，手能改变引起疼痛的能量区的方向。其实抚触和按摩可以将产妇的注意力从疼痛转移到手上。尽管没有资料证实，抚触和按摩仍被认为可以引起内啡肽的释放，从而阻断疼痛的感觉。

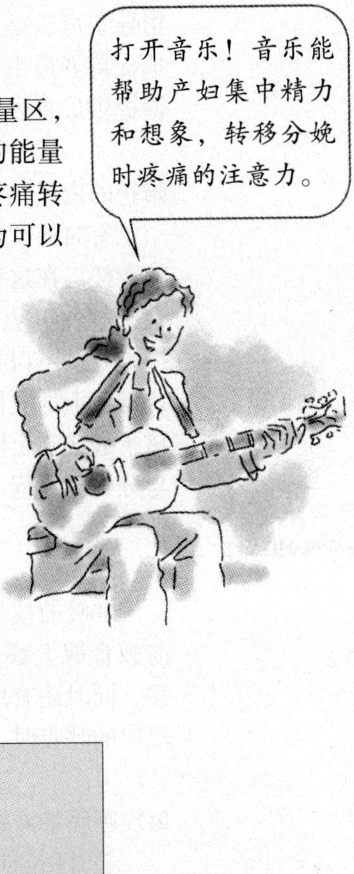
打开音乐！音乐能帮助产妇集中精力和想象，转移分娩时疼痛的注意力。

音乐疗法

作为放松、集中注意力和想象的辅助疗法，在分娩时为产妇播放她喜欢的音乐，通常是有帮助的。听自己喜欢的旋律可以帮助产妇集中精力或进行想象，也是一种转移注意力的方法。尽管大多数情况下建议产妇听一些平缓、轻柔的音乐，但也有些产妇感觉舞曲或摇滚乐更能转移注意力。音乐疗法也经常同呼吸训练联合使用，如果这些旋律太强烈，破坏已建立的呼吸模式，就应该停用。

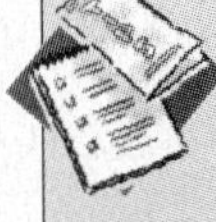

教育园地

宫缩时使用想象

教会产妇按以下步骤使用想象的技巧：

- 开始时先做一次深呼吸。
- 闭上眼睛。
- 放松身体的每一部分：头、颈部、肩、手臂、手、手指、前胸、后背、腹部、臀部、腿、脚、脚趾。
- 想象一个让你感到温暖和安全的地方，可以是你的家，你儿时记忆中的地方。也可以想象一个让你感到安宁的地方，例如一个温暖的海滨沙滩或一块安静的草地。在脑海中保持这些细节，当宫缩时，集中精力想象这些细节。
- 宫缩时，慢慢呼吸。
- 宫缩结束时，再做一次深呼吸，恢复正常。
- 睁开眼睛。

分娩陪伴者或指导者

找一个专业的分娩陪伴者或指导者为产妇提供支持是对分娩过程起积极作用的重要因素之一。分娩陪护者能减轻产妇的焦虑，增强其自尊和自控能力，这些都能有效地减轻疼痛，至少能增强她处理疼痛的能力。分娩陪伴者或指导者可以是产妇的丈夫、伴侣、父母、亲属或朋友。挑选支持者最主要的因素是在不考虑感情影响的基础上，能够提供最有效的指导和支持的人。

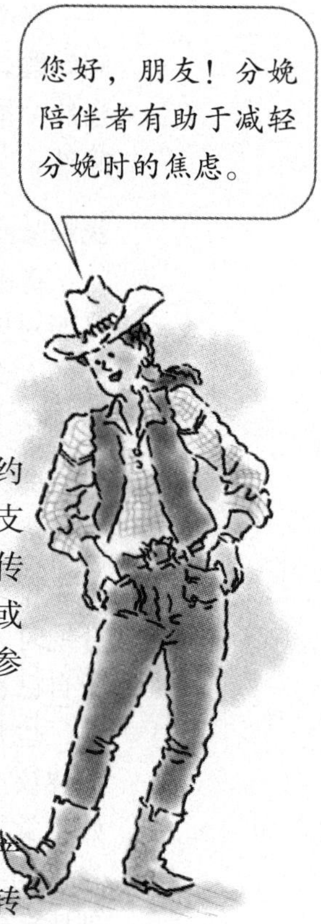
您好，朋友！分娩陪伴者有助于减轻分娩时的焦虑。

陪护的责任

有时侯产妇可能没有一个亲近的人能承担分娩陪伴者的责任。在这种情况下，产妇可能使用陪护，一个独立的签约人，她们可能接受过或未接受过医疗训练，在分娩时提供支持。陪护可以帮助产妇增强自尊，减少使用药物镇痛，这同传统意义上的支持者一样有效。使用陪护并不妨碍产妇的伴侣或孩子的父亲也同时陪伴，他们能为产妇提供情感的支持，或参与分娩的过程。

呼吸的技巧

呼吸的技巧是一种很重要的非药物镇痛的方法，在很多产前教育课上都会讲授。它将产妇的注意力从宫缩的疼痛上转移，同时还有助于放松腹部的肌肉。当产妇集中精力进行缓慢规律的呼吸时，她很少会注意正在经历的疼痛。

每次呼吸都减轻疼痛

最常用的呼吸技巧是拉梅兹法。最早源于俄罗斯，是基于巴甫洛夫的条件反射的原理，拉梅兹法是由法国医生费迪南·拉梅兹推广使用的。这种方法运用刺激-反应条件反射理论，认为产妇可以学习通过控制呼吸来减轻分娩时疼痛的感觉。

使用拉梅兹法时，鼓励产妇在宫缩刚开始时，将精力集中在某一点上，例如墙上的一点。这种集中创建了一个视觉刺激，直接传输到产妇的大脑。然后产妇作一次深呼吸，之后是规律地呼吸。在宫缩时，产妇的陪伴者发出一系列的指令或口头鼓励，为产妇的大脑提供听觉的刺激。

疼痛会在指尖减轻

产妇或其陪伴者轻抚（用指尖轻轻按摩）产妇的腹部或大腿，按此节律进行呼吸。这种按摩产生的触觉刺激直接传入产妇的大脑，使神经平静，促进放松。呼吸的频率可能会出现各种变化，但按摩的速度要缓慢而保持不变。（见：有效的轻抚方式，348 页）

现在教也不晚

如果产妇没有参加产前教育课程，没有接受呼吸和放松技巧的训练，可以在产程的早期教给她。尽管此时教给她这些技巧不是特别有效，但至少可以帮助她延缓使用镇痛药。

不同级别的呼吸方式

随宫缩强度的不同，要采取多种级别的呼吸方式。产妇的指导者将手放在产妇的腹部，或通过观察宫缩监护仪来了解宫缩的强度，并以此来决定采用何种呼吸方式。当宫缩的强度变化时，指导者对产妇发出指令。

在每一次呼吸训练的开始和结束时，产妇都要做一次深呼吸——缓慢地深吸气，并以同样的方式呼气。这可以降低呼吸频率较快时出现换气过度的可能，并有助于供给胎儿足够的氧气。

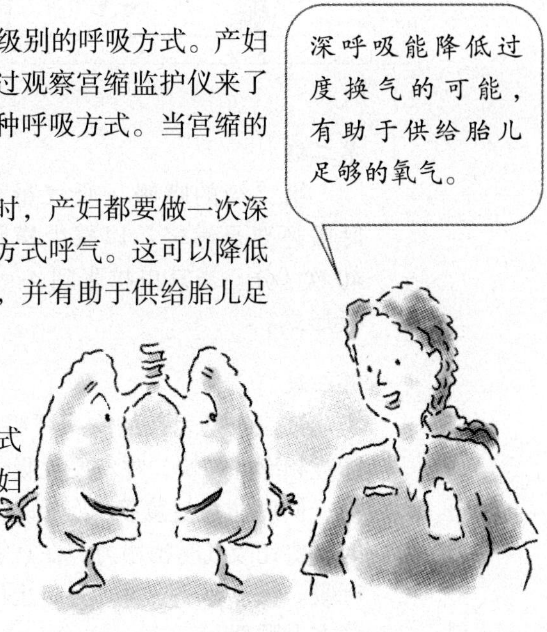
深呼吸能降低过度换气的可能，有助于供给胎儿足够的氧气。

第一级

在第一级时，产妇采用缓慢的胸式呼吸，频率为 6～12 次 / 分。指导产妇在宫缩早期采用这种呼吸方式。

有效的轻抚方式

轻抚是产妇或其陪伴者用指尖在产妇的腹部或大腿处轻轻地按摩。下图显示的是轻抚时的路线。

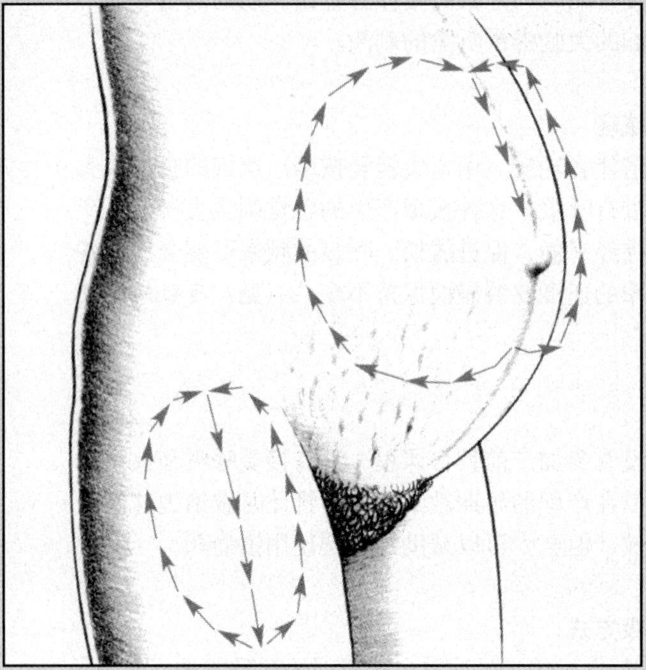

第二级

第二级的呼吸，吸气量要足够大，才能使胸腔膨胀，呼吸还要足够轻，以减少横膈的移动。呼吸的频率增加到40次/分。当宫口扩张到4～6cm时，指导产妇采用这种呼吸形式。

第三级

第三级是表浅的胸式呼吸，频率为50～70次/分。随着呼吸频率的增快，呼气要比吸气稍用力，来保证有效的气体交换，同时防止过度换气。每次呼吸时，当听到“呼”的指令时，要比吸气时稍用力。在宫缩的过渡期，产妇采用这种方式呼吸。快节奏呼吸时，为防止口腔黏膜干燥，指导产妇将舌尖放在上腭部。

第四级

第四级时，产妇要采用“喘–吹”的呼吸方式，即产妇首先快速呼吸3～4次，然后用力呼气一次，这种呼吸模式为“哈–哈 –哈–呼” （浅呼吸–浅呼吸–浅呼吸–深呼气）。因为听起来像火车的声音，这种呼吸方式又被称为“Choo-Choo”式呼吸。

第五级

第五级呼吸时，产妇要做持续的胸式喘息。呼吸要表浅，频率约为60次/分。这种呼吸方式可以在宫缩很强时或在第二产程时使用，防止胎儿在软产道充分扩张前过快娩出。

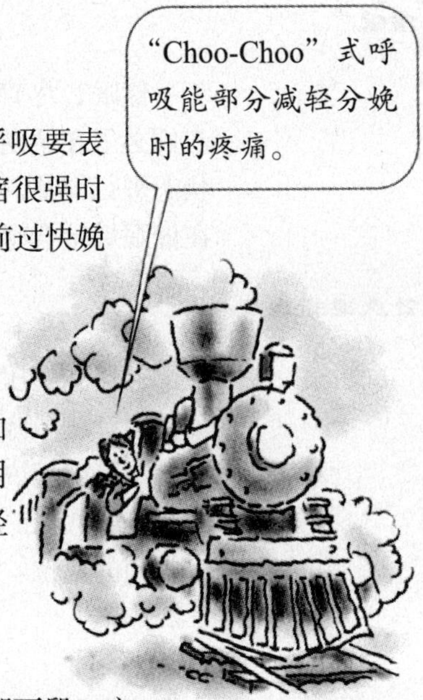

热敷和冷敷

热敷腰背部下段对缓解分娩疼痛非常有效。加热垫、热敷或胎膜未破前洗热水澡，都对放松有明显的帮助。将冷毛巾放在产妇的前额、用冰片减轻口腔干燥等方法也能增加产妇的舒适度。

背部按压

背部按压是宫缩时用手掌或拳按压腰骶部或背部下段，它通过对抗胎儿对母体背部的压力来减轻分娩时背部的疼痛。

按压力度的大小随产妇的不同而变化。一些产妇希望在宫缩时用很大的力量按压，另一些产妇只是希望将按压作为背部稳固的支撑；按压的位置因产妇而异，在产程中也会变化。如果陪伴者要用很大的力量按压背部，建议他同时固定产妇髋骨的前部以保持平衡。

经皮电子神经刺激

TENS是通过电流刺激大直径的神经纤维，来改变疼痛的感觉。尽管没有资料证明它能明显减轻宫缩引起的疼痛，但TENS对于减轻产妇宫缩时的背部疼痛很有效。

催眠

催眠，尽管不常使用，但是一种能有效减轻疼痛的方法。产妇必须在孕期同催眠治疗师面谈多次，使治疗师能对产妇的状态进行评估。如果判定她可以采用这种方法减轻疼痛，那么在催眠后她会感到疼痛减轻甚至完全不疼。

针灸或指压按摩

针灸和指压按摩同样也是分娩时用来减轻疼痛的方法。针灸是用针刺激穴位，穴位不一定在疼痛部位的附近，因为针灸的作用是引起内啡呔的释放，从而减轻疼痛的感觉。指压是按压或按摩穴位。分娩时握紧产妇的手，也可以刺激针灸或压针时常用的穴位。

瑜伽

瑜伽运用一系列的深呼吸练习、保持身体伸展姿势以及冥想的方法进行放松，可以降低呼吸频率、降低血压、促进身体适应、减轻压力和缓解焦虑。它可以使身体放松，也可能会促进内啡呔的释放，以此来减轻分娩时的疼痛。

药物镇痛

分娩时药物镇痛的方法包括使用镇痛药或使用局麻药，依据疼痛需要缓解的程度选择不同的镇痛方法。使用药物镇痛的主要目的是在对宫缩和胎儿没有影响的情况下，使产妇放松，减轻不适的感觉。

在恰当的时间，使用合适的剂量

几乎所有分娩时使用的药物都能通过胎盘屏障影响胎儿，所以要尽可能地少用药。给药的时间要合适，这点也同样重要。初产妇宫口开大 5cm、经产妇宫口开大 3cm 之后，药物治疗能加速产程的进展。因为此时，产妇能集中精力利用宫缩，而不是反抗它。如果给药太早，药物能够减慢甚至抑制宫缩。如果用药太晚，在胎儿娩出前 1 小时给药，可能导致新生儿出现产后神经肌肉、呼吸、心功能抑制。

了解使用的药物

护士必须熟悉镇痛剂和麻醉剂的使用，以便回答产妇的问题，辅助麻醉师和产科医师，还要能迅速识别药物对产妇、胎儿和新生儿的副作用。

阿片类药物

分娩时经常使用阿片类药物镇痛，因为它们有明显的镇痛效果。分娩时常用的镇痛药都是阿片类，例如：哌替啶（地美露）、布托啡诺、纳布啡和芬太尼。一些阿片类药物还有对分娩有利的其他功能，例如使宫颈放松，有助于宫口扩张等。但阿片类药物能抑制胎儿的中枢神经系统，导致呼吸抑制。对于早产儿或有其他异常的胎儿，这可能是致命的。

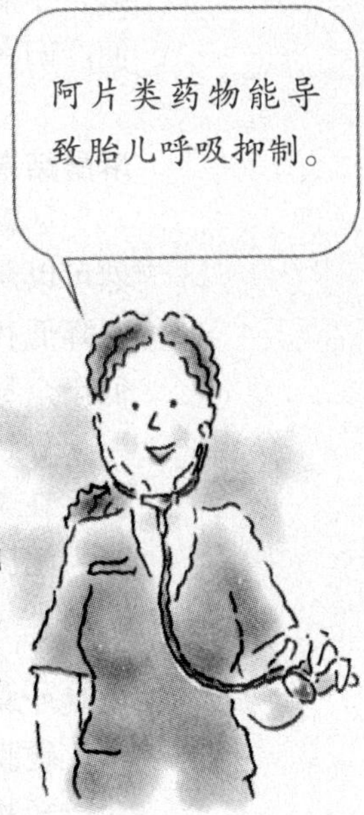

药物改善分娩的感觉

哌替啶因为其镇痛和抗痉挛的作用，经常用来减轻分娩的疼痛。通过松弛宫颈，它还能给产妇舒适、愉快的感觉。为降低胎儿出现呼吸抑制的风险，在分娩开始 3 小时后可以使用哌替啶。

多种途径给药

哌替啶的给药方式包括静脉、肌注或鞘内给药（注入蛛网膜下腔）。还可以通过由产妇自己控制的止疼泵自行给药。

药物的作用

哌替啶肌注时，一般在给药 30 分钟后起作用；静脉给药 5 分钟后起作用。药效持续大约 3～4 小时。哌替啶对于孕妇和胎儿可能的副作用包括中枢神经系统受抑制、恶心、呕吐、呼吸抑制，还可能会导致孕妇血压降低。

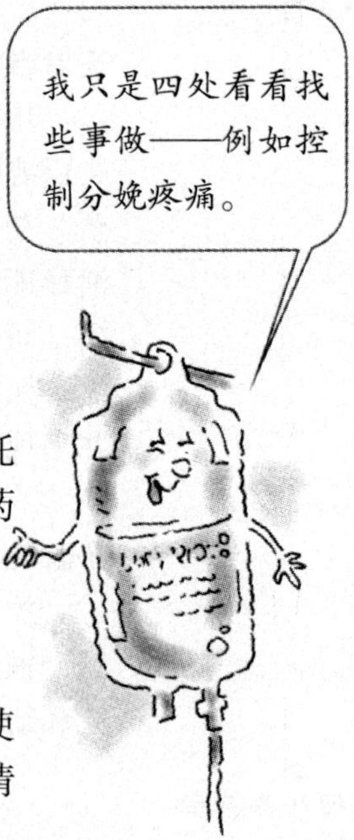

其他

分娩时其他通过静脉或肌注给药的阿片类镇痛药包括布托啡诺和纳布啡。同样这些药物也有抑制呼吸的危险，如果给药太早会延缓产程。

椎管内麻醉

椎管内麻醉用来阻断从子宫到脊髓的特异的神经通路，使神经无法传导痛觉来镇痛。这种镇痛方式要求产妇必须完全清醒，了解发生的事情，还要意识到宫缩（取决于麻醉区域），使产妇在合适的时候，用力将胎儿娩出。

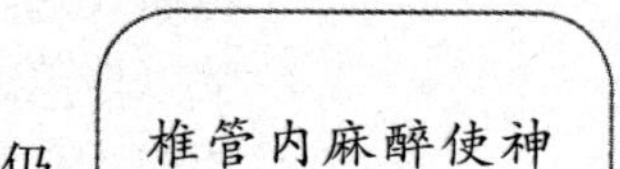

麻醉结果

尽管椎管内麻醉不将麻醉剂注入母体的血液循环，它仍然可以对新生儿产生副作用，例如肌肉松弛、心动过缓、血压降低和抽搐。当然，这些副作用发生的可能性和严重性都低于全身麻醉。

分娩时，腰椎硬膜外麻醉是椎管内麻醉最常使用的方法。在美国，估计有 60%的产妇接受硬膜外麻醉来减轻疼痛。其次是蛛网膜下腔麻醉，主要在剖宫产和一些紧急情况时使用。

硬膜外麻醉

硬膜外麻醉（也叫硬膜外阻滞），是用针或导管将阿片类药物，例如芬太尼（枸橼酸芬太尼）、丁哌卡因（盐酸丁哌卡因）或利多卡因类等药物（同芬太尼和吗啡一样属于阿片类药物，降低运动阻滞的总量），注入硬膜外腔（是腰椎和硬脊膜之间的空腔，内有脑脊液）。

硬膜外麻醉示意图

下图显示导管插入硬膜外腔的地方，从导管内注入镇痛药物。这种镇痛的方法可以阻滞痛觉神经信号从子宫和会阴部传向大脑。

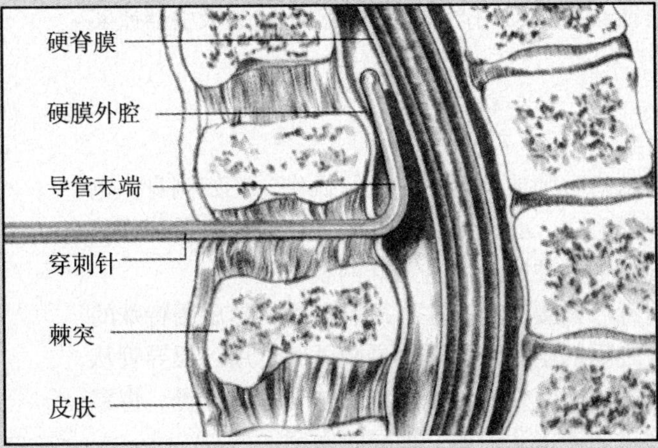

当药物注入硬膜外腔时，它可以阻滞痛觉神经信号从子宫或会阴部传向大脑，以此来减轻或消除产妇疼痛的感觉。如果产妇有并发症，例如心脏病、糖尿病或妊高征，倾向于选择这种镇痛方法，因为它可以使分娩基本无痛，减轻产妇生理和心理的紧张。（见：硬膜外麻醉示意图）

第一个缺点

硬膜外麻醉相对是安全的，但它会降低产妇的血压，从而减少子宫和胎盘的血流量。在进行硬膜外麻醉前，要给产妇静脉补充 500～1000ml 的液体，例如林格液，防止血压降低。避免使用葡萄糖溶液，因为可能会引起新生儿反应性低血糖。

升压

如果产妇的血压降低，治疗措施包括立即取左侧卧位、给氧、增加静脉输液量，并进行药物治疗，例如使用麻黄碱升高血压。在母体血压降低期间要监测 FHR，血压降低引起的胎盘血流减少可能会导致胎儿窘迫。

第二个缺点

硬膜外麻醉如果在宫口扩张到5cm之前过早使用，会延缓产程。它也会减弱产妇娩出胎儿的能力，因为产妇感受不到宫缩。这些都可能会导致使用产钳助产、使用胎头吸引器或实施剖宫产。

操作过程

硬膜外麻醉由麻醉师或麻醉护士进行操作。产妇侧身，也可取坐位，但背部直立。必须采用这种姿势，因为如果背部放松，穿刺针很容易穿过硬膜外腔进入蛛网膜下腔。

用消毒液消毒产妇腰背部，注射局麻药物，然后用特殊的穿刺针从L3-L4之间的空隙穿过进入硬膜外腔。用一根导管从穿刺针中间穿过进入硬膜外腔，固定在皮肤合适的位置。将穿刺针抽走，导管末端连接注射器，使导管密闭。

检查药液

从导管内注入少量的麻醉药，观察产妇以确认导管在合适的位置，并取得理想的效果。确认之后，给予首剂量麻醉剂。麻醉剂在给药后10～15分钟起效，持续40分钟到2小时。用输液泵给药可以保证麻醉药缓慢持续地输入。必须密切观察产妇的反应，防止过量使用麻醉药引起毒性反应。

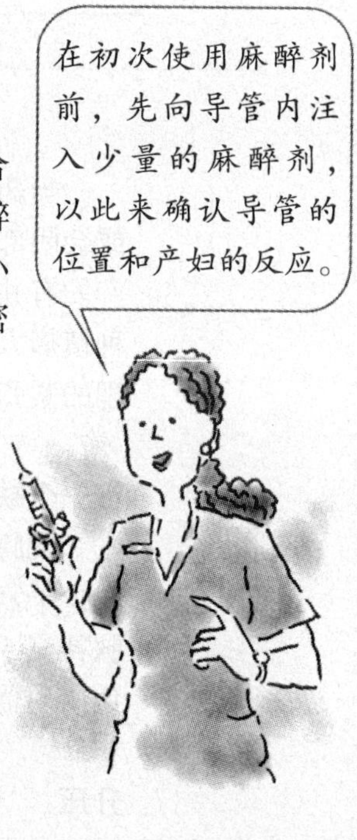
在初次使用麻醉剂前，先向导管内注入少量的麻醉剂，以此来确认导管的位置和产妇的反应。

标准流程

在麻醉过程中，按以下步骤操作：

- 麻醉前测量生命体征和FHR的基线值；
- 如果医疗机构要求必须要持续地监护心电图，就需要对产妇进行心电监护；
- 监测产妇是否出现麻醉剂的副作用，例如嗜睡、呼吸抑制或瘙痒。还要监测产妇是否出现硬膜外麻醉的副作用，例如肢体或口唇麻木、耳鸣、恶心呕吐和金属味；

• 确定产妇没有出现药物的副作用后，20 分钟内每 5 分钟监测一次产妇的生命体征；之后的 45 分钟内每 15 分钟监测一次；此后在麻醉期间每 30 分钟观察一次或按医疗机构的规定执行。

出入量

• 监测产妇的出入量，因为产妇无法感受膀胱的充盈。鼓励产妇至少每 2 小时排尿 1 次，定期触诊，观察膀胱的充盈情况；
• 监测 FHR，观察是否存在由于母体血压降低引起的胎儿窘迫。

蛛网膜下腔麻醉

蛛网膜下腔麻醉，是将局麻药从 3、4 腰椎之间注入蛛网膜下腔的脑脊液中。近期，蛛网膜下腔麻醉的使用明显下降，由硬膜外麻醉取代。现在，蛛网膜下腔麻醉几乎只用于剖宫产。

使用蛛网膜下腔麻醉时，使产妇取侧卧位，也可取坐位，头部前倾，使背部尽可能屈曲。如果产妇取卧位，要确保她的头和上身比腹部和腿的位置高，这样椎管内麻醉药的液面不会太高。

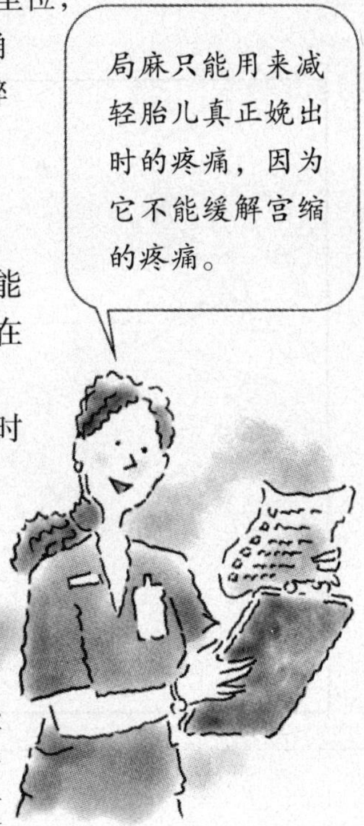

缺点

同硬膜外麻醉一样，血压降低是蛛网膜下腔麻醉可能出现的副反应。在注入麻醉药之前就要采取预防措施，在麻醉后要密切监护产妇。

蛛网膜下腔麻醉其他副作用包括：脊椎性头疼、暂时的完全运动麻痹、严重的低血压和尿潴留。

局部麻醉

局部麻醉只能用来减轻胎儿真正娩出时的疼痛，因为它不能缓解宫缩的疼痛。它适用于经阴道分娩时，当没有时间采用其他的镇痛方法，或已经使用麻醉剂减轻待产时的疼痛（胎儿娩出前 1 小时不能再使用），或者产妇在待产时使用过非药物镇痛的方法，在分娩时需要更好地减轻疼痛者。

当待产继续、继续、继续时

通常情况下，胎头对会阴的压力是一种自然的麻醉，不需要进行局麻。但是经过了几个小时的筋疲力尽的待产之后，很多产妇需要这种镇痛方式，尤其是行会阴侧切手术者。

局部浸润

局部浸润是将局麻药（通常是利多卡因）注入会阴表浅神经，它常用于缝合会阴侧切之前，但这种镇痛方法不如阴部神经阻滞有效。（见：局部浸润定位）

除了较少见的过敏反应和误入血管内，局部浸润没有很大的风险。但很多医生认为它会削弱会阴组织的弹性，增加会阴撕裂的可能。

局部浸润定位

局部浸润是将局麻药（通常是利多卡因）注入会阴表浅神经。下图显示的是注入部位。

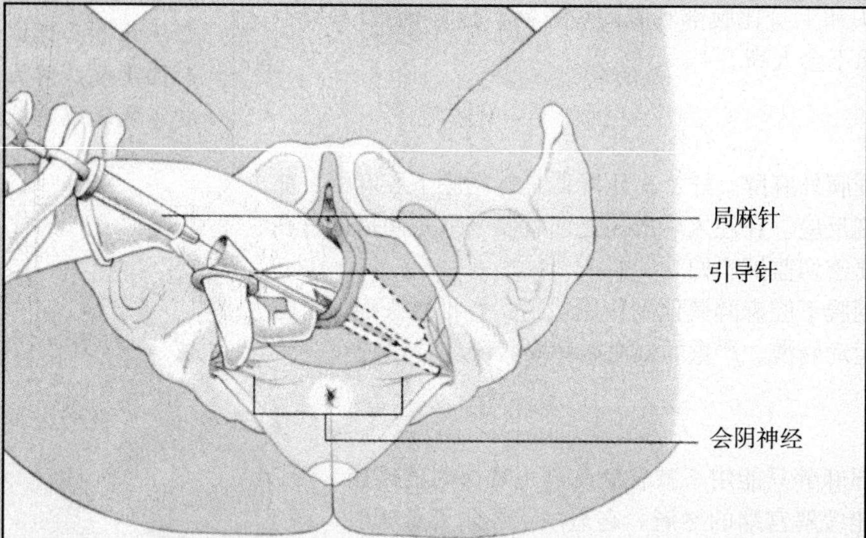

护理措施

分娩时的护理措施主要是促进产妇舒适和提供支持。以下是具体的护理措施：

- 为促进产妇舒适和全身清洁，建议她洗热水澡，或者胎膜未破时，可用浴缸或浴盆泡澡。如果产妇无法行走，用海绵在床上洗澡，同时注意会阴护理。
- 为促进产妇舒适并减少感染的危险，及时更换产妇的衣服和床单。还要及时更换一次性的臀垫，尤其是在做阴道检查后。用清洁的凉毛巾擦净产妇的面部和颈部，尤其是在分娩的过渡期。

像家一样舒适

- 为增加产妇的舒适和健康，如果可能的话，建议她使用自己的化妆用具。
- 为保持口腔和喉的湿润，要经常让产妇少量饮水，或者让她吸吮冰糖或硬糖。在分娩时要做好口腔护理，鼓励产妇刷牙或使用漱口水保持口气清新。
- 保持湿润，治疗干燥、干裂的口唇，帮助产妇使用唇膏或凡士林膏涂抹口唇。
- 指导产妇控制疼痛，告诉她可能的引起背部疼痛的原因以及应对的方法。
- 帮助产妇放松，教会她使用放松的技巧，在宫缩间歇时缓慢匀速地呼吸（不少于正常呼吸频率的一半）。
- 帮助产妇在产程的后期保持放松，防止过度换气，建议她增加呼吸频率（不超过正常呼吸频率的两倍），在宫缩时调整呼吸模式。

缓解压力

- 为减轻疼痛并促进孕妇舒适，给陪伴者演示如何使用手掌根部按摩产妇的腰骶部。
- 难产时，为防止产妇出现绝望的情绪，鼓励产妇告诉陪伴者按摩的部位和力度，最大限度地减轻疼痛。这种反馈使陪伴者能最有效地帮助孕妇缓解疼痛。

● 为缓解胎儿对产妇背部的压力，帮助产妇取侧卧位、前倾位或手膝位。

● 为促进产妇舒适，并使胎儿进一步向前旋转（如果胎儿为枕后位），帮助产妇至少每 30 分钟更换一次体位——从侧卧位到手膝位到对侧卧位。

● 为减轻背部的不适，使用湿热毛巾、冰袋，或用橡胶手套装满冰块置于产妇的腰背部。

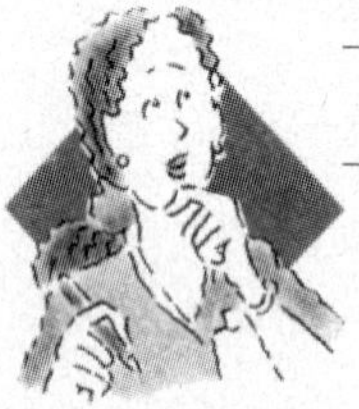

快速测试

1．下列哪项不是决定分娩时胎先露的关键因素？

A．胎势

B．胎心率

C．胎产式

D．胎方位

答案：B．决定胎先露的主要因素有胎势、胎产式和胎方位。

2．在 LOA 和 ROA 的胎方位中，先露部分是：

A．肘突

B．下颌

C．枕骨

D．臀

答案：C．枕骨是 LOA 和 ROA 的先露部分。

3．下列哪种药物是常用的促宫颈成熟的药物？

A．地诺前列酮栓

B．催产素

C．枸橼酸芬太尼

D．布托啡诺

答案：A．常用来促宫颈成熟。这种药可以分解使宫颈紧闭的胶原。

4．过渡期处于哪个产程？

A．第一产程

B．第二产程

C．第三产程

D．第四产程

答案：A．第一产程被划分为3个阶段：潜伏期、活跃期和过渡期。

5．分娩机转发生的顺序是什么？

A．俯屈、仰伸、内旋转、外旋转、下降、胎儿娩出

B．下降、俯屈、内旋转、外旋转、仰伸、胎儿娩出

C．下降、内旋转、俯屈、外旋转、仰伸、胎儿娩出

D．下降、仰伸、内旋转、俯屈、外旋转、胎儿娩出

答案：B．分娩机转按以下顺序进行：下降、俯屈、内旋转、外旋转、仰伸、胎儿娩出。

6．下列哪项不是真临产的表现？

A．见红

B．宫缩痛

C．胎儿下降感

D．胎膜破裂

答案：C．胎儿下降感是临产的初步信号——不是真临产的信号。

7．在行硬膜外麻醉前，产妇要静脉输入下列何种药液500～1000ml？

A．生理盐水

B．5%的葡萄糖溶液

C．5%的葡萄糖和乳酸林格液

D．乳酸林格液

答案：D．产妇在行硬膜外麻醉前，要先注射乳酸林格液。

8．下列哪肿胎势导致额先露？

A．轻度仰伸

B. 完全仰伸

C. 中度俯屈

D. 完全俯屈

答案：A. 轻度仰伸是一种少见的胎势，导致胎儿以额先露通过产道。

评分

☆☆☆ 如果你回答对了全部的 8 个问题，非常厉害！你已很好地掌握了分娩的知识。

☆☆ 如果你回答对了 6 个或 7 个问题，不错！休息一下然后继续努力。

☆ 如果你回答正确的问题少于 6 个，不要沮丧！下次测试中你会表现好的。

（李明　译）

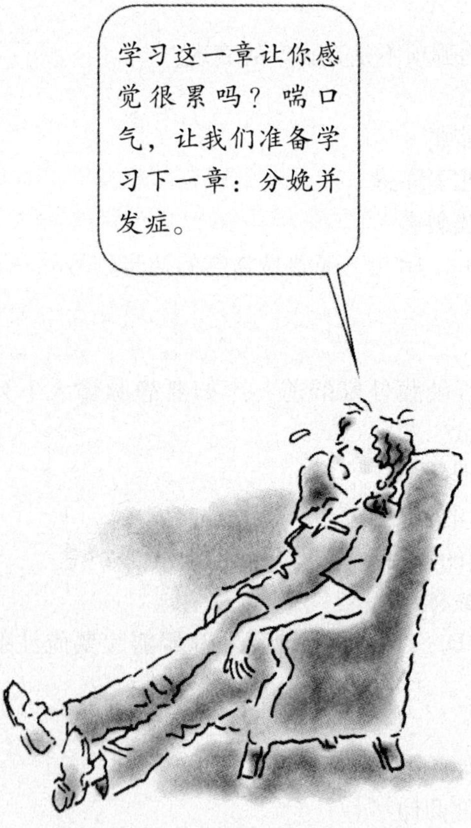
学习这一章让你感觉很累吗？喘口气，让我们准备学习下一章：分娩并发症。

8

第八章 分娩期并发症的护理

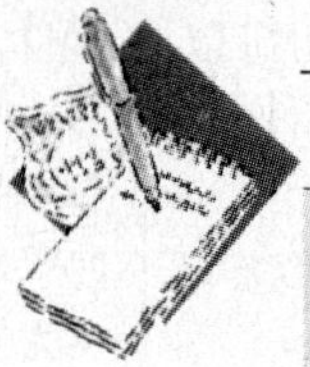

主要内容

在本章中，你将学习：

- 分娩期各种并发症
- 评估和发现分娩期并发症的途径
- 各种并发症的治疗与管理

分娩期并发症概述

分娩通常是比较顺利的，但约有 8%的产妇在分娩过程中会发生各种并发症，主要与子宫收缩、胎儿和产道有关。

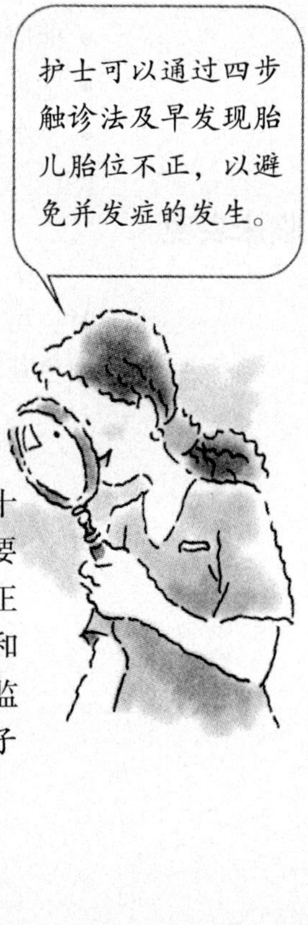
护士可以通过四步触诊法及早发现胎儿胎位不正，以避免并发症的发生。

减少压力，真诚很重要

在分娩过程中，情感支持对于产妇和支持者来说是必不可少的。即使是顺产，整个生产过程也是紧张而漫长的。因此，不断地安慰和鼓励产妇非常重要。当产妇发生并发症时，产妇的压力感骤然上升，真挚的情感支持便显得非常重要。

小心谨慎的重要性

并发症会在分娩过程中的任何时刻发生，因此，需要对产妇及胎儿进行密切监护。密切监护对于产妇和胎儿来说十分重要，主要原因如下：胎位不正是发生分娩期并发症的主要因素，护士可以通过仪器检查及四步触诊法发现胎儿胎位不正并尽量避免并发症的发生。例如，及早发现子宫破裂的症状和体征有助于减少分娩过程中产妇的发病率。当使用仪器进行监护时，向产妇及家属解释其重要性和必要性。（见：持续电子监护小贴士）。

“C”表示“并发症”

除了产妇和胎儿的身体状况可以引发并发症，预防和处理并发症时采取的医疗干预措施亦可引发其他问题。最重要的侵入性干预措施之一剖宫产，即在腹部和子宫壁做一手术切口以使新生儿娩出。剖宫产很常见，其发生率是其他并发症的许多倍，因此被列于并发症之列。

羊水栓塞

羊水栓塞的发病率很低，约为 1/8000。羊水栓塞是指在分娩过程中或产后的一段时期内，由于胎膜自身的破裂或部分胎盘早剥导致羊水进入母体子宫血窦，羊水中的固体颗粒进入母体血液循环，进而到达肺部，引起肺栓塞。羊水栓塞是无法预知的，一旦发生，需要立即抢救。

病因

羊水栓塞的病因尚未明确，可能的危险因素包括：

- 催产素的应用
- 胎盘早期剥离
- 羊水过多

临床表现

羊水栓塞的体征非常明显。分娩过程中产妇发生羊水栓塞时，可能会突然坐起并紧捂胸部，自觉胸部剧痛，呼吸困难，面色苍白，继而因肺栓塞和肺部缺血而变为典型的蓝灰色。

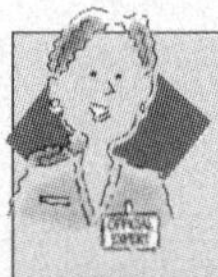

专家建议

持续电子监护小贴士

使用胎儿和子宫表面监护仪时，记住向产妇解释监护内容及为何在分娩过程中需要监护。提前告知产妇：即使一切顺利，也可能会出现报警声，此时可以分散产妇的注意力以避免压力。

注意

当读取监护模式时记住：

- 评估产妇及胎儿健康状况前弄清各种模式的含义；
- 由于疼痛或生理需要，产妇可能会翻身以调整姿势；
- 产妇活动可能会导致错误报警，需要对监护仪进行调整。

护理措施

产妇及胎儿的预后主要取决于栓子的大小和急救干预措施的技术和速度。发生羊水栓塞时，首先要进行面罩吸氧或鼻导管吸氧。由于栓子阻断了全身主要器官的氧气供应，产妇在几分钟内便可发展为心搏骤停，急需心肺复苏术。即使如此，心肺复苏术也可能无效。因为即便氧气输送到各个器官，仍不能解除栓子的作用。如果栓子继续存留，血液不能够到达肺部，几分钟内便可导致死亡。

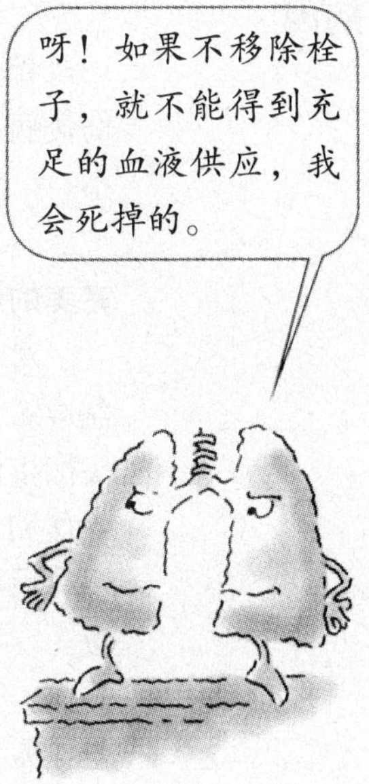
呀！如果不移除栓子，就不能得到充足的血液供应，我会死掉的。

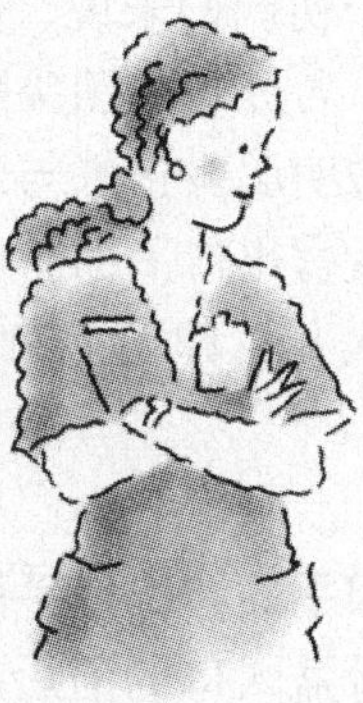

其他注意事项包括：

- 即使解除原始刺激（栓子），循环血液中的颗粒物质所引起的弥散性血管内凝血（DIC），可进一步加重病情；
- 如果抢救成功，产妇还需要进一步的治疗（如气管插管）以维持肺部功能，并用纤维蛋白原拮抗 DIC；
- 迅速转移到 ICU 病房；
- 母体血压骤降可导致胎儿胎盘血液灌注减少，因此，需要对胎儿进行监护；
- 胎儿可能要立即行剖宫产或借助产钳经阴道娩出。

头盆不称

产道狭窄或紧缩可发生在骨盆入口、骨盆中央或骨盆出口处，导致胎头大小与母体骨盆直径不相称，称头盆不称（CPD）。CPD 可引起难产。

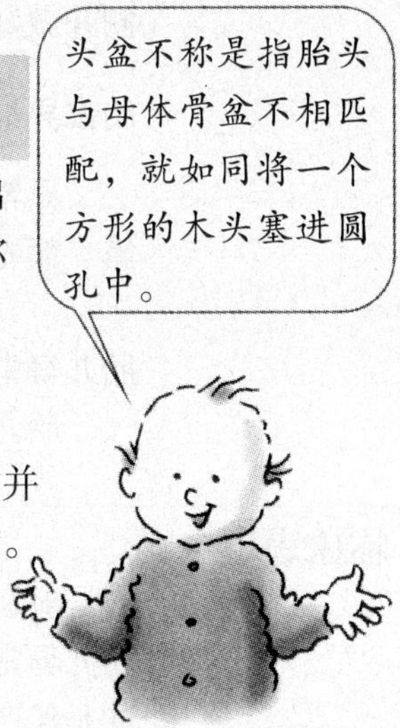
头盆不称是指胎头与母体骨盆不相匹配，就如同将一个方形的木头塞进圆孔中。

主要问题

胎头不能入盆可导致胎位不正。胎位不正可引发更多的并发症。例如，如果胎膜破裂，脐带脱垂的发生率会明显增加。

病因

骨盆狭窄是造成 CPD 的主要原因，另外，产妇早年患有佝偻病，具有遗传倾向或青春期骨盆发育不全也可导致骨盆狭小。

完美的组配

对于初产妇来说，妊娠 36～38 周期间，胎头通常已达骨盆边缘。若分娩前胎头降至骨盆，说明骨盆入口平面适中。胎头衔接说明胎头正好与骨盆边缘相吻合，并可以顺利地通过中骨盆和骨盆出口平面。头盆不称时，胎头太大或胎儿过大（也叫做巨大儿，即出生时体重超过 4000g）而与骨盆不相适应。

骨盆入口平面和出口平面

当骨盆入口的前后径（从耻骨联合到骶骨岬）缩短至 11cm，或最大横径（两坐骨棘间距）为 12cm 或更短时，骨盆入口平面缩小。当骨盆出口较小时，出口横径可小于 11cm。出口横径是指两坐骨结节间的距离。出口横径对于孕妇来说很容易测量，因此健康照护小组可以在分娩前预测并做好准备应对骨盆出口狭窄。

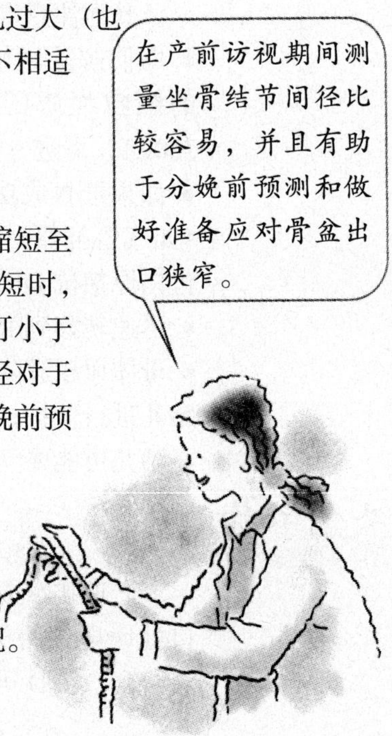
在产前访视期间测量坐骨结节间径比较容易，并且有助于分娩前预测和做好准备应对骨盆出口狭窄。

胎位异常

异常胎位也可导致 CPD。后位、横位、面先露、额先露或臀先露均可使胎儿与母体骨盆不相匹配。

胎儿异常

胎儿异常如脑水肿、脑积水、脑部肿瘤均可导致 CPD。

临床表现

对初产妇来说，如果胎头未衔接，表明存在问题，一般为胎儿异常如胎头过大，或是母体骨盆异常如小骨盆。应该注意的是经产妇通常在分娩开始时才会发生衔接。因此，如果第一胎是经阴道足月分娩，则证明产妇的产道是正常的。

妈妈的角色

每位初产妇应在妊娠 24 周前测量和记录骨盆的各种径线。基于这些测量结果估计胎儿大小，决定经阴道分娩的可能性。

护理措施

如果骨盆测量结果尤其是骨盆入口平面刚好适中，并且胎儿的胎产式和胎方位都正常时，医生或助产士可以允许产妇试产，以确定产程是否可以正常进行。如果胎头下降和宫颈扩张持续进行，可以进一步试分娩。换句话说，分娩可以顺利进行，并且没有并发症发生。

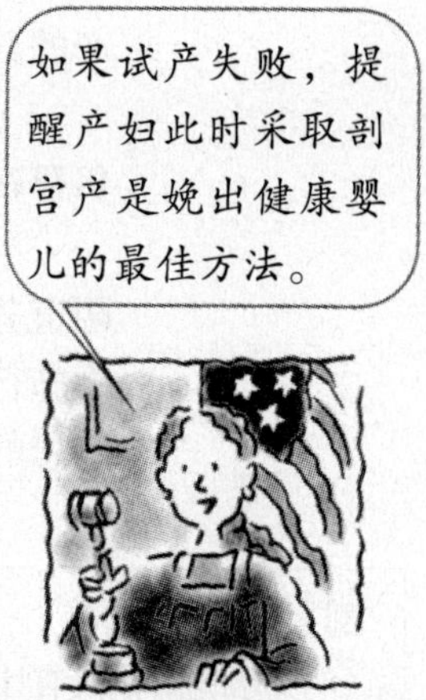
如果试产失败，提醒产妇此时采取剖宫产是娩出健康婴儿的最佳方法。

尝试一下

如果试分娩能继续进行，下列护理措施是非常重要的：

- 持续监测胎心音和子宫收缩情况以及时发现异常。
- 尽可能排空膀胱，催促产妇每 2 小时排尿一次，使胎头能有效利用所有空间，顺利分娩。
- 胎膜破裂后，认真评估 FHR。如果胎头依然很高，FHR 改变表明脐带脱垂和胎儿缺氧的危险性增加。
- 监测整个分娩过程。6～12 小时后，如果未发生胎儿下降和宫颈扩张，或有发生胎儿窘迫的可能，应立即安排施行剖宫产。
- 记住：试产的产妇可能会觉得自己不能完成分娩过程，感觉没有必要承受这种疼痛。此时应该强调，如果可行，胎儿经阴道分娩是最好的分娩方式。
- 如果试产失败，剖宫产势在必行。向产妇解释剖宫产的必要性以及为何此时施行剖宫产对胎儿是有利的。
- 有时正在分娩的产妇感觉像是在经受考验。如果分娩并不像预期的那样顺利，她会感觉并意识到自己正被他人评判。
- 如果宫颈未扩张，产妇会失去信心和勇气，认为是她自己的错。有时产妇直到被告知试产失败，才意识到自己其实很希望经阴道分娩。
- 给予家属支持。当发生意外时，他可能会害怕并感到无助。
- 让孩子的父母确信剖宫产不是低劣的分娩方式，它只是保证母子平安的方法之一。

剖宫产

剖宫产是已知的最古老的外科手术之一。它是事先计划好的手术或经阴道分娩失败时的紧急手术。（见：剖宫产影响因素）

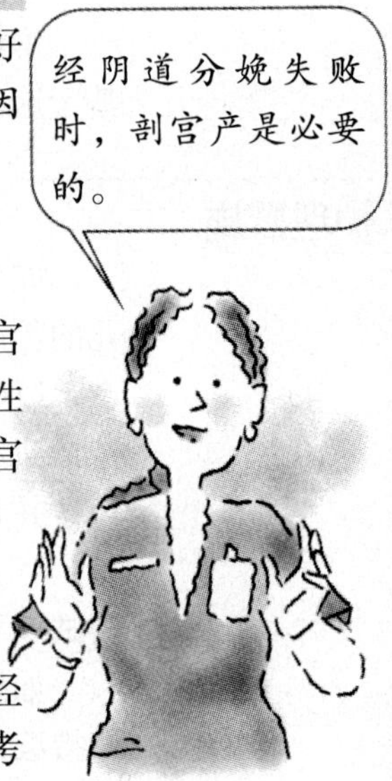

按计划执行

通常有剖宫产史的产妇再次分娩时，建议其仍采用剖宫产，一般不提倡剖宫产后经阴分娩（VBAC）。剖宫产选择性较大。根据预产期和胎儿的成熟度，产妇及医生可以选择剖宫产的日期。

仍存在危险性

当然，由于剖宫产是一项侵入性操作，其危险性要大于经阴道分娩，因此只有当母子的健康和安全受到威胁时，才会考虑施行剖宫产。另外，当产妇被证实为死胎时，通常剖宫产是禁忌的。这种情形下，可以通过引产以避免不必要的手术。

剖宫产影响因素

剖宫产可以是有计划的或是紧急手术。其影响因素可分为母体、胎盘和胎儿三方面。

母体
- 头盆不称
- 活跃期生殖器疱疹或乳头瘤
- 有剖宫产史
- 无能力状态，如严重的妊娠高血压和心脏病，无法用力完成阴道分娩

胎盘
- 前置胎盘
- 胎盘早剥

胎儿
- 胎儿横位
- 极度过小胎儿
- 胎儿宫内窘迫
- 复合情况，如处于臀位的巨大胎儿

呈上升趋势

剖宫产的发生率呈上升趋势。在美国约9%～16%的产妇需施行剖宫产，围产中心的高危妊娠产妇其发生率可达25%。一些研究认为这种上升趋势与近年来胎儿和胎盘功能监护的医疗技术提高有关。但是，助产士主导的分娩中心的剖宫产率低于许多主流医院，表明分娩过程中持续支持的助产模式是导致剖宫产率不同的原因之一。

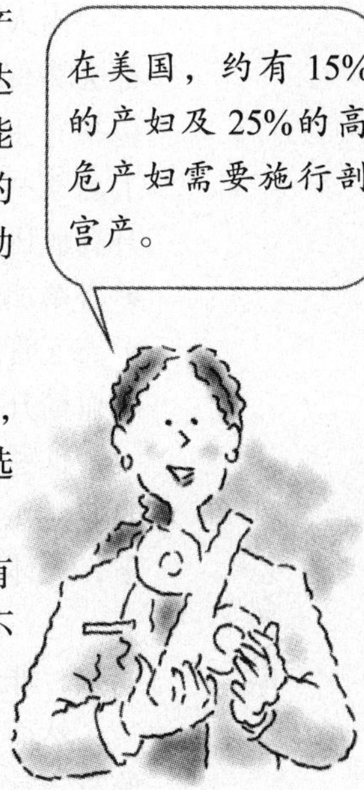
在美国，约有15%的产妇及25%的高危产妇需要施行剖宫产。

其他影响剖宫产率上升的因素包括：

- 同剖宫产安全性不断提高相联系的是胎儿监护仪的使用，它可以及早发现胎儿的各种问题，使剖宫产成为必然的选择；
- 医生剖宫产的手术技术越来越好，但在其他方法上却没有获得能与剖宫产技术相媲美的经验，例如体外倒转术以及不断练习，使胎儿由臀位变为头位；
- 医生担心答应经阴道分娩而使胎儿出现缺氧，遭到医疗差错诉讼。

双重问题

有时，产妇会拒绝施行剖宫产。因为产妇有权决定是否采用手术，因此如果产妇拒绝采用手术，她的意见应该受到尊重。但是，在某些情况下必须施行剖宫产，以保障产妇及胎儿的生命安全，此时，可能获得施行该手术的法院指令。产科护士应清楚地知道伦理委员会的观点并且懂得采取合适的方法解决该问题。

对人体系统的影响

剖宫产是一个手术过程，它可产生系统性的影响，包括由于人体自然应激反应的干扰而产生的血栓性静脉炎，以及人体防御系统的改变，如循环功能、各器官功能、自我形象和自尊的改变。

应激反应

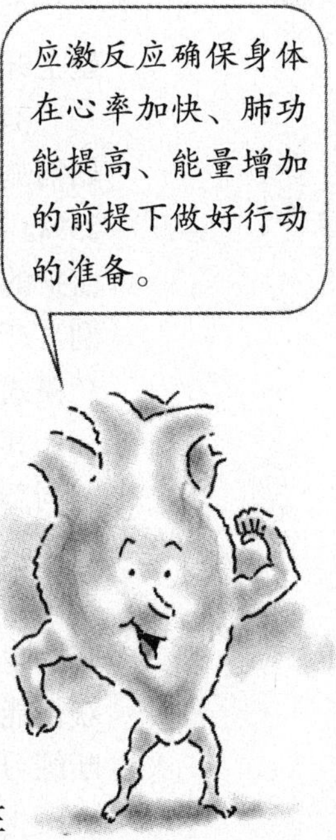
应激反应确保身体在心率加快、肺功能提高、能量增加的前提下做好行动的准备。

当人体受到应激时，无论是生理上的还是心理上的，都会为保护人体主要系统的功能而发生反应，这种反应包括肾上腺髓质释放肾上腺素和去甲肾上腺素，去甲肾上腺素可以收缩周围血管，使血液进入中心循环系统，升高血压。肾上腺素可使机体发生如下改变：

- 心率加快
- 支气管扩张
- 血糖升高

这些反应均为正常反应，主要在人体处于紧张状态时发生。在心率加快、肺功能增加及能量储备好的前提下，人体便做好了行动的准备。

对抗，非最小化

然而，这些反应有对抗麻醉剂的作用，麻醉剂的作用是在施行剖宫产时减少机体活动。另外，应激反应可能导致产妇下肢的血液供应减少，血液淤滞，产妇有发生静脉炎的危险。应激反应使发生静脉炎的危险性大大增加。该应激反应与发生于人体主要系统的其他应激反应结合后，可明显增加与手术相关的危险性。

人体防御系统改变

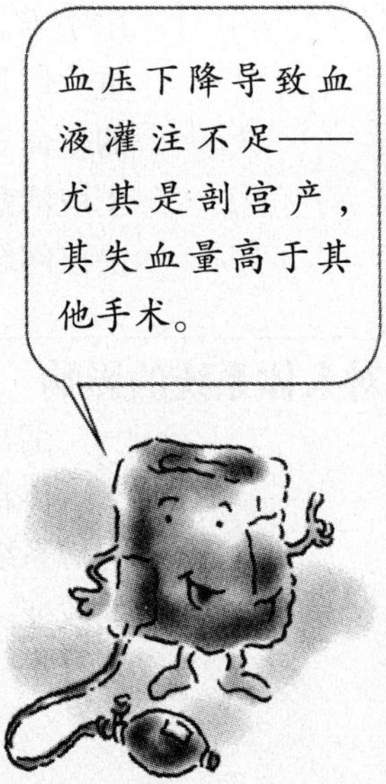
血压下降导致血液灌注不足——尤其是剖宫产，其失血量高于其他手术。

皮肤是抵御细菌入侵的第一道防线，当皮肤因手术（例如剖宫产）而被切开时，这道重要的防线便消失了。另外，当剖宫产在胎膜破裂数小时后实施时，产妇感染的危险会成倍增加。当然，在手术期间和手术当天严格按照无菌技术进行操作等可使产妇感染的危险性降到最低。

循环功能改变

剖宫产时血管被切开，即使最小的手术也会出现这样的结果。手术切口可致血液丢失，如果出血较多，可导致血容量不足和血压下降。当血压下降时，尤其是当失血未被迅速识别和纠正时，可致全身各组织灌注严重不足。剖宫产失血量与经阴道分娩相比较大，通常情况下盆腔血管因要供给胎盘而血运丰富，当有压力作用于这些血管时，就会发生失血。产妇经阴道分娩丢失约 500ml 血液，剖宫产时可增至 1000ml 。

器官功能改变

与身体其他器官一样，子宫对手术操作、切割或修补会产生反应并伴有暂时的功能中断。液体流入损伤区域发生水肿或炎症而产生压力，可进一步损伤子宫。另外，对子宫所做的处理可使其收缩能力下降，导致产后出血。由于在手术过程中并发症可能不明显，因此，术后密切评估子宫及全身功能对于了解子宫损伤程度是非常必要的。

其他

除了子宫，其他器官也会受到直接的影响。例如，为了触及子宫，必须将前面的膀胱推开。施行剖宫产时，也会对肠道施加压力，导致麻痹性肠梗阻或肠功能抑制。因此，剖宫产术后需对子宫、膀胱、肠道和下肢血液循环功能认真地评估，及早发现并发症并预防潜在并发症的发生。

自我形象或自尊的改变

手术后常常会留下明显的瘢痕。在某些情况下，因剖宫产而留下的瘢痕可能会很明显，如下腹部的横切口，产妇以后可能会对这种明显的瘢痕表现得敏感，并有可能会因为自己不能经阴道生产感到自卑。

手术切口类型

剖宫产切口类型不同。某些类型的剖宫产史妇女可以再次经阴道生产。最近的研究表明相对于选择性剖宫产，VBAC 越来越成功。选择切口类型主要取决于胎儿先露和手术的速度。总体上说，共有两种剖宫产切口类型：经典剖宫产切口和低位切口。

经典剖宫产切口

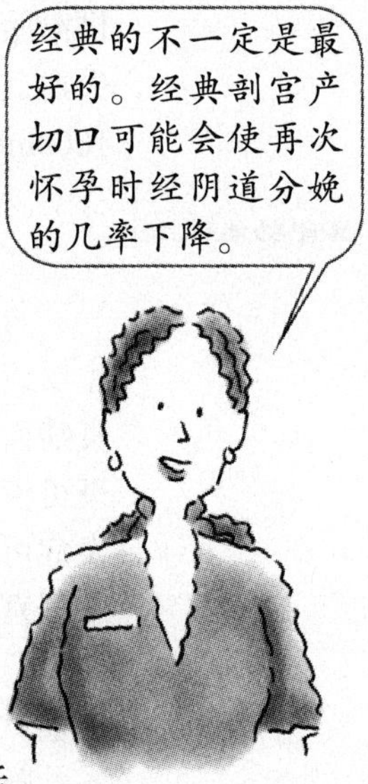
经典的不一定是最好的。经典剖宫产切口可能会使再次怀孕时经阴道分娩的几率下降。

经典剖宫产切口主要是在腹部皮肤和子宫行垂直切口。切口位于子宫上部，防止因前置胎盘而切到胎盘。这种切口类型的结果是在皮肤及子宫有较强收缩功能的部位留有一道宽的瘢痕，并且在产妇再次怀孕时可导致其他并发症的发生。由于这种瘢痕在产妇分娩过程中可引起子宫破裂，因此，产妇不可能再经阴道分娩。（见：剖宫产切口类型）

低位切口

低位切口是最为常见的剖宫产切口。与经典切口不同，低位切口水平地穿过下腹部，位于耻骨联合以上，水平地位于子宫颈上方。这种切口也称为 Pfannenstiel 切口或比基尼切口，因为低腰泳装可将瘢痕遮盖。由于切口位于子宫非活跃部分或收缩力最小的部分，因此产妇再次分娩时很少发生子宫破裂。并且，低位切口可以让产妇尝试 VBAC。这种切口的其他优点包括：

- 血液丢失量少
- 易缝合
- 术后子宫感染危险性最小
- 产后 GI 并发症减少

缺点

这种切口的主要缺点是手术时间较长，因此，当剖宫产需在短时间内完成时，例如急诊产妇，由于时间限制，低位切口不能满足要求。

剖宫产切口类型

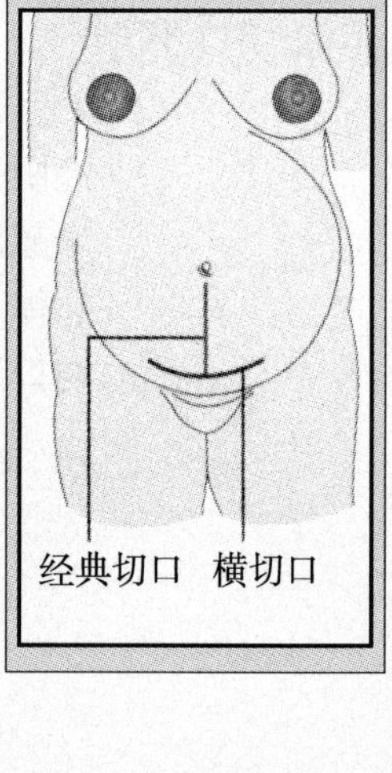

不可假设

有时，皮肤切口是横向的而子宫切口是垂直的，或者相反。因此，再次妊娠时，不要认为小的皮肤切口就意味着小的子宫切口。

病因

当经阴道分娩对产妇或胎儿有很大的危险时，比如 CPD、横位或其他先露异常，需施行剖宫产。另外，如果无法引产或引产比较困难，以及继续分娩会导致并发症的发病率和死亡率增加时，剖宫产也是必要的。

剖产宫常见原因包括：

- 胎儿先露异常（如肩先露或面先露）
- 胎儿不能耐受分娩压力
- CPD，主要是骨盆太小，与胎头不相适应
- 某些毒血症或先兆子痫
- 有剖宫产史，尤其是经典切口
- 产程进展不顺利（引产失败）

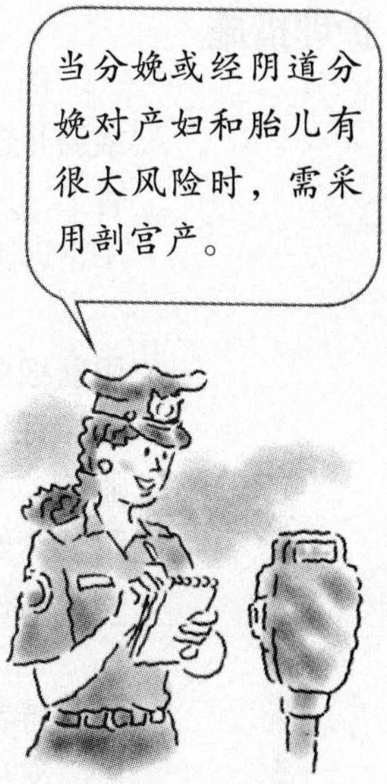
当分娩或经阴道分娩对产妇和胎儿有很大风险时，需采用剖宫产。

胎儿窘迫

引发胎儿窘迫的因素也需施行剖宫产。这些因素包括：

- 脐带脱垂
- 胎儿缺氧
- 胎心异常
- 不良的子宫内环境，比如感染
- 中到重度的 Rh 血型不合

产妇需要帮助

母体因素导致剖宫产较少见。这些因素包括：

- 完全性前置胎盘
- 胎盘早剥
- 胎盘植入
- 恶性肿瘤
- 分娩前母体某些慢性疾病

临床表现

特殊的检查和监护可早期确定是否需要施行剖宫产：

- MRI 或 X 线测量骨盆，发现 CPD 和胎位不正
- 超声可显示影响经阴道分娩和胎位的骨盆因素
- 听诊 FHR（通过胎儿镜、多普勒或电子胎儿监护仪）异常，提示急性胎儿分娩耐受性下降

护理措施

剖宫产前首先进行麻醉，可采用全麻或局麻，这取决于母体或胎儿窘迫的程度。将产妇安置于手术台上，治疗巾放于左侧髋骨下，这样有助于重新定位腹腔脏器，使之远离手术区，也可使子宫远离腔静脉，以促进胎儿的血液循环和母体的血液回流。

阻断细菌和视线

将一金属屏风或其他遮盖物置于产妇肩部水平并用无菌巾遮盖，不仅可以挡住产妇视线以避免看到手术切口，也有助于阻断产妇呼吸道细菌进入手术部位。放置无菌巾还可以挡住支持者的视线，以防其看到出血时产生额外的焦虑与害怕。

对支持者的支持

支持者通常位于产妇的头侧。对产妇腹部的切口区域进行擦拭并消毒，置无菌巾于切口周围以暴露较少的皮肤区域。大多数情况下，观看剖宫产是父亲或支持者第一次见到手术，若支持者在整个过程中焦虑不安或非常感兴趣，就不能成为很好的支持者。假设胎儿窘迫不严重，他可能会在切开子宫前因关心手术操作和切口而焦虑。事先告知产妇和支持者可能会见到的情景，以避免其过度震撼或惊奇，同时，最好提前讨论他们想见到什么，不想见到什么。

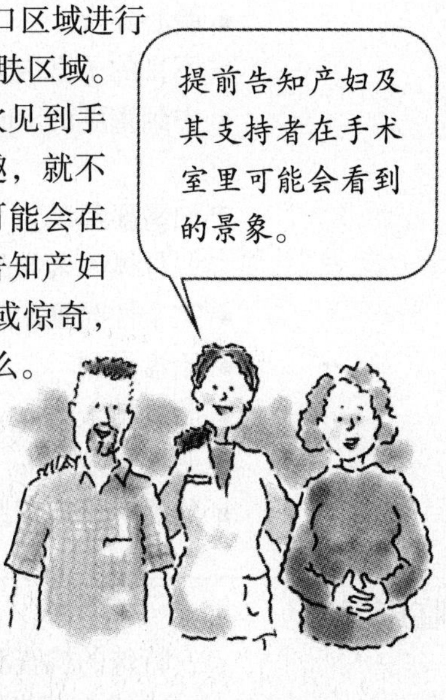
提前告知产妇及其支持者在手术室里可能会看到的景象。

缺点

剖宫产可能出现的母体并发症有：

- 呼吸道感染
- 伤口裂开
- 血栓
- 麻痹性肠梗阻
- 出血
- 泌尿生殖道感染
- 肠道、膀胱或子宫损伤

术前准备

术前护理措施包括产妇和胎儿两部分，其护理措施包括：

• 分娩前经常评估母体和胎儿身体状况。
• 如果有医嘱，确定已进行超声检查，医生会通过这项检查来确定胎方位。
• 为产妇及其支持者讲解剖宫产的有关知识，并对提出的问题给予解释。
• 提供保证和情感支持来改变产妇及其支持者的自尊和自我概念。剖宫产通常在试产数小时后施行，此时产妇及其支持者已非常疲劳，应简洁、明了地强调该过程的重要性。
• 与胎儿父母提前讨论剖宫产的整个步骤并提供术前教育。
• 观察产妇临产的体征。
• 向产妇示范如何使用肺活量计，指导产妇练习深呼吸、使用类似夹板固定的方法减少深呼吸和咳嗽引起的术后伤口疼痛。
• 如果产妇应用全麻，夜间 12 点后应禁食水以防呕吐窒息。
• 备皮，从胸部以下到会阴部及大腿上 1/4 处，尤其是腹部和耻骨联合区域。
• 确保产妇膀胱空虚，遵医嘱插尿管，检查尿流是否通畅。告知产妇尿管应保留 24 小时或更长时间。
• 遵医嘱术前给药。
• 遵医嘱给予抗酸剂以中和胃酸。
• 如果需要的话，在产妇的非优势手上进行静脉输液治疗，可使用 18 号或更粗的输液器。
• 检测产妇血型并交叉配血，准备好两单位血。

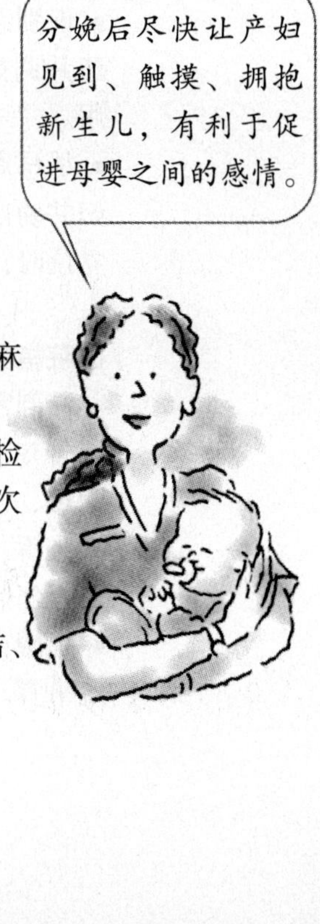
分娩后尽快让产妇见到、触摸、拥抱新生儿，有利于促进母婴之间的感情。

术后护理

术后产妇及婴儿护理措施包括：
• 尽早让产妇见到、触摸、抱起新生儿，不论是在产房还是麻醉苏醒后，与新生儿接触可促进母子间的联系。
• 检查会阴垫和腹部切口上的敷料。1 小时内每隔 15 分钟检查一次，之后的 4 小时内每半小时检查一次，然后每小时一次检查 4 小时，最后每 4 小时检查一次，共计 24 小时。
• 每隔一段时间轻柔地检查宫底，评估宫底情况。
• 检查敷料是否出血，发现出血及时报告，并保证伤口清洁、干燥。

● 每5分钟检测生命体征直至平稳。当评估会阴和腹部引流状况时需要监测生命体征是否平稳。

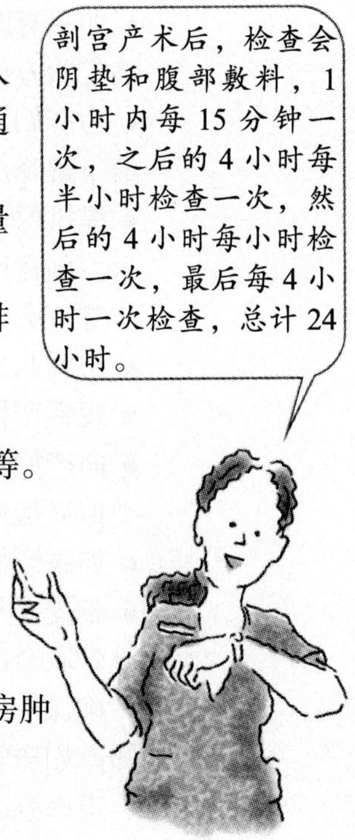

● 医生可能会下医嘱，在之前的1000～2000ml液体里加入催产素，以促进子宫收缩并减少出血的危险。保持静脉通道开放并仔细监测产妇的药物反应。

● 遵医嘱监测出入量，术后最初24～48小时内产妇要尽量补液。

● 确保尿管通畅，尿量充足。拔除尿管后，确保产妇无排尿困难，尿色正常且尿量足够。

● 保证产妇及婴儿通风良好。

● 鼓励产妇咳嗽和深呼吸，使用肺活量计以促进呼吸功能等。

● 如果使用全麻，和产妇待在一起直到其苏醒。

● 如果使用局麻药，监测腿部的反应灵敏度。

● 每隔1～2个小时协助产妇翻身。

● 如有医嘱，告知产妇怎样实施患者自控镇痛。

● 遵医嘱使用止痛药物，并提供促进舒适的措施以缓解乳房肿胀。

● 如果产妇希望母乳喂养，应提供鼓励与帮助。

● 识别经产妇的产后疼痛并监测止痛药物疗效，定时使用止痛药并调控好母乳喂养时间，以避免新生儿受到过多的镇静作用。

● 尽早离床活动以避免心血管和肺部并发症；开始时要帮助产妇并确保她不会发生直立性低血压；告诉产妇从仰卧位变为直立位时，恶露会自然流出。

出院指导

剖宫产术后需要对产妇提供家庭照护指导，包括：

● 告知产妇及时报告出血、胸痛或腿痛（可能为血栓）、呼吸困难、伤口裂开等症状。

● 告诉产妇及时报告感染的症状和体征，如发热、排尿困难、胁腹痛。

● 提醒产妇产后复查，同时可以与医生探讨有关避孕和性生活等事宜。

胎儿先露或胎方位

在分娩的过程中胎儿先露或胎位可能会出现问题。尽管大部分胎儿呈现正常的胎方位，但也有可能出现其他的胎位和先露，导致经阴道分娩困难，甚至不能经阴道分娩。

额先露简介

额先露（较少见）一般发生于经产妇或腹部肌肉松弛的产妇。

以下为额先露的注意事项：

- 额先露常常导致分娩终止，因为胎头挤压在骨盆边缘，可以用枕颏位来描述；
- 如果胎先露不能自发地调整，需要采用剖宫产以保证安全地娩出新生儿；
- 由于额先露会在新生儿头面部留下非常明显的瘀斑，因此，其父母需要更多的安慰并告诉他们新生儿是健康的。

异常的先露和胎方位

异常的先露或胎方位包括枕后位、臀先露、面先露和横产式。第五种异常胎先露为额先露，较少见。（见：额先露简介）

枕后位

分娩时约有 1/10 的胎儿为后位而非传统的前位。当发生枕后位时，如果先露是顶骨，此时枕骨位于骨盆对角线上，可为右枕后位或左枕后位。胎儿在内旋转过程中，胎头转了大约 135° 而不是 90° 。

当胎儿身长超过平均值或胎儿俯屈不好或子宫收缩无效时，旋转 135° 是不可能发生的。无效宫缩可发生于：

- 产妇疲劳引发的子宫功能紊乱
- 持续性枕横位

1-2-3 旋转!

如果未发生 135° 旋转而胎儿已达骨盆中央，可用产钳将其旋转至枕前位后分娩，或者可选择剖宫产，这是因为中位产钳分娩的危险性超过剖宫产。借助中位产钳分娩，产妇可出现阴道裂伤、出血、感染等危险。

臀先露

大多数胎儿妊娠早期为臀先露，但约有 97% 的胎儿在孕 38 周前会转为头先露。尽管胎头的直径最宽，胎儿的臀部及下肢却占据了更多的空间。子宫最大的部分——宫底，可促使胎儿转位以使臀部和下肢容纳其中。另外，一些证据表明，如果产妇在妊娠期间每天 3 次，每次做 15 分钟的膝胸位，臀先露便很少发生。

臀先露种类（从部分胎先露到完全胎先露）

臀先露可分为以下几种：

- 单臀先露——臀部为先露部分，腿部伸直并平行于胸部
- 足先露——胎儿单足或双足先露出来，大腿或小腿并不弯曲
- 完全性臀先露——胎儿的大腿屈于腹部，臀部及屈曲的双足抵住子宫

危险，危险

胎儿臀先露比头先露更危险，这是因为：

- 脐带脱垂导致缺氧
- 对后出来的头部造成损伤，如颅内出血或缺氧
- 脊柱或上肢骨折
- 功能障碍性分娩
- 由于先露部分不合适导致胎膜早破
- 胎粪吸入（子宫的压力作用于胎臀引发的不可避免的收缩，通常会使胎儿在出生前将胎粪排入羊水）

相同的阶段

臀位分娩就像头位分娩一样，俯屈、下降、内旋转、外旋转同样发生。（见：臀位分娩概述）

转转转

臀先露的胎儿除可经阴道分娩和剖宫产，还可采用一种叫做“外倒转术”的手法。外倒转术是指胎儿在娩出前人为地由臀位转为头位。运用外倒转术可以使臀先露胎儿的剖宫产率降低 40%。倒转胎儿时：

☞ 检查者双手置于产妇腹部，经腹部准确定位胎儿的臀部和头部

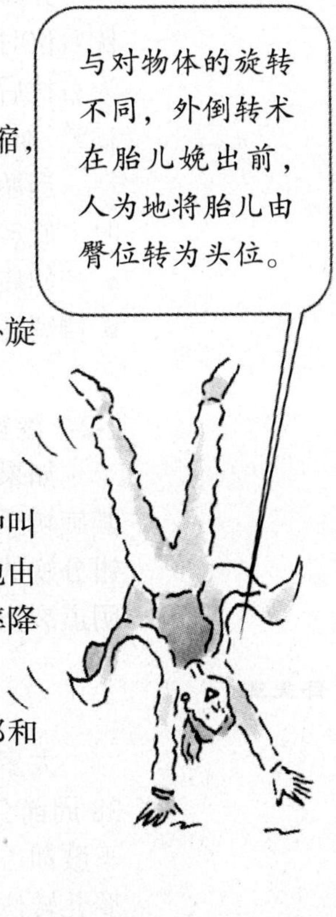
与对物体的旋转不同，外倒转术在胎儿娩出前，人为地将胎儿由臀位转为头位。

臀位分娩概述

臀先露胎儿与头先露胎儿经历相同的产程，即下降、俯屈、旋转。

臀先露胎儿通过产道时，伴有下降及外旋转，如下图所示。

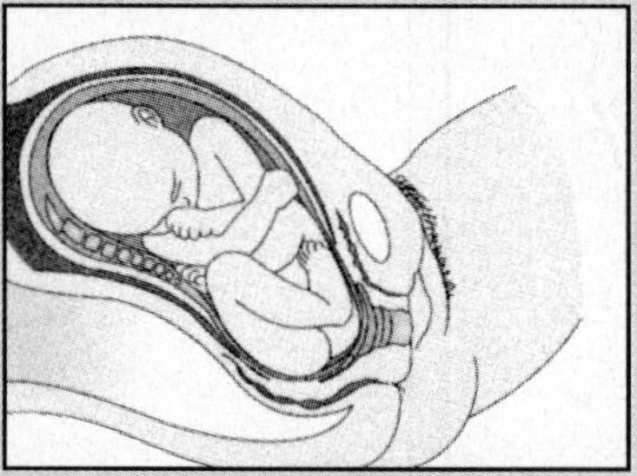

当臀部露出时，医生把手伸入产道将胎儿双腿向下拉出，如下图所示。当胎儿肩部在母体骨盆前后径处旋转并露出时，臀位分娩仍可继续。

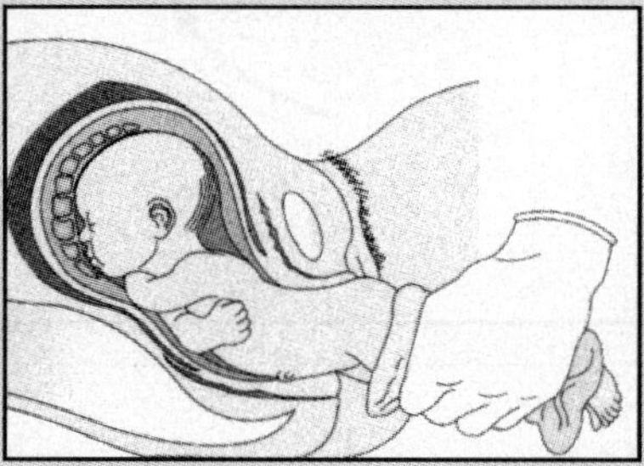

胎头最后娩出。医生左手握住新生儿并将两个手指放于新生儿口部，右手置于胎儿颈背部，轻微施加压力以使胎头充分俯屈，如下图所示。与此同时，在肩部施以向上向外的牵拉力。助手亦可在腹壁外施加压力保证胎头俯屈。

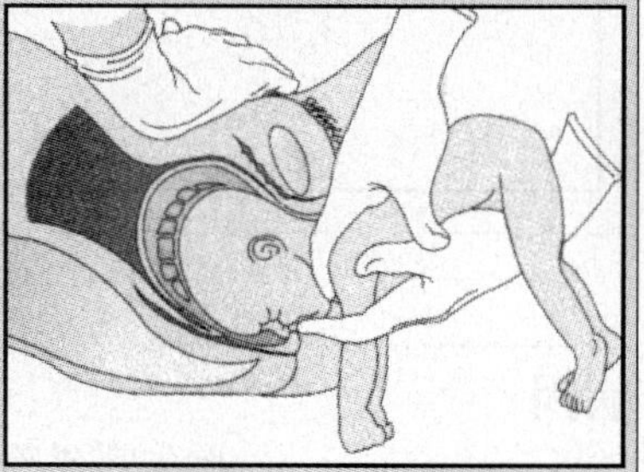

✌ 轻轻按压胎儿并向前转动使之呈头位（见：外倒转术概述）

面先露

面先露时，胎儿的先露部是下颏。这种先露很少见。面先露时，由于先露部分的直径相对于母体骨盆来说太大，通常不能经阴道分娩。可认为面先露是一个警告信号，因为它可由一些胎儿和母体异常造成。

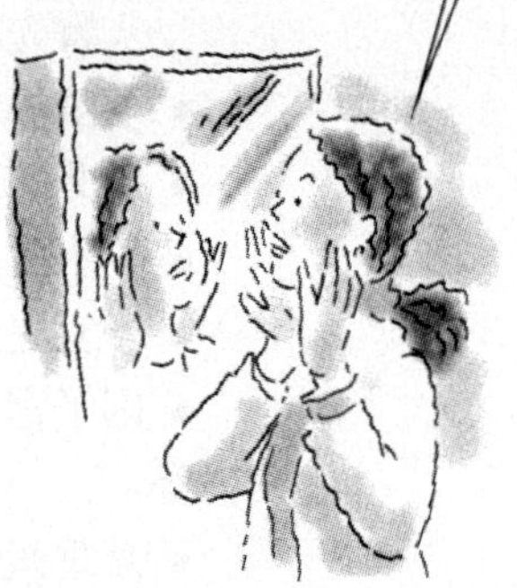
来看一下胎儿头部。面先露可由一些胎儿或母体异常因素引起。

横产式

横产式是指胎儿水平位于子宫体内。由于没有固定的先露部分，通常不能经阴道分娩。

外倒转术概述

外倒转术中，医生人工地旋转胎儿。胎儿因外部压力被转至头位，可增加经阴道正常分娩的可能性。

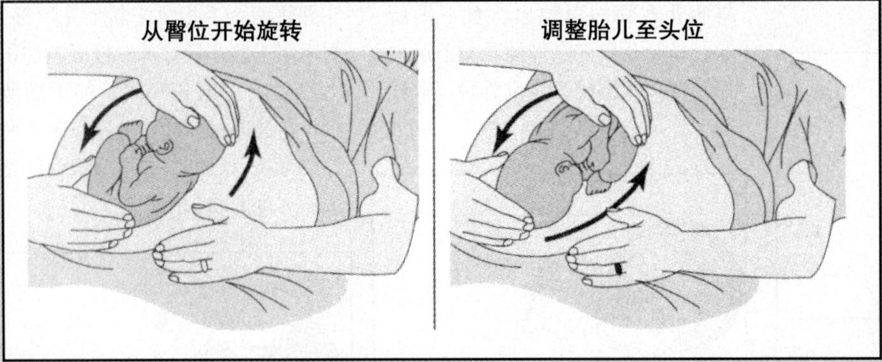

病因

胎先露或胎位不同，病因亦不同。

枕后位

胎儿在以下骨盆结构中可能会发生枕后位：

- 男性骨盆
- 类人猿型骨盆
- 狭窄骨盆

臀先露

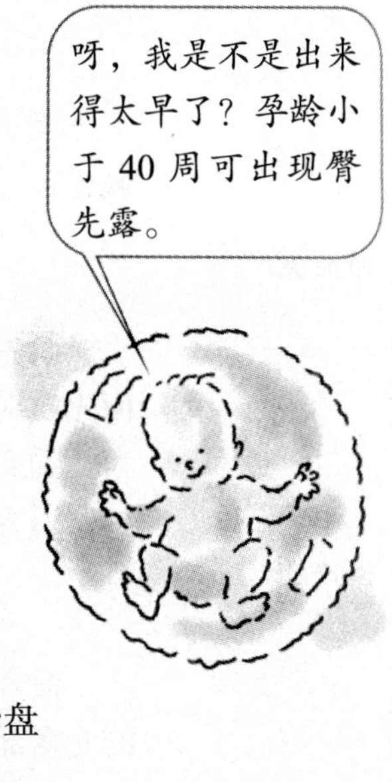
呀，我是不是出来得太早了？孕龄小于 40 周可出现臀先露。

臀先露可由多种原因引起，包括：

- 孕龄小于 40 周
- 胎儿畸形，如无脑儿、脑积水、脑脊膜膨出等
- 羊水过多可使胎儿自由活动而无需衔接
- 子宫先天异常，如子宫中隔可置胎儿于臀位
- 因子宫占位性病变而影响胎头衔接，如子宫肌瘤、前置胎盘等
- 悬垂腹。当腹部肌肉松弛时可致子宫极度下垂使胎头位于子宫边缘外，导致臀先露
- 多胎妊娠时先露胎儿不能转至头位

面先露

后位的胎儿在分娩过程中头部并未屈曲，而是拉伸，可导致面先露。以下情况可发生面先露：

- 狭窄骨盆
- 前置胎盘
- 经产妇子宫松弛
- 早产
- 羊水过多
- 胎儿畸形

横产式

横产式可发生于：

- 悬垂腹
- 子宫包块，如子宫肌瘤阻塞子宫下段
- 骨盆边缘紧缩
- 先天性子宫畸形
- 羊水过多
- 脑积水或其他肥大畸形阻止胎头衔接
- 早产
- 子宫中胎儿自由活动空间大
- 多胎妊娠（尤其是第 2 个胎儿）
- 脐带过短
- 前置胎盘
- 胎儿畸形

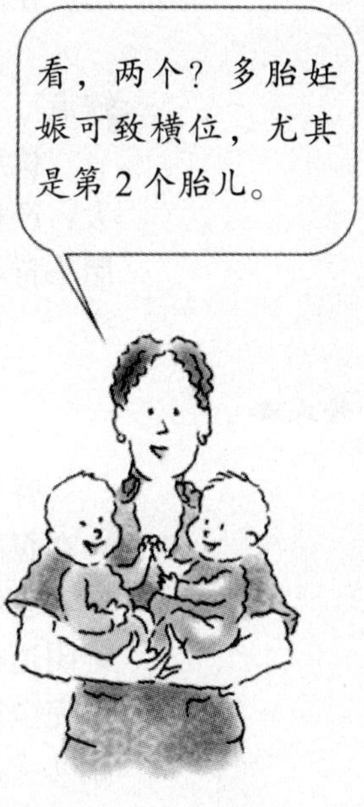

临床表现

胎儿胎位或先露不同，临床表现亦不同。

枕后位

经评估，胎头枕后位不如前位那样与子宫贴合，这样可增加脐带脱垂的危险性。因此，应先做阴道超声检查确定胎儿的体位。

当产程紊乱（如下）时，可怀疑为枕后位：

- 活跃期延长
- 下降停滞
- 腹部侧面听诊胎心音效果最好

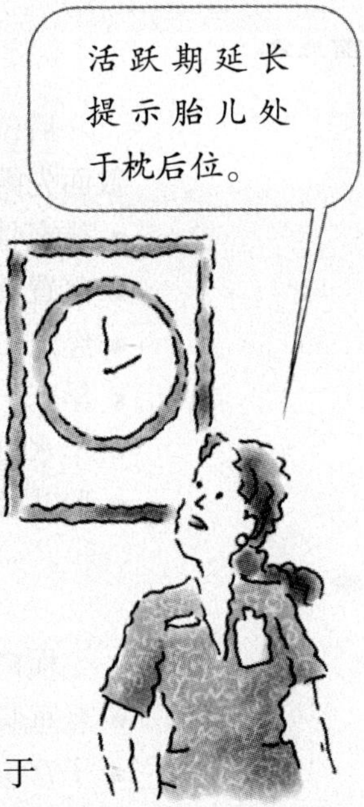
活跃期延长提示胎儿处于枕后位。

转至正常体位

大多数枕后位的胎儿在分娩过程中发生旋转，可使分娩正常进行。这在胎儿大小适中、俯屈良好时较为常见。旋转可由强有力的子宫收缩引发，使胎儿沿最大弧度旋转，此时胎儿为适应骨盆出口呈现良好的胎方位，能够顺利娩出。在此过程中，胎儿头部可能发生轻微的变形。

缺点

枕后位的缺点之一就是产程延长。由于旋转的弧度较大，产程延长较为常见。枕后位的分娩阵痛亦不同，这是由于胎头背对骶骨旋转，产妇因骶神经受到压迫而感到后背下方疼痛。

臀先露

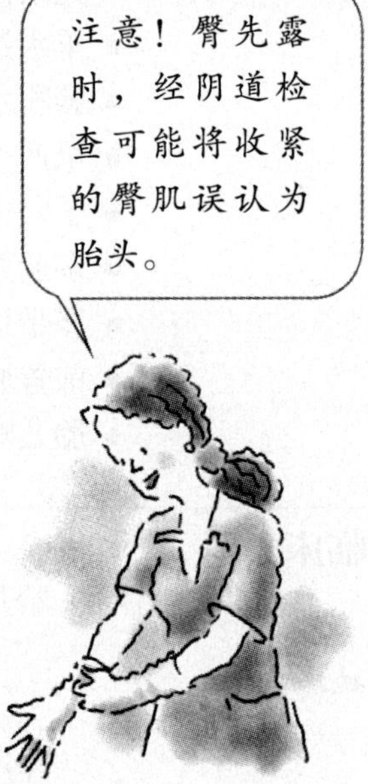
注意！臀先露时，经阴道检查可能将收紧的臀肌误认为胎头。

臀先露表现为：

- 在腹部较高处可听见胎心音。
- 四步触诊法可确定胎头位于子宫底。
- 阴道检查可发现臀部或足（或两者）为先露部分。当臀部完全衔接时，阴道检查可能会将绷紧的臀部肌肉误认为胎儿头部，将臀裂误认为矢状缝。
- 超声检查可明确胎儿体位并确定骨盆径线、胎头径线及是否发生前置胎盘等。

面先露

超声检查有助于确诊面先露。如果为面先露，需测量骨盆相关径线。其他表现为：

- 用四步触诊法触诊时，由于未衔接，胎儿头部的感觉比正常更明显
- 用四步触诊法在子宫同侧可触及胎头和胎背
- 很难触及胎儿背部轮廓（因其为凹形）
- 听到胎心音的一侧可触及胎儿双脚和手臂（尤其是背部凹陷处，可使胎心音传至前胸）
- 阴道检查先露部可为口、鼻、下颏

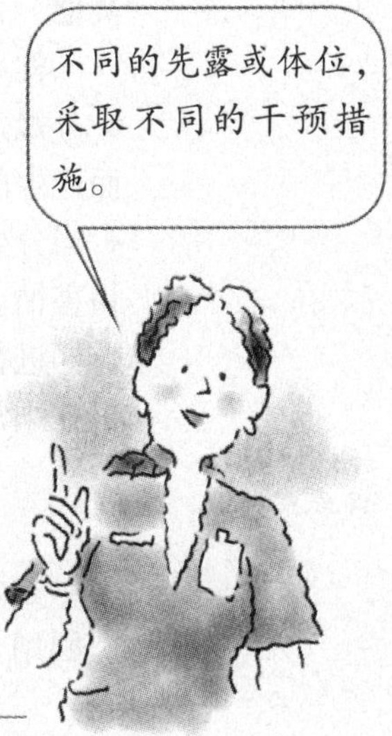
不同的先露或体位，采取不同的干预措施。

横产式

横产式在检查时较为明显，主要表现为卵圆形的子宫横径大于垂直径。其他表现如下：

- 四步触诊法很容易触及横位胎儿
- 超声检查可确诊横位并提供其他相关信息（如骨盆大小）

护理措施

不同的胎先露或胎方位，其干预措施不同。

枕后位

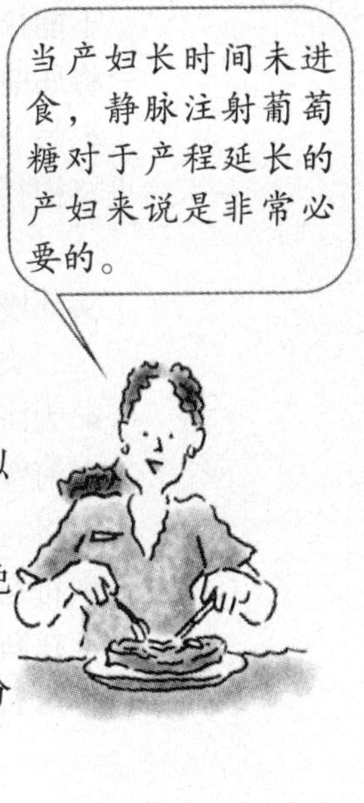
当产妇长时间未进食，静脉注射葡萄糖对于产程延长的产妇来说是非常必要的。

胎儿枕后位时可引发剧烈的分娩阵痛。因此，如何处理成为关键问题。一般情况下，分娩时产妇要求用药物减轻背部巨大的压力与疼痛。同时，还可考虑下列方法来缓解背部压力：

- 在产妇骶骨部位施加压力以缓解疼痛，如按摩后背或改变体位；
- 根据具体情况应用冷热疗法以缓解疼痛；
- 让产妇保持与胎儿背部相反方向的侧卧位，或保持手膝位以帮助胎儿旋转；
- 鼓励产妇及时排尿，每 2 小时一次，保持膀胱空虚，以避免胎头下降受阻引起其他不适；
- 由于产程较长，注意产妇最后一次就餐时间。在长时间的分娩过程中，产妇需要静脉注射葡萄糖溶液以储备能量。

其他

枕后位产妇在分娩过程中还需注意：

- 分娩过程中，产妇需要极大的精神支持以避免因长时间分娩而产生的恐慌。另外，还需对产妇进行耐心的解释与说明。
- 当分娩过程中出现意外时，要注意越是准备充分的产妇越容易害怕。因为她明白分娩过程并未按照书上或分娩指导者说的那样进行。这时要不断进行安慰，告诉她虽然产程延长，一切仍在正常进行。

臀先露

如果臀先露胎儿能经阴道分娩，当宫口开全后，可以允许产妇用力，胎儿臀部、躯干、肩部可顺利娩出。其他措施如下：

- 当臀部自发地从产道露出时，可用无菌巾从下方固定，并支持新生儿。
- 当肩部快到骨盆出口处且其最大径处于前后位时，如果肩部不能快速娩出，术者可用两手指顺胎儿后肩至上臂肘部，然后将屈曲的上肢越过胎儿面部及胸部而拉出。
- 另一手臂以同样方式娩出。外旋转有助于将头部置于最佳出口横径处。

头部娩出

头部娩出则需要一系列的判断与技巧。具体方法如下：

- 为协助胎头娩出，通常需将新生儿躯体及四肢横跨于医生的右前臂上
- 将右手两指置于新生儿口中
- 将左手掌心沿着新生儿背部慢慢伸入阴道中
- 在新生儿后脑处施加压力以充分俯屈胎头
- 最后在肩部施加压力（向上向外）以协助胎头娩出

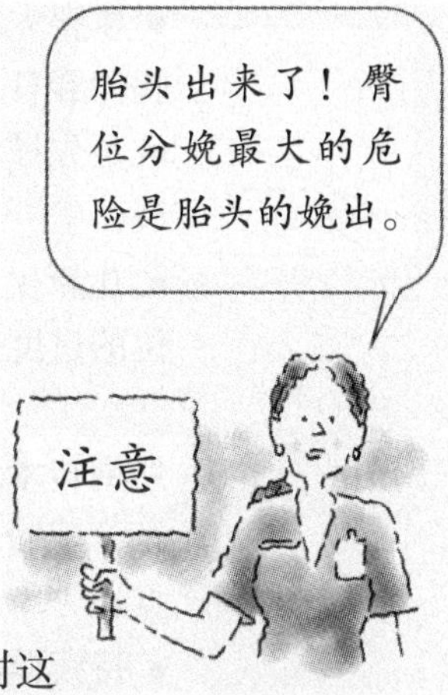
胎头出来了！臀位分娩最大的危险是胎头的娩出。
注意

产钳

胎头娩出过程中可借助产钳以控制俯屈和下降的速度。（见：产钳使用方法）

头部损伤

胎头娩出是臀位分娩过程中最危险的环节，其并发症如下：

- 由于脐带先于头部娩出，沿头部下行的脐带会被挤压在胎头与骨盆边缘之间；
- 头先露时，胎头在产道内重塑需要较长时间。臀位分娩时这种压力的迅速变化可导致脑幕撕裂，从而引发胎儿运动功能障碍、精神疾病甚至是致命性损害；
- 为减少脐带受压时间，新生儿可能会被迅速娩出，但这样做可导致颅内出血的发生；
- 新生儿缓慢娩出可减少颅内出血的发生率，但却能引发新生儿缺氧。

异常体位

新生儿父母及健康照护者通常会细心检查臀位分娩婴儿。原因如下：

- 臀位分娩的病因未知，新生儿父母及新生儿健康状况评估者可能会通过仔细检查寻找臀先露的原因；

产钳使用方法

臀先露胎儿胎头不能顺利娩出时，可借助产钳对胎头直接施加牵引力以减少胎儿颈部的损伤。

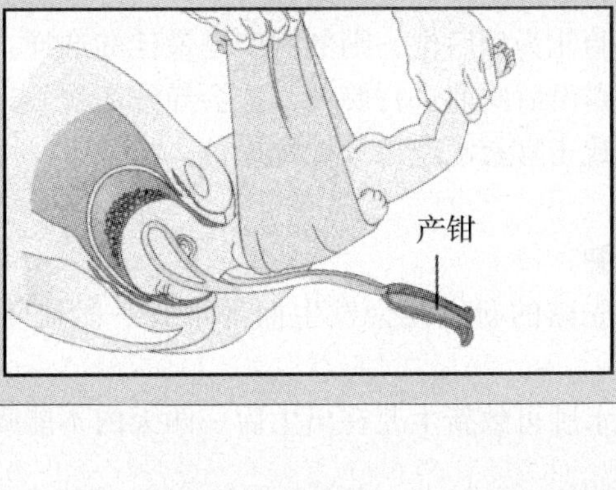

● 单臀先露时，新生儿出生后两三天内会保持这种姿势，即两腿伸展且与面部同高；

● 足先露新生儿出生后几天会保持足先露的姿势即两腿伸展；

● 让新生儿父母了解这些体位，以避免其对新生儿异常体位的过度担心或误解。

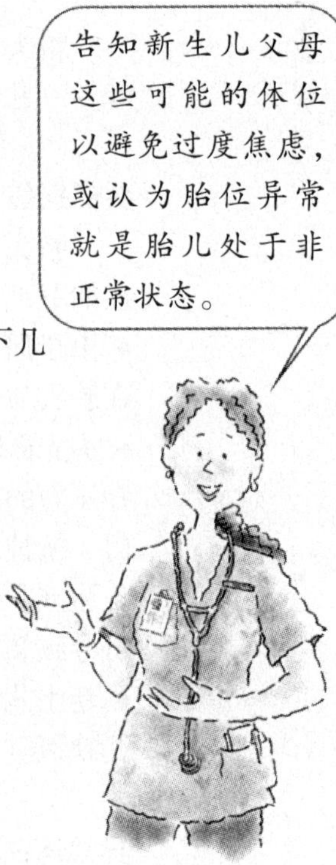
告知新生儿父母这些可能的体位以避免过度焦虑，或认为胎位异常就是胎儿处于非正常状态。

外倒转术注意事项

若胎儿出生前应用外倒转术将其转至头位，请注意以下几点：

● 持续监测 FHR，定期进行超声检查

● 注射抑制分娩药物以松弛子宫

● 为产妇提供支持以减少分娩过程中因压力而引起的不适

● Rh 阴性产妇应注射 Rh 免疫球蛋白以防出血的发生

禁忌证

外倒转术禁忌证包括：

● 多胎妊娠

● 重度羊水过多

● 经阴道分娩的所有禁忌证

● 脐带绕颈

● 不明原因的妊娠后期出血（可能为前置胎盘）

面先露

如果胎儿处于颏前位且骨盆径线在正常范围内，则面先露的胎儿有可能经阴道分娩。但仍可发生以下并发症：

● 由于面部不能很好地衔接，可致第一产程延长；

● 如果胎儿为颏后位，则剖宫产是最佳的选择。因经阴道分娩需将先露由后向前进行旋转，这会导致产程延长。另外，此种旋转可致子宫紊乱或持续性枕横位。

面部水肿

面先露的新生儿会发生面部水肿、淤血等。其他表现如下：

● 唇部水肿可致新生儿在出生后一两天内不能吸吮；

- 新生儿需行鼻饲喂养以保证足够的液体摄入直至能够有效吸吮；
- 密切观察新生儿气道开放状况；
- 新生儿 24 小时内应转至新生儿 ICU 病房；
- 告知新生儿父母水肿会在几天内消除并且不会留有后遗症。

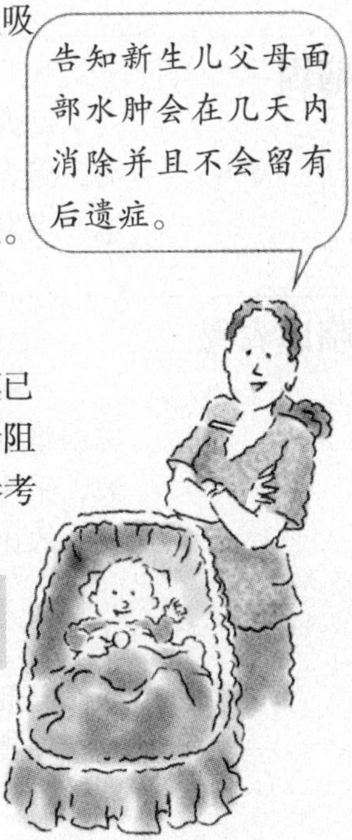

横产式

横产式足月胎儿不能经阴道分娩。尽管分娩开始时胎膜已破，但胎先露未固定。故脐带或手臂脱垂或肩部下垂可能会阻塞宫颈。这种情况必须行剖宫产。因此，横位处理措施可参考剖宫产。

胎儿大小

通过胎儿大小可以判断难产的几率。通常，体重超过 4500g 的胎儿发生难产的几率大。巨大胎儿在分娩过程中会发生 CPD 或子宫破裂。巨大儿围生期死亡率明显高于正常儿（15%：4%）。经阴道分娩过程中发生以下损伤的危险性亦高于正常儿：

- 宫颈神经麻痹
- 膈神经损伤
- 因肩部难产而引发的锁骨骨折

产妇

产妇产后出血的危险性亦增大，这主要是由子宫过度膨胀致子宫收缩乏力。

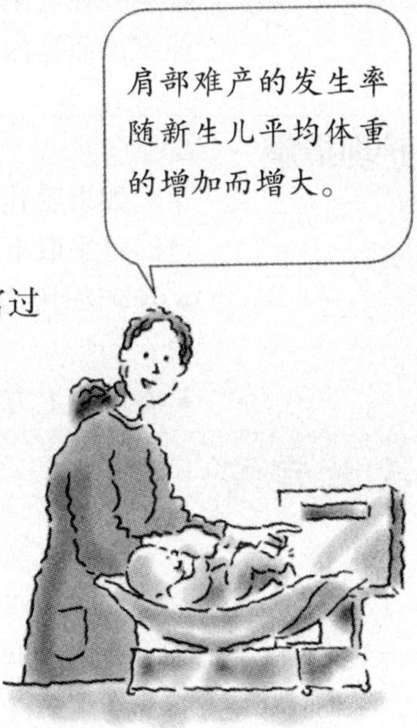

肩部难产

肩部难产的发生率随新生儿平均体重的增加而增大。第二产程中胎头已娩出，但肩部因太宽无法通过骨盆出口，这种情况可导致产妇阴道或子宫颈裂伤或因脐带受压导致造成胎儿锁骨骨折或臂丛神经损伤。

病因

巨大儿多见于有糖尿病的产妇。巨大儿与多胎妊娠也有关，因为稍后娩出的新生儿（较前一个）要稍大稍重些。肩部难产多发生于糖尿病、多胎妊娠以及过期妊娠产妇。

临床表现

一般通过触诊可确定胎儿大小，但对肥胖的产妇来说很难触及胎儿的轮廓，并且肥胖的产妇骨盆不一定很大，采用骨盆测量法或超声可确定胎儿大小与产妇骨盆大小的比例。

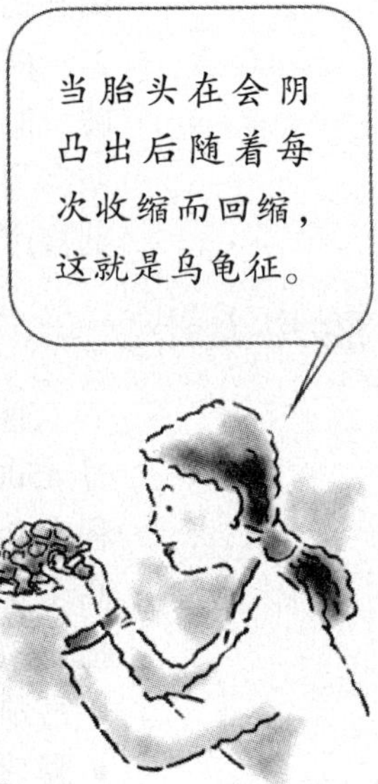
当胎头在会阴凸出后随着每次收缩而回缩，这就是乌龟征。

头与肩

肩部难产一般在胎头娩出后确诊，表现为胎儿前肩卡在耻骨联合下面。下列表现有助于及早发现肩部难产：

- 第二产程延长
- 下降停滞
- 胎头在会阴凸出后（着冠），在每一次收缩过程中未向前突出而是向后缩回（乌龟征）。

护理措施

如果胎儿过大不能经阴道分娩时，需施行剖宫产。肩部难产时可采取下列方法：

- 让产妇用力向腹部弯曲大腿，增宽骨盆出口以帮助前肩娩出；
- 在耻骨上方施加压力有助于肩部从耻骨联合下娩出。

无效宫缩

子宫收缩促使胎儿顺利通过产道。通常，宫缩由子宫某一起搏点激动而产生，波及整个子宫，并循环一周。随后子宫发生除极化，处于静息电位状态，然后另一起搏点激动，收缩开始，如此循环往复。

这一过程是在下列物质的调节下完成的：

- 激素——三磷腺苷（ATP）、雌激素、黄体酮
- 电解质——钙、钠、钾
- 蛋白质——肌动蛋白、肌球蛋白
- 肾上腺素和去甲肾上腺素
- 催产素
- 前列腺素

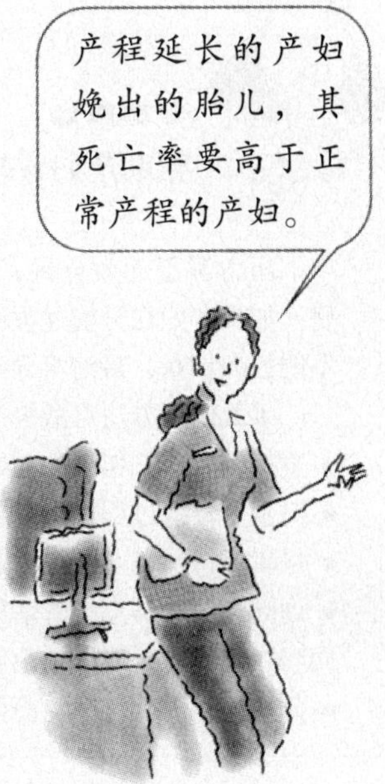
产程延长的产妇娩出的胎儿，其死亡率要高于正常产程的产妇。

无效 = 死亡率增加

约有 95%的产妇是在子宫收缩的前提下完成正常分娩过程的，但仍可发生无效宫缩，此时产程延长，产妇感染及出血的发生率、胎儿死亡率均高于一般产妇。因此，识别和预防无效宫缩是非常关键的问题。

有效宫缩随时可转变为无效宫缩，大致可将无效宫缩分为两型：

初发型（分娩早期）

继发型（分娩晚期）

有效措施

异常分娩会令产妇及其支持者产生焦虑、恐惧或沮丧等心理。因此，分娩过程中，我们应当不断对产妇及其支持者解释出现的问题以减轻他们的心理压力。（见：帮助产妇减轻压力，388 页）另外，我们还可采取一些措施来促进有效分娩。（见：促进有效分娩，389 页）

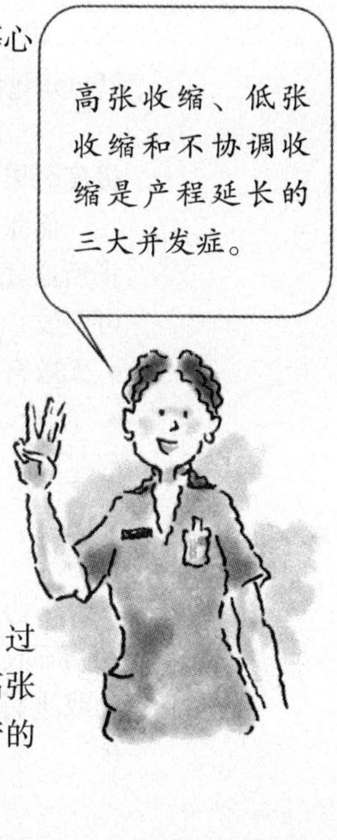
高张收缩、低张收缩和不协调收缩是产程延长的三大并发症。

无效宫缩

无效宫缩产生的并发症可阻碍自然分娩的过程。这些并发症包括：

- 高张收缩
- 低张收缩
- 不协调收缩（见：收缩的比较与对比，390 页）

高张收缩

高张子宫收缩主要表现为静息张力升高，可超过15mmHg。即便如此，其收缩强度却可能低于低张收缩。高张收缩的发生较为频繁，常见于分娩潜伏期内，并可导致急产的发生。（见：急产，391 页）

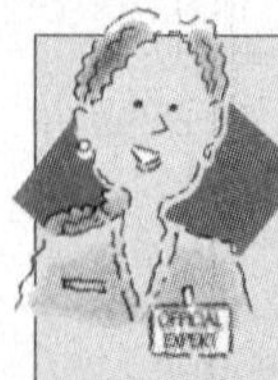

专家建议

帮助产妇减轻压力

压力源于无效分娩，但也可导致或加重无效分娩。如果产妇在分娩过程中感到紧张或不安，子宫颈不能如期扩张，最终将导致产程延长。

采取以下方法可减轻产妇及其支持者的压力：

- 直接询问产妇担心的问题。
- 对整个分娩过程进行解释。
- 尽量保持产妇及其支持者身心舒适。
- 询问产妇及其支持者诸如“这和你想象中的分娩相同吗”等问题，以引导他们表达焦虑。
- 分娩阵痛导致疲劳，而休息则促进子宫颈扩张。如果可能的话，鼓励产妇在宫缩间歇期休息或睡觉。
- 鼓励产妇采用非药物放松疗法。
- 采用深呼吸、按摩后背、更换床单、敷冷毛巾等放松疗法。若呼吸训练有效可减少止痛药物（可导致低张收缩）的应用。
- 指导产妇侧卧位。侧卧位时避免子宫压迫下腔静脉，可促进舒适，增加子宫血供，预防低血压。
- 如果产妇感觉仰卧位较舒适，可在其一侧臀下垫一坐垫倾斜骨盆，使子宫移向一侧。

低张收缩

低张收缩是指收缩的次数或频率较低。发生低张收缩时，10分钟内宫缩次数不超过2～3次，强度不超过25mmHg。

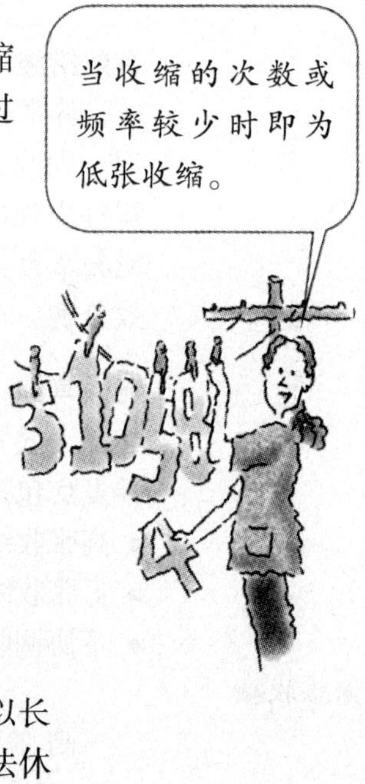

极度劳累

低张收缩易使产程延长，因为足够的收缩是宫颈扩张所必需的。这可以导致产妇及其受累器官极度劳累，可引发：

- 无效宫缩，增加产妇产后出血的几率；
- 子宫及胎儿的感染危险性增加，这主要是宫颈扩张过程延长造成的。

不协调收缩

不协调收缩的发生不规律，可以两次收缩重叠，也可以长时间不收缩。子宫收缩缺乏规律性导致产妇在收缩间期无法休息或进行呼吸训练。不协调收缩间隔太短可导致子宫血供不良。

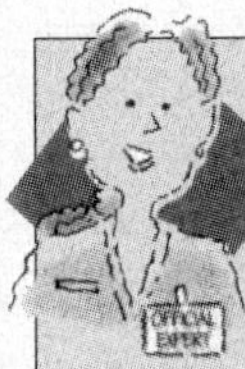

专家建议

促进有效分娩

某些措施可以促进有效分娩，避免无效宫缩时出现的严重并发症。产妇发生无效宫缩时可考虑采用以下措施：

葡萄糖储备

分娩是一种体力劳动，可耗尽产妇体内的葡萄糖储备。通常，可以用以下方法对产妇的葡萄糖储备进行评估：

- 产妇进入产房时，询问最后就餐时间以判断产妇是否有耗尽葡萄糖储备的危险，及时通知医生或助产士。
- 如果产妇离分娩时间尚早，可嘱其饮用一些高碳水化合物饮品如橘子汁。静脉输注葡萄糖可快速提供能量。
- 在分娩期间，多数医生或助产士会让产妇吸吮棒棒糖或硬糖以供给更多的葡萄糖。

补液

许多产妇在分娩期间不想接受静脉输液疗法。她们认为如果接受静脉输液治疗就不能自由活动或不能自然分娩。

以下措施可以减轻产妇的顾虑：

- 准备液体及输液器前向产妇解释静脉疗法的目的；
- 注意选用非优势手的静脉进行穿刺；
- 向产妇保证在分娩期间下床走动或活动不会影响输液。

病因

无效宫缩的病因取决于收缩的类型。

高张收缩

子宫肌层纤维收缩后不复极，可以随时接受新的起搏点的刺激，即为高张收缩。当有多个起搏点刺激收缩时可发生高张收缩，这与正常单一刺激下发生的收缩不同。应用催产素可引起高张收缩。（见：高张收缩与催产素，392 页）。

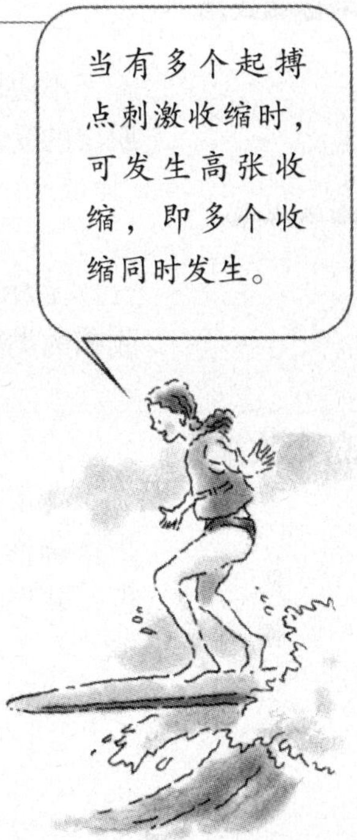
当有多个起搏点刺激收缩时，可发生高张收缩，即多个收缩同时发生。

低张收缩

低张收缩通常发生于分娩活跃期，具体情况如下：

- 应用止痛药物过早（宫口开至 3～4cm 前）
- 肠道或膀胱膨胀，阻止胎头下降或衔接

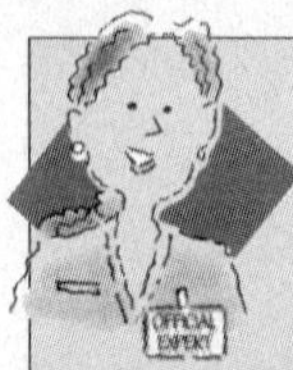

专家建议

收缩的比较与对比

下面是几种不同的子宫活动型态。根据评估结果进行干预可促进有效宫缩。

典型收缩

典型子宫收缩在分娩活跃期每 2～5 分钟发生一次，每次持续 30～90 秒。

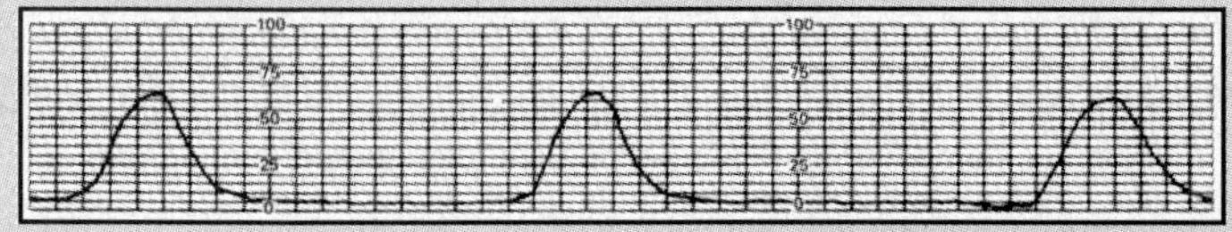

高张收缩

高张收缩指子宫收缩间期子宫肌纤维也不放松，保持静压在 40～50mmHg 左右。

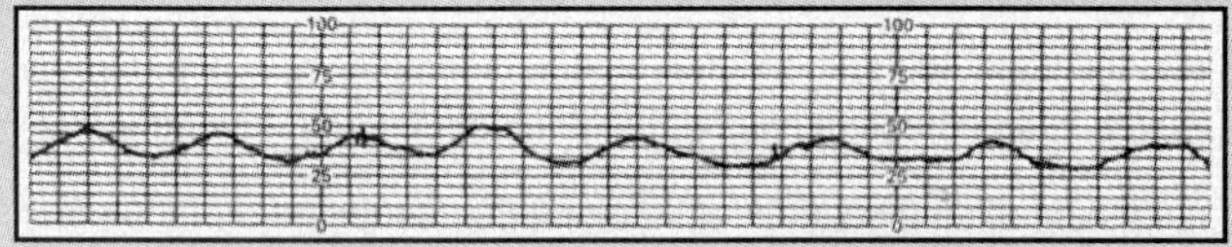

低张收缩

低张收缩在宫缩持续期，其压力升高不超过 10mmHg。

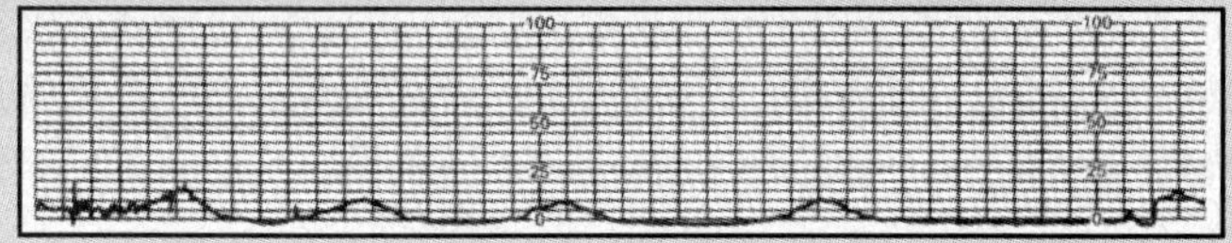

- 因多胎妊娠、巨大儿、羊水过多等导致子宫过度膨胀

不协调收缩

不协调收缩时，多个起搏点可同时引发收缩。另外，子宫肌层的受体不受起搏点的控制。

临床表现

无效收缩可通过体检或监测发现，其临床表现主要取决于收缩的类型。

高张收缩

高张收缩表现为子宫收缩痛，可以通过触诊或观察电子监护仪确诊。此时电子监护仪显示子宫收缩处于较高的静息电位，并且收缩间期不放松。

急产

急产是指当子宫收缩过强时，产妇在几次宫缩内即可完成分娩全过程，通常不超过3个小时。急产多见于经产妇，亦可见于使用催产素诱导分娩的产妇或施行人工破膜术的产妇。

危险的宫缩

急产时，收缩过强可致胎盘早期剥离，增加产妇及胎儿出血的危险性，亦可造成产妇损伤如产道撕裂。急产时，产妇感觉分娩失控，处于极度紧张状态。

产程过快可导致胎儿危险性增加，如胎头受压突然解除致硬脑膜下出血。

产程图

急产一般发生于子宫颈扩张的活跃期，可根据产程图进行判断。初产妇宫颈扩张速度大于5cm/h（每12分钟1cm）或经产妇大于10cm/h（每6分钟1cm）时即可断定为急产。此时，可应用子宫舒张剂来降低收缩强度和收缩频率。

下次分娩时间会更短

由于产妇再次分娩时，分娩速度会加快，所以，经产妇妊娠28周时可告知其分娩时间会较上次缩短。这样，产妇可安排好时间，及时到达医院或分娩中心。分娩开始时，要提醒有急产史的产妇可能会再次发生急产。准备分娩时，对于经产妇或有急产史的产妇，要在宫颈口开全前准备好所有用物，以便在有序的环境下完成分娩。

胎儿监护甚至可以发现胎儿心搏缓慢和胎儿窘迫，表现为晚期减速，这主要是因为子宫缺乏休息、灌注不足，导致输注至胎儿体内的氧合血红蛋白减少。产妇在收缩间期不能够很好地放松，表现为子宫收缩时呼吸困难。子宫收缩痛则是由子宫肌层放松不够而呈紧张状态造成的。

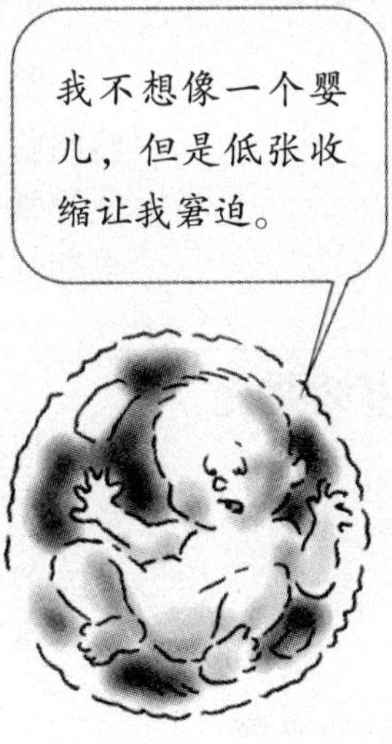

低张收缩

低张收缩时，宫缩较弱，通常不会产生宫缩痛。但疼痛是一种主观感受，并且产妇对宫缩的理解各不相同。因此，一些产妇仍可能认为这种收缩是非常疼痛的。

产程停滞

低张收缩表现为产程和宫颈扩张停滞。低张收缩不能够充分扩张宫颈，电子监护仪显示宫缩不强。

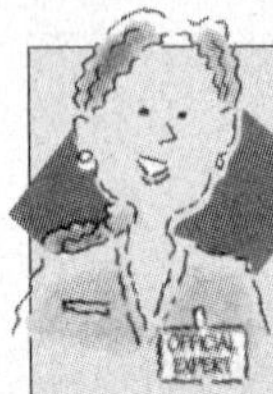

专家建议

高张收缩与催产素

当产妇应用催产素时，需监测有无高张收缩。高张收缩时，其强度可达 100mmHg，导致胎儿晚期减速或胎儿心率增加，如图所示：

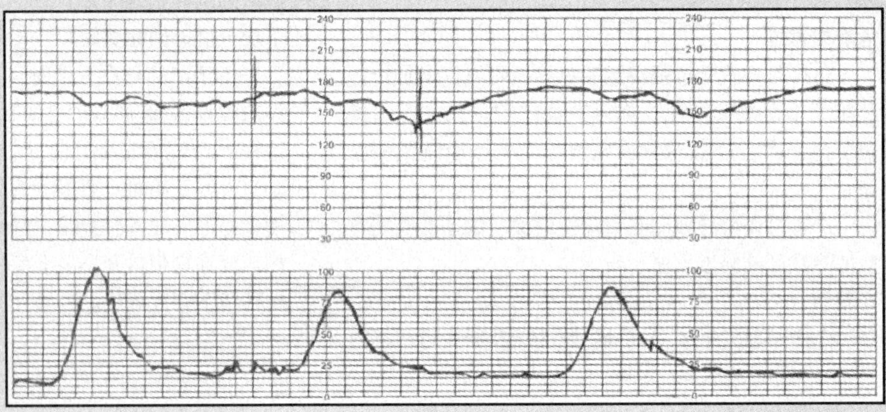

不协调收缩

胎儿及子宫外监护仪可发现子宫不协调收缩。监护仪可以监测胎儿心率、静息电压以及胎儿对收缩的反应，及时发现胎儿异常表现。通常，15 分钟内即可发现胎儿异常，但在分娩早期则需长时间监测才能发现异常。

催产素的副作用

注射催产素时应注意可能发生的副作用，并进行干预以避免并发症的发生。其副作用包括：

- 头晕
- 头痛
- 恶心、呕吐
- 心动过速
- 高血压
- 胎儿心动过缓或心动过速
- 高张收缩
- 尿量减少

护理措施

根据无效宫缩的类型采取不同的措施。情感支持和放松疗法是主要的，同时，也可采用药物治疗如催产素等。（见：催产素的副作用和预防催产素并发症）若上述措施均无效，则需施行剖宫产。

高张收缩

当产妇分娩阵痛次数与宫缩次数不一致时应对子宫及胎儿进行监护，每隔 15 分钟一次，以确保收缩间歇期足够长，避免晚期减速的发生。

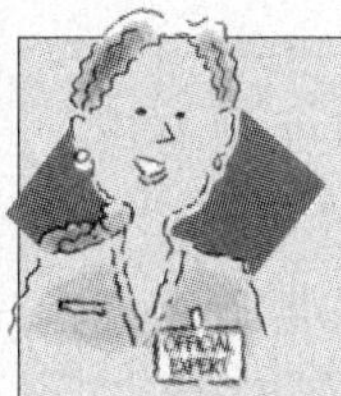

专家建议

预防催产素并发症

注射催产素可过度刺激子宫，导致宫内高张力、痉挛、子宫破裂、子宫或会阴撕裂、胎盘早期剥离、胎儿缺氧或急产等并发症，同时可因液体过量而导致惊厥和昏迷。采取以下措施有助于预防这些并发症的发生：

过度刺激子宫

- 如有必要，可使用输液泵注射催产素，使用 piggy-back 式输液，避免连续注射，但不要阻断主要的静脉通路。
- 每 15 分钟监测宫缩、宫内压、FHR 一次，记录血液丢失量。
- 当收缩间隔小于 2 分钟，收缩持续时间超过 90 秒或收缩力大于 50mmHg 时，应停止注射催产素，嘱产妇侧卧位（最好是左侧卧位）并通知医生。正常情况下，子宫 2.5～3 分钟收缩一次，随后伴有一个间歇期。
- 硫酸镁（浓度为 20%）备用，用于舒张子宫肌层。

液体过量

- 计算产妇出入量，尤其是当剂量超过 20mmol/min，可确诊为液体过量。
- 流产后应用高张盐水溶液可增加液体过量的危险。

好的方法

其他措施包括：

- 加强休息
- 准备好止痛药物，如吗啡
- 进行心理护理以促进睡眠
- 注射吗啡降低肌张力
- 促进舒适，如更换亚麻睡衣、调暗室内灯光、减少噪音和刺激等

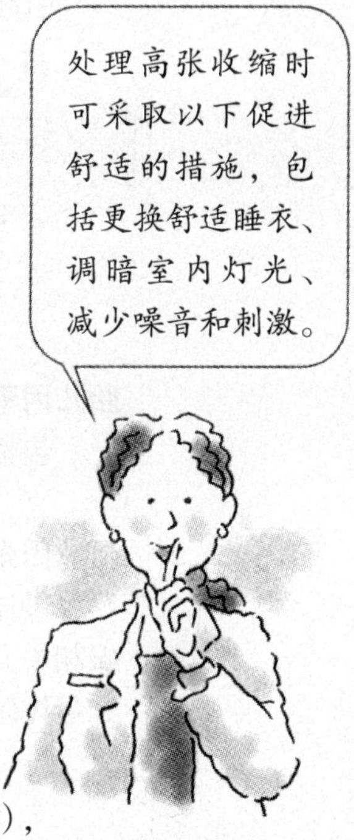
处理高张收缩时可采取以下促进舒适的措施，包括更换舒适睡衣、调暗室内灯光、减少噪音和刺激。

其他

如果出现 FHR 减慢，第一产程延长或使用腹压无效（第二产程停滞），则需行剖宫产。同时，应告知产妇及其支持者产妇宫缩虽强，却为无效宫缩，不能完成正常的宫颈扩张过程。

低张收缩

低张收缩的处理包括：

- 如果只存在低张收缩（通过超声排除 CPD 和胎先露异常），可鼓励产妇休息，摄入足量液体

- 如果胎膜未自发破裂，可行人工破膜术
- 可静脉注射催产素，引发子宫有效收缩以促进分娩
- 如果发生高血压，立即停用催产素并通知医生

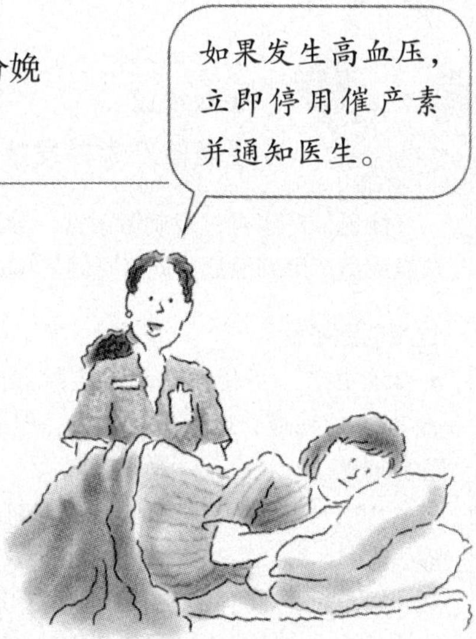

不协调收缩

不协调收缩的处理措施包括：

- 不协调收缩时可注射催产素刺激子宫产生有效、协调一致的宫缩，并使静息电位处于较低水平；
- 如果发生高血压，立即停用催产素并通知医生。

胎儿宫内死亡

胎儿宫内死亡是指妊娠 20 周及以上的胎儿的死亡，体重一般在 500g 及以上。

病因

引起胎儿宫内死亡主要有 4 个因素：

1. 胎儿
2. 母体
3. 胎盘
4. 未知因素

胎儿因素

包括遗传因素或先天异常和感染。

母体因素

母体方面的因素主要包括年龄过大、高血压、糖尿病或妊娠相关并发症，如先兆子痫和子痫、子宫破裂、Rh 血型不合和母体感染。

胎盘因素

胎盘方面的因素包括胎盘剥离（最常见原因）、脐带脱垂或脐带打结、胎膜早破（PROM）和双胎输血综合征。

其他

有些胎儿宫内死亡病因不明。

临床表现

孕妇主诉长时间未感觉到胎动，这是发生胎儿宫内死亡的首要标志，或者医生无法听到胎心音。

诊断检查

超声检查是确诊胎儿宫内死亡的唯一标准，主要是评估胎儿心脏活动。无胎心搏动表明胎儿死亡。

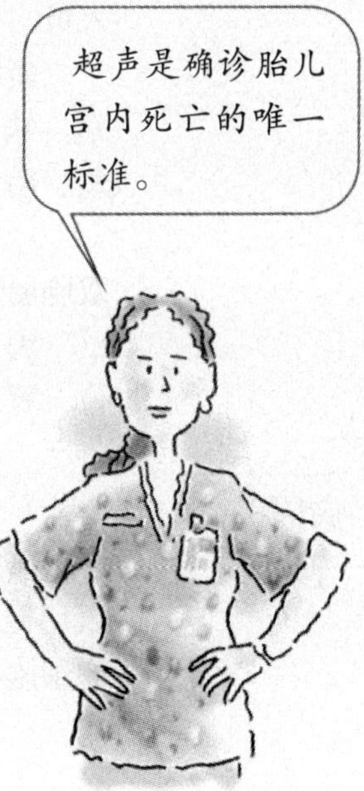

治疗

在确定胎儿死亡后的几天内应立即引产。因为产妇保留胎儿的时间越长，产妇发生 DIC 的可能性越大。如果孕龄小于 28 周，产妇的宫颈可能不成熟，无法进行引产，此时可通过阴道放入或口服前列腺素 E_2 或米索引产。

护理措施

护理胎儿宫内死亡的产妇与护理正常分娩产妇的措施相同。但是，心理护理较为复杂。

- 如实回答产妇的问题。
- 如果愿意，鼓励产妇给新生儿起名，拥抱新生儿。
- 记住每一位产妇都会在不同阶段经历痛苦。
- 了解产妇及其协助者对胎儿死亡可能产生的不同反应。
- 请牧师为产妇、协助者及整个家庭祈祷。

● 给予产妇、协助者和家人缓解痛苦的时间。
● 给予产妇及其协助者与新生儿单独相处的空间以缓解痛苦。
● 允许产妇给新生儿洗澡、换衣服。
● 询问产妇及其协助者是否需要特殊的宗教仪式，如洗礼或祈祷。
● 根据有关政策，收集一些纪念品，如新生儿的照片。一些机构可为新生儿拍照并保存一年之久；如果产妇起初拒绝收藏新生儿的照片，可能过一阵会改变决定。
● 收集新生儿的脚印，一缕头发或其他物品，并将其送给产妇或协助者。

多胎妊娠

多胎妊娠产妇在产房里常常很兴奋。因此，需要相应增加医护人员，包括照料早产儿的护士、儿科医生以及新生儿护理人员。产妇在分娩过程中会感到害怕，不知所措。

多胎妊娠一般施行剖宫产，以降低第 2 个胎儿缺氧的发生率。缺氧在三胞胎或多胞胎中更为常见，主要是由于脐带绕颈、胎盘早剥的发生率较高所致。

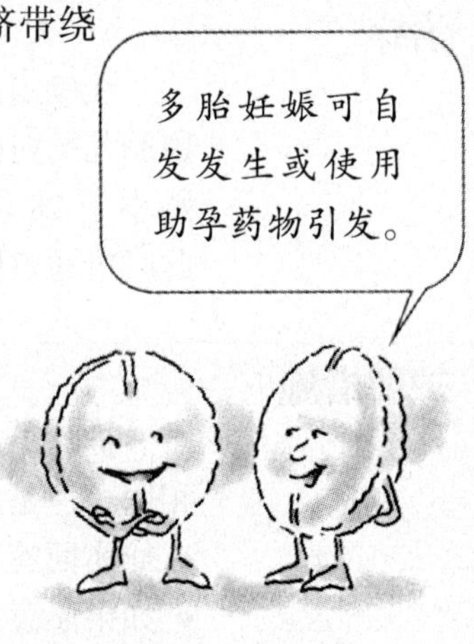

双胞胎体位

大多数双胞胎为双顶位，其他胎位依次为顶臀位、臀顶位和臀臀位。（见：双胞胎先露）

病因

多胎妊娠多发生于有双胎或多胎妊娠家族史者。服用促排卵药物者可因多个卵细胞同时排出，增加卵细胞同时受孕的几率而导致多胎妊娠。

双胞胎先露

双胞胎可有 4 种胎先露，如下图所示：

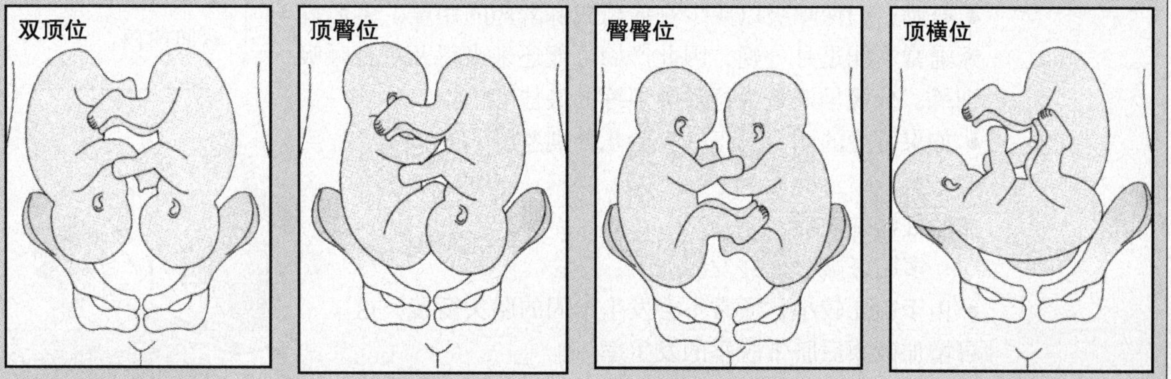

临床表现

当听诊有多个胎心音，产妇腹部大于同孕龄平均值，或触诊有多个胎儿时可怀疑多胎妊娠。多胎妊娠可通过超声确诊。

三胎或多胎妊娠产妇在娩出第 1 个胎儿后，其余胎儿会发生体位的改变。第 2 个胎儿的体位可通过外部腹部触诊或超声确诊。

护理措施

当胎先露为非顶先露时，应施行外倒转术。若外倒转术失败，则需决定采用臀位分娩或剖宫产。当多胎妊娠产妇经阴道分娩时，应告知产妇提早入院。具体措施如下：

- 第一产程与单胎分娩差别不大，但提早入院会让人感觉产程延长。
- 鼓励产妇在分娩早期参加打牌等活动以消磨时间。
- 谨慎应用止痛剂以防引起呼吸困难，但新生儿出生时可因发育不成熟导致呼吸困难。

● 应用催产素可促进宫缩，缩短两个胎儿分娩间隔时间，催产素通常在第一个胎儿娩出后应用。

● 注射硝酸甘油可放松子宫。

● 鼓励产妇深呼吸以减少止痛药或麻醉药的用量。多胎妊娠通常不能足月分娩，因此产妇可能还未来得及进行呼吸训练。分娩早期是进行呼吸训练的最佳时机。

● 如果可能的话，对每一个胎儿分别监测 FHR。

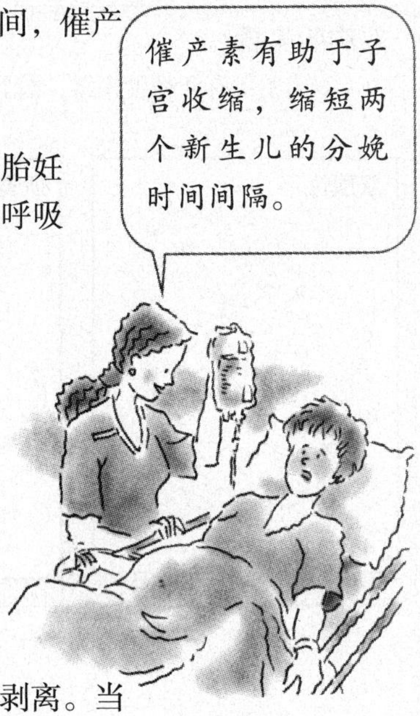

多胎妊娠并发症

多胎妊娠常见并发症如下：

● 由于胎儿较小，通常不会发生牢固的胎头衔接，这可增加破膜后脐带脱垂的发生率。

● 因产程延长导致子宫功能紊乱。

● 子宫过度扩张可导致或引发无效分娩。

● 多胎妊娠时在第一个胎儿娩出后常可发生胎盘早期剥离。当发生剥离时，产妇阴道突然大量出血，导致血容量下降。

● 由于胎儿较多，可发生异常胎先露。

● 多胎妊娠贫血和妊娠高血压综合征的发病率高于单胎妊娠。因此，在分娩过程中应密切监测血细胞比容和血压。

● 胎儿娩出后，产妇因宫缩乏力，导致出血的危险性增加。

● 第一个胎盘的剥离可导致另一个胎盘松动。当发生剥离时，监测其余胎儿的胎心音可立即发现胎儿窘迫。因此，密切监测胎心音非常必要。如果发生剥离，应立即娩出其余胎儿以避免胎儿死亡的发生。

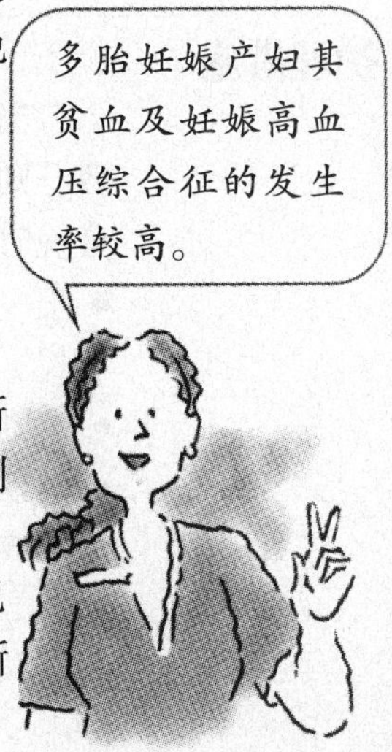
多胎妊娠产妇其贫血及妊娠高血压综合征的发生率较高。

注意事项

胎儿娩出后应注意：

● 仔细评估新生儿以确定胎龄，是否存在双胎输血综合征。

● 一些父母担心医院错误判断新生儿出生顺序。此时，可与新生儿父母进行讨论，告知其医院的严密措施以确保正确的判断。

● 尽管做好多胎生产的心理准备，产妇仍有可能不相信自己已娩出多个胎儿，与产妇进行讨论并共同探视新生儿可使其逐渐接受这一想法。

● 新生儿娩出后，因其体重和体温较低，不能立即进行探视。此时应及时告知新生儿父母，安排尽早探视，以消除他们的顾虑。

异常胎盘

正常胎盘约500g，约为胎儿体重的1/6，直径为15～20cm，厚约1.5～3cm。胎盘大小及其血管均有可能发生异常，亦可发生于脐带和胎盘连接处。异常胎盘分类如下：

● 球拍状胎盘
● 植入性胎盘
● 轮廓胎盘
● 副胎盘
● 前置血管
● 脐带帆状附着（见：异常胎盘构成，400页）

病因

胎盘异常可由严重的疾病引发，例如，患有糖尿病的产妇其胎盘异常增大；某些疾病如梅毒、成红细胞增多症等，胎盘明显增大，重量约为胎儿的一半；当子宫有瘢痕或纵隔时，为寻求更大的植入面积，胎盘被迫向外扩张，导致直径增大。

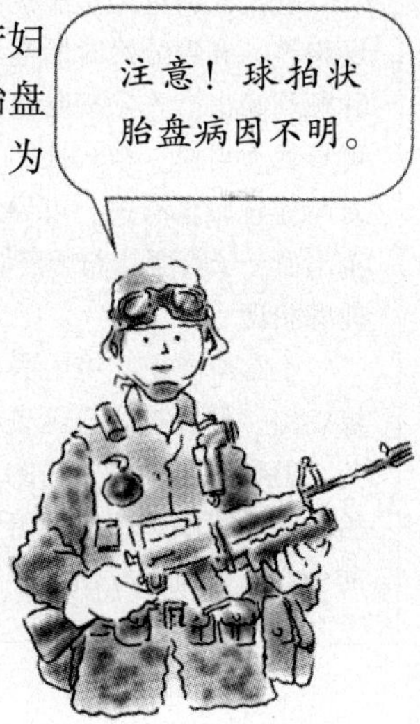

各型异常胎盘的发病原因

胎盘异常情况不同，病因亦不同。

● 球拍状胎盘：病因不明。

● 植入性胎盘：子宫瘢痕或子宫下段病变，在胎盘植入过程中发生蜕膜形成缺陷，导致植入胎盘发生。

● 轮廓胎盘：病因不明，可能由于叶状绒毛膜机能不全、绒毛膜下梗死和异常囊胚植入，引起部分胎儿面被蜕膜覆盖造成的。

异常胎盘构成

胎盘异常病因多不明确。现将胎盘异常的类型和临床意义介绍如下：

球拍状胎盘

球拍状胎盘中，脐带多与胎盘边缘而不是中央相连，可导致早产、胎儿窘迫、由脐带压迫或血管破裂引发出血等。

球拍状胎盘

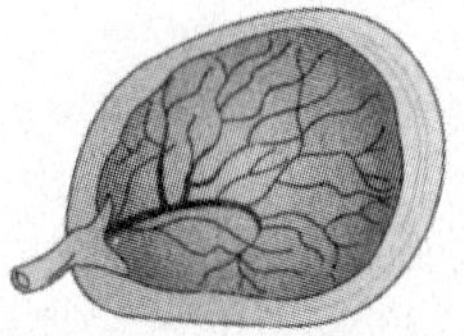

植入性胎盘

植入性胎盘是指胎盘与子宫肌层相连，导致分娩时胎盘不易松动并顺利娩出。人工摘除植入性胎盘可导致大出血。植入性胎盘的发生多与前置胎盘有关，可导致产妇严重出血、子宫穿孔和子宫切除。

轮廓胎盘

正常情况下，绒毛膜自胎盘边缘发出，伸展扩张直至裹住整个胎儿。但在轮廓胎盘中，胎儿部分的胎盘绒毛膜缺失，导致脐带在胎盘的中心、大血管发出处穿过。这些大血管可能会在绒毛膜折回胎盘表面处突然中断，导致自然流产、胎盘早剥、早产、胎盘功能不全及分娩期和产后出血的发生。

轮廓胎盘

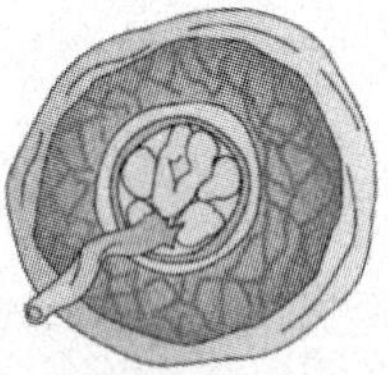

副胎盘

副胎盘是指一个或多个附属小叶与主胎盘通过血管相连。由于小叶残留在子宫内会导致严重的产后出血，因此，在胎盘娩出后应仔细检查以确定有无副胎盘。

副胎盘

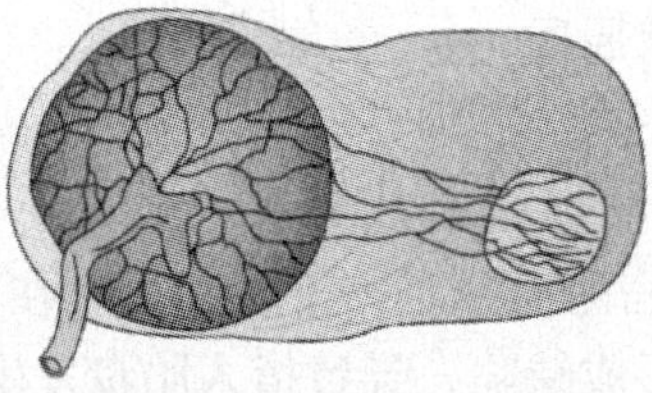

前置血管

前置血管多伴有脐带帆状附着，并且无保护、脆弱的脐血管穿过内孔位于胎头先露前方，这种异常附着可引发脐带先于胎儿娩出，在子宫膨胀时引起血管撕裂，导致出血的发生。

脐带帆状附着

当脐带分成几小束血管在羊膜内折回扩张到达胎盘时，即为脐带帆状附着。这种形式的脐带附着多见于多胎妊娠，并可能与胎儿异常有关。血管在形成脐带前穿越羊膜和绒毛膜的过程中不受任何保护，因此，可导致血管撕裂和出血的发生。

脐带帆状附着

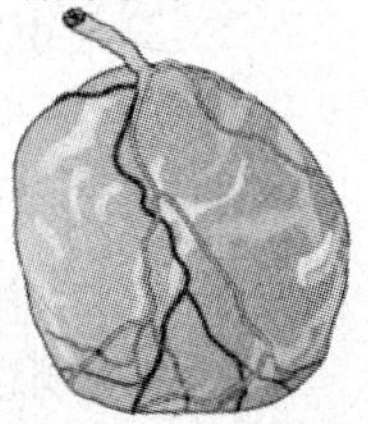

- 副胎盘：当远离胎盘的绒毛膜未发生退化且植入比较表浅，或仅局限于某一特殊的部位时，即为副胎盘，它会在对面宫壁上与滋养层发生连接，多见于多角子宫产妇。
- 前置血管：由内细胞层与体蒂的转位造成的，多见于脐带偏心附着。
- 脐带帆状附着：脐带在进入胎盘之前插入膜内，使血管位于羊膜和绒毛膜之间。脐带帆状附着多发生于胚胎植入过程中。

临床表现

通常在胎盘娩出后才会发现胎盘异常。因此，胎盘娩出后，需要仔细检查胎盘和脐带。若在宫颈扩张初期突然发生无痛性出血，则疑为前置血管，超声检查可确诊。

护理措施

某些胎盘异常需立即进行处理，而某些胎盘异常则意义不大。例如，当产妇有副胎盘时，应及时人工清除残留的小叶，以防因子宫收缩不良导致产妇出血。

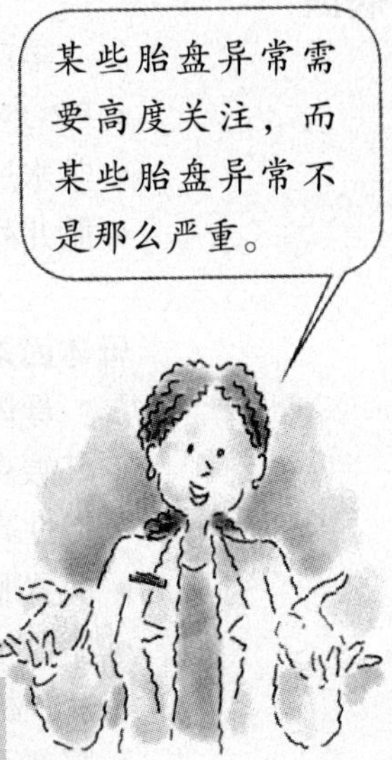
某些胎盘异常需要高度关注，而某些胎盘异常不是那么严重。

视诊先于触诊

在进行常规照护前即可发现某些异常。例如在使用各种仪器（如胎儿内监护仪）前，应先确定胎儿和胎盘结构以预防问题发生。例如，前置血管突然撕裂可导致胎儿突然失血。如果及早确诊为前置血管，应直接行剖宫产。

一些异常如植入胎盘等则需要进一步的治疗，如行子宫切除术或应用氨甲蝶呤破坏连接着的组织。

早产

早产是指产妇分娩时间早于正常孕龄。与正常分娩相同，早产时的节律性子宫收缩可使子宫颈发生改变。这种改变多发生于胎儿具有生存能力后，但一般在胎儿成熟前。

早产通常发生于妊娠20～37周。早产是围产期胎儿发病和死亡的主要原因。新生儿并发症包括呼吸窘迫综合征和颅内出血。约5%～10%的妊娠早产，其新生儿死亡率可达75%。

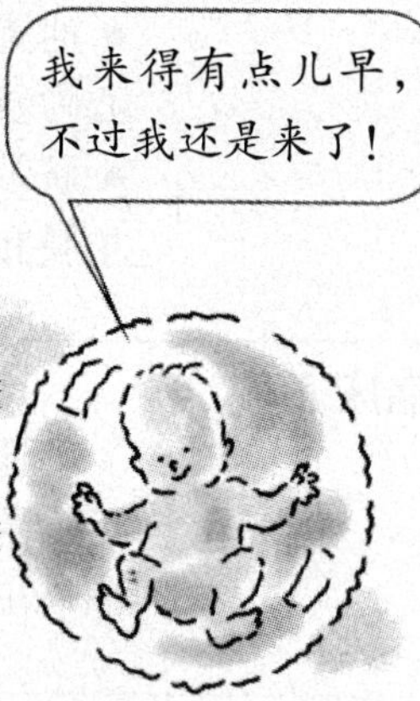
我来得有点儿早，
不过我还是来了！

体重＋妊娠时间＝结果

胎儿存活与否取决于胎儿体重及孕龄。

- 新生儿体重低于737.1g（1磅10盎司），孕龄少于26周，其存活率约10%；
- 新生儿体重在737.1g（1磅10盎司）到992.2g（2磅3盎司）之间，孕龄在27～28周，其存活率超过50%；
- 新生儿体重在992.2g（2磅3盎司）到1219g（2磅11盎司）之间，孕龄大于28周，其存活率为70%～90%。

病因

早产的原因包括：

- PROM（约占30%～50%）
- 羊水过多
- 胎儿死亡

母体因素

母体许多危险因素也可增加早产的发生率，如下：

- 妊娠高血压综合征
- 慢性高血压血管疾病
- 前置胎盘
- 胎盘早期剥离
- 宫颈机能不全
- 腹部手术
- 外伤
- 子宫结构异常
- 感染（如β-链球菌）
- 母体遗传缺陷

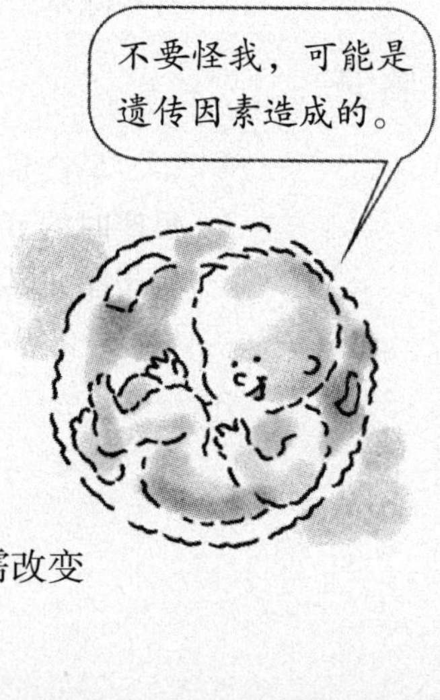
不要怪我，可能是
遗传因素造成的。

其他因素

其他引起早产的因素包括：

- 遗传因素——由于遗传因素导致胎儿营养摄取不足，需改变环境以利健康成长，从而引发早产。

- 对催产素敏感——由于子宫肌层对催产素高度敏感，激素可诱发子宫收缩，诱导分娩。

临床表现

早产临床表现与正常分娩大致相同：

- 节律性子宫收缩
- 宫颈扩张与子宫颈管消失
- 胎膜破裂
- 排出子宫颈黏液栓
- 流血

确诊

可结合以下情况确诊早产：

- 孕龄在27～37周。
- 超声（如果可能的话）可显示胎儿体位及与母体骨盆的关系。
- 通过宫颈检查确定子宫颈管消失和宫颈扩张的进展情况。
- 持续胎儿电子监护显示有规律的子宫收缩。
- 使用带产力计的便携式家庭监护仪确定早产性宫缩。
- 通过鉴别诊断，排除Braxton Hicks妊娠收缩和泌尿系统感染。

护理措施

早产治疗措施主要是为了抑制分娩，主要用于以下情况：

- 胎儿肺部发育不成熟
- 子宫扩张少于4cm
- 无继续妊娠禁忌证

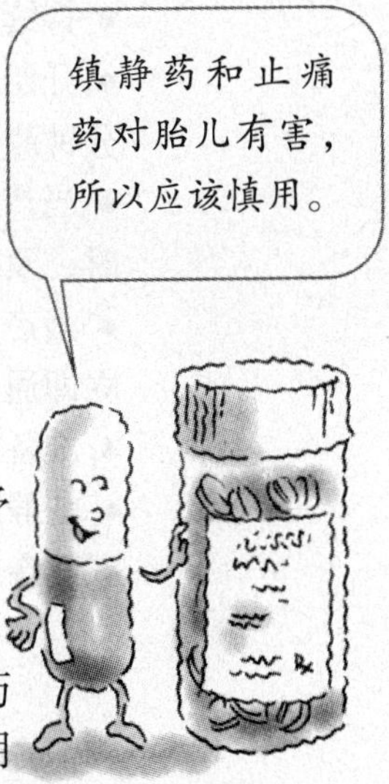

保守治疗

抑制分娩的保守治疗措施包括：

- 产妇需卧床休息，密切观察胎儿或母体窘迫的迹象，并给予综合支持治疗。
- 在尝试抑制早产时，要确保产妇卧床休息并给予药物治疗。
- 由于镇静剂和镇痛药对胎儿有害，应谨慎应用，减少这些药物的用量，并采取促进舒适的措施如频繁更换体位、保持会阴清洁、按摩背部等。

● 通过确认产妇是否危险以避免早产的发生，这类产妇可在家中进行治疗。

● 确保产妇采取合适的预防措施，如良好的围产期护理、充足的营养和适当的休息。

● 宫颈内口缝扎术可使有宫颈机能不全史的产妇在妊娠14～18周避免早产的发生。

● 有危险的产妇可在家中治疗并通过电话连线监控子宫收缩。

药物治疗

抑制分娩的药物包括：

● 特布他林——兴奋 β_2-肾上腺素受体，抑制子宫平滑肌的收缩。应用这一药物时，还需监测血压、脉搏、呼吸、FHR 和子宫收缩型态。

● 硫酸镁——放松子宫肌层，抑制子宫收缩。

监测

在治疗过程中监测是必要的，一般监测子宫收缩力和胎心音。其他措施包括：

● 当静脉注射松弛子宫药物时，需测量心电图基线值。

● 治疗期间，若实验室检查发现低钾血症、低血糖或血细胞比容下降，应及时将异常结果告知医生。

● 持续监测产妇心脏状况，若发现心律不齐及时报告。

● 开始每隔 10～15 分钟测量产妇的血压和脉搏，以后每 30 分钟测量一次或遵医嘱。

● 当产妇脉率大于 140 次 / 分、血压下降超过 15mmHg 时，及时通知医生。

● 当产妇主诉心悸或胸痛或紧缩感时，减少药物剂量并立即通知医生。

● 准备好心肺复苏的仪器与设备。

● 在静脉输液治疗期间每小时评估一次心肺功能，若听到肺部湿啰音或呼吸频率加快，及时告知医生。

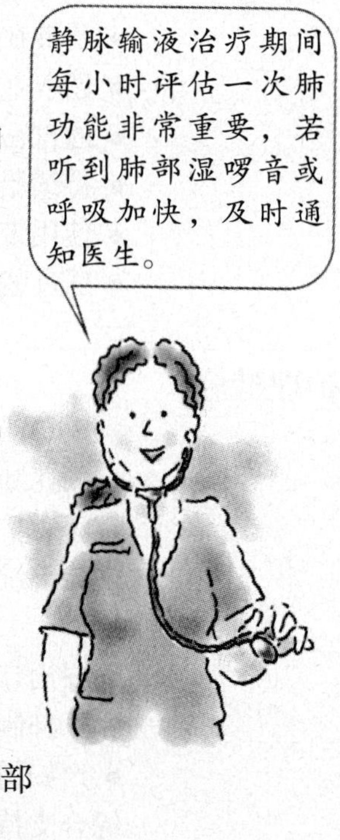

- 记录出入量，当每小时尿量少于 50ml 时应及时通知医生以防发生肺水肿。
- 发生肺水肿时，让患者呈端坐位，吸入氧气并通知医生。
- 静脉输液治疗 1～2 小时后，记录患者生命体征、出入量和胎心音。
- 应用动态心电图。当发现胎儿心动过速、低血压、尿量减少、胎心音减弱或消失时，立即通知医生。
- 注意观察硫酸镁对产妇的副作用，如嗜睡、语言含糊不清、面颊潮红、反射减少、胃肠蠕动能力降低和呼吸减慢。
- 注意观察硫酸镁对胎儿或新生儿的副作用，如中枢神经系统抑制、呼吸减慢、吸吮反射减少等。
- 进行健康教育，确保产妇理解并配合治疗。（见：早产的健康教育）

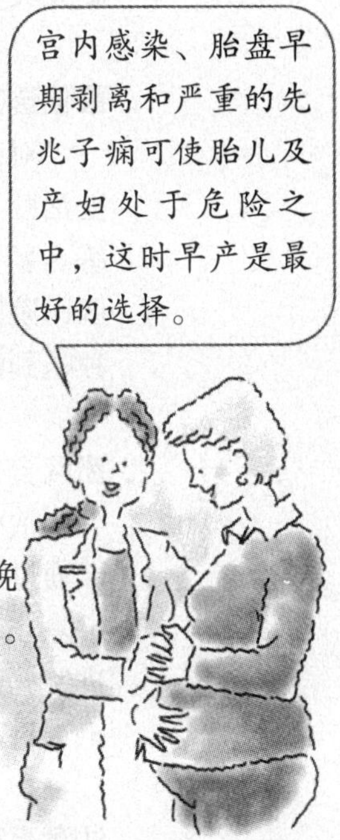
宫内感染、胎盘早期剥离和严重的先兆子痫可使胎儿及产妇处于危险之中，这时早产是最好的选择。

早产

我们最关心的是胎儿、产妇及早产胎儿是否能够顺利娩出。母体的因素可能会威胁到产妇和胎儿，导致早产的发生。这些因素包括：

- 宫内感染
- 胎盘早期剥离
- 严重先兆子痫

教育园地

早产的健康教育

有关早产的健康指导包括：

- 安慰并告知产妇会将药物对胎儿的作用控制到最小范围内。
- 告知产妇当其感觉出汗较多、胸痛或脉搏增快时应及时通知医生。
- 指导产妇在口服药物前测量脉搏。当脉搏超过 130 次 / 分时，应停用药物并及时通知医生。
- 当发生子宫收缩、腰背部疼痛、抽筋或阴道分泌物增多时，应立即告知医生。
- 告知产妇在发生其他药物副作用如头痛、紧张、发抖、心悸、恶心和呕吐等时，应立即通知医生。
- 告知产妇尿量减少或 1 周内体重增加超过 2、3kg 时，应及时通知医生。
- 告知产妇每天测量体温。当体温升高时应通知医生，这可能是感染的迹象。
- 建议产妇将口服药物与食物同时服用（避免胃部不适），并在睡前几小时服用最后一剂药物（以防失眠）。
- 鼓励产妇尽量卧床。
- 告知产妇在预产期两周前才能进行哺乳的准备，以防催产素释放引发宫缩。

临近预产期时，某些威胁胎儿的因素可导致早产的发生，包括：

- 胎盘功能不全
- 同种免疫
- 先天异常

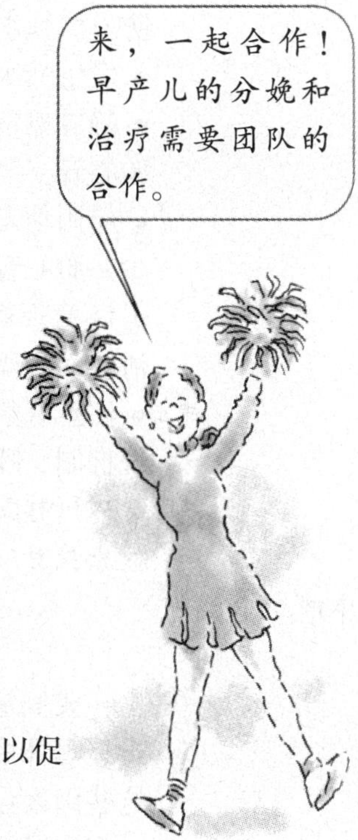
来，一起合作！早产儿的分娩和治疗需要团队的合作。

最佳选择

对有早产倾向的产妇来说，最好到围产监护中心接受治疗，那里的医务人员接受过有关早产处理的专业训练。新生儿也可以在父母的身边，加深感情。通常，社区医院缺乏早产儿特殊照护设施，因此，需要把早产儿单独送到围产中心。

团队合作

治疗和分娩需要团队的通力合作：

- 通过胎儿监护仪对胎儿的健康状况进行连续评估。
- 除非有禁忌证的产妇，在胎儿出生前可注射类固醇激素以促进胎儿肺成熟。
- 通过静脉补充足够的液体。

注意事项

- 吗啡和哌替啶可致胎儿呼吸窘迫。必须使用时，应从最小剂量开始应用。
- 避免人工破膜术，以防脐带脱垂或对胎儿颅骨造成损害。
- 早产新生儿对分娩压力的耐受性低，比足月新生儿更易缺氧。
- 如果必要的话，通过鼻导管给产妇吸氧。
- 分娩过程中持续监护，观察胎儿的反应。
- 在分娩过程中不断安慰产妇以减轻焦虑。
- 监测胎儿及产妇对局麻药的反应。
- 在宫缩间期用力是无效的，并可破坏早产儿柔软的颅骨。
- 告知产妇分娩的过程以及胎儿的状况。
- 告知产妇及其家属有关新生儿的情况，描述一下他的外貌并解释应用支持设备的目的。

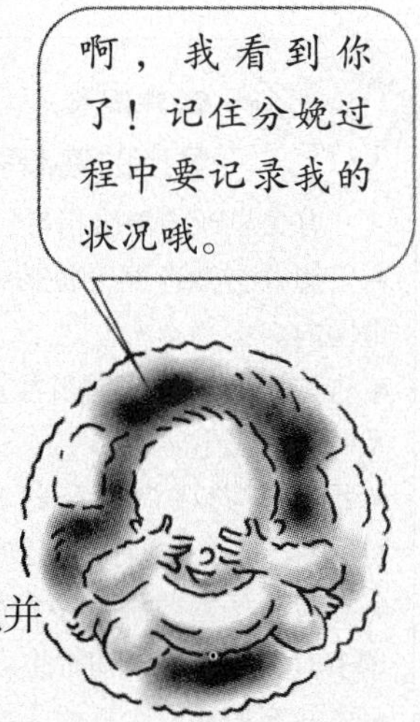
啊，我看到你了！记住分娩过程中要记录我的状况哦。

● 如果必要的话，在新生儿及其父母离开医院时，可向其推荐一位社区保健护士，以指导他们如何照护早产儿。

脐带异常

脐带异常包括脐动脉缺失、脐带过长或过短。

脐动脉缺失

正常情况下脐带内有 1 条静脉和 2 条动脉。脐带中 1 条动脉萎缩、体蒂原始动脉存在或 1 条脐动脉发育不全均可导致脐动脉缺失。脐动脉缺失与先天性心脏和肾缺陷有关，因为引发血管发育不全的因素也可导致其他中胚层结构发育不全。

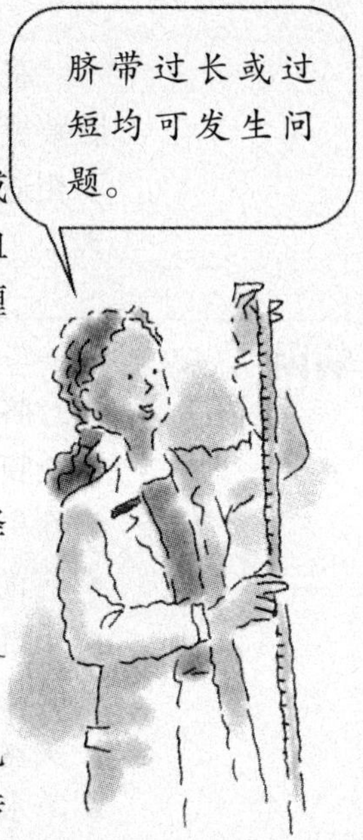

脐带过长

脐带过长很容易缠绕或打结。一般情况下，当脐带缠绕或打结时，血管内血液的流动和血管壁平滑肌的收缩仍可保持血运供给充足。脐带过长缠绕在胎儿颈部称为脐带绕颈，脐带缠绕过紧可阻碍血液进入胎儿体内，导致死胎。

脐带过短

脐带过短可导致胎盘早剥或发生异常的胎产式。胎儿下降的过程中由于脐带的牵拉作用还可引发胎儿窒息。

病因

脐带长短不同的病因尚不清楚。一些研究人员认为，胎儿活动减少，如双胎妊娠（单羊膜腔双胎或联体双胎）以及遗传缺陷，导致脐带延伸失败。然而，罕见的脐带反转进入胎盘可能是体蒂（最终为脐带）在植入胎盘的过程中发生转位的缘故。体蒂转位的程度决定了脐带与胎盘中心的距离。

临床表现

超声检查可发现脐带长度异常和异常脐带插入。然而，其他脐带异常只有在出生的时候才会发现。因此，在脐带娩出后应立即检查以免脐带变干影响检查结果。

护理措施

确认脐血管的数目。仔细观察脐带中只有两条血管的新生儿，以排除其他缺陷的存在。

脐带脱垂

脐带脱垂是指一段脐带滑落到胎儿先露部分的前方。羊膜腔破裂后，脐带脱垂随时可能发生，尤其是当先露部分与宫颈不相适合时更易发生，其发生率为 1/200。（见：脐带脱垂方式）

病因

脐带脱垂在以下情况下更易发生：

- 胎膜早破
- 除头先露的其他胎先露
- 前置胎盘
- 子宫肿瘤阻止先露部分衔接
- 胎儿过小
- 头盆不称阻止牢固衔接
- 羊水过多
- 多胎妊娠

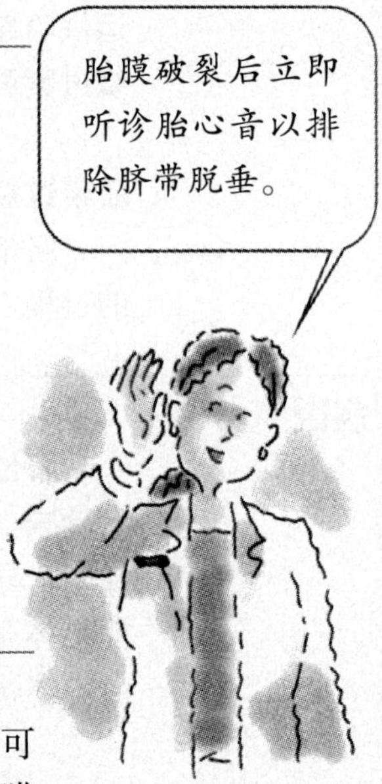

临床表现

脐带脱垂时，会突然出现 FHR 的变异减速，并在外阴可见脐带。为排除脐带脱垂，可在破膜（自发破裂或行人工破膜术）后立即听诊胎心音。

脐带脱垂方式

脐带脱垂可分为两种：外露脱垂和隐匿脱垂。不论脱垂的方式如何，胎儿的营养供应均受到限制。对胎儿进行监测可发现这两种脱垂方式。

隐匿脱垂

脐带仍在子宫内但已脱垂。

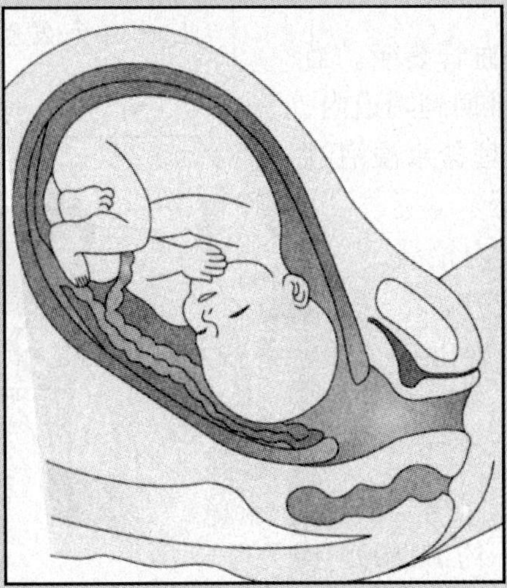

外露脱垂

可在外阴处发现脱垂的脐带。

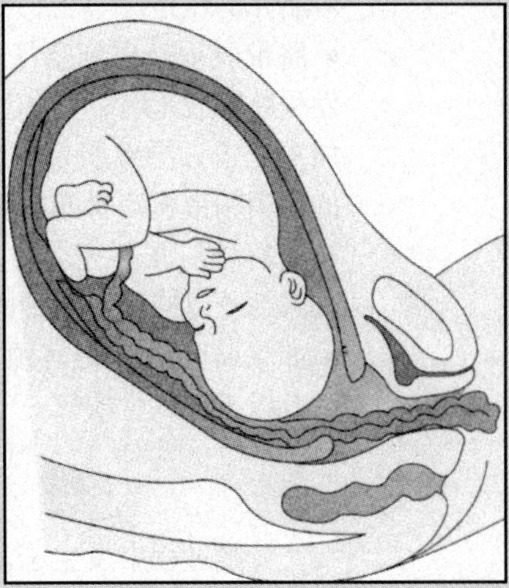

其他表现

当出现胎儿缺氧或胎儿窘迫的征象时提示脐带脱垂。在极少数情况下，阴道检查可能将脱垂的脐带误认为胎儿的先露部分。超声检查可确定这一情况。

护理措施

脐带脱垂可导致急性脐带压迫，这主要是由胎儿先露部分在骨盆边缘处压迫脐带所致。采取措施的主要目的是为了缓解脐带压力，减轻脐带压迫并避免胎儿缺氧。

当发生脐带脱垂时应注意以下几点：

- 如果阴道检查确定脐带是先露部分，在羊膜破裂前应行剖宫产。否则，当羊膜破裂时，脐带会下降到阴道内。

- 戴无菌手套，将手置于阴道中抬起胎头使之远离脐带。
- 产妇处于膝胸位或特伦德伯格卧位，可使胎头下降背离脐带。
- 面罩吸氧 10L/min。
- 使用松弛子宫平滑肌的药物可降低子宫活动性，减少对胎儿的压迫。
- 脐带脱垂暴露到空气中时变干可导致脐血管萎缩。当发生脐带脱垂时，切勿试图将暴露的脐带推回到阴道内，加重压迫，导致脐带打结或缠绕。可用生理盐水浸泡过的无菌绷带覆盖暴露的脐带，以防脐带变干。
- 当宫颈扩张不完全时，可将手放于阴道内抬高先露部分以减轻对脐带的压迫直至施行剖宫产。
- 如果脐带脱垂时宫颈充分扩张，可快速娩出新生儿以避免发生缺氧。

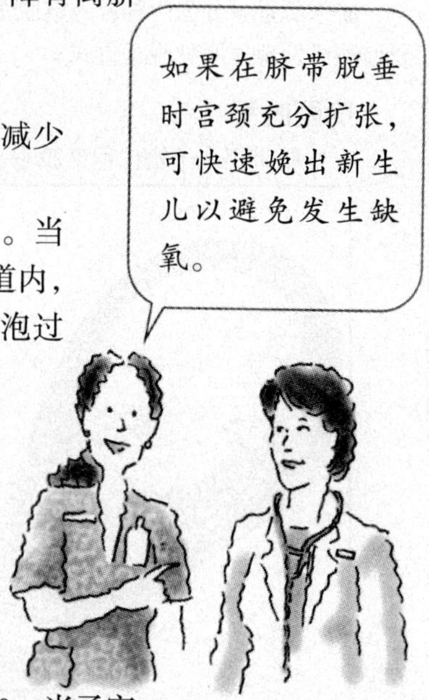

子宫破裂

分娩过程中发生子宫破裂的几率很小，约 1/1500。当子宫受压超过它所能承受的范围时，可发生子宫破裂和胎儿死亡。在胎盘娩出阶段，如果胎盘已经剥离但不能娩出，就会阻止子宫收缩，导致产妇大量出血。产妇的死因中，子宫破裂占 5%。当发生子宫破裂时，胎儿死亡率可达 50%。

胎儿存活能力取决于子宫破裂的程度和子宫破裂、子宫摘除所需时间。产妇预后取决于子宫破裂的程度和血液丢失量。产妇发生子宫破裂后，除非破裂发生于子宫低位节段处，否则想要再次怀孕是极不明智的。

病因

子宫破裂最常见原因是剖宫产术后，如以前切口留下的垂直瘢痕，或高张修补术后。促成因素包括：

- 产程延长
- 先露异常
- 多胎妊娠
- 应用催产素
- 梗阻性分娩
- 使用产钳或牵引术造成的外伤

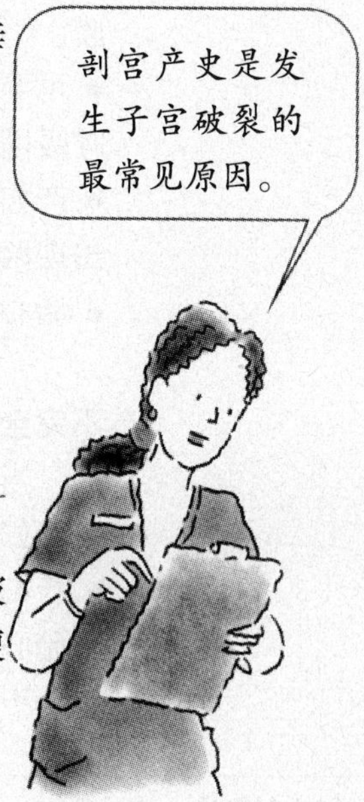

临床表现

强有力的子宫收缩不伴有宫颈扩张意味着即将发生子宫破裂，更确切的是指出现了病理性缩复环，表现为子宫破裂前腹部出现明显凹痕。

缩复环

异常分娩中可出现两种缩复环：

Bandl 缩复环——位于上段子宫和下段子宫连接处，通常发生在分娩第二阶段于腹部出现一水平凹痕。它主要是由子宫上段过度收缩造成的。缩复环以上子宫肌层明显增厚。

痉挛性狭窄环——可发生于子宫肌层的任何部位和分娩任一时点。当发生于分娩早期时，通常是由不协调收缩造成的，主要原因为产科操作和注射催产素。发生痉挛性狭窄环时，胎儿处于狭窄环处，分娩停滞。未娩出的胎盘亦位于此处。

超声检查可发现病理性缩复环，此种情况非常危险，需立即通知医生。

- 静脉注射吗啡或吸入亚硝酸异戊酯可缓解病理性缩复环。
- 注射抗分娩药物可抑制收缩。

完全破裂

当子宫完全破裂时，可有如下改变：

- 产妇在强有力的收缩及收缩停止后突然感到剧烈疼痛。

● 产妇主诉有子宫撕裂的感觉，血液从撕裂的子宫进入腹腔，甚至进入阴道内。子宫破裂可累及子宫内膜、子宫肌层甚至腹膜。

● 可突然发生休克，表现为脉快而弱、血压下降、皮肤湿冷、呼吸困难等。

● 产妇腹部外形发生改变，缩回的子宫和宫外的胎儿可使腹部出现两个明显的突起。

● 胎心音消失。

不完全破裂

当子宫发生不完全破裂时，体征表现不明显：

● 产妇腹部局部变软。

● 产妇主诉子宫下段持续疼痛。

● 胎心音减慢、宫缩减少，产妇生命体征可逐渐显示胎儿和母体处于危险中。（见：子宫破裂体征）

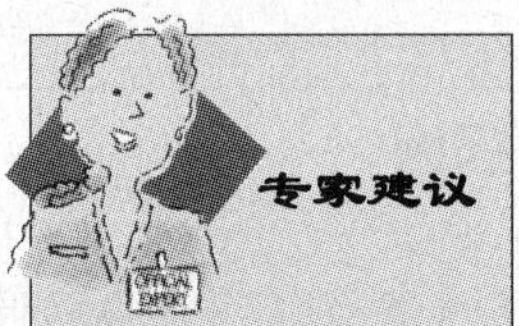

子宫破裂体征

子宫破裂的症状和体征需快速识别与干预。立即干预可挽救产妇及胎儿的生命。其症状和体征包括：

● 严重腹痛
● 宫缩停止
● 胎心音消失
● 阴道流血
● 血压下降
● 脉快而弱

护理措施

妊娠末期子宫血液循环最为丰富，此时若子宫发生破裂可导致严重的后果，可类似肝脾破裂。通常，剖宫产可保证胎儿的生命安全。在胎盘娩出阶段发生病理性缩复环时，可在全麻下行人工摘除胎盘。同时，还可采取以下措施：

● 遵医嘱紧急补液。

● 静脉注射催产素使子宫收缩，减少出血。

● 随时准备行开腹术以控制出血，实施子宫修复。

● 如取得同意，可在行开腹术时行子宫切除术或输卵管结扎术。应向产妇解释行子宫切除术或输卵管结扎术后会失去生育能力。

● 产妇在不知胎儿是否存活的情况下很难作出决定。

● 若产妇失血过多，可因低血压而失去知觉。此时，她的支持者可依据手术中的信息决定是否保留子宫。

• 提供有关信息、支持并尽快告知产妇和支持者胎儿状况、手术的进展以及产妇的安全情况等。

给予时间表达痛苦的感受

• 希望产妇及其家属能够渡过这段悲伤的时期，包括失去孩子和生育能力。
• 给予时间表达情感。

子宫内翻

子宫内翻是指子宫内膜外翻，这一现象比较少见，发生率为1/15 000，一般发生于新生儿娩出后，尤其当子宫不能收缩时应用产钳牵拉宫底可造成子宫内翻。子宫内翻亦可发生于胎盘与宫底相嵌合的地方。分娩时，胎儿将宫底向下牵拉。

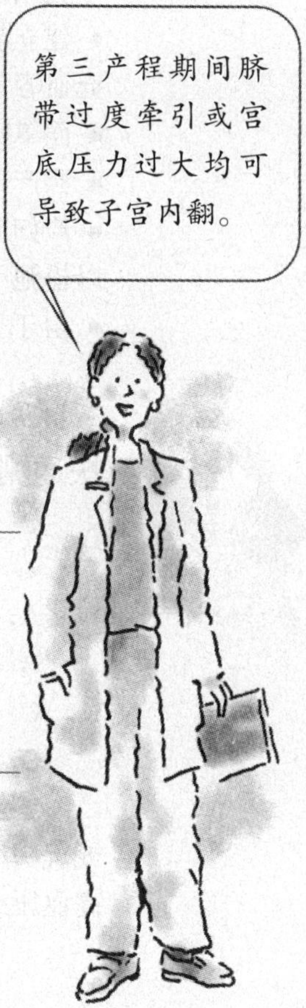
第三产程期间脐带过度牵引或宫底压力过大均可导致子宫内翻。

分度

子宫内翻可分为Ⅰ度内翻（指宫体伸展到宫颈处，但未超过宫颈环）到Ⅲ度内翻（完全内翻）。完全内翻时，翻转的子宫伸展到会阴处，又称完全子宫内翻，导致子宫和阴道完全倒置。

病因

子宫内翻一般发生于第三产程，主要原因有：

• 过度牵拉脐带
• 宫底压力过大

临床表现

子宫内翻的体征包括：

• 阴道内涌出大量血液
• 腹部不能触及宫底
• 失血的体征（如低血压、晕厥、面色苍白、出汗等）

● 休克的体征（如心跳加快、血压下降等），当持续失血数分钟而未发现，即有可能发生休克

● 子宫无法收缩导致持续出血（血液在 10 分钟内可流尽）

护理措施

当即将发生大出血时，可采取以下措施：

● 切勿试图将内翻的子宫放回原处，如果骨盆放松不足将会加重出血。

● 切勿试图摘除与宫底相连的胎盘，这会增大出血面积。

● 应用催产素只会加重内翻。

● 建立静脉通道，使用口径较粗的针头进行穿刺以利输血并补充血容量。

● 面罩吸氧并评估生命体征。

● 当产妇因失血过多而心搏骤停时立即行心肺复苏术。

● 产妇应立即接受全身麻醉或静脉注射硝酸甘油或抗分娩药物以松弛子宫。

● 由于子宫内膜暴露，产妇产后需应用抗生素预防感染的发生。

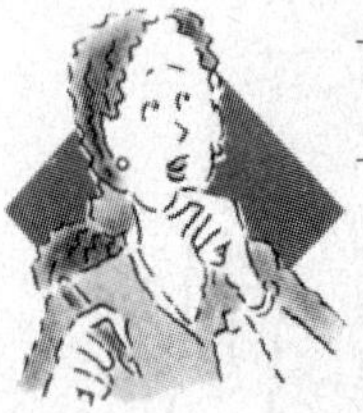

快速测试

1．施行剖宫产的母体因素包括：

A．胎儿横位

B．剖宫产史，比基尼切口

C．生殖器疱疹活跃期

D．低血压

答案：C．施行剖宫产的母体因素有 CPD、生殖器疱疹或乳头瘤活跃期、经典切口剖宫产史及其他疾病，如严重妊娠高血压或心脏病，可阻止推进至骨盆部分。

2．剖宫产的禁忌证有：

A．乳头瘤

B．胎儿窘迫

C．胎儿横位

D．死胎

答案：D．当已证实胎儿死亡，禁止施行剖宫产。此时，可行引产以避免手术操作。

3．羊水中出现胎粪表明：

A．臀先露

B．横位

C．胎盘早期剥离

D．前置胎盘

答案：A．由于宫颈压迫胎臀致胎臀收缩，引起胎儿在娩出前将胎粪排入羊水中。这与胎儿窘迫引起的胎粪排出不同，是由胎臀受压造成的。

4．臀先露分娩时的危险因素是：

A．低血压

B．缺氧

C．颅内出血

D．感染

答案：C．臀位分娩的危险因素之一是颅内出血。头先露时，由于受产道的限制长达数小时。臀位产时，压力改变立即发生，胎儿迅速娩出导致脐带受压时间缩短，从而引发颅内出血。

5．当发生以下何种情况时需中断催产素？

A．收缩间隔少于 2 分钟

B．收缩强度超过 50mmhg

C．每次收缩少于 50 秒

D．收缩不规律

答案：B．催产素的使用原则：收缩间隔少于 2 分钟，收缩强度不超过 50mmhg，持续时间不超过 70 秒。

6. 应用硫酸镁时，应观察产妇以下变化：

A. 活动过度

B. 面颊潮红

C. 反射增加

D. 呼吸增快

答案：B. 硫酸镁可松弛子宫肌层，亦可产生头晕、发音不清、面颊潮红、反射减少、胃肠道蠕动功能降低、呼吸减慢等副作用。

评分

☆☆☆ 如果你答对全部 6 个题目，棒极了！你已很好地掌握了这一章内容。

☆☆ 如果你答对 5 道题，很棒！你已理解这一章的内容。

☆ 如果你答对题目少于 5 道，没关系。再复习一下本章内容，加深理解。

（袁秋环　译）

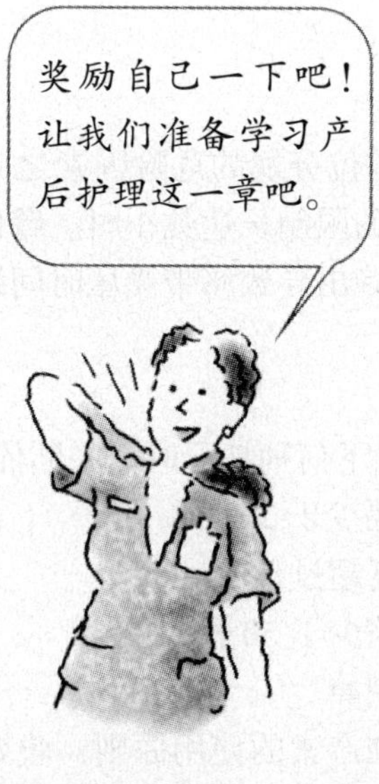
奖励自己一下吧！
让我们准备学习产
后护理这一章吧。

9

第九章　产后护理

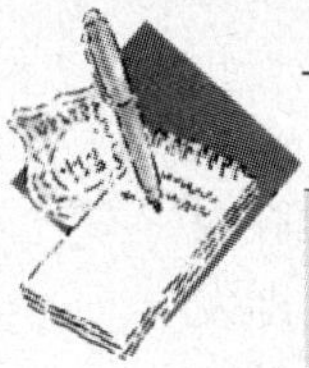

主要内容

在本章中,你将学习:

- ♦ 产后发生的生理及心理变化
- ♦ 产后评估的主要内容
- ♦ 产褥期的护理措施
- ♦ 哺乳期发生的生理事件
- ♦ 两种喂养方法及其优缺点

产后护理概述

产后期，或者叫产褥期，是指从胎盘娩出至产妇的身体恢复到妊娠前状态的一段时期，一般指分娩后 6～8 周，有人称之为妊娠的第四时期。产褥期内，产妇会发生很多生理和心理变化，护理的重点是帮助产妇及其家属适应这些变化，使其更容易地过渡到父母亲的角色。

生理变化

产后会发生两种类型的生理变化：恢复性改变和进行性改变。

恢复正常

恢复性改变是指身体恢复到妊娠前的状态。生殖系统的恢复性改变包括：

- 子宫收缩并下降到骨盆内妊娠前的位置
- 子宫内膜脱落并形成恶露
- 子宫颈和阴道收缩
- 阴道和盆底肌的肌张力恢复

复旧理论

分娩以后，子宫体积逐渐缩小并下降到妊娠前其在盆腔内的位置，这个过程称为子宫复旧。复旧一般在分娩后立即发生，此时子宫在脐和耻骨联合之间收缩变硬，随后子宫上升至脐部或稍高。产后第 1 天，子宫开始以 1cm/d（或 1 横指 / 天）的速度向盆腔下降，如果患者是剖宫产分娩，下降速度可能稍慢一些。到产后第 10 天，子宫下降至骨盆深部，平或低于耻骨联合，并且不能被触及。

收缩是关键

如果在复旧阶段子宫无法收缩或无法保持子宫的硬度，会导致子宫失血或大出血。因为分娩时胎盘剥离，使胎盘附着部位的子宫大血管暴露，子宫的收缩能够关闭这些血管，起到止血带的作用。子宫底按摩、使用人工合成的催产素及通过母乳喂养促进体内催产素的释放，都有助于维持或刺激子宫收缩。

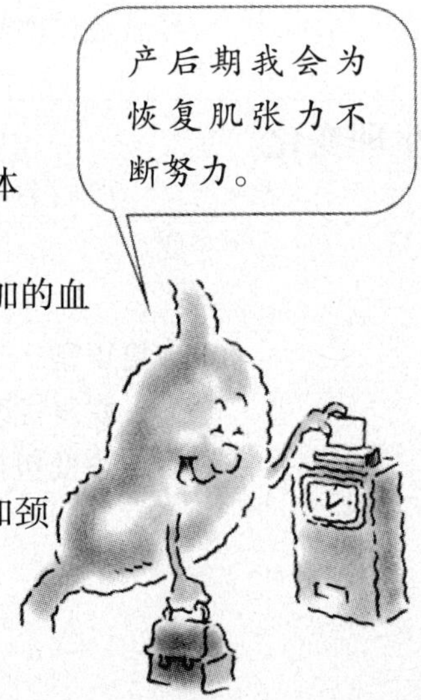

其他系统的变化

身体的其他系统也会经历恢复性改变，包括：

- 孕激素减少，如人绒毛膜促性腺激素、人胎盘促黄体激素、黄体激素、雌酮和雌二醇；
- 广泛的利尿作用，以清除过多体液，减少妊娠期间增加的血容量；
- 随着过多体液的排出，血细胞比容逐渐上升；
- 消化和吸收功能恢复；
- 妊娠纹（皮肤过度拉伸留下的痕迹）、黄褐斑（面部和颈部色素沉着）和黑线（腹部色素沉着）逐渐消退；
- 腹部肌肉、筋膜和韧带的张力逐渐恢复；
- 生命体征恢复到正常范围；
- 由于快速利尿和恶露排出而导致体重下降；

- 静脉曲张消退（尽管它们也许不能完全恢复到妊娠前的样子）。

另外，在产后，雌激素和孕激素的生成迅速减少，促卵泡素生成增多，导致排卵和月经周期逐渐恢复。

进行性变化

进行性变化是指新组织，主要是那些伴随哺乳和月经恢复时组织的建立。在产后期，液体积聚在乳房组织，为母乳喂养做准备，而且因为乳汁分泌，乳房逐渐变大。与哺乳有关的变化将在本章后续内容中详细讨论。

心理变化

产褥期是产妇及其家属发生转变的时期。即使这个家庭有其他的孩子，每个家庭成员也必须重新调整，以适应新生儿的到来。特别是产妇，在这段时间内，除了身体发生的变化之外，还要经历很多心理的变化。

不要让这一阶段困扰你

产褥期内，产妇将经历 3 个明显不同的调整阶段：

1. 依赖期
2. 依赖 - 独立期
3. 独立期

过去曾将产褥期划分为各个阶段，每个阶段都对应特定的时间段，产妇按照时间顺序经历每一个阶段。现在，分娩住院的时间大大缩短了，随之而来的是产妇更快地经历了产褥期的各个阶段，有时甚至同时经历多个阶段。（见：产褥期的阶段，420 页）

建立亲属关系

产妇及其家属也经历其他的变化。理想的结果是，这些变化使新生儿得到父母的爱护，并且和所有的家庭成员建立积极的亲属关系。

产褥期的阶段

该图表总结了产褥期的 3 个阶段。

阶段	产妇的行为和任务
依赖期（分娩后 1～2 天）	● 反思分娩经历 ● 角色被动并依赖别人的照顾 ● 关于产程和分娩的叙述 ● 看着新生儿时感到惊奇
依赖 - 独立期（分娩后 2～7 天）	● 自我照顾的独立性增强 ● 对照顾新生儿有浓厚兴趣，但同时对自己的照顾能力缺乏信心
独立期（分娩后约 7 天）	● 适应父母角色并定义自己的新角色—父母和照顾者 ● 放弃关于新生儿的幻想并接受其真实形象 ● 承认新生儿是一个独立的个体 ● 把照顾新生儿的责任视为理所当然

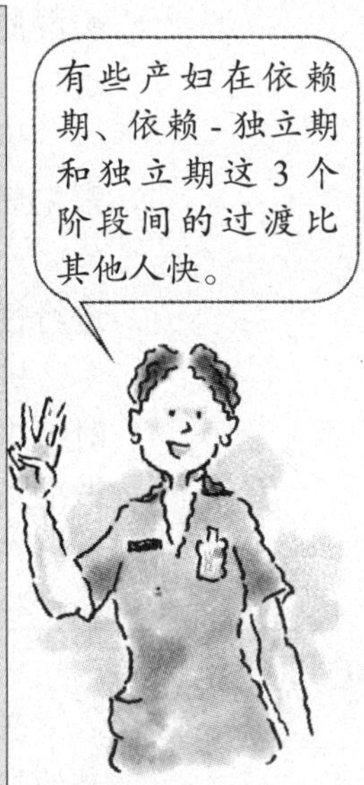
有些产妇在依赖期、依赖 - 独立期和独立期这 3 个阶段间的过渡比其他人快。

消极的变化

有些情况下，也可能出现消极的心理反应。比如，产妇可能因为新生儿成为注意力的中心而感到失落，或者由于新生儿不符合她的预想而感到失望。

产妇也可能出现无明显原因的极度悲哀感，这些情感通常称为*产后忧郁*。一个患有产后忧郁的产妇可能会出现情绪波动、失望感、无明显原因地哭泣、头痛、失眠、疲劳、不安、沮丧和愤怒，这些感觉大约在产后 5 天左右达到高峰，并在产后 10 天内消退。（见：*克服产后忧郁*）

第一次接触

采取家庭病房、亲人探视等方式，鼓励父母亲、新生儿和其他兄弟姐妹间的早期接触和互动，以帮助新生儿融入家庭。

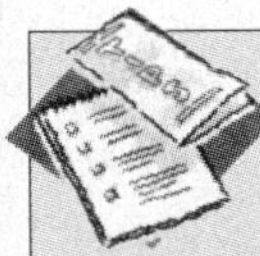

教育园地

克服产后忧郁

对大多数母亲而言，生育宝宝是一种愉快的经历，然而，有些产妇分娩后却感到悲伤、抑郁、愤怒、焦虑和恐惧，称为产后忧郁，发生率约为70%～80%。 在大多数情况下，症状发生在产后最初几天，并且在几天内自然消失。

帮助方式

帮助产后忧郁的患者时，应告诉她：

- 充分休息
- 寻求其他家人和朋友的帮助
- 进行特殊的自我照顾
- 与伴侣共度时间
- 如果经过几周之后情绪没有改善并且有极度困扰（这也许是更严重的抑郁的表现），要通知医生

一定要向患者解释：许多产妇在有了孩子后感到悲哀、害怕、愤怒和焦虑，这些情绪并不意味着她作为一个女人或一个母亲是失败的，相反，这些都显示她正在调整自己去适应分娩后的变化。

忧郁和抑郁

不幸的是，大约10%的产妇会经历更严重的情绪问题，称为产后抑郁。这些病例中，产妇的抑郁和失望情绪会持续几周以上，并且其强度足以妨碍产妇的日常活动。产后抑郁可以发生在任何一次妊娠后，并不是只发生在初次妊娠。这种情况通常需要个别心理辅导或者用药物来解决。

产后抑郁的可能原因包括：

- 对妊娠的疑惑
- 近期的压力，如失去亲人、家人生病或新近搬家等
- 缺乏支持系统
- 计划外妊娠（可能使产妇有失败感）
- 母乳喂养问题，特别是产妇不能进行母乳喂养或决定停止母乳喂养
- 就像月经期之前很小的激素水平变化就能导致情绪波动和不安一样，产后雌激素和孕激素水平的快速下降，可能以同样的方式诱发抑郁
- 早产（可能使产妇感觉没做好准备）
- 使其不能成为“完美”母亲的未解决的问题
- 感到失败，因为产妇相信她天生就应该知道如何去照顾新生儿
- 对新生儿的性别或其他特征感到失望（新生儿与产妇的设想不符）

有些症状和体征可能提示产后心绪不良其实是真正的产后抑郁，这些症状和体征包括：

- 日益严重的失眠
- 食欲改变，进食量极少
- 与婴儿的互动极少，把婴儿看成是负担或难题
- 有自杀的念头或伤害婴儿的想法
- 感觉与社会或支持系统隔离
- 因为缺乏精力或愿望而无力照顾自己或婴儿

有产后抑郁症状的产妇应尽快寻求医疗帮助。（详细信息见第10章产后抑郁症）

产后评估

与所有的评估一样，产后评估由询问病史和身体检查两部分组成。

病史

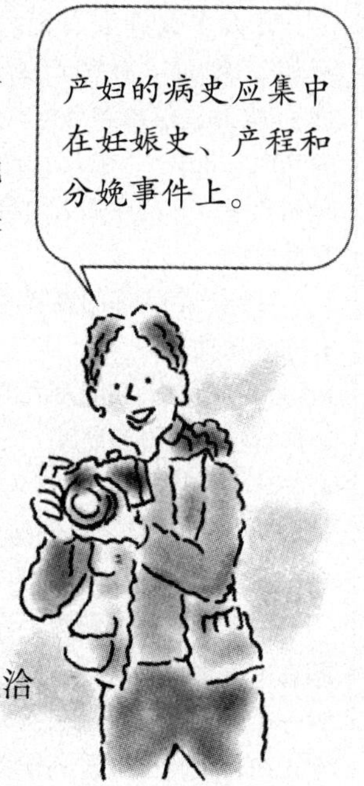
产妇的病史应集中在妊娠史、产程和分娩事件上。

产后病史的重点应该放在产妇的妊娠史、产程和分娩事件上，医疗记录中应该能发现大量有关的信息。举例来说，医疗记录应该包含的信息有：

- 妊娠期出现的问题，如妊娠期高血压或妊娠期糖尿病
- 产程开始时间和进入产房的时间
- 所用的止痛和麻醉类型
- 产程
- 胎儿娩出时间
- 胎盘娩出时间及胎盘外观
- 新生儿的性别、体重和一般情况

根据以上信息制定产妇的产后护理计划，并促进建立融洽的母婴关系。

其他可靠资料

不要把医疗记录作为唯一的信息来源，应该让产妇用她自己的话描述那些事件，并且描述细节，这也是发现产妇本人对妊娠和分娩的情绪和感觉的好方法。

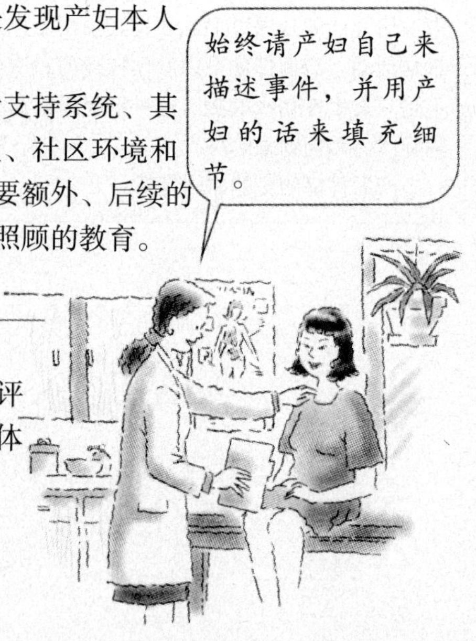
始终请产妇自己来描述事件，并用产妇的话来填充细节。

另外，询问产妇的家庭和生活方式，包括支持系统、其他的孩子、共同生活的其他成员、产妇的职业、社区环境和社会经济水平。这些信息能帮助你决定是否需要额外、后续的支持，或是否需要进行产妇自我照顾和新生儿照顾的教育。

身体检查

有些病例，由于在产程早期已经对产妇做了评估，一般情况下，产妇不再需要做全面的产后身体检查，但应进行系统回顾，具体包括以下内容：

- 一般外貌
- 皮肤
- 精神状态，包括活动和疲劳情况

- 疼痛，包括位置、严重程度和加重因素，如坐和走
- 胃肠道排空情况，包括肠鸣音、排气和痔疮
- 液体摄入情况
- 排尿，包括第一次排尿的时间和量
- 外周循环情况

此外，还需要重点评估以下 4 个内容：

- 乳房
- 子宫
- 恶露
- 会阴

> **记忆小窍门**
>
> 想象单词 BUBBLE HE，会帮助你记住产后评估的内容。它们代表：
>
> Breast 乳房
> Uterus 子宫
> Bowel 肠道
> Bladder 膀胱
> Lochia 恶露
> Episiotomy 外阴切开术
> Homans'sign Homans 征
> Emotions 情绪

乳房

依次对双侧乳房进行视诊和触诊，注意其大小、形状和色泽。起初，乳房应该感觉柔软，并分泌稠厚、黄色的液体，称为*初乳*。然而，当乳房充满乳汁时（通常在产后 3 天左右），触诊应该感到坚硬和温暖。两次哺乳之间，整个乳房触诊时可以是柔软、坚硬或紧张的。产后第 2～5 天，常略有低烧（低于 38.3℃），但一般不会超过 24 小时。（见：肿胀或其他问题，424 页）

局部结节

乳房内小的、固定的结节，可能是因暂时性的乳腺管阻塞引起，也可能是乳汁还没有向前流向乳头，这个问题一般在给新生儿哺乳时自行消失。新生儿喂哺后一定要再次评价乳房，以确定结节是否已经消失，并将评价结果（包括结节的位置）报告医生。

检查乳头是否有皲裂、破损或外形改变。皮肤的皲裂或破损会给微生物提供入侵的机会，导致感染。也要注意寻找其他的问题。如果产妇的乳头扁平或乳头凹陷，会给母乳喂养带来一定的困难，此时，哺乳期顾问或母乳喂养顾问可能会有所帮助。

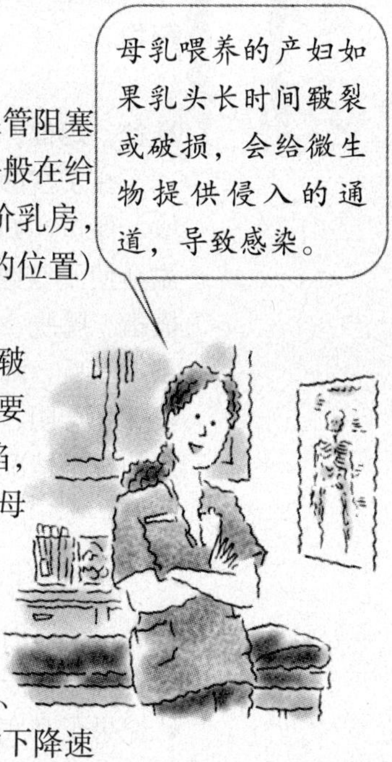
母乳喂养的产妇如果乳头长时间皲裂或破损，会给微生物提供侵入的通道，导致感染。

子宫

检查过程中，通过触诊子宫底部确定子宫的大小、硬度，通过测量子宫底在脐上或脐下的指宽评估子宫的下降速度。如果没有其他医嘱，产后宫底评估按下列计划进行：产后

教育园地

肿胀或其他问题

肿胀，可能由静脉和淋巴管阻塞、乳腺管内乳汁淤积引起，表现为整个乳房发红，产妇自觉热、硬、肿。严重的乳房肿胀会使婴儿难以含住乳头，使情况变得更加复杂。应鼓励产妇进行频繁而规律的母乳喂养来预防肿胀问题。

其他问题

如果红、肿、热局限于乳房的局部并且产妇有发热或类似流感的症状，应怀疑乳腺炎——乳腺或乳腺管的炎症。

乳腺炎的发生率大约占产妇的1%，通常由于新生儿鼻腔或咽部的病原体通过乳头的裂口侵入而引起。应教会产妇乳腺炎的知识，并提醒她发现任何乳腺炎的症状或体征时，应立即通知医生。

第一个小时每15分钟评估一次，之后的1～2小时内每30分钟评估一次，再之后至分娩后24小时内，每4小时评估一次，以后每8小时评估一次，直到产妇出院。如果有产后并发症，需要增加子宫底评估的次数。

对于剖宫产分娩的产妇，宫底高度评估过程中切口部位的疼痛会让产妇特别不舒服。此时，应遵医嘱在评估前给予止痛药物。

准备，定位，触诊!

在子宫触诊前，应先向产妇解释操作步骤，并提供隐蔽环境，保护产妇隐私。然后洗手，戴手套，嘱产妇排尿，膀胱充盈会使子宫触诊不清，使子宫偏向脐的右侧或高出脐部1～2横指。膀胱空虚时，子宫应接近或平脐部水平。

然后，降低床头直到产妇呈仰卧位或头部略微抬高，暴露腹部和会阴，按摩子宫，同时观察阴道流血情况、血凝块和组织的排出情况。

触诊

按以下步骤触诊子宫底：

- 触诊子宫时，一只手放在耻骨联合上方子宫的下段，用另一手轻轻触诊子宫，评估其硬度。（见：触摸宫底）
- 记录子宫底高于或低于脐部的厘米数或指宽。

专家建议

触摸宫底

足月妊娠时，为了支撑逐渐变大的子宫，韧带逐渐伸展，因此在触诊或按摩时，子宫可能发生扭转。为防止出现这种情况，应将一只手放在产妇腹部耻骨联合水平，如图所示，以固定子宫，避免向下移动，将另一只手放在子宫底的顶部，双手呈杯状，如右图所示。

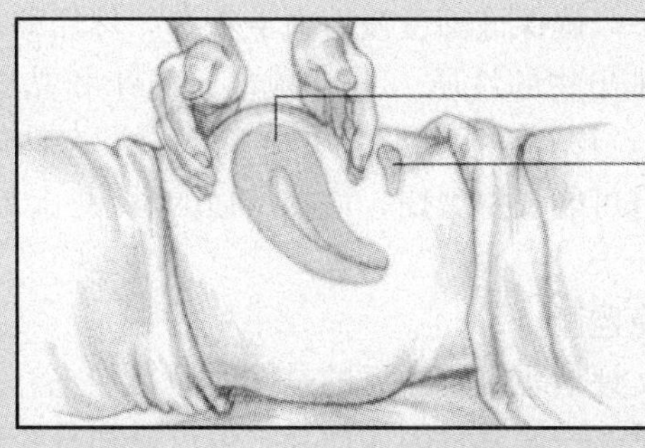

- 如果感觉子宫柔软，以环形动作轻轻按摩子宫底部，直到子宫变硬。手指不必探入腹部，轻轻挤压和放松手指，始终用另一只手支持子宫较低的部位。按摩过程中观察阴道排出物情况。
- 按摩足够长的时间使子宫变硬，但不能使产妇不适。可以鼓励产妇每隔 15 分钟按摩子宫底 10～15 秒钟，这种按摩一般至少需要几个小时。
- 如果子宫不能收缩并发生大出血，应立即通知医生。如果子宫底在按摩之后变硬，保持一只手在子宫较低位置并握住子宫轻轻压向耻骨以排出血凝块。（见：子宫底触诊的并发症）

教育园地

子宫底触诊的并发症

由于子宫及其支持韧带在产后变得敏感，故疼痛是子宫底触诊和按摩时最常见的并发症。过度按摩会刺激子宫收缩，引起肌肉过度疲劳，导致子宫疲软和内翻。没有恶露提示可能有血凝块堵塞了宫颈口，体位变化使血块排出时可能导致严重出血。经常测量产妇的生命体征，以评估是否有低血容量性休克的表现。

膀胱

评估宫底时，应同时评估膀胱的充盈度。膨胀的膀胱通过向上或向右推挤子宫而妨碍子宫的下降。如果产妇膀胱膨胀但不能自行排尿，可能需要导尿。

恶露

分娩后，子宫蜕膜坏死脱落并经阴道排出，这种阴道排泄物叫恶露，与月经类似，包括血液、蜕膜碎片、白细胞、黏液和一些细菌。

恶露评估

恶露评估通常与子宫底的评估同时进行。（见：恶露的三种类型）

帮助产妇取 Sims 卧位，左腿伸展，右腿弯曲。务必检查臀下以确保该部位没有血液积存。然后移开产妇的会阴垫，评估排出物的性质、量、颜色、气味和黏稠度（是否存在血凝块）。移开会阴垫之前，要确保它没有粘住会阴部的缝线，否则有可能发生裂伤，增加出血的危险。

> **恶露的三种类型**
>
> 产褥期根据恶露颜色的不同，可将其分为以下几类：
> - 红色恶露：红色的阴道排出物，大约出现于产后 1～3 天
> - 浆液性恶露：略呈粉红色或褐色的阴道排出物，大约出现于产后 4～10 天
> - 白色恶露：乳白色或无色的阴道排出物，通常出现于产后 10～14 天（尽管有时可能持续至产后 6 周）

注意监测

评估恶露要注意的是：

- *量*——恶露量因人而异，但可以和月经量进行比较。进行母乳喂养的产妇恶露量可能较少，行剖宫产分娩的产妇可能恶露量也会减少，但不应该没有，它至少在产后的 3 周内都会出现。活动会增加恶露量，比如产妇最初几次下床时（积存的恶露排出）或当她举起重物或上楼梯时（恶露增加），恶露量会增多。如果产妇不到 1 小时就浸透一片会阴垫，应考虑到恶露量过大并通知医生。
- *颜色*——典型恶露为血性、浆液性或白色，取决于排出物的颜色。恶露颜色随分娩后的天数而逐渐改变。颜色的突然变化，如从粉红色变回鲜红色，提示有新的出血或有胎盘碎片滞溜。
- *气味*——恶露闻起来应该像月经，若呈恶臭味提示存在感染。
- *黏稠度*——恶露如果有血凝块，应该极小或很小，大量或大的血凝块提示子宫收缩不良，需要进一步评估。

会阴和直肠

在分娩过程中，压力作用于会阴和直肠，可导致水肿并使组织变脆。会阴的某些区域可能因为浅表毛细血管的破裂而出现瘀斑，会阴切开术或裂伤的缝合处也可能出现瘀斑，痔疮的发生率也很高。

体位

会阴和直肠的主要评估方式是望诊，并与恶露评估同时进行。帮助产妇取 Sims 卧位，左腿伸展，右腿弯曲，这种卧位可较好地观察，进行会阴侧切术的产妇不会因此引起严重的不

适。进行会阴正中切口的产妇可取仰卧位，并确保检查时光线充足。

检查内容

抬起产妇臀部，观察皮肤的完整性、会阴切口的位置（如果只有一个切口）、缝合处外观（会阴切口或裂伤修补）和直肠周围情况。记住会阴切口的边缘在分娩后 24 小时常常是封闭的，注意有无淤血、血肿、红斑、水肿，缝合处有无分泌物或出血、恶臭或感染的迹象，同时观察痔疮情况。

> **记忆小窍门**
>
> 在评估外阴切开部位或外阴裂伤时，为了帮助你记住应评估哪些问题，记住 REEDA：
>
> Redness 发红
>
> Erythema and Ecchymosis 红斑和淤斑
>
> Edema 水肿
>
> Drainage or Discharge 分泌物或排出物
>
> Approximation (of wound edges) 伤口边缘

会阴护理

会阴的评估也包括会阴护理。产后会阴护理的目的是减轻不适，促进愈合，并通过清洁会阴而预防感染。协助或教育产妇怎样在会阴评估的基础上进行会阴护理，会阴护理应在产妇排尿或排便后进行。

一般使用两种会阴护理方法：喷水式冲洗系统或冲洗瓶。帮助产妇步行去浴室，或置于便盆上，选其中任一方法，洗手并戴手套。

喷水式冲洗系统

如果使用喷水式冲洗系统，按以下步骤进行：

- 将预先充满消毒液或药液的药筒插入手柄，并把一次性喷嘴推入手柄，直到听到咔哒声；
- 协助产妇坐在马桶或便盆上；
- 安放喷嘴与会阴平行，打开开关；
- 从前向后冲洗会阴至少 2 分钟；
- 关闭开关，移开喷嘴，弃去药筒；
- 把喷嘴弄干并收好，以备后用。

冲洗瓶

如果使用冲洗瓶进行会阴护理，按以下步骤进行：

- 将清洁液体灌入冲洗瓶（一般为温水）；
- 协助产妇坐在马桶或便盆上；
- 帮助产妇将液体倾倒于会阴区；
- 完成后，帮助产妇离开厕所或移开便盆；
- 将会阴区擦干，并帮助产妇更换新的会阴垫。

冷热与舒适

会阴护理过程中，如果产妇抱怨疼痛或触痛，可以在产后 24 小时内用冰袋冷敷会阴区，有助于减轻会阴水肿、预防血肿形成、减轻疼痛并促进愈合。

如果头 24 小时内的冷疗法没有效果，推荐改为热疗，因为热疗能促进局部的血液循环。热疗的形式包括会阴热疗包（干热）或坐浴（湿热）。

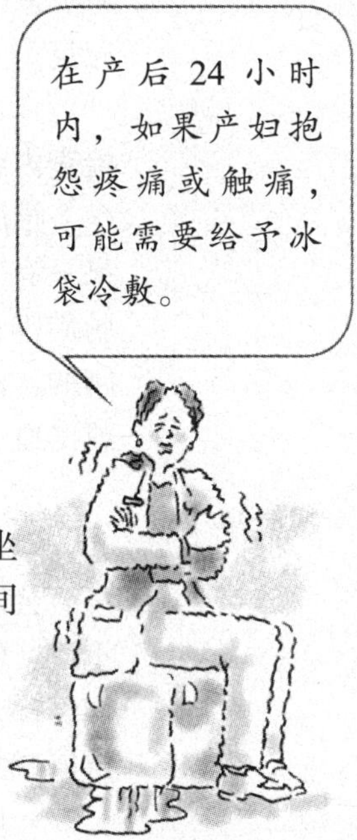
在产后 24 小时内，如果产妇抱怨疼痛或触痛，可能需要给予冰袋冷敷。

正确坐浴

对于深度裂伤，如Ⅲ度或Ⅳ度裂伤，医生可能下医嘱“坐浴”，以帮助会阴愈合、促进舒适并减轻水肿。鉴于住院时间缩短，需要护士教会产妇如何在家中坐浴。（见：坐浴）

教育园地

坐浴

坐浴时，产妇将会阴区浸泡在温水或热水中而不必受全身洗浴的烦扰。它通过清洁会阴和肛门、促进局部血液循环、减轻炎症而缓解不适并促进伤口愈合，也帮助局部的肌肉放松。

方法

告诉产妇按照下面的步骤正确坐浴：

- 备好用具并洗手；
- 排空膀胱；
- 按指定的水位充入规定温度的水（37.8～40.6℃）。要经常检查水温以确保治疗效果；
- 放盆于盆架上，夹住冲洗液的管子以控制水流，将与盆内同样温度的水灌入冲洗袋，妥善固定管子末端，保证它处于坐浴盆的合适位置；
- 将冲洗袋挂在头上方的钩子上使之产生液压，毛巾放在架子上或门边；
- 移去会阴垫，协助产妇坐在盆上；
- 如果感觉触不到盆的底部，且设备边缘推挤双腿，可以在双脚下放一小凳，同时用折叠的毛巾或小枕头支撑下背部；
- 用毯子或浴袍盖住肩膀和膝盖以防受凉；
- 打开液体管道上的夹子使液体持续流出。如有必要，用温度适宜的水重新灌入水袋并调整水流；
- 坐浴大约 15～20 分钟后，夹住管子，起立前休息几分钟以防头晕；
- 用垫子从前向后擦干会阴部，更换新的会阴垫（取用时手持会阴垫的边缘或前端）；
- 丢弃已弄脏的材料，倒空并根据产品说明清洁坐浴装置；
- 如排出物的量及性质发生变化，或有头晕眼花、出汗、虚弱、恶心或心率异常等症状及时报告医生。

产后护理措施

产褥期的持续评估极其重要。遵医嘱继续对产妇的生命体征、子宫底、恶露、乳房和会阴进行评估。遵医嘱用药，以减轻产妇因会阴切开术、子宫收缩、刀口疼痛、乳房肿胀而引起的不适，并评估治疗效果。分娩后及整个产褥期，都应鼓励产妇多休息，防止过度疲劳。

导尿

评估产妇的排尿情况。产妇应在产后 6～8 小时之内排尿，否则可通过以下措施促进排尿：遵医嘱给予止痛药；热水冲洗会阴部或让产妇听流水声（此声音可刺激产生排尿冲动）。如果上述尝试均失败，则需要给产妇导尿。

肛门排气

最后，评估肠道功能。排便是典型的肠功能良好的表现。产妇应该在产后 1～2 天有肠蠕动。然而，在产妇 12～24 小时没有进食的情况下行剖宫产术，可能术后几天都没有肠蠕动。这种情况下，排气是肠功能恢复的良好征象。

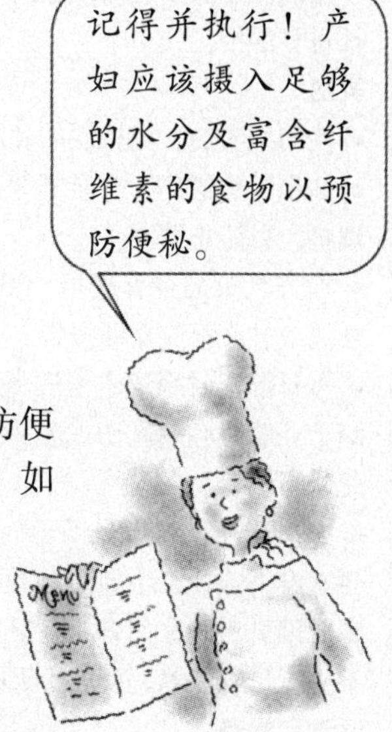

鼓励产妇摄入足够的水分及富含纤维素的食物以预防便秘。如有必要，医生可以下医嘱使用粪便软化剂或缓泻剂。如果产妇有痔疮，冷敷可能有帮助。如果产妇有Ⅲ度到Ⅳ度裂伤，不要使用栓剂。

产妇教育

大部分产妇住院时间都很短，因此，产妇的教育很有必要。教育的重点应该集中于产褥期的自我护理和新生儿护理。（见：产褥期的自我护理，430 页）

教育园地

产褥期的自我护理

对产妇进行产褥期的自我护理教育时，应包括以下内容：

个人卫生

- 勤换会阴垫，按照从前向后的方向将其取出并将其放入塑料袋后丢弃。
- 坚持每次大小便后进行会阴护理。
- 监测阴道排出物：在完全消失前，它应该由红色到粉褐色，再到清澈或白色。如排出物恢复以前的鲜红色或出现黄绿色、排出量突然增加或发出难闻的气味，应通知医生。
- 遵照医生关于坐浴或会阴部热敷的指示。
- 每日淋浴。

乳房

- 使用结实的、支持性的乳罩。
- 如果乳头溢奶，在乳罩里面放置干净的纱布垫或护理垫，以防止潮湿。
- 检查乳头是否有破损、皲裂或疮，发现局部发红、触痛或肿胀都应立即报告。
- 每日淋浴时用清水清洗乳房并用软毛巾擦干或自然晾干。肥皂会使乳房或乳头发干，因此，清洗时应避免使用肥皂。
- 如果正在进行母乳喂养时乳房肿胀，可通过热敷、热水淋浴或让新生儿更频繁地吮吸来减轻肿胀。如果婴儿因乳房肿胀而含不住乳头，可使用吸奶器。如果不进行母乳喂养，可以每天间断冷敷几次。

活动和锻炼

- 平衡休息和活动时间，夜间尽可能多睡眠，白天经常分段休息或小睡。
- 与医生协商开始锻炼的合适时间。
- 如果活动时阴道排出物增多，抬高双腿 30 分钟，如休息后排出物仍不减少，立即通知医生。

营养

- 增加蛋白质和热量的摄入。
- 白天、包括哺乳前后，要摄入足量的水分。

排泄

- 有尿意或便意时不要耽搁。至少每 2～3 小时排尿一次，这样会帮助子宫收缩，减少大出血的危险。
- 出现排尿困难、尿道烧灼感或疼痛的感觉时应报告医生。
- 喝足够的液体，吃粗纤维的食物以预防便秘。
- 按医生指示使用大便软化剂或缓泻剂。

性生活和避孕

- 注意母乳喂养不是可靠的避孕方法。与你的医生讨论避孕的方法。
- 询问医生你何时能重新开始性生活及避孕的方法。大多数夫妇在产后 3～4 周能开始性生活，或可能的话在恶露停止后就开始。
- 必要时可使用水性润滑剂。
- 产后大约 3 个月，强烈而快速的性反应的期望减少。
- 通过骨盆底部肌肉群的收缩和舒张练习加强盆底肌肉的强度。要点是先收缩盆底肌肉，好像要阻断尿流，然后放松肌肉。

哺乳

哺乳涉及乳汁的分泌。乳汁是新生儿良好的营养来源，不管是否计划母乳喂养，所有的产妇都会经历因乳汁分泌和哺乳而产生的生理变化。

泌乳生理

妊娠过程中，催乳素的分泌为乳房泌乳做好准备，而其他的激素（孕激素和雌激素）相互作用，在促进乳房发育的同时限制乳汁的分泌。雌激素通过增加乳房的脂肪组织含量而导致乳房体积变大。孕激素促进乳腺小叶的生长并增进腺泡细胞的分泌能力。

产后，母体的雌激素和孕激素水平突然下降，刺激脑垂体前叶泌乳激素的释放，从而开始乳汁合成与分泌的循环。（见：泌乳的详细介绍，432 页）

母乳

大约从妊娠的第 4 个月到分娩后的第 3～4 天，腺泡细胞产生并分泌初乳（目前国内习惯于把产后 7 天内分泌的乳汁称为初乳）。初乳是包含蛋白质、糖、脂肪、水、矿物质、维生素和母体抗体的黏稠的、金黄色的液体，高蛋白、低糖、低脂的初乳易被新生儿吸收，能为新生儿提供全面而充足的营养。初乳的高蛋白水平有助于与胆红素结合，而且有通便效果，从而促进新生儿的第一次大便——胎便的排出。

乳汁

大约在产后第 2～4 天，初乳被成熟母乳代替，产妇开始产生大量的乳汁。母乳的成分随着每一次喂奶而变化。喂哺新生儿时，富含水分和蛋白质的蓝白色的前奶（也包含部分脂质），可给新生儿提供最初的蛋白质、乳糖和水溶性维生素；后奶在喂奶的 10～20 分钟内产生，因脂肪含量高且包含大量的卡路里，又叫“奶酪”。母乳的这种转变大约在产后 10 天左右被真正的或成熟的母乳所代替。

泌乳的详细介绍

胎盘娩出后，孕激素和雌激素水平下降，刺激催乳素的释放。催乳素通过刺激乳腺组织的腺泡细胞引起乳汁分泌。

新生儿吸吮乳房引起的神经冲动由乳头传到下丘脑，引起催乳素释放因子的产生。催乳素释放因子导致催乳素释放，从而产生更多的乳汁。

下一步

乳汁通过小腺管流到乳窦（位于乳头后面的小储存器）。这种称为*前奶*的乳汁，稀薄、微蓝而带有甜味，并且持续不断地生成，它可为新生儿止渴但几乎不含脂肪和蛋白质。

当新生儿吸吮乳头时，催产素释放，引起乳窦收缩，乳窦的收缩推动乳汁前行，通过乳头输送给新生儿。另外，催产素的释放还引起子宫平滑肌的收缩。

射乳的感觉

乳汁向乳头输送是通过*射乳反射*实现的。这种反射可能是由于某些刺激诱发而不是新生儿吸吮乳头引起。例如，据报道母亲听到其新生儿的哭声或者想到其新生儿时即可引起这种反射。射乳反射一旦发生，哺乳 10～15 分钟后，新产生的称为*后奶*的乳汁形成。这种乳汁稠厚、色白、含有高浓度的脂肪和蛋白质。后奶含有新生儿增加体重和脑组织发育所需要的热量和脂肪，是比较理想的食物。

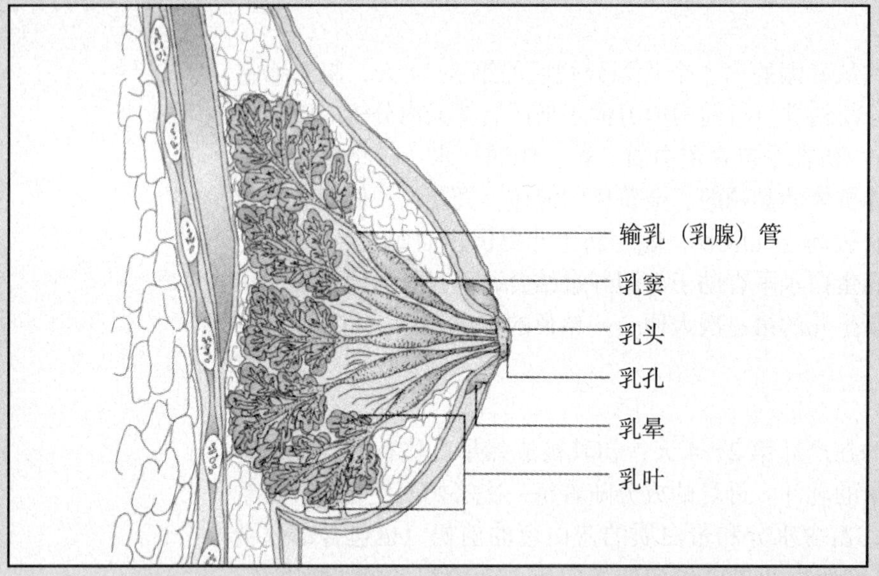

哺乳和月经周期

胎盘娩出后，雌激素和孕激素的分泌减少，垂体卵泡刺激素生成增加，逐渐导致排卵和月经周期的恢复。

再次强调

哺乳妇女月经恢复的时间有很大的差异，从2～18个月不等。排卵可以发生在产后的第一个月的月底，也可能一个或多个月经周期后也不排卵。不哺乳的妇女一般在产后6～10周恢复月经，其中大约一半的妇女在第一个月经周期中就排卵。

新生儿营养

母乳喂养被认为是新生儿最理想的喂养方式，然而，并不是所有的母亲都能够或者愿意选择母乳喂养。身体状况、文化背景、焦虑、滥用毒品及各种其他因素均会阻碍母乳喂养。同时，有些新生儿因无法摄入足够的母乳而不能满足营养需要。

早产儿或高危儿，在享受母乳喂养好处的同时，可能需要添加或在母乳中强化某些成分以满足他们的独特需要。

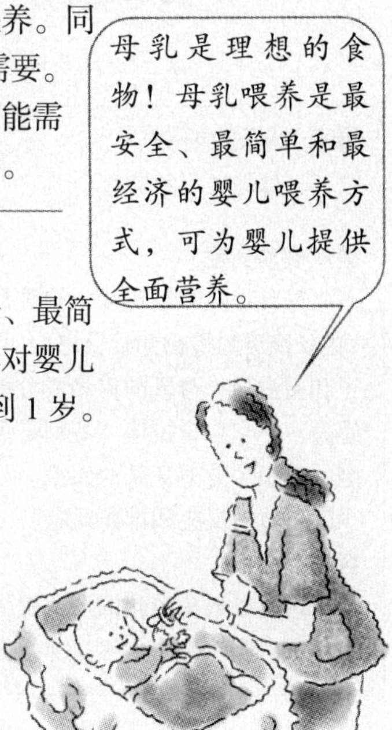
母乳是理想的食物！母乳喂养是最安全、最简单和最经济的婴儿喂养方式，可为婴儿提供全面营养。

母乳喂养

母乳喂养在提供婴儿全面营养方面被认为是最安全、最简单、最经济的方式。美国儿科学会及美国饮食协会推荐对婴儿可单纯母乳喂养至4～6个月，然后辅以婴儿食物喂养到1岁。

母乳喂养禁忌

母亲有以下情况时禁忌母乳喂养：

- 乳头有疱疹病变
- 正在服用某些能进入母乳可能会危害新生儿的药物，如甲氨蝶呤或碳酸锂等
- 正在限制饮食，妨碍足够的营养吸收从而影响母乳质量
- 患有乳腺癌
- 患有严重的慢性病，如活动性结核、艾滋病病毒感染或者肝炎

母乳喂养的优点

母乳喂养对母婴都有好处。（见：母乳喂养的好处）

对母亲的益处包括：

- 降低母亲患乳腺癌的危险

- 催产素的释放有助于子宫复旧
- 获得知识（如母亲掌握哺乳技巧）
- 比配方奶方便而经济

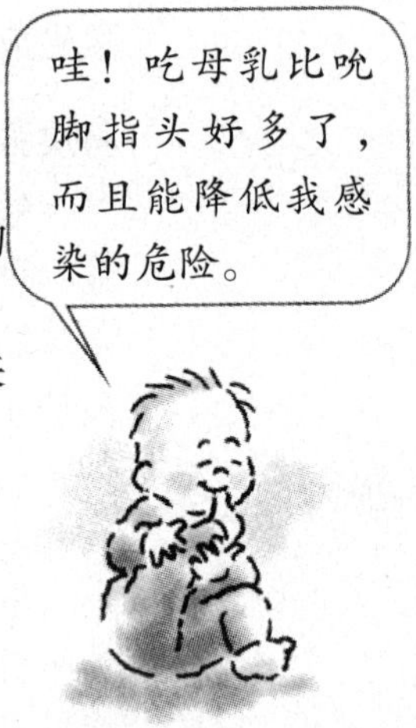
哇！吃母乳比吮脚指头好多了，而且能降低我感染的危险。

母乳喂养的更多益处

母乳喂养也使新生儿受益多多。例如，母乳含有的下列物质能减少新生儿感染的危险：

- 免疫球蛋白 A—— 一种能阻止新生儿的消化系统吸收外来蛋白质的抗体
- 乳铁蛋白—— 一种能阻碍细菌生长的铁离子结合蛋白
- 溶菌酶—— 一种能主动破坏细菌的酶
- 白细胞——能抵抗常见的呼吸道感染的白细胞
- 巨噬细胞——能产生干扰素，保护机体不受病毒入侵

母乳喂养的好处

以下是母乳喂养的好处：

提供被动免疫

母乳提供被动免疫。初乳是乳房初次分泌的乳汁（在分娩后的最初几日分泌），它为新生儿提供免疫因子和蛋白质。母乳的许多成分能保护新生儿机体免受感染——它包含抗体（特别是免疫球蛋白 A）和白细胞，使新生儿避免某些感染。母乳喂养的新生儿也很少发生过敏反应和排异反应。

容易消化

母乳以最易消化的形式提供基本的营养物质，其中包含的脂肪酶能分解食物脂肪，利于新生儿利用。

大脑发育的物质基础

母乳中的脂质富含亚油酸和胆固醇，为大脑发育的必需物质。

蛋白含量低

牛奶含有的电解质和蛋白质比例高出新生儿的需要。这些物质必须被尚未发育成熟的肾清除，因而幼儿最少到 12 个月以后才被推荐喝牛奶。

方便经济

母乳喂养比购买和准备配方奶节省时间和金钱。

另外对新生儿来说，母乳喂养还有以下优点：

- 母乳含有大量的乳糖，极易消化，并能迅速转变为葡萄糖，从而加速新生儿大脑发育；
- 母乳中的蛋白质和氮可为神经细胞的发育提供物质基础；
- 母乳含有足够的电解质和矿物质成分，能满足新生儿的需要而不增加新生儿的肾负担；
- 母乳喂养可提高新生儿调节钙磷水平的能力；
- 与母乳喂养相关的吸吮机制能够减少婴儿牙弓畸形的发生率；
- 母乳喂养的新生儿，其消化系统包含大量的分支乳杆菌属，这是一种有益菌，能够阻碍有害微生物的生长。

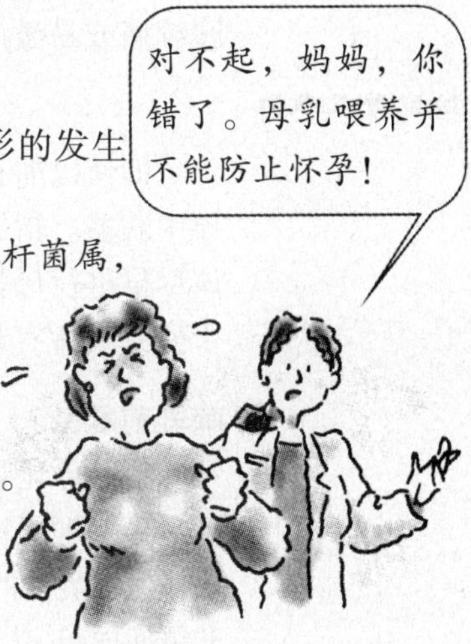
对不起，妈妈，你错了。母乳喂养并不能防止怀孕！

相反的观点

母乳喂养可能延迟排卵，但不是可靠的避孕措施。另外，没有证据表明母乳喂养有助于产后体重减轻。

母亲的营养和母乳喂养

进行母乳喂养的母亲，其营养需求与孕期的妇女略有不同。分娩后叶酸和铁的需要量减少，而能量需求增加。

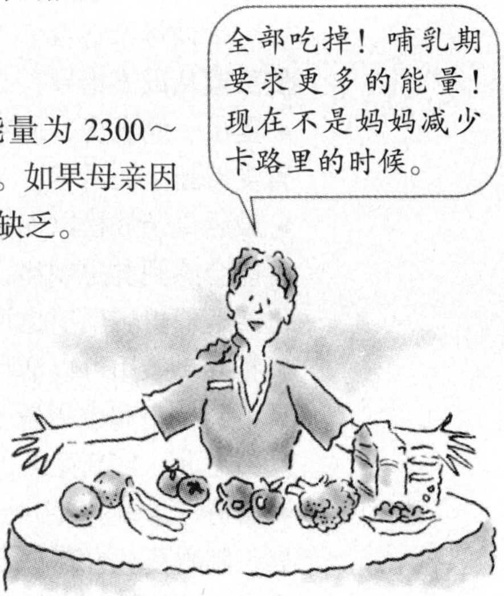
全部吃掉！哺乳期要求更多的能量！现在不是妈妈减少卡路里的时候。

高营养乳汁的产生

母乳喂养时，一名健康的妇女消耗的能量为 2300～2700 卡 / 日，大约比孕期推荐的多 500 卡 / 日。如果母亲因节食而减少食物的摄入，其乳汁中的营养就会缺乏。

水的作用

充足的水分可促进乳汁的分泌，所以摄入足够的流质对产妇来说是非常重要的（2～3 升 / 日）。哺乳的妇女还应当在哺乳时每次喝 8 盎司流质以保证水的供应。水、果汁、牛奶等饮料是很好的选择。

远离污染

母亲吸收的大多数物质会被分泌到乳汁里，因此，应当限制或避免饮用含有酒精及咖啡的饮料，因为酒精及咖啡对新生儿有害。另外，在服用任何药物之前咨询儿科医生是非常重要的。一些研究者认为，母亲食物中的某些成分可能导致新生儿腹绞痛或易激症。

协助母乳喂养

即使以前有母乳喂养经验的妇女，仍可从护士的帮助和指导中获益。指导的关键是帮助新生儿与产妇适当接触。产后应该尽早进行母乳喂养，然而有时是不可能的，特别是当产妇过于疲劳或者有并发症时。

哺乳前准备

协助母乳喂养时，向母亲解释哺乳步骤并注意保护隐私。鼓励母亲在哺乳前、哺乳中或哺乳后喝饮料以保证摄入充足的流质，保证乳汁的分泌。哺乳前还要鼓励母亲大小便，并且为新生儿更换尿布，以使哺乳不被打断，然后洗手并对母亲进行指导。

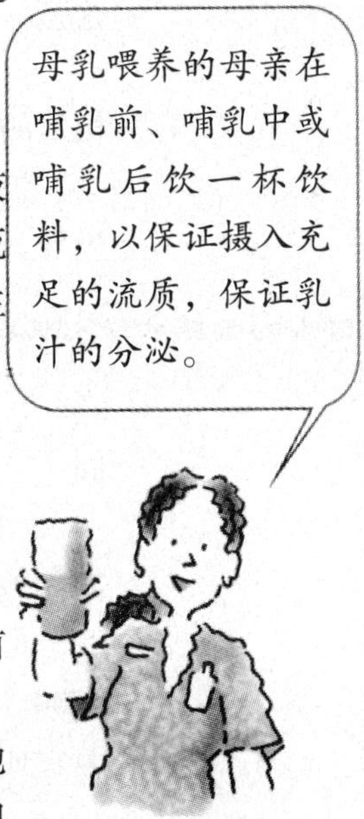

开始哺乳

帮助母亲选择一个舒适的体位。（见：母乳喂养的姿势）然后遵从以下指导：

- 露出一侧乳房，使新生儿的颈部枕在母亲的臂弯里，并用前臂支持新生儿后背。
- 鼓励母亲放松以促进射乳反射。告诉她当射乳反射发生时她可能会感到乳房刺痛，并且乳汁会从乳头滴下或喷射而出。向母亲解释射乳反射也可能因听到新生儿的哭声而产生。
- 指导母亲用可以活动的一只手的大拇指放在暴露的乳房的乳晕上，示指和中指置于乳房下，形成一个“C”字形，然后转动新生儿，使新生儿的整个身体朝向乳房。
- 告诉母亲用手指扣击新生儿的脸颊，或用乳头摩擦新生儿的嘴唇，刺激基本的射乳反射。重点是她应当让新生儿的脸颊紧靠其乳房。轻触另一侧脸颊会让新生儿的头离开乳房并转向轻触处。
- 当新生儿张嘴朝向乳头时，指导母亲将新生儿移向乳房，让他尽可能多地含住乳晕部分，帮助新生儿用嘴唇、齿龈和脸颊肌肉对乳窦施加足够的压力。

教育园地

母乳喂养的姿势

母乳喂养的姿势应当是舒适和有效的。向母亲解释定时改变姿势以改变新生儿对乳头的吸吮，以防止在乳房同一地方反复摩擦。建议采用以下三种常用的哺乳姿势。

摇篮式抱持

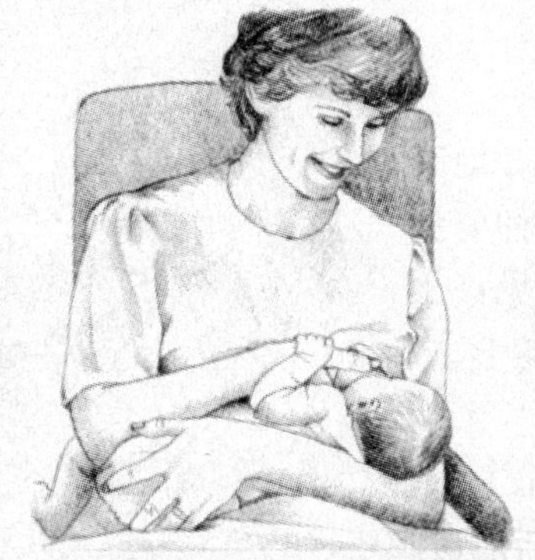

母亲用臂弯抱持新生儿的头部，膝上放一个枕头让新生儿躺上。母亲背后放一个枕头，这样不仅舒适，也能使乳房处于正确的哺乳位置。

侧卧位哺乳

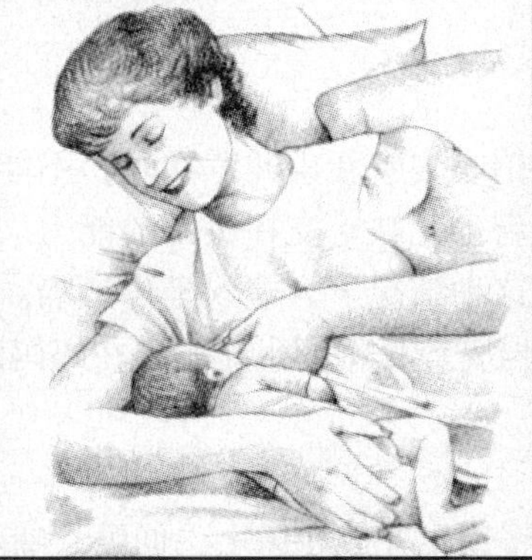

母亲腹部面向新生儿斜倚，当新生儿张嘴时，将新生儿移向乳头。新生儿的背后放一个枕头或卷毯，以防止新生儿移位或滚离乳房。

抱球式抱持

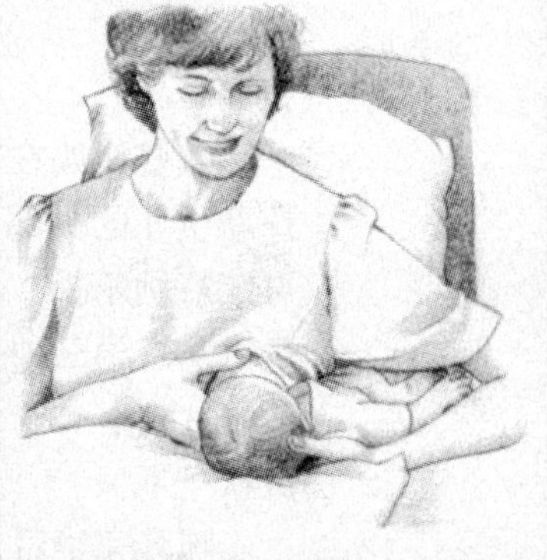

母亲取坐位，胸前放一个枕头，双手放在新生儿的头下。当新生儿的嘴张开时，母亲将新生儿的头移向乳房。这种姿势对剖宫产的产妇更舒服一些。

- 给母亲作示范，防止乳房堵住新生儿的鼻孔。如果乳房堵住新生儿的鼻孔，应当重新调整新生儿的体位以给他呼吸空间。新生儿的鼻尖应当触到乳房但不要被乳房罩住。新生儿自露出的鼻孔间隙呼吸。
- 建议母亲在产后头 24 小时内每侧乳房哺乳 15 分钟。此后，建议母亲千万不要停止哺乳，因为新生儿直到 15 分钟后才能吸吮到富含脂肪和蛋白质的后奶。
- 换另一侧乳房，指导母亲用手指滑向新生儿嘴的一侧以便开启含乳头的嘴唇，然后将新生儿移向另一侧乳房。

打嗝要点

母乳喂养会使新生儿咽下大量的空气，所以应鼓励妈妈在新生儿吸空一侧乳房后促使其打嗝，哺乳结束后再次打嗝。打嗝还有助于使新生儿保持清醒。打嗝前，提醒妈妈在新生儿的下巴处放一块尿布或毛巾之类的保护罩。最常用的促使新生儿打嗝的方法是让新生儿靠在一侧肩膀上，轻拍或按摩其背部帮助新生儿排出吞咽下的空气。

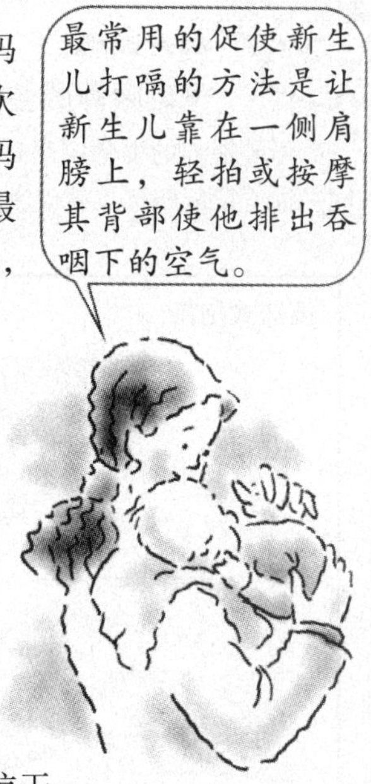

打嗝

有些妈妈在轻拍或按摩新生儿背部时，不能很好地支撑新生儿的头部。新生儿缺乏支撑头部的能力，这种姿势可能特别笨拙。在这种情况下，建议坐位打嗝。（见：坐位打嗝）第三种打嗝姿势是将新生儿俯卧在妈妈的膝上。

放松一下

哺乳完毕后，将新生儿放在床上，仰卧。哺乳后应该晾干乳头 15 分钟。

为了确保母亲的两侧乳房都接受相同的刺激，建议母亲在下次哺乳时先让新生儿吸吮上次哺乳时未被吸空的乳房。为帮助她记住，可以用安全大头针在上次未被吸空的一侧乳房的胸罩带子上做标记。

解除担心

母亲通常对母乳喂养有很多疑问，包括多长时间喂一次、一次喂多少量以及新生儿因睡眠过深不能哺乳时怎么办。让母亲相信母乳喂养的程序不是一成不变的，帮助其形成一个哺乳时间表，使母婴在哺乳时间均感到舒适。

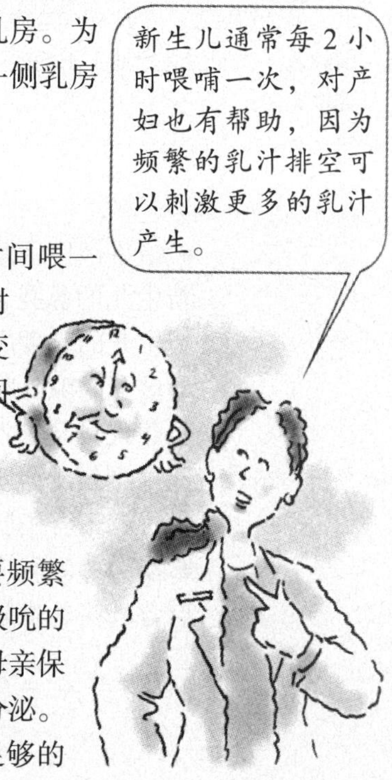

按需喂养

在出生后的最初几天，新生儿通常因饥饿而需要频繁喂哺，可能每 2 小时就要喂一次，以确保满足新生儿吸吮的需要并且得到必要的液体和营养。频繁的哺乳可帮助母亲保持乳汁分泌，因为经常的乳房排空可刺激更多的乳汁分泌。

新生儿的表现和排泄量有助于判断他是否得到足够的

母乳。如果喂养充足，在两次喂养之间，新生儿大约可以尿湿一块尿布，而且每天大便一次。比期望中更多的湿尿布和大便次数一般被认为是好事。一旦产妇的乳汁大量分泌，她能预计每天新生儿会尿湿 6～8 块尿布，每天能有 3～4 次大便。第 1～2 周，新生儿将保持或高于出生时的体重。

刺激新生儿的食欲

有时哺乳时新生儿好像不感兴趣或者正在熟睡。若新生儿对哺乳没有兴趣，帮助产妇保持新生儿清醒。若新生儿正在熟睡，建议妈妈试着摩擦新生儿的脚，解开他的毛毯，更换尿布，改变哺乳体位或者新生儿的体位。也可用手挤出一些乳汁让新生儿品尝。（见：人工挤乳）如果哺乳不成功或几次哺乳新生儿都没有兴趣，应提醒产妇咨询哺乳顾问或母乳喂养专家。

坚持做好！

不断对产妇母乳喂养取得的进步进行鼓励。为了增加母乳喂养的效果，督促产妇摄入均衡饮食，每日至少饮 8 杯 8 盎司的流质，注意睡眠，分娩后最初两周至少每日小睡。

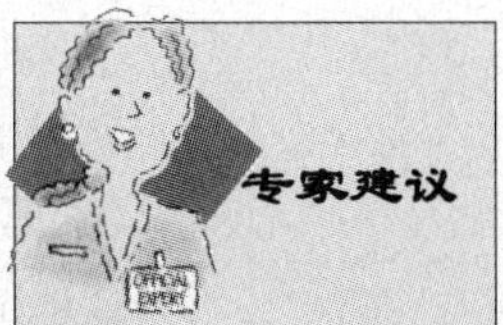

坐位打嗝

如果妈妈表示让新生儿靠在肩膀上打嗝有困难，建议改为以下方法：

- 抱住新生儿使其坐在妈妈的膝部；
- 妈妈用一手抵住新生儿使其前倾，并用同一只手的拇指和示指支撑新生儿的头。

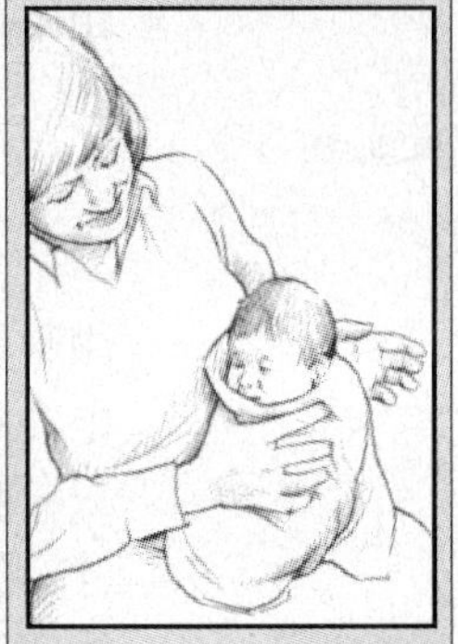

人工挤乳

人工挤乳会增加奶量以保证充足的乳汁分泌。这种方法特别有助于有胀奶问题或者必须连续几个小时远离新生儿的产妇。（产妇在户外工作或者定期在外，可用电子吸奶泵更快更有效地吸出乳汁。）

自己挤奶

帮助产妇按照以下步骤人工挤乳：

- 确保有一个清洁的集奶容器，并洗净双手。
- 向产妇解释步骤，让她取舒适的体位坐好，并注意保护隐私。
- 告诉她把她的优势手放在乳房上，拇指在上、其余手指在下放在乳晕的外围。
- 指导产妇用另一只手持集奶器直接放在乳头的下方，用优势手的拇指和其他手指朝胸部向里挤压乳房。
- 指导其向前移动拇指和其他手指，以挤奶的动作轻压使乳汁前移，乳汁将从乳头流进集奶器。提醒她不要用力挤压，以免挤伤乳房组织。
- 鼓励母亲以同样的动作环绕乳房移动手指，以保证乳房完全排空。
- 若挤出的乳汁能在 24 小时之内饮用，建议盖上容器盖并放在冰箱里。若不在 24 小时内饮用，应将乳汁冷冻保存。

回答有关母乳喂养的问题并尽可能地提供指导材料。始终为母乳喂养的母亲提供与可能的并发症有关的信息和指导。(见第 10 章产褥期并发症，提供更多关于并发症的信息。）与合适的哺乳顾问取得联系。

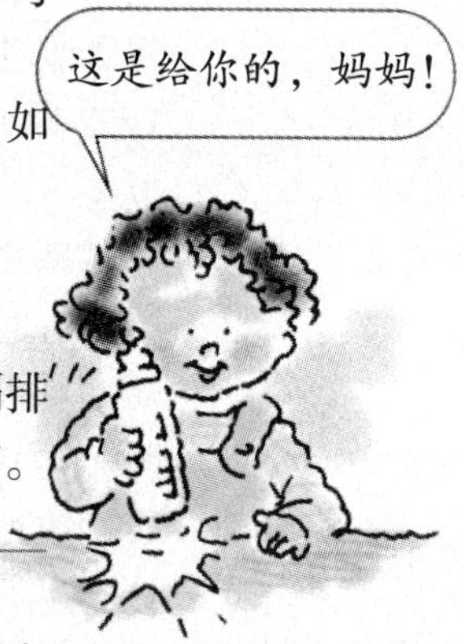

出院之前，告诉产妇当地的母乳喂养和父母支持小组，如 La Leche 国际联盟。

最亲爱的爸爸

让父亲在哺乳前参与更换尿布，或哺乳后帮新生儿打嗝排气。甚至可让家中的其他孩子参与帮助新生儿打嗝或换尿布。

用奶瓶进行母乳喂养

在某些情况下，产妇可能需要离开新生儿但仍渴望给新生儿提供母乳。产妇乳房胀满时也需要挤出乳汁。虽然乳汁可以用手挤出，但吸乳泵仍是最有效的方法。

吸乳泵

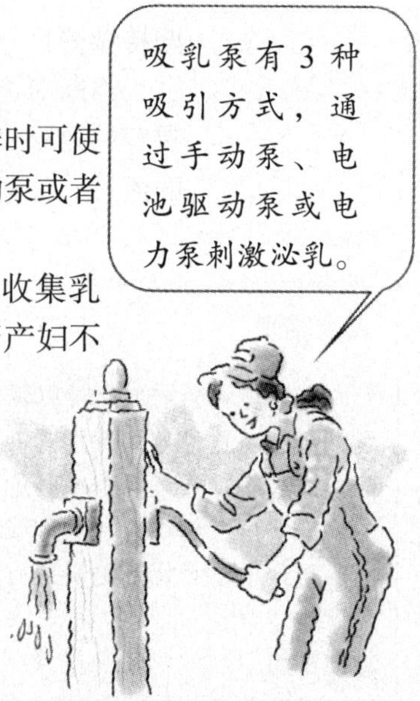

当母婴分离或者因一方患病暂时不能进行母乳喂养时可使用吸乳泵，它有三种吸引方式，通过手动泵、电池驱动泵或者电力泵刺激泌乳。

吸乳泵也能减轻胀奶，为吸吮反射较弱的早产儿收集乳汁，使疼痛或乳头皲裂的乳房减压，重建乳汁供应。当产妇不能用手挤奶时也可用吸乳泵收集乳汁。

吸乳前的准备

用吸乳泵吸奶之前，指导产妇：

- 根据厂家说明安装吸乳泵；
- 向产妇解释吸乳步骤；
- 提供私密空间；
- 洗手并指导产妇洗手；
- 帮助母亲取舒适体位并使其放松。

告诉产妇在吸乳前后喝一杯饮料。若产妇胀乳，吸乳前指导其热敷 5 分钟或者洗一个热水澡。

手动吸乳泵

使用手动吸乳泵时，指导产妇将泵的凸缘或护罩贴在乳房上，使乳头位于吸乳泵的中央。然后根据说明书的指导操作吸乳泵，分别抽吸两侧乳房，连续抽吸直到吸尽一侧乳汁，然后在另一侧乳房上重复同样的步骤。也可以先在一侧乳房抽吸5 分钟，然后换到另一侧乳房抽吸 5 分钟，以后，应该每隔 5～10 分钟转换一次继续抽吸，直到两侧乳房的乳汁流尽。

电池驱动或者电力吸乳泵

用电池或者电力吸乳泵时，应将吸力控制在低档上。告诉产妇保持集奶器直立以使乳汁流入。把吸乳器的边缘贴在乳房上而乳头在吸乳器的中央，打开开关，调节吸力控制钮使吸力适中。

指导产妇用最小的吸力开始吸引，预防乳头损伤，然后逐渐增加吸力。建议产妇查阅操作手册，看吸力设置是否使吸乳泵充分发挥功能。

继续吸奶

指导产妇在每侧乳房上吸 15～20 分钟或者更长时间，直到乳汁停止喷出。也许产妇希望使用双筒吸乳泵，同时进行双侧乳房的抽吸。如果产妇用吸出的乳汁进行母乳喂养，使用双筒吸乳泵也更有效率并且节约时间。

吸奶完毕，向产妇演示怎样在乳房和吸奶泵之间插入一个手指以中断真空吸引，再移开吸乳泵，然后调整吸引旋钮到低档并关上机器。

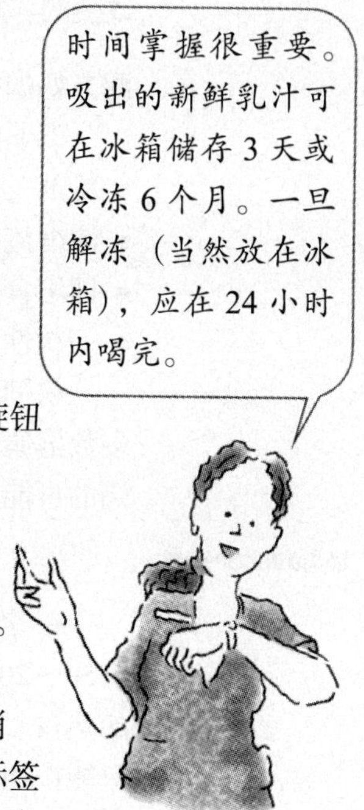
时间掌握很重要。吸出的新鲜乳汁可在冰箱储存 3 天或冷冻 6 个月。一旦解冻（当然放在冰箱），应在 24 小时内喝完。

冷冻，储存还是当时饮用？

用任何一种吸乳泵吸乳后，产妇都要晾干乳头 15 分钟。还应根据厂方说明拆卸泵的可动部分，并清洗干净。

若准备储存或者冷冻乳汁，则将乳汁从集奶器中装入消毒的塑料瓶，并立即将乳汁放进冰箱储存或冷冻。通常用标签标上收集日期、时间及总量，必要时在标签上标明新生儿的名字。若新生儿当时饮用，向产妇示范如何将橡胶乳头连接在圆柱体或集奶器上。

用奶瓶进行配方奶喂养

对那些不能行母乳喂养或者不愿选择母乳喂养的母亲来说，新生儿配方奶喂养是一种可靠的、能提供足够营养的喂养方法。商业配方奶是模仿母乳设计的。

配方奶的类型

商业配方奶在正确稀释时通常提供每盎司 20 卡路里的热量，配方分为以牛奶为基础、以大豆为基础和要素配方。以牛奶为基础的配方奶通常是指定的。有些配方奶不含乳糖，用于喂养对半乳糖或乳糖不耐受的新生儿。

新生儿健康食品

以大豆为基础的配方奶用来喂养对牛奶蛋白质过敏的新生儿。要素配方奶，一般被指定用于蛋白质过敏或脂肪营养不良的新生儿。这些配方奶中脂肪、蛋白质和碳水化合物的含量是可以改变的。然而，所有的商业配方奶均与母乳的营养成分相仿。

配方奶的 4 种剂型

商业配方奶有 4 种剂型：

- 粉剂——与水混合
- 浓缩流质——必须稀释
- 即溶食品
- 一次性、独立包装的成品瓶

粉剂最便宜，独立包装的成品瓶最贵，但最便于使用。大多数健康保健机构使用备好的瓶子。告诉家长们所提供的配方奶的可能形式以便其作出最方便的选择。

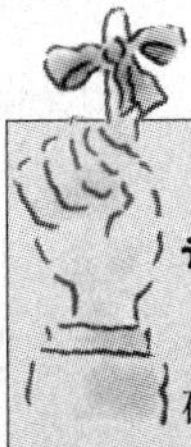

记忆小窍门

为了容易确定每次喂养幼儿摄入的奶量，将幼儿的年龄（月）加上 2～3 盎司。例如：

- 一名一个月大的幼儿每次摄入 3～4 盎司。
- 一名 4 个月大的幼儿应当摄入 6～7 盎司。
- 一名 5 个月大的幼儿应当摄入 7～8 盎司。

协助配方喂养

一名新生儿每天需要每磅体重 2.5～3 盅司的流质（150～200ml/kg）和每磅体重 50～55 卡路里（100～120kal/kg）的热量。因为商品配方奶提供每盎司 20 卡路里的热量，所以只能按照新生儿的流质需要来决定每次喂养的量。与母乳喂养不同，您可以记录配方喂养的消耗量。

到 4 个月时，大多数幼儿需要每日喂 6 次。此后，喂养次数减少但每次喂养的数量增加，因为幼儿开始吃谷类、水果和蔬菜。

喂哺前的准备

用奶瓶喂养新生儿，或者帮助母亲用奶瓶喂养时，要清楚订购的配方奶的类型以及它的供应方式。如果使用备好的商品配方奶，应查对有效期，揭开配方奶的瓶子时应确认其密封性，以保证无菌和新鲜。密封完好者备用，有破损时弃掉。

然后拧紧奶嘴和瓶盖。新生儿做好吃奶的准备之前，应将无菌盖盖在奶嘴上以保护奶嘴。若您准备的是配方奶，按照厂家的说明或者医生的处方喂养。奶的温度应与室温一致或者稍高于室温。

奶瓶喂养的详细步骤

教育产妇及其他家庭成员遵照下面的步骤对新生儿进行奶瓶喂养：

● 洗手后准备配方奶，倒置奶瓶将少许奶水滴在手腕上，试一下奶水的温度并冲开奶嘴上的孔。配方奶应当自由滴落而不是流出。如果奶孔太大，新生儿将发出“咕嘟”、“咕嘟”的吞咽声，如果奶孔太小，新生儿必须用力吸吮，吸空奶瓶后会非常疲惫。

● 取舒适半坐位，一只胳膊摇篮式抱持新生儿并支撑其头部和背部。这个姿势可使咽下的空气升到胃的顶部，容易排出。如果新生儿不能抱起，大人可坐在他的旁边轻轻地抬高其头部和肩膀。

● 将奶嘴放在新生儿舌上部，但不要太靠里，以免刺激呕吐反射。此时新生儿应开始吸吮，并舒服地含住尽量多的奶嘴。如果他还不开始吸吮，可扣击他的下巴或者脸颊，或用奶嘴轻触他的唇部以刺激吸吮反射。

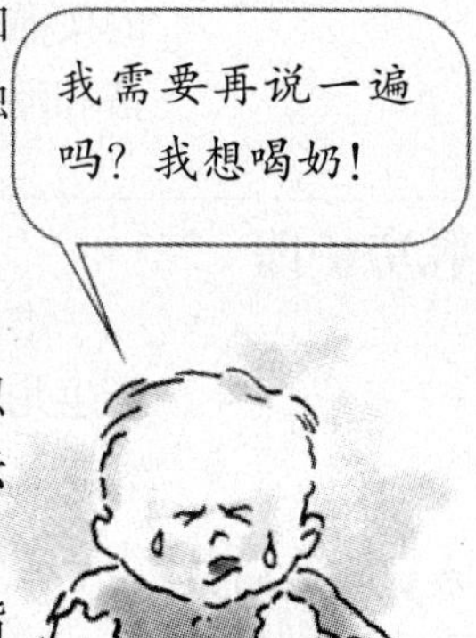

倾斜喂养的技巧

● 喂养新生儿时，奶嘴向下倾斜奶瓶，使奶嘴被奶水充满，以防新生儿吞咽空气。若吸吮时奶瓶中有一串稳定的气泡，提示奶孔大小合适，流量适中。

● 若新生儿用舌头推开奶嘴，要重新将奶嘴放进去。推开奶嘴是一个正常的反射，并不表示新生儿已饱。

● 要始终为新生儿拿着奶瓶。若留给他自己喝，当奶瓶倾斜或吸空时，他可能会吞咽下空气。专家认为较大的幼儿中耳炎及龋齿的发病率增加与吸吮奶瓶有关。

● 喂奶时一定要与新生儿交流。

● 即使是正确的喂奶方法，也通常会咽下一些空气。所以每喂奶 1/2 盎司，让新生儿打嗝排气一次。打嗝排气时用上述与母乳喂养相同的姿势。

● 喂奶结束并打嗝排气后，像美国儿科协会推荐的那样，让新生儿仰卧，这种姿势能降低新生儿猝死综合征的发病率。

● 不要担心新生儿吐奶问题，这是因为其贲门括约肌发育不全因而易吐奶。吐奶只是因为喝的过多，不应与呕吐混淆——呕吐排空更彻底，并伴随胃部症状，与喂奶无关。

● 将剩奶丢弃并正确处理所有喂奶装置。

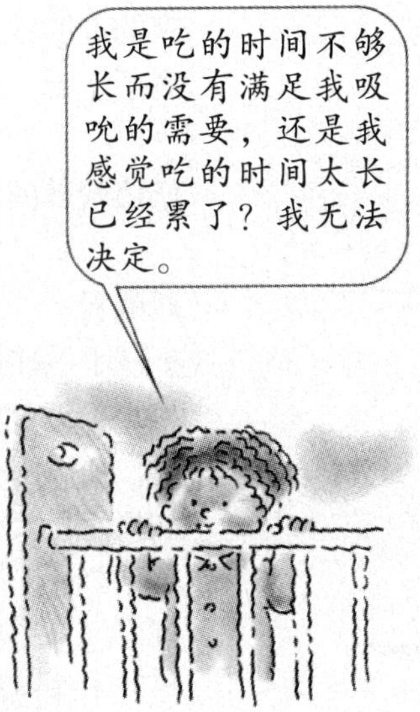
我是吃的时间不够长而没有满足我吸吮的需要，还是我感觉吃的时间太长已经累了？我无法决定。

喂养奶量

吃奶时间过长，新生儿会疲劳；若喂奶时间不够，其吸吮需求也得不到满足。在某些情况下，也许需要改变奶嘴或者奶孔的大小，以此来改变喂奶的持续时间。另外，一定注意喂奶前后奶瓶里剩有多少奶水。用容器边上的刻度来计算奶水消耗总量。

在家里，按照以下方式进行

指导新生儿父母及其他家庭成员如何准备（如果需要）并消毒配方奶、奶瓶及奶嘴。尽管大多数健康保健机构有喂养程序说明，在家时仍应建议产妇采取一个比较灵活的按需喂养程序。提醒产妇，在新生儿出院的第一天，由于兴奋和环境改变，新生儿吃奶也许不会很好。

乳房护理

准备母乳喂养时，产妇应当在医生的指导下做好哺乳准备。新生儿出生后，产妇需要保持乳腺组织的完整。尽管对母乳喂养和非母乳喂养的产妇产后期照顾不同，但某些指导却是相似的。

母乳喂养的妇女

为正在进行母乳喂养的母亲提供以下指导：

● 只用清水清洗乳房，避免洗去自然分泌的油脂和角质。

● 如果乳头疼痛或者有刺激感，哺乳前给予冰敷，使乳头麻木，减少敏感性，较易被新生儿含住。

● 为减轻乳头疼痛，哺乳前挤出几滴奶汁润滑乳头。

● 将奶垫放在乳头的下方收集奶水，并经常更换奶垫以降低感染的危险。母乳喂养的最初几周，乳房会经常溢奶。

● 分娩后 2～5 日，警惕体温轻度升高及乳房增大、发热及发硬，这预示着奶水即将泌出。

● 穿戴合体的支撑乳罩以利于控制胀奶。

● 若乳房胀奶且新生儿不能含牢乳头，可以热敷、按摩乳房、洗热水澡或者在喂奶前挤出一些奶。

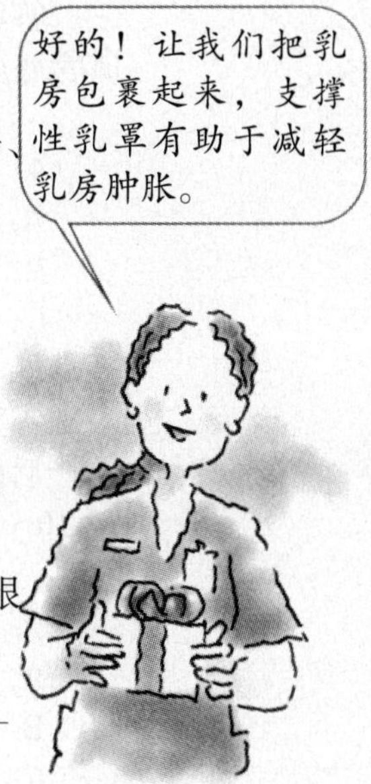
好的！让我们把乳房包裹起来，支撑性乳罩有助于减轻乳房肿胀。

非母乳喂养的妇女

为非母乳喂养的妇女提供以下指导：

● 仅用水清洁乳房，必要时可使用肥皂。

● 戴一个支撑胸罩，使胀奶减小到最低程度并减少乳头刺激。

● 为了最大限度地减少泌乳量，避免刺激乳头或用手挤奶。

● 应用镇痛剂（如果有医嘱）、冰敷或者乳房绑缚，以最大限度地减少胀奶。

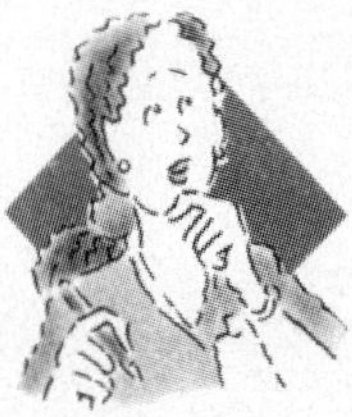

快速测试

1．产后期，以下哪个选项是进行性的生理变化？

A．泌乳

B．恶露

C．子宫复旧

D．多尿

答案：A．泌乳是发生在产后期的一个进行性的生理变化。

2．在依赖期，你期望评估到哪种行为？

A．对照看新生儿兴趣浓厚

B．重新定位新角色

C．对照看新生儿的能力感到不放心

D．表现被动并依赖别人

答案： D．在依赖期，产妇扮演的是被动角色，依赖别人的照顾。

3．产后 2 天的妇女，其子宫底的位置在哪里？

A．脐上 2cm

B．耻骨联合水平

C．大约脐下 2cm

D．耻骨联合上 2cm

答案：C．子宫以 1cm/d 的速度下降。产后 2 天的妇女，其宫底应当是脐下 2cm。

4．产后 6 周的产妇，将会发生的情况是：

A．血性恶露

B．浆液性恶露

C．白色恶露

D．恶露消失

答案：D．到第 6 周，恶露通常已经消失。血性恶露通常在产后持续 1～3 天，浆液性恶露持续 3～10 天，白色恶露持续 10～14 天。

5．泌乳是由什么激素刺激引起的？

A．雌激素

B．泌乳激素

C．孕激素

D．卵泡刺激素

答案：B．泌乳激素是专门刺激泌乳的激素。

6．哪种方法可使非母乳喂养的妇女减轻胀奶？

A．冷敷

B．人工挤乳

C．洗热水澡

D．刺激乳头

答案：A．非母乳喂养的妇女，冷敷可帮助减轻胀奶。

评分

☆☆☆ 如果你答对了全部 6 个问题，哇！你的确已经快速地掌握了这一章的知识。

☆☆ 如果你答对了 4 个或 5 个问题，别晕！看起来你已经了解了有关产后护理的知识。

☆ 如果你答对的问题少于 4 个，别着急。你应保证下次复习本章时要掌握得更加牢固。

（仝春兰　译）

第十章 产褥期并发症

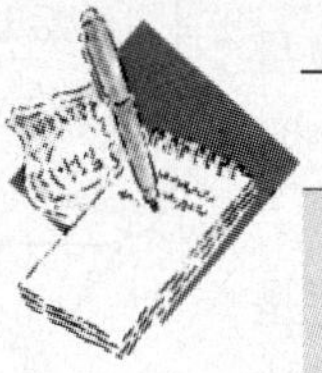

主要内容

在本章中,你将学习:

- 产褥期可能发生的主要并发症及其危险因素
- 通过主要的评估结果识别并发症的方法
- 各种并发症的正确治疗
- 各种并发症的护理干预

产褥期并发症概述

产褥期是出现许多生理和心理变化及压力的时期，但这些变化通常被认为是正常现象而不是病态。这期间，产妇、新生儿和其他家庭成员在一个家庭中相互交流，共同成长。

产褥期并发症可由许多原因引起，有些比其他更复杂。

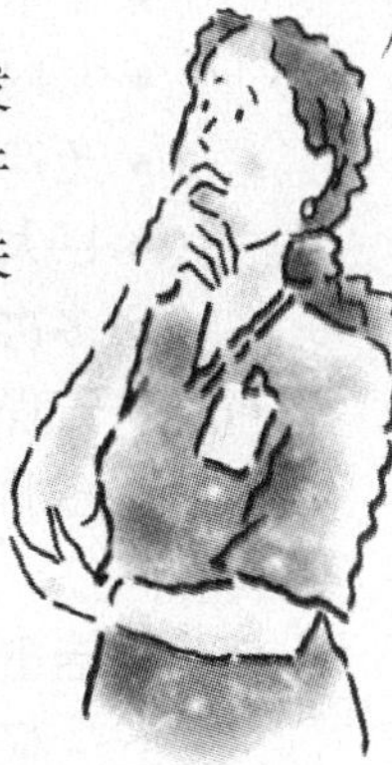

常见产后并发症

常见的产后并发症包括产后出血、产后精神紊乱、产褥感染、乳腺炎及深静脉血栓（DVT）。许多因素会导致并发症加重，如失血、创伤、感染或疲劳。熟练的护理技术有助于预防这些问题，或者在引起更严重的问题或严重影响母-婴关系之前，能被早期发现。

产后出血

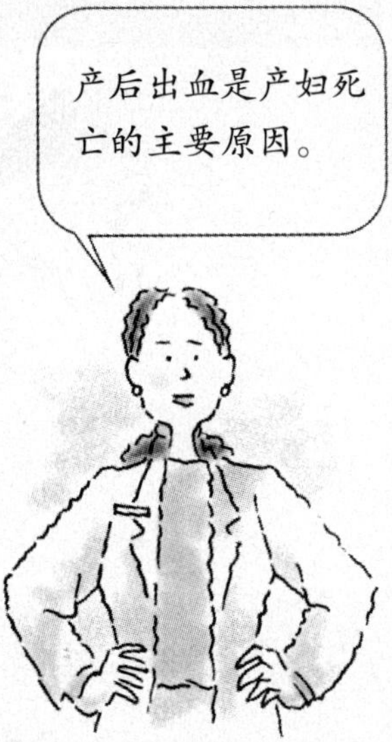

胎儿娩出后 24 小时内子宫出血量超过 500ml 者称为产后出血。产后出血是产妇死亡的主要原因。子宫收缩乏力导致的发生在产后 1 小时内的出血最危险，因为此时胎盘已经剥脱，高压力的血管广泛裸露于子宫壁。产后 24 小时内发生产后出血的风险依然很高。

经阴道分娩后，出血量如不超过 500ml，一般认为是可以接受的，虽然各卫生机构的标准不一。剖宫产可以接受的失血量通常在 1000～1200ml。

产后出血原因

产妇有以下分娩并发症时，应注意观察是否有发生产后出血的可能性：

- 胎盘早剥
- 稽留流产
- 前置胎盘
- 宫内感染
- 胎盘植入
- 子宫内翻
- 严重先兆子痫
- 羊水栓塞
- 宫内死胎
- 急产
- 巨大儿
- 多次妊娠
- 产程延长
- 多胎妊娠

产后出血分类

根据出血发生的时间，产后出血分为早期产后出血和晚期产后出血。早期产后出血是指产后 24 小时内失血量超过 500ml，晚期产后出血是指产后 24 小时以后至产后 6 周内子宫失血量超过 500ml。

病因

子宫收缩乏力、裂伤、胎盘或胎盘碎片滞留及弥散性血管内凝血（DIC）是导致产后出血的最常见原因。

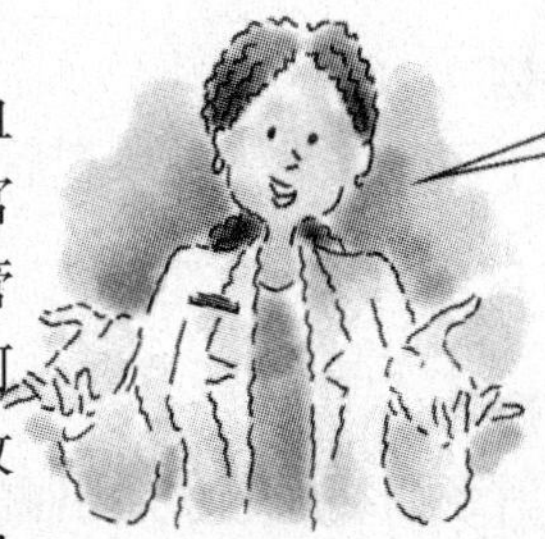
子宫收缩乏力会发生失血，导致产后出血，你在开玩笑吧？难道肌肉放松是坏事吗？

子宫收缩乏力

产后出血，尤其是早期产后出血的首要原因是子宫收缩乏力。当子宫不能正常收缩时，胎盘附着处的血管保持开放状态，导致血液丢失，任何妨碍子宫收缩的情况均可导致子宫收缩乏力，随后导致产后出血。（见：危险的子宫收缩乏力）

危险的子宫收缩乏力

子宫收缩乏力的危险因素包括：

- 羊水过多
- 分娩巨大儿，通常超过 4.1kg
- 分娩过程中使用硫酸镁
- 多次妊娠
- 急产或手术器械辅助分娩，如产钳或者负压吸引
- 宫颈或产道的损伤，诸如外伤、裂伤或血肿形成
- 使用催产素发动或加速产程，或者使用抑制分娩剂时间过长
- 难产（分娩机能不全）
- 有产后出血的病史
- 使用强止痛剂或麻醉药
- 感染，如绒毛膜炎或子宫内膜炎

裂伤

宫颈、产道或会阴的裂伤也会导致产后出血。宫颈裂伤时若子宫动脉撕裂可导致大量出血，这种类型的产后出血通常在胎盘娩出后立即发生，此时产妇仍在产房中。当持续出血但子宫变硬时应怀疑有裂伤。

胎盘嵌顿或胎盘粘连

部分或者完全剥离的胎盘被一个沙漏形状的子宫收缩环（这种情况会阻止整个胎盘排出）卡住，会引起胎盘碎片滞留宫内。胎盘剥离不全常见于 20～24 周的早产孕妇。

胎盘粘连的原因尚不明了，可能与受精卵在有缺陷的子宫内膜着床，使胎盘和蜕膜之间出现空隙有关。若胎盘碎片较大，在产后早期会有明显出血；若胎盘碎片较小，出血可以几天不被发现，直到产妇突然出现大量的阴道出血。

凝血功能障碍

DIC 是产后出血的第 4 个原因。任何产妇在产后都有发生 DIC 的危险。然而，有以下情况的产妇更常见：胎盘早剥、稽留流产、前置胎盘、宫内感染、胎盘粘连、子宫内翻、严重先兆子痫、羊水栓塞及宫内死胎。

临床表现

流血是产后出血的关键评估因素。可突然大量出血，也可长时间地渗出或渗漏。产后出血的产妇可发现其会阴垫浸透得比通常要快。

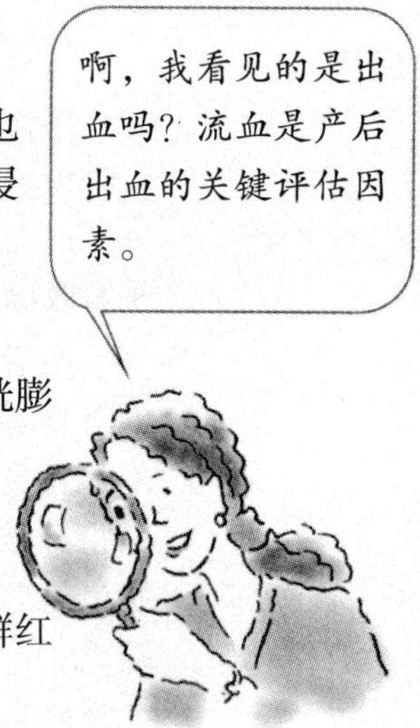

子宫柔韧

当子宫收缩乏力导致产后出血时，子宫触诊柔韧。膀胱膨胀会将子宫推离中线或上推，并且阻碍子宫正常收缩。

子宫坚硬

当宫颈撕裂引起产后出血时，可以观察到带有血块的鲜红血液持续自撕裂部位渗出，而触诊子宫坚硬。

流血

由滞留胎盘或者胎盘碎片引起的产后出血，开始时通常表现为滴流、渗流或直流。有胎盘碎片滞留时，也可发现子宫柔韧收缩无力。

DIC

当子宫收缩乏力、宫颈撕裂、滞留胎盘或碎片均被排除，仍持续产后出血时，血液凝集问题也许是导致出血的原因。

休克

如果失血过多，产妇将表现为低血容量性休克的症状和体征，如由于脑组织灌注减少而引起的进行性烦躁、头晕眼花及头晕目眩。可出现皮肤苍白、感觉减退、脉搏细速、呼吸浅快，尿量通常减少至 25ml/h 以下。触诊显示脉搏细速，皮肤湿冷。

听诊监测血压常见平均动脉压低于 60mmHg，脉压差减小，甲床毛细血管再充盈时间延迟 3～5 秒。

诊断检查

实验室检查显示血红蛋白水平及血细胞比容降低。产妇血红蛋白常减少 1～1.5g/dl，血细胞比容较正常降低 2%～4%。如有胎盘碎片滞留，也可发现血清人绒毛膜促性腺激素水平升高。

凝血功能检查

DIC 引起产后出血时，血小板及纤维蛋白原水平降低，凝血时间[凝血酶原时间（PT）及部分凝血活酶时间（PTT）]延长。验血也显示纤维蛋白原水平降低，红细胞碎片减少。纤维蛋白因溶解作用增强而减少。随着抗凝血因子III的减少，D-二聚体增加，优球蛋白溶解时间正常或延长，凝血因子减少。

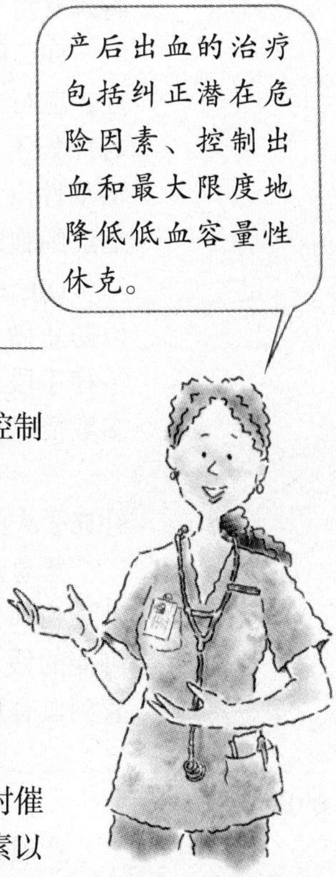
产后出血的治疗包括纠正潜在危险因素、控制出血和最大限度地降低低血容量性休克。

治疗

治疗产后出血的重点是正确识别潜在诱因，采取措施控制出血，最大限度地降低低血容量性休克的程度。

加强子宫收缩

子宫收缩乏力的产妇应尝试子宫按摩，目的是增加子宫的紧张度及收缩性，最大限度地减少出血。如子宫内有血凝块，应挤压排出。若产妇的膀胱膨胀，应尝试排空膀胱，因为膨胀的膀胱会阻碍子宫完全收缩。如果上述努力失败或无效，不能维持子宫的收缩状态，可肌肉或静脉注射催产素或麦角新碱，以维持子宫收缩，也可肌肉注射前列腺素以加强或维持子宫收缩。

寻找出血来源并处理

如子宫收缩变硬且膀胱空虚，也必须识别出血的来源。可对会阴、阴道、子宫、宫颈及直肠进行视诊或触诊。裂伤需要缝合。如发现血肿，可进行观察、冷敷、结扎出血血管及排出血肿等处理。根据体液丢失程度，可行补液治疗。

清除残留胎盘

滞留的胎盘碎片通常要人工去除，如失败，可采用扩张术及刮宫术（D&C）。若胎盘粘连在宫壁或侵入子宫肌层，可能需要行子宫切除术以控制子宫出血。

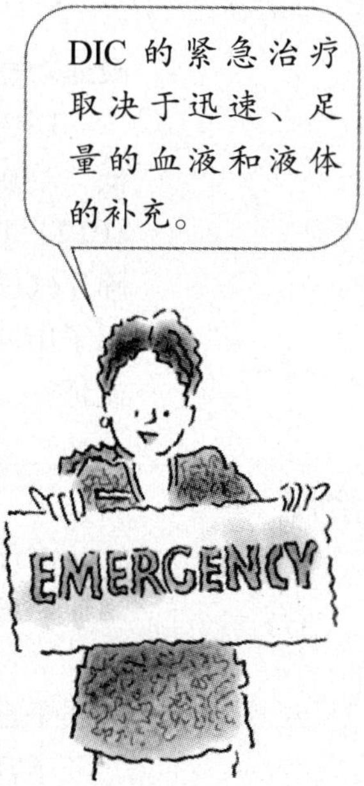
DIC 的紧急治疗取决于迅速、足量的血液和液体的补充。
EMERGENCY

特殊支持

DIC 的成功处理要求快速识别及对潜在病变的充分治疗。应行支持治疗（如潜在病变是自限性的）或对症治疗。若产妇不是活动性出血，仅支持性的治疗即可逆转 DIC。活动性出血时可能需要输血、新鲜冻干血浆、血小板或浓缩红细胞以帮助止血。

DIC 的肝素疗法目前尚有争议。它可在疾病早期应用以防止微血栓形成，但也可被看作是大量出血产妇的最后治疗手段。若已经形成血栓，通常必须行肝素疗法。在大多数情况下，肝素疗法应与输血疗法相结合。

补充丢失的液体

紧急治疗依靠快速、足量输血及补液，以恢复血容量、升高血压并维持在 60mmHg 以上。快速输入乳酸林格液，可能的话，需快速输入白蛋白或其他血浆扩容剂以充分扩容，直到血容量充足。

护理措施

产后 1 小时内密切、频繁的评估对预防并发症、早期诊断及出血的快速干预至关重要。

以下是一旦发生产后出血应当采取的措施：

- 产后 1 小时内每 15 分钟评估一次产妇的子宫底高度及恶露，以判断病情变化。若子宫底收缩不良或恶露增加，需通知医生。
- 遵医嘱进行宫底按摩以帮助子宫复旧。陪伴在产妇身边，经常评估宫底高度以确定其保持变硬和收缩。注意子宫在按摩结束后会很快放松，产妇仍处于继续出血的危险之中。
- 如果怀疑产后出血，称一下会阴垫的重量，估计失血量。
- 让产妇侧卧检查臀下的出血情况。
- 仔细检查会阴部可能裂伤部位的渗血情况。
- 经常监测生命体征的变化，注意是否有持续的脉率加快及血压下降的趋势，如有变化立即报告。（见：低血压的监测）
- 评估出入量，当尿量少于 30ml/h 时需通知医生。鼓励产妇经常排空膀胱，防止膀胱胀满阻碍子宫复旧。若产妇不能排尿，必要时留置导尿管。

进行性休克

如产妇有低血容量性休克进展的症状和体征，可采取以下措施：

- 用大孔径（14～18G）的输液管开始静脉输入乳酸林格液。
- 遵医嘱给予胶体（白蛋白）及血制品。
- 监测产妇的液体负荷情况。
- 监测感染的症状和体征，如体温升高、恶露发臭或手术切口红肿。
- 每15分钟记录一次血压、脉搏、呼吸频率及周围脉率直至平稳。
- 持续监测心律。
- 治疗期间，评估皮肤颜色及温度，注意各种变化。皮肤湿冷可能预示着持续的外周血管收缩及进行性休克。
- 监测毛细血管再充盈及皮肤水肿情况。
- 注意新近发生的凝血紊乱，如瘀点、瘀斑及从齿龈或者静脉穿刺点流血或渗血。
- 遵医嘱预测补液及成分输血的需要量。
- 采集动脉血标本检查动脉血气（ABG）水平。通过鼻导管、面罩或口咽通气管吸氧，确保充足的组织氧供。根据ABG结果调节氧流量。
- 遵医嘱采集静脉血标本，进行血细胞计数、电解质、血型、交叉配血及凝血检查。
- 如产妇已静脉注射催产素治疗子宫收缩乏力，继续密切评估宫底高度。尽管催产素的作用迅速，但持续时间短，因此子宫收缩乏力可再次发生。监测恶心及呕吐情况。
- 如使用麦角新碱，监测产妇是否有高血压。如果产妇的基础血压为140/90mmHg或更高，则不能使用麦角新碱。
- 如遵医嘱肌内注射前列腺素，警惕可能的副作用，如呕吐、腹泻、心动过速、头痛、发热及高血压。
- 为产妇提供情感支持，解释整个病程，帮助其减轻恐惧和焦虑。
- 监测产妇的意识水平，评估是否缺氧（意识水平下降）。

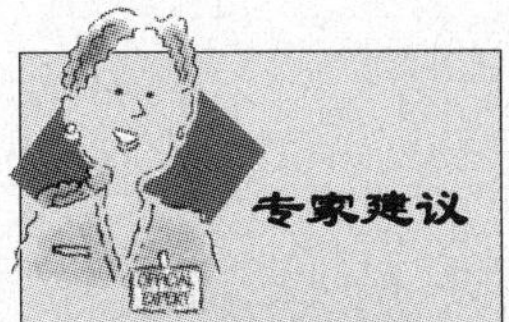

低血压的监测

如产妇收缩压降至80mmHg以下，增加吸氧流量并立即通知医生。收缩压低于80mmHg会引起心脏动脉灌注不足，常导致心脏局部缺血、心律失常及心输出量降低引起的更多并发症。

另一个不祥的症状

若产妇进行性血压下降（30mmHg或低于基础值）伴有脉搏细弱，常预示血容量降低，心排出量不足，应通知医生，加快输液速度，评估产妇的意识水平，当脑供血不足时，产妇会变得越来越烦躁和意识模糊。

● 为产妇准备可能的治疗，如双手子宫按摩、裂伤修补或者D&C。

产后精神紊乱

已经被公认的3种明显的产后精神紊乱是：产后忧郁、产后抑郁和产后精神病。

产后忧郁

产后忧郁是最常见也是最轻微的产后精神紊乱，大约50%的产后妇女会经历一定形式的产后忧郁。产后忧郁一般出现在产后3～5天，是由于产后激素的变化而出现的正常现象，被认为可加强母婴间的联系。早产或新生儿被放在ICU的产妇，发生产后忧郁的危险性会增高。

从忧郁到抑郁或精神病

产后抑郁和产后精神病被第4版《精神紊乱的诊断和分析指南》（美国精神病协会修订）公认为属于情绪紊乱。一年大约有400 000个妇女（10%～20%的产后妇女）患有产后抑郁或产后精神病。

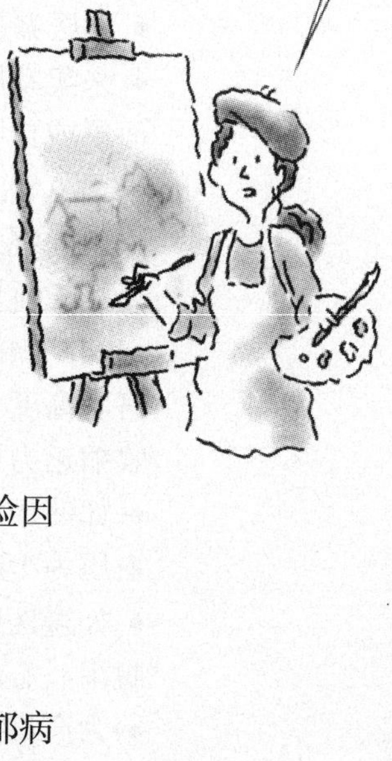
我相信我一定是处在产后抑郁期。大约50%的产后妇女会经历一定程度的产后抑郁。

产后抑郁

15%的初产妇会发生产后抑郁，由于人们认为精神病是一种耻辱而没有去报告，所以这个数字可能会更高。产后抑郁不仅会妨碍母婴关系，而且会妨碍新生儿的成长以及孩子与其他孩子、家庭成员及朋友的关系。

病因

确切病因不明，但产后抑郁的发展可能是某些产前危险因素造成的。

主要因素

产后抑郁发展的主要危险因素是孕前或妊娠期间有抑郁病史或精神病史。妊娠期间焦虑、少女妊娠、多次妊娠、缺少社会支持、生活压力状态（除妊娠外）、妊娠期间与配偶的冲突或其他重大的冲突都是重要的危险因素。

次要因素

次要因素包括产妇的社会经济状况和产科并发症。

产后抑郁的后果

妊娠期抑郁未经治疗可导致自我照顾能力差、对产前护理的依从性降低、对母婴关系产生负作用、产科并发症的危险性大大增加、滥用毒品、吸烟、酗酒、堕胎和自杀。

临床表现

某些明显的症状和体征可以区分产后忧郁和产后抑郁，包括：

- 悲哀或沮丧
- 对正常活动的兴趣逐渐下降
- 食欲出现问题或体重变化
- 焦虑和兴奋
- 睡眠困难
- 疲劳和精力下降
- 负罪感或无用感
- 自杀的念头或伤害婴儿的想法

诊断检查

产后抑郁没有特异的诊断性实验，但可做产前筛查。其中的一个筛查方法是使用《产后抑郁预测量表》。（见：《产后抑郁预测量表-PDPI》，456 页）

治疗

治疗通常主要在门诊完成，可以使用选择性 5-羟色胺再摄取抑制剂，如帕罗西丁、氟西汀（百忧解）和舍曲林（左洛复），这些药物对母乳喂养的产妇是安全的。

护理措施

- 对产妇进行教育，告诉产妇产后抑郁的预兆，并提供教育资源。
- 将产后抑郁的教育做为出院教育计划的一部分。

产后抑郁预测量表（PDPI）-修订版

PDPI 修订版中列出了一些危险因素，这些危险因素可通过制定护理计划、实施护理干预来解决产妇的问题。前 10 个预测项目可以在孕期和产后进行评估，最后的 3 个危险因素在分娩后 1 个月进行评估。

孕期评估 单选

婚姻状况

1. 单身 ○
2. 已婚 / 同居 ○
3. 分居 ○
4. 离婚 ○
5. 丧偶 ○
6. 伴侣 ○

社会经济状况

1. 低 ○
2. 中 ○
3. 高 ○

自尊 是 不是

1. 你自我感觉好吗？ ○ ○
2. 你感觉值得吗？ ○ ○
3. 你感觉你有很多良好的品质吗？ ○ ○

产前抑郁

1. 妊娠期间你曾经感到过抑郁吗？ ○ ○

如有，是在什么时候？持续多长时间？ ________

如有，你认为你的抑郁有多轻微或多严重？ ________

产前焦虑

1. 妊娠期间你曾经感到过焦虑吗？ ________

如有，持续了多长时间？ ________

计划外/不期望的妊娠

1. 这次妊娠是计划外的吗？ ○ ○
2. 这次妊娠是你想要的吗？ ○ ○

是 不是

抑郁史

1. 这次妊娠前你有过抑郁吗？ ○ ○

如有，是什么时候？ ________

如有，抑郁时你得到医生的照顾吗？ ________

如有，医生给你开过抗抑郁药吗？ ________

社会支持

1. 你感觉从你配偶那里得到了足够的支持吗？ ○ ○
2. 你感觉从你配偶那里得到了足够的实质性的支持吗(如分担家务或照顾小孩)？ ○ ○
3. 你感觉需要帮助时能依靠你的配偶吗？ ○ ○
4. 你信任你的配偶吗？ ○ ○

(关于家庭成员和朋友，重复同样的问题。)

婚姻满意度

1. 你对你的婚姻满意吗(或生存状况)？ ○ ○
2. 现在你的婚姻有问题吗？ ○ ○
3. 你和你的配偶之间一切都顺利吗？ ○ ○

是 不是

生活压力

1. 近期你生活中经历过什么压力事件吗?比如：

	是	不是
经济问题	○	○
婚姻问题	○	○
家庭成员死亡	○	○
家庭成员严重疾病	○	○
搬家	○	○
失业	○	○
工作变动	○	○

分娩后，增加以下条目：

婴儿照顾压力

1. 你的宝宝有过健康问题吗？ ○ ○
2. 宝宝喂养方面有什么问题吗？ ○ ○
3. 宝宝睡眠方面有什么问题吗？ ○ ○

婴儿性情

1.你认为你的宝宝容易急躁吗？ ○ ○

2.你的宝宝爱哭吗？ ○ ○

3.你的宝宝容易安抚吗？ ○ ○

产妇忧郁

1.产后 1 周内你经历过短期的难过或情绪波动吗？ ○ ○

注释：________________

____

____

Reprinted with permission from Beck, C. T., et al. "Postpartum Depression Predictors Inventory—revised (PDPI)," Journal of Obstetric Gynecological Neonatal Nursing 35 (6): 735, November/December 2006.

- 鼓励孕妇表达她对妊娠的感受。
- 帮助孕妇理解对母亲角色感到悲哀或缺少热情是正常的。
- 让产妇和她的家庭成员知道产后抑郁可以在分娩后任何时间发生。
- 告诉家庭成员产后抑郁的先兆，告诉他们不要忽视任何最轻微的症状。鼓励他们发现这些症状时应立即报告医生。
- 协助产妇与支持小组保持联系，以帮助产妇减轻孤独感。

产后精神病

每 1000 名产妇中大约有 1～2 名发生产后精神病，一般出现在产后 2～3 周内，早的可发生在产后第 1 或第 2 天。产后精神病是急症，需要立即干预。

病因

确切病因不明，但某些诱因可能导致了产后精神病的发生，包括产后激素水平的变化、缺乏支持系统、自尊低下、经济困难和重大的生活变动。

临床表现

产后精神病的症状和体征与其他精神病相似，如可能有精神分裂症、双相性精神障碍或严重抑郁。作为一个患者，产妇也可能出现：

- 感觉自己的宝宝死去或有缺陷
- 出现幻觉，如听到让她自残或伤害宝宝的声音
- 极度的兴奋、急躁或不安
- 判断力下降或思维混乱
- 无用感、负罪感、孤独感或对宝宝的健康过分担心
- 睡眠障碍
- 欣快、极度活跃或对自己或宝宝漠不关心

诊断检查

产后精神病无特异的实验室检查，但可以对孕妇进行产前筛查。筛查方法之一是使用《产后抑郁预测量表》。

治疗

产后精神病是急症，一旦发生需立即入院治疗，可以使用抗精神病或抗抑郁药物，防范产妇自杀也是必要的措施，家庭成员也应该参与治疗计划。

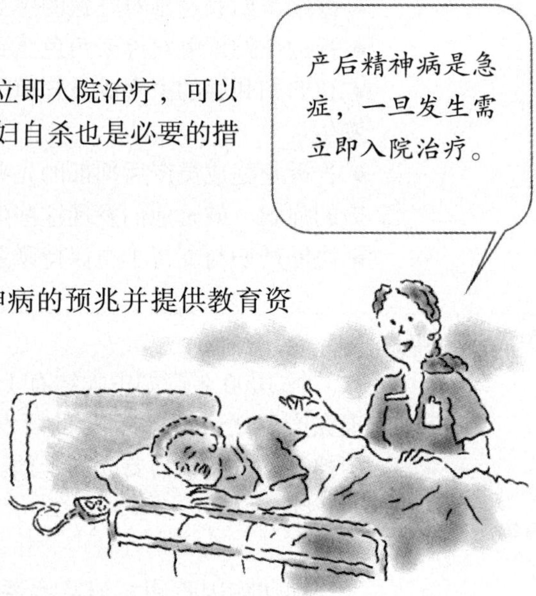

护理措施

- 指导产妇了解产后抑郁和产后精神病的预兆并提供教育资料。
- 将产后抑郁和产后精神病的教育作为出院教育计划的一部分。
- 让产妇和她的家人知道产后抑郁和产后精神病可以在分娩后任何时间发生。
- 告诉家人产后抑郁和产后精神病的先兆，告诉他们不要忽视任何微小的症状。鼓励他们发现这些症状时应立即报告医生。

产褥感染

产褥感染（分娩后立即发生）是引起分娩相关死亡的常见原因。产褥感染表现为一种特征性的发热形式并影响子宫及其附件。产褥感染可导致子宫内膜炎、子宫旁结缔组织炎、骨盆及下肢血栓性静脉炎和腹膜炎。

在美国，产褥感染发生率大约为 6%，经过治疗预后良好。产褥感染可以采取某些措施进行预防。（见：产褥感染的预防）

病因

引起产褥感染的常见细菌包括溶血性链球菌 A 组、B 组、G 组、阴道加德纳菌、衣原体及凝固酶阴性葡萄球菌。较少见的致病菌是产气荚膜梭菌、脆弱类杆菌、克雷伯菌属、奇异变形杆菌、假单胞菌、金黄色葡萄球菌和大肠杆菌。

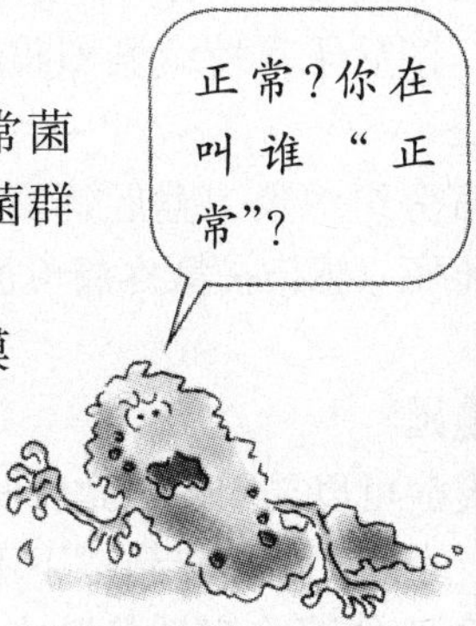

正常菌群有诱因时可导致感染

大多数微生物被认为是阴道的正常菌群，但在以下诱因存在时，这些正常菌群会引起产褥感染：

- 产程延长（大于24小时）或提前破膜
- 产程延长（大于24小时）或难产，当胎儿仍在宫内时细菌进入
- 频繁的阴道检查或非无菌阴道检查，或者非无菌分娩
- 接生时使用的器械可能损伤组织，为微生物提供入侵途径
- 宫内胎儿监测，当放置电极时可导致微生物入侵
- 妊娠时的残留物质（如胎盘碎片）引起组织坏死，为细菌繁殖提供了极好的媒介
- 出血导致产妇的整体抵抗力下降
- 母亲的身体状况，例如贫血、糖尿病、免疫抑制或营养不良减弱了产妇抵抗微生物入侵的能力
- 剖宫产（可使产妇发生产褥感染的危险性增加30%～50%）
- 分娩时存在阴道局部感染或其他类型的感染，使感染直接蔓延
- 导尿
- 会阴切开术或会阴裂伤
- 泌尿系统感染史
- 肺炎
- 静脉血栓形成

产褥感染的预防

对产妇，可以采取以下措施帮助她们预防产褥感染：

- 始终遵循标准的预防措施。
- 当助产或行阴道检查时使用无菌技术。分娩时限制阴道检查的次数。每次与孕妇接触后彻底洗手。
- 指导孕妇在破膜时立即通知医生。提醒她们破膜后及有羊膜渗液时避免性生活。
- 保持会阴切口部位清洁，指导产妇如何保持良好的会阴卫生。
- 限制医护人员及探视者，使感染活动期的人远离产妇。

临床表现

产褥感染的典型征兆是发热（至少38℃），发生在产后的头10天内（除外分娩后头24小时）并且持续2天。发热可以高达40.6℃，常伴有寒战、头痛、烦躁不安及焦虑。

伴随症状

伴随的症状和体征取决于感染程度和感染位置，包括：

- 局部产褥感染——疼痛、体温升高、肿胀、发红、发硬及伤口疼痛；全身燥热感；尿道灼痛；伤口流脓及伤口裂开。

● 子宫内膜炎——有时恶露稠厚、发臭；子宫疼痛、增大；背痛；产后子宫持续剧烈收缩；体温高于 38℃；畏寒；脉搏增快。

● 子宫旁组织炎（盆腔蜂窝织炎）——阴道疼痛、腹部疼痛及压痛（感染扩散疼痛可加剧）。

发热至少 38℃、持续 48 小时是产褥感染的典型症状。

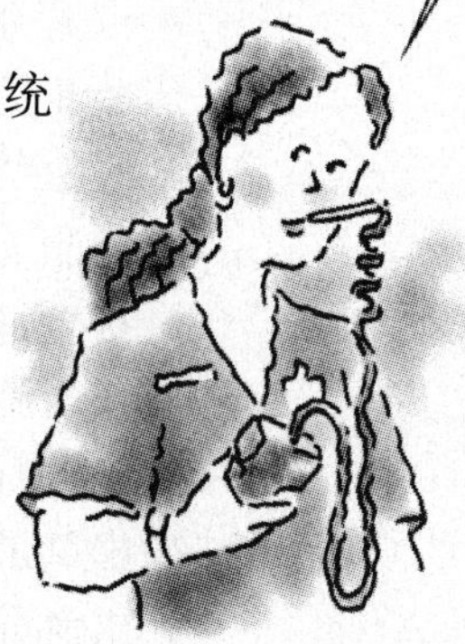

炎症蔓延

炎症可以局限，导致脓肿形成，或者通过血液及淋巴系统扩散。炎症扩散可导致以下不良情况、症状和体征：

● 脓毒性盆腔栓塞性静脉炎——严重、反复寒战、体温忽高忽低；下腹部或肋部疼痛；有时感染区域有弥散性触痛，通常发生在产后第 2 周。

● 腹膜炎——发硬的易激惹的板状腹（常是首要症状）；体温升高；心动过速（常大于 140 次 / 分）；脉搏细弱；呃逆；恶心；呕吐；腹泻及持续的、极痛苦的腹痛。

诊断检查

出现典型的临床特征（特别是在分娩后第一天发热 48 小时或更长时间）提示有产褥感染。子宫压痛也有很大的提示意义。通常根据典型的临床特征即可诊断子宫内膜炎及腹膜炎。患有子宫旁结缔组织炎时，盆腔检查发现硬结、无脓液排出。

细菌培养

恶露、刀口渗出物（剖宫产刀口或会阴切口）、子宫组织或自会阴部收集到的分泌物做细菌培养，查出致病微生物，可帮助确诊。但一般认为这些分泌物已被阴道微生物污染，因而对诊断没有帮助。药敏试验可以决定抗生素的正确使用。当体温高于 38.3℃时要进行血液培养。

白细胞上升

妊娠期间，正常白细胞计数是 5000～15 000μl。由于应激反应，分娩期间白细胞可升至 30 000μl，分娩后下降。白细胞突然升高，高于基线白细胞计数的 30%并持续 6 小时以上，或者白细胞分类计数出现异常，是产后感染的先兆。红细胞沉降率也可升高。

治疗

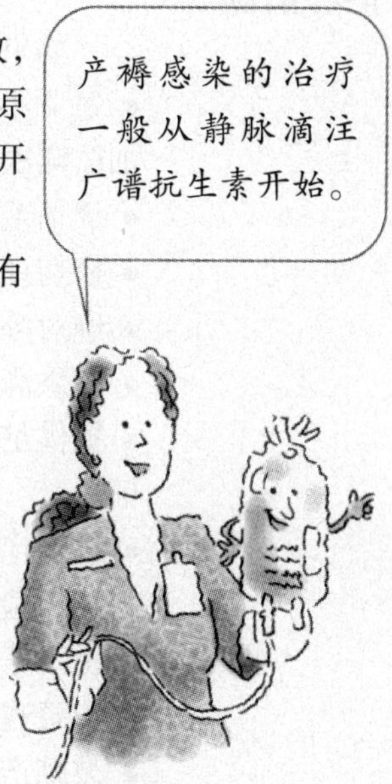
产褥感染的治疗一般从静脉滴注广谱抗生素开始。

等待细菌培养结果期间，为控制感染并阻止感染扩散，一般采取静脉滴注广谱抗生素治疗产褥感染。确定感染病原体后，医生可能使用更敏感的抗生素，有分泌物排出后可开具口服抗生素。

辅助治疗措施包括止痛、伤口局部抗菌治疗，腹膜炎有恶心、呕吐时用止吐剂。

隔离标准

患有传染病的产妇通常被隔离并住单人房间，但不必与其婴儿隔离，即该婴儿要与其他婴儿隔离但应与母亲待在一起。

若产妇无传染病，则无需隔离，但应当遵循标准预防措施。是否要进行预防性隔离应根据疾病预防控制中心和医院的指导。

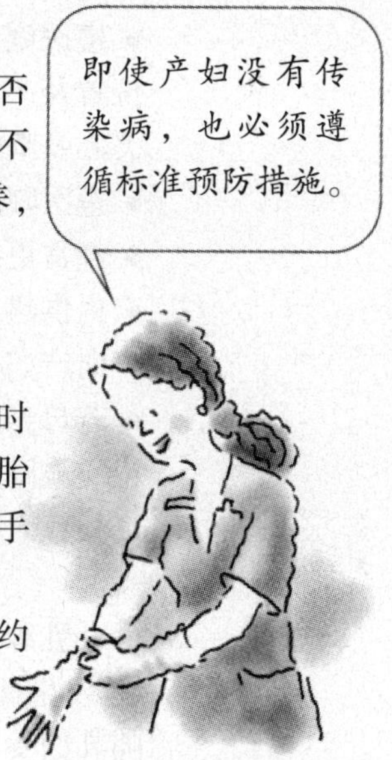
即使产妇没有传染病，也必须遵循标准预防措施。

是否中断母乳喂养

根据母亲所使用的抗生素类型及其生理能力，决定是否适合继续母乳喂养。若母亲在使用甲硝唑或无环鸟苷，便不能再进行母乳喂养。如在抗生素治疗结束后计划母乳喂养，服药期间应帮她吸出乳汁并弃掉。

支持治疗、手术和药物

支持性治疗措施包括卧床休息、摄入足够液体，必要时静脉输液、采取降温措施。对于清除孕期残留物或者残留胎盘碎片及引流像子宫旁结缔组织炎一类的脓肿，需行外科手术治疗。

若产妇发生脓毒性盆腔栓塞性静脉炎，治疗方法包括约10天的肝素抗凝治疗，并与广谱抗生素联合使用。

护理措施

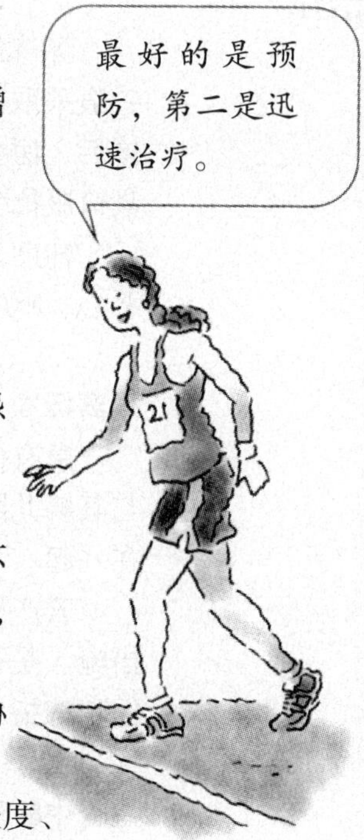

如果产妇发生产褥感染，应进行以下干预措施：

- 每4小时监测一次生命体征（或根据产妇的身体状况增加监测次数）。
- 评估毛细血管再充盈程度、皮肤水肿及黏膜情况。
- 密切评估出入量。
- 绝对卧床休息。
- 提供高热量、高蛋白饮食以促进伤口愈合。
- 提供足量液体（3000～4000ml），除非有其他方面的禁忌证。
- 鼓励产妇经常排尿，以排空膀胱，预防感染。
- 经常检查会阴，评估宫底高度及压痛情况（子宫复旧不全提示子宫内膜炎），注意阴道排出物的量、颜色及气味，并记录观察结果。
- 鼓励产妇经常更换会阴垫，取出时从前向后，必要时协助产妇更换，更换时一定要戴手套。
- 遵医嘱给予抗生素及止痛剂。评估并记录疼痛类型、程度、位置及产妇对止痛剂的反应。必要时给予止吐剂以减轻产妇的恶心及呕吐。
- 遵医嘱为患处局部提供温水坐浴、冷敷或热敷。
- 经常更换床单、会阴垫及会阴垫下面的衬垫。
- 提供热毛毯为产妇保暖。
- 向产妇及其家人详细解释整个过程。提供安慰及情感支持。
- 若母亲与婴儿隔离，应让她经常了解婴儿成长变化的情况。也应鼓励父亲确保让母亲了解婴儿的状况。

乳腺炎

乳腺炎是乳腺组织的实质性炎症，妨碍正常泌乳，大约1%发生此病的产妇主要是母乳喂养的初产妇，偶尔发生在非哺乳妇女。乳腺炎预后良好。

病因

乳腺炎是由于病原菌（通常来自于婴儿的鼻腔及口咽部）通过破损或皲裂的乳头侵入乳腺组织而引起。最常引起乳腺炎的病原菌是金黄色葡萄球菌；较少见的致病菌是表皮葡萄球菌及β-溶血性链球菌。乳腺炎可偶尔由播散性肺结核或腮腺炎病毒引起。

致病因素包括乳头的皲裂或破损、奶块堵塞乳腺管及精神创伤导致的射乳反射不完善。戴紧身乳罩或等待哺乳时间延长可导致奶块堵塞乳腺管。

临床表现

乳腺炎可发生于泌乳期的任何时间，但通常发生于产后1～4周，伴有发热（38.3℃，严重时体温更高）、寒战、身体不适及类似感冒症状。乳腺炎通常是单侧和局部的，但在某些情况下，可感染双侧乳房或整个胸部。

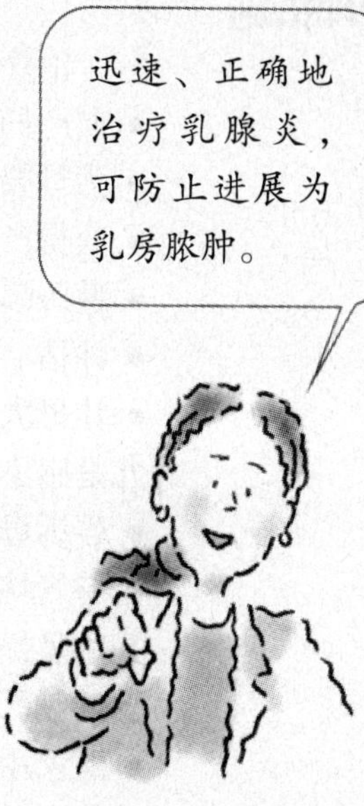
迅速、正确地治疗乳腺炎，可防止进展为乳房脓肿。

与胀奶的区别

乳腺炎须与正常胀奶区分。胀奶一般发生在开始泌乳时（产后2～5天），此时，乳房的变化同乳腺炎的变化相似，体温也可升高。

胀奶症状轻微时，仅引起轻度不适，严重者导致剧痛。严重的胀奶会妨碍婴儿正常吃奶，因为他不能含住肿胀、坚硬的乳头。

诊断检查

挤出乳汁进行细菌培养用以确诊弥漫性乳腺炎。乳房皮肤细菌培养用以确诊局限性乳腺炎。细菌培养也用以决定抗生素的使用。鉴别诊断应当排除胀奶、乳房脓肿、病毒感染综合征及乳腺管堵塞。

治疗

乳腺炎主要的治疗方法是抗生素治疗，包括口服头孢菌素类或邻氯青霉素和双氯青霉素的任一种以对抗葡萄球菌。阿奇霉素或万古霉素可用于对青霉素过敏的产妇。虽然乳腺炎的症状可在用药 24～48 小时后减轻，但抗生素应当继续使用 10 天。

其他适宜的治疗方法包括疼痛时使用止痛剂，少数情况下当抗生素不能控制感染。乳腺炎进展为乳腺脓肿时，应切开脓肿排出脓液。

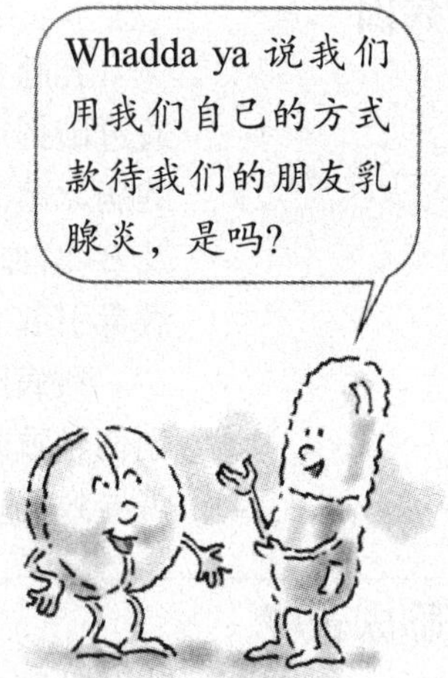
Whadda ya 说我们用我们自己的方式款待我们的朋友乳腺炎，是吗?

护理措施

治疗乳腺炎应采取以下措施：

- 向产妇解释乳腺炎及执行感染控制措施的必要性。
- 为母婴制定控制感染的措施，防止感染其他产妇。
- 获得产妇完整的病史，包括用药史，特别是青霉素过敏史。
- 遵医嘱给予抗生素。
- 评估、记录产妇不适的原因及程度。遵医嘱给予止痛剂。
- 让母乳喂养的母亲放心：患乳腺炎时不会祸及婴儿，因为婴儿是感染源。
- 告诉母亲哺乳时首先使用患侧乳房，以促进乳腺排空，防止乳腺管堵塞。但如果脓肿破溃，则必须停止用患侧乳房哺乳，并用吸奶器吸出乳汁直到乳房脓肿治愈。产妇应当用未受影响的健侧乳房继续母乳喂养。
- 建议用湿热毛巾热敷患乳，或洗热水澡以放松及改善母乳喂养能力。冷敷也可以减轻不适。
- 劝告产妇戴支持性胸罩。
- 提供良好的皮肤护理。
- 向产妇演示哺乳时怎样正确摆放婴儿体位，以预防乳头皲裂及疼痛。
- 告诉产妇每次哺乳时尽可能排空乳房。
- 告诉产妇保持睡眠充足，进足量流质以助于退热。
- 鼓励产妇戴支持性乳罩。

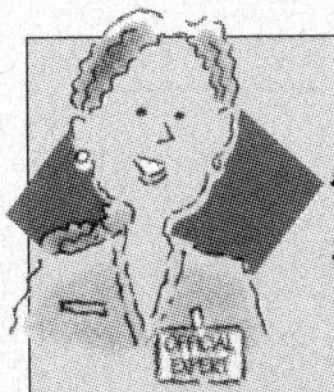

教育园地

预防乳腺炎

随着分娩住院日的缩短，产后教育比以往更为重要。若产妇行母乳喂养，在教育计划中一定要包括乳房护理及预防乳腺炎的指导：

- 排尿、排便后、接触乳房前及母乳喂养前后要洗手；
- 必要时提供热敷或洗热水澡以促进乳汁流出；
- 哺乳时摆正婴儿的姿势，确保其吸乳时含住乳头及整个乳晕；
- 每次哺乳尽可能吸空乳房；
- 更换哺乳姿势转移吸吮压力；
- 将婴儿从乳房移开之前，让他先松开乳头；
- 每天适时在空气中暴露晾干乳头；
- 饮用足量流质，均衡饮食，保证充足睡眠以促进母乳喂养；
- 喂奶间隔时间不要太长，不要突然给婴儿断奶。

预防措施

在母乳喂养的产妇离开医院之前，教会她乳房护理及预防乳腺炎的方法。（见：预防乳腺炎）

深静脉血栓

DVT，也叫深静脉血栓，是一种血管内壁的炎症，同时伴有血凝块形成，通常发生在静脉瓣膜处，因为此处静脉血流停滞，利于血小板及纤维素的积聚及粘着。

血栓性静脉炎通常开始于局部静脉炎症，并迅速导致血栓形成。少数情况下，静脉血栓（静脉栓塞）与静脉炎无关而独立发生。

任何静脉都可能栓塞

DVT 能影响小静脉如较小的隐静脉，也能影响大静脉如髂静脉、股静脉、骨盆静脉、腘静脉及腔静脉。DVT 较浅表静脉栓塞严重，因为它影响下肢肌肉系统的深静脉，此深静脉携带流经下肢的 90%的静脉血流。

病因

DVT 可以是原发性的，但它更可能伴发于某些疾病、治疗、外伤或其他因素。产后妇女的 DVT 通常由子宫内膜炎发展而来。

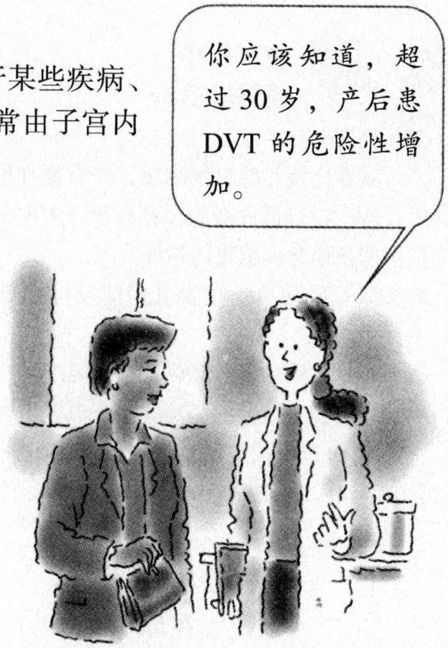
你应该知道，超过 30 岁，产后患 DVT 的危险性增加。

危险因素

产褥期发生 DVT 的危险因素包括：

- 静脉曲张病史
- 肥胖
- 以前有 DVT 病史
- 多次妊娠
- 年龄增大（大于 30 岁）
- 有 DVT 家族史
- 吸烟
- 剖宫产
- 多胎妊娠

混合危险因素

上述危险因素在分娩期间由于特殊的情况混合在一起。例如，产后纤维蛋白原水平升高导致血凝块增加。另外，妊娠及分娩时胎儿头部的压迫使下肢静脉扩张，导致静脉血流受阻。最后，产妇处于膀胱截石位，下肢长时间处于支架蹬的压迫下，促使静脉池形成及静脉血流受阻。

类型

产褥期主要发生两种类型的 DVT：下肢 DVT 或盆腔 DVT。盆腔 DVT 进展较慢，通常要 6～8 周。（见：下肢 DVT 与盆腔 DVT 的比较）

临床表现

下肢 DVT 和盆腔 DVT 的症状和体征不同，但均要求仔细评估。

下肢 DVT

患有下肢血栓性静脉炎的产妇体温大约在产后 10 日升高。其他症状和体征包括身体不适、寒战、一侧下肢或腹股沟疼痛、发硬或肿胀。

下肢 DVT 与盆腔 DVT 的比较

下表列出了下肢及盆腔深静脉血栓（DVT）的主要不同点，包括受累血管、开始时间、评估结果及治疗。

特征	下肢 DVT	盆腔 DVT
受累血管	• 股静脉 • 隐静脉 • 腘静脉	• 卵巢静脉 • 子宫静脉 • 下腹部静脉
开始时间	大约产后第 10 天	大约产后第 14～15 天
评估结果	• 由于动脉痉挛，使腿部苍白或肿胀 • 水肿 • 发热 • 不适 • 外周脉搏减弱 • Homans 征阳性 • 寒战 • 疼痛 • 患肢末端发红发硬 • 患肢末端皮肤发亮、苍白	• 超高热 • 心动过速 • 寒战 • 全身不适 • 可能有盆腔脓肿 • 腹部或腰部疼痛
治疗	• 卧床休息 • 抬高患肢 • 禁止患处按摩 • 抗凝 • 湿热敷 • 给予止痛剂	• 绝对卧床休息 • 抗凝 • 给予抗生素 • 对脓肿进行切开引流

腿部肿胀时，患肢堵塞部位以下发红、发炎及肿胀，也可能发亮、苍白。苍白与伴随的动脉痉挛有关，动脉痉挛引起该区域动脉血供减少。测量时，患侧大腿及小腿通常比健侧增粗。

Homans 征

足部背屈时患肢腓肠肌处疼痛，称为 Homans 征阳性。这个发现可提示有 DVT 但不是可靠指标。即使产妇 Homans 征阴性，也不能排除堵塞的可能性。Homans 征一定要被动引出，主动的足部背屈可导致血凝块的栓塞形成。

症状

Rielander 征阳性（在大腿及小腿内侧部位可触及静脉）或 Payr 征阳性（在足内侧加压引起小腿疼痛）也提示下肢 DVT。

盆腔 DVT

盆腔 DVT 发病急骤，突然开始高热、严重反复寒战及全身不适。多数病例体温波动幅度大。产妇主诉下腹痛或肋区疼痛，可在患处触及疼痛包块。

诊断检查

DVT 的诊断基于以下特征性检查结果：

- 多普勒超声检查法显示流向特定区域的血流量减少，静脉血流受阻，尤其是在髂股静脉的 DVT。
- 体积描记显示，患肢远端血液循环减少。此法在发现 DVT 方面比超声检查法更敏感。
- 静脉造影术通常能确诊，显示充盈缺损及血液分流。

治疗

DVT 的治疗包括卧床休息、抬高患肢、湿热敷、给予止痛剂、抗生素及抗凝治疗。急性期过后，产妇可穿上抗静脉血栓袜下床活动（在下床活动前即应用）。

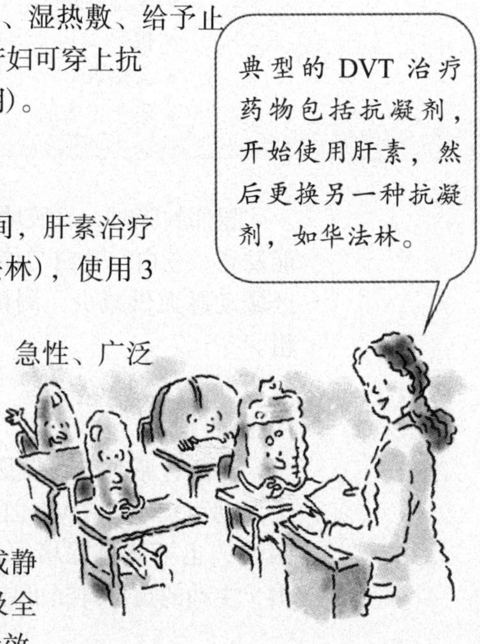
典型的 DVT 治疗药物包括抗凝剂，开始使用肝素，然后更换另一种抗凝剂，如华法林。

非手术治疗

药物治疗通常包括抗凝以延长凝血时间，肝素治疗 5～7 天，然后更换另一种抗凝药（如华法林），使用 3 个月。

溶栓治疗的好处大于引起出血的危险，急性、广泛的 DVT 的治疗应使用链激酶。

手术治疗

少数情况下，DVT 可引起完全性静脉闭塞，需要通过简单的结扎、静脉折叠术或静脉修剪来阻断静脉。如栓子脱落到达肺部及全身脉管系统，需行栓子摘除术，其他治疗无效。

经静脉放置伞状过滤器可以滤出栓子，阻止栓子流向肺部脉管系统。如产妇发生肺部栓塞，首先给予肝素直到栓子溶解，然后皮下注射肝素，或者口服6个月抗凝药。

特殊的盆腔 DVT

盆腔 DVT 的治疗重点是绝对卧床休息及应用抗生素、抗凝药。若产妇发生盆腔脓肿，应做剖腹术以切开排脓。因为这个过程可导致输卵管瘢痕并妨碍生育，产妇在再次怀孕前需做输卵管再通手术。

护理措施

DVT 的预防是关键。应注意评估产妇的危险因素，并指导其降低危险性的方法。（见：DVT 的预防）

教育园地

DVT 的预防

在教育产妇减少深静脉血栓（DVT）危险性时，应包括下列指导：

- 与医生协商在分娩时取侧卧或仰卧而不取膀胱截石位。侧卧或仰卧位可减少下肢产生静脉池的危险性。
- 若分娩时必须取膀胱截石位，用垫子垫于支架蹬以减轻对腓肠肌部位的压迫。
- 卧床休息时经常更换体位。
- 避免过度屈曲腹股沟处或剧烈屈曲膝盖。
- 不要长时间同一姿势站立、曲膝坐位或交叉双腿。微抬双腿改善静脉回流。
- 不要穿吊袜带或紧身衣服。
- 卧床时活动脚趾，抬高双腿，最大限度减少静脉血液滞留，有助于静脉回流。
- 在剖宫产过程中或剖宫产后，下床活动前，使用序列加压装置或穿高筒袜。
- 分娩后应尽早下床走动。
- 遵医嘱穿抗静脉血栓长袜或支持性长袜。清晨起床前即穿上。

另外，产后 DVT 通常由子宫内膜感染引起：

● 警惕子宫内膜炎的症状和体征；

● 如出现子宫内膜炎的症状和体征，通知医生；

● 遵医嘱立即进行治疗。

DVT 的治疗措施

治疗 DVT 可采取以下措施：

● 遵医嘱绝对卧床休息，抬高患肢。如用枕头抬高腿部，让腿部全部放置于枕头上，以避免压迫腘窝部位。

● 提供热敷或热垫覆盖，增加患处的血液循环，减轻疼痛和炎症。

● 遵医嘱给予止痛剂止痛。

● 评估子宫复旧程度，注意宫底硬度的变化，如宫缩乏力或不能保持子宫变硬。

● 密切监测生命指征。至少 4 小时监测一次，如有指征可增加测量次数。报告脉率、血压及体温升高方面的变化。

● 遵医嘱静脉注射抗凝药，必要时用输液监护仪或输液泵控制流速。迅速准备有效的抗凝药对抗剂（用肝素疗法时），如硫酸鱼精蛋白。

● 因为肝素和华法林都不会大量排泄于乳汁中，允许母乳喂养。

● 如母亲住院治疗，可用吸奶器吸出乳汁喂养婴儿。

● 患盆腔 DVT 时，应用抗生素和退热疗法。

● 至少每日标记、测量、记录 1 次患肢的周长，并与另一侧肢体相比较。保证连续测量的准确性和一致性，标记患处皮肤并每日测量同一部位。

● 遵医嘱进行抗凝试验，例如国际标准比率（INR）、PPT、PT。记住抗凝药的治疗剂量通常为控制剂量的 1.5～2 倍；INR 建议在 2～3.5 倍。

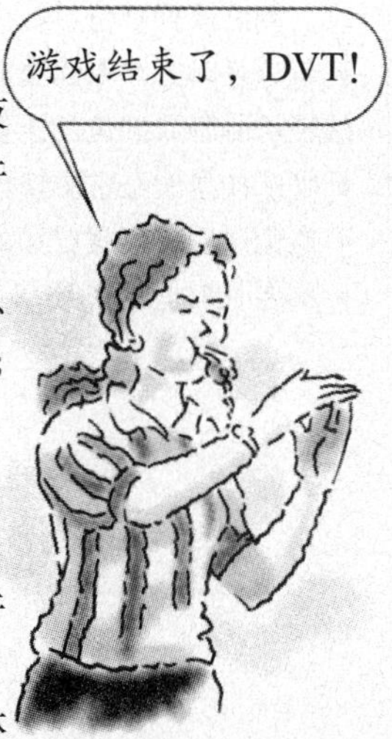

监测恶露

● 监测产妇恶露量的增长情况。鼓励产妇经常更换会阴垫，并称量会阴垫的重量以估计失血量。

● 观察出血的症状和体征，如柏油样便、咖啡色呕吐物及瘀斑。注意静脉注射部位的渗血情况，评估齿龈是否有过度出血，有阳性表现立即报告医生。

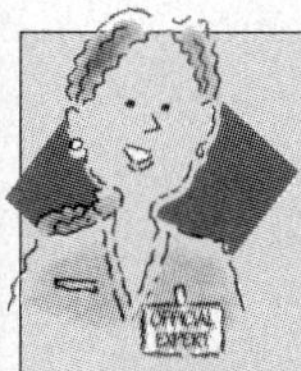

专家建议

肺栓塞的处理

患有深静脉栓塞的妇女处于肺栓塞的高度危险中。应警惕肺栓塞的典型症状和体征，如：

- 胸痛
- 呼吸困难
- 气促
- 咯血
- 精神状态的突变
- 低血压

监测中也要警惕伴随的典型症状和体征：

- 寒战
- 发热
- 腹痛
- 呼吸窘迫的症状体征，包括气促、心动过速、烦躁不安、皮肤湿冷、发绀及皱缩。

消灭在萌芽之中

肺栓塞是致命事件，可导致心血管衰竭及死亡。如怀疑肺栓塞，必须立刻干预。可采取以下措施：

- 抬高床头改善呼吸功能。
- 遵医嘱应用面罩吸氧 8～10 升 / 分。
- 遵医嘱开始静脉输液。
- 通过脉搏血氧定量法，持续监测血氧饱和度。
- 遵医嘱抽取动脉血标本做血气分析，以评价气体交换情况。
- 经常评估生命体征，尽可能每 15 分钟评估一次。
- 预测持续心脏监护的需要，以评价继发于低氧血症的心律失常。插入肺动脉导管以评价血液动力学及气体交换情况。
- 遵医嘱给予急救药物，如盐酸多巴胺维持血压及吗啡止痛。
- 将产妇转入重症监护病房。
- 给予不含阿司匹林的止痛药减轻疼痛。
- 遵医嘱给予抗凝或溶栓药物。

- 评估产妇肺栓塞的症状及体征，如哮鸣音、呼吸困难、咯血、神志的突然变化、烦躁不安及低血压。（见：肺栓塞的处理）
- 为产妇及其家人提供情感支持，解释疾病过程及治疗方案。
- 如有手术指征，为产妇做术前准备。
- 强调血液指标监测的重要性，以监测抗凝治疗。
- 如正在进行肝素治疗的产妇出院，应教会她及其家人皮下注射的方法。若需要额外帮助，安排家庭健康照顾的咨询及随访。

● 教会产妇如何正确使用抗静脉血栓袜。告诉她出现并发症要及时报告，如脚趾发凉或发紫。

● 预防出血，产妇应避免服用含有阿司匹林的药物，鼓励产妇使用任何非处方药物前要咨询医生。指导产妇观察出血的症状和体征，如皮肤易青肿、大小便带血。

● 嘱产妇用软牙刷及电动剃须刀，以预防组织损伤及出血。

● 建议产妇使用避孕药，因为口服抗凝剂可导致畸胎。

● 告诉产妇口服抗凝剂时勿增加维生素 K 的摄入量，因为维生素 K 会抵消抗凝剂的效果。

● 如产妇再次怀孕，向她强调应向医生报告 DVT 病史，以便早期采取预防措施。

快速测试

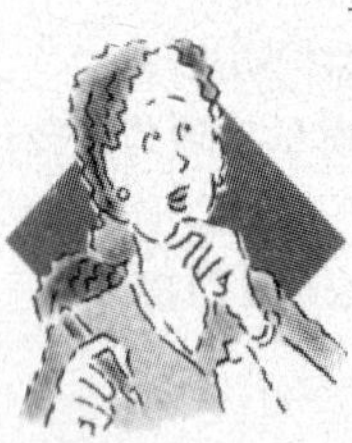

1. 早期产后出血的主要原因是什么？

A. 子宫收缩乏力

B. 会阴裂伤

C. 胎盘碎片残留

D. DIC

答案： A. 尽管上述并发症都是产后出血的可能原因，但子宫收缩乏力被认为是早期产后出血主要的、最常见的原因。

2. 哪项表现使你怀疑产妇可能发生了继发于产后出血的低血容量性休克？

A. 呼吸频率 22 次 / 分

B. 皮肤苍白、湿冷

C. 尿量少于 25ml/h

D. 脉搏触不清

答案： C. 尿量少于 25ml/h 提示继发低血容量性休克导致肾灌注减少。其他表现包括呼吸浅快；皮肤苍白、湿冷；脉搏细速；平均动脉压低于 60mmHg；脉压差减小。

3. 以下哪个因素是产褥感染的诱因？

A. 产程中外部胎儿监测

B. 破膜达 15 小时以上

C. 产程持续 20 小时

D. 剖宫产

答案： D. 剖宫产使产妇患产褥感染的危险性增加了 20 倍。应用宫内胎儿监测、产程延长（超过 24 小时）或破膜早产、难产也增加了产褥感染的危险性。

4. 一名产妇主诉产后恶露发臭并伴有强烈、持续的宫缩，过去 2 天中体温升高，波动于 39～40℃，子宫发硬，有压痛，腹部柔软无激惹体征。你怀疑发生了什么：

A. 会阴局部感染

B. 腹膜炎

C. 子宫内膜炎

D. 子宫旁结缔组织炎

答案： C. 子宫内膜炎可引起恶露恶臭、子宫增大、压痛、背痛、产后强烈持续的宫缩，产后 24 小时后体温升高达 2 天或 2 天以上。

5. 哪种细菌最常引起乳腺炎？

A. 葡萄球菌

B. 表皮葡萄球菌

C. β-溶血性链球菌

D. 腮腺炎病毒

答案： A. 尽管上述病原体均可导致乳腺炎，但葡萄球菌是最常见的致病菌。腮腺炎病毒极少引起乳腺炎。

6. 如产妇患有 DVT，您应当注意哪种并发症？

A. 子宫内膜炎

B. 肺栓塞

C. 血肿

D. 乳腺炎

答案： B. 当血栓脱落并随血流进入肺血管床阻碍气体交换时，即发生肺栓塞。肺栓塞是 DVT 的致命并发症。

评分

☆☆☆ 如果你回答对了全部 6 个问题，太好了！你已经完全概括掌握了本章的知识。

☆☆ 如果你回答对了 4～5 个问题，妙极了！关于产后并发症您已经掌握了相当多的知识。

☆ 如果你回答正确的问题少于 5 个，没关系！继续努力，多复习几遍，您一定能做得更好。

（仝春兰　译）

11

第十一章　新生儿评估与护理

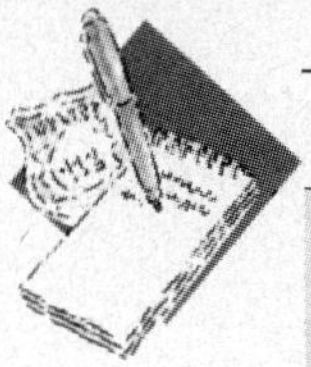

主要内容

在本章中，你将学习：

- 新生儿出生后的变化
- 正确的新生儿评估方法
- 新生儿护理的关键措施

适应子宫外的生活

新生儿身体的各个系统在出生后仍处于发育过程中，但他必须迅速适应子宫外的生活。在适应过程中，护士应当能够识别新生儿正常的生理特征和体检结果，以便及时发现存在的问题并采取正确的干预措施。（见：新生儿生理，476 页）

呼吸系统

在适应过程中，新生儿面临的最大问题是，他必须进行自主呼吸而不是像胎儿一样依赖母体血液循环供氧。妊娠期间，胎儿呼吸道充满液体，出生后，空气取代液体充满肺泡。正常阴道分娩时，呼吸道内的部分液体受挤压作用被排出体外。剩余的液体在分娩后经肺泡膜吸收进入毛细血管。

第一次呼吸

新生儿的第一次呼吸由以下几个因素共同促成：

- 血氧含量低
- 血 CO_2 含量高
- 血 pH 低
- 从温暖的子宫到温度相对较低的子宫外所经历的温度变化

新生儿生理

下表列出了新生儿的生理特征，包括其为应对宫外生活必须做出的适应。

系统	出生后生理
呼吸系统	● 空气代替液体充满肺部，开始呼吸。
心血管系统	● 胎儿分流血管发生功能性闭合。 ● 从胎儿循环转变为新生儿循环。
肾	● 出生后 1 年发育成熟，可能出现体液失衡。
胃肠道	● 系统继续发育。 ● 可能会有食管蠕动不协调。 ● 消化脂肪的能力有限。
体温调节系统	● 皮下脂肪层较薄，对环境急剧变化导致的短时间内大量热量丧失更为敏感。 ● 发生非寒战性产热。 ● 体内的棕色脂肪（成熟新生儿体内较多，未成熟者较少）通过增加产热保证新生儿体温。
免疫系统	● 组织对局部感染的炎症反应不够成熟。
造血系统	● 凝血时间延长。
神经系统	● 原始反射起初存在，随后随着时间的延长渐渐消失，提示正在发育的神经系统逐步成熟。
肝	● 可有新生儿黄疸。
表皮	● 表皮层和真皮层均较薄，彼此连接不紧密。 ● 皮脂腺功能活跃。
肌肉骨骼系统	● 钙化骨组织少，软骨组织多。
生殖系统	● 受来自母体的雌激素影响，女婴可能出现黏液样阴道分泌物和假月经。 ● 男婴的睾丸下降至阴囊内。 ● 包皮末端可见白色、小而坚硬的囊状物，称为上皮珠。 ● 若以臀先露分娩，可有生殖器水肿。

此外，噪声、光线以及分娩过程中的其他感知觉可能也影响新生儿第一次呼吸的开始。

发育中的、娇弱的呼吸系统

新生儿能够自主呼吸，但他的呼吸系统并不像成人那样发达。新生儿以经鼻呼吸为主，其气管和声门相对较小，而舌则较大。

新生儿呼吸系统与成人的主要区别还有：

- 呼吸道管腔较窄，容易塌陷；
- 呼吸道分泌物非常多；
- 呼吸道黏膜比较敏感，易受外界损伤；
- 肺泡对外界压力变化更敏感；
- 毛细血管网不发达；
- 胸廓和呼吸肌不发达。

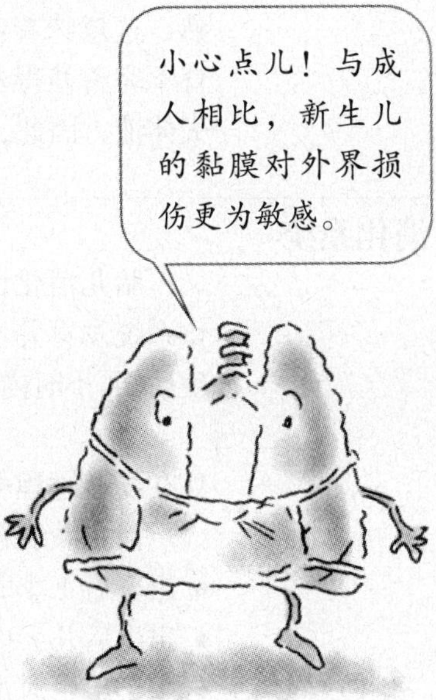
小心点儿！与成人相比，新生儿的黏膜对外界损伤更为敏感。

心血管系统

新生儿自主呼吸的开始导致心肺功能发生变化，这些变化进而促进胎儿血液循环转变为新生儿循环。在这期间，卵圆孔、动脉导管、静脉导管关闭，血液转而流向肺部。

卵圆孔关闭

新生儿第一次呼吸后，肺随即扩张，从而导致肺血管的血流阻力减小，肺动脉压力下降，右心房压力降低。随着流向左心的血流增加，左心房压力升高。这些压力变化促使卵圆孔（胎儿左右心房之间的通路）关闭。随后血氧含量的升高促使其他导管关闭。

导管变为韧带

位于主动脉和肺动脉之间的动脉导管最终关闭并形成韧带。左侧脐静脉和下腔静脉之间的静脉导管，由于血管收缩和血流缺乏也随之关闭，形成韧带。脐动脉、脐静脉和肝动脉收缩后也变为韧带。

肾

出生后，新生儿无法继续依靠胎盘排出代谢废物，因此肾开始工作。但是，新生儿肾直到出生后 1 年才发育成熟，这意味着新生儿有随时发生电解质失衡的危险。肾发育不完善使得药物排泄能力有限，加之新生儿容易过度丢失体液，因此，婴儿很容易发生酸中毒和体液失衡。

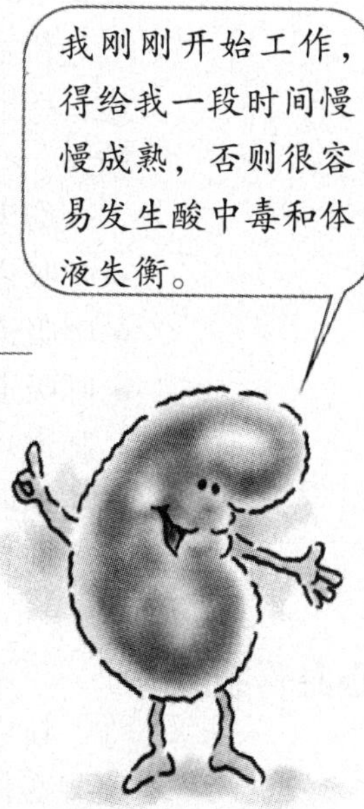
我刚刚开始工作，得给我一段时间慢慢成熟，否则很容易发生酸中毒和体液失衡。

消化系统

胎儿消化道内不存在正常菌群，因此新生儿出生时消化系统发育并不完善。肠的下段存有部分胎粪，一般在出生后 24 小时内排出，呈深绿色黏液状。

处在发育过程中

消化系统在胎儿出生后继续发育，可有以下特点：

- 出生后 1 小时可闻及肠鸣音；
- 出生后几天内食管蠕动不协调；
- 由于出生时没有淀粉酶和脂肪酶，故新生儿脂肪消化能力有限；
- 由于贲门括约肌发育不成熟，新生儿频繁吐奶。

体温调节系统

通过产生和保持热量来调节体温是新生儿面临的诸多适应之一，而皮下脂肪层较薄、血管更靠近皮肤表面，又给新生儿带来了更大的挑战。其他的困难还有：新生儿血管舒缩的调节能力不强，体表面积与体重的比值较大，汗腺直到出生 4 周以后才有产热功能。

散热途径

新生儿需要对抗以下 4 种途径损失的热量：

☝ 对流——热量由身体传递给温度较低的空气；

✌ 辐射——热量散失在距离新生儿较近（但没有直接接触）、温度较低的固体表面；

- 蒸发——身体表面的水分转变成气体时带走热量；
- 传导——新生儿直接接触温度较低的物体时发生热量散失。

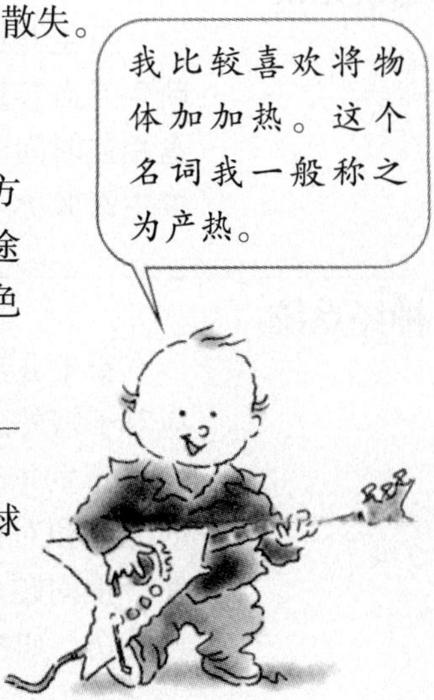
我比较喜欢将物体加加热。这个名词我一般称之为产热。

热量来源

为维持正常的体温，新生儿通过非颤抖性产热的方式来增加热量，增加新生儿代谢率和耗氧量也是产热途径之一。产热作用主要发生在心、肝、脑。此外，棕色脂肪是另一个新生儿特有的热量来源。

免疫系统

新生儿免疫系统主要依赖 3 种免疫球蛋白：免疫球蛋白 IgA、IgG 和 IgM。

以有限的数量抵抗感染

免疫球蛋白 IgG 在妊娠 3 个月时胎儿体内即可检测到，它能够对抗细菌和病毒感染，广泛存在于各种体液中，是体内含量最丰富的免疫球蛋白。在宫内时，IgG 通过胎盘由母体到达胎儿。出生后 3 个月内，新生儿逐渐能够自己产生 IgG，而剩余的来自母体的球蛋白不断分解。

细菌生长的抑制者

IgA 是一种存在于胃肠道内的免疫球蛋白，它能够抑制细菌生长。婴儿体内的 IgA 是逐渐增加的，在儿童时期达到最高值。初乳和母乳均能给新生儿提供 IgA。

抗感染的第一个应答蛋白

IgM 存在于血液和淋巴液中，是体内首先对抗感染的免疫球蛋白，它在出生时产生，于 9 个月时达到成人水平。

仍需锻炼

尽管体内含有各种免疫球蛋白，新生儿对局部感染的免疫反应仍然不够成熟。新生儿尤其是早产儿，在出生后几个月内发生感染的危险非常大。

造血系统

新生儿血容量大约是每千克体重 80～85ml。刚刚出生的新生儿血容量平均约 300ml。但是，根据新生儿通过脐带与胎盘相连时间的长短不同，其血容量可降至 100ml。另外，由于维生素 K 水平降低，新生儿的凝血时间较长。

神经系统

新生儿出生时神经系统发育虽不十分完善，但足以应对子宫外的生活，该系统主要的功能是一些基本反射。足月新生儿的神经系统在作出反应和反射时应具有相当的力度和对称性。反射降低或消失提示神经系统可能存在严重问题，而反应不对称则提示分娩过程中可能发生过外伤，如神经损伤、麻痹、骨折等。

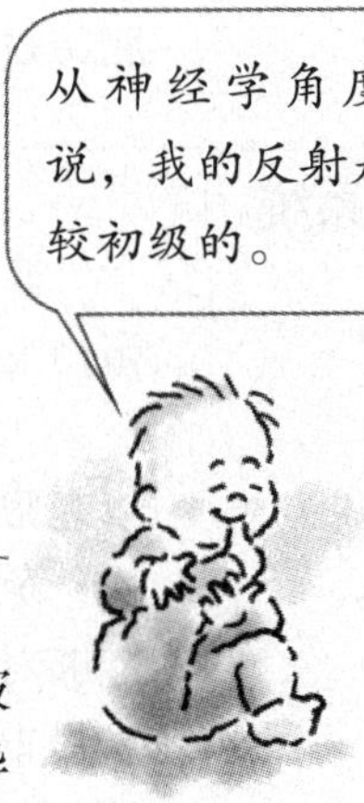

肝

新生儿肝的主要问题是黄疸（皮肤黄染）。由于红细胞破坏增加、胆红素结合能力异常或胃肠道重吸收胆红素增加，导致血中未结合胆红素升高，出现高胆红素血症，表现为黄疸。

生理性黄疸

50%的足月新生儿及 70%的早产儿会出现生理性高胆红素血症引起的黄疸。一般表现为中度黄疸，出生 24 小时后出现，并在 7 天后（早产儿约 9～10 天后）消失。如果胆红素水平仍然升高，则可能存在病理性情况，如胆红素脑病。

病理性黄疸

病理性高胆红素血症引起的黄疸，一般在出生时或出生后 24 小时内发病，原因可能有：溶血性疾病、肝病或重度感染等。病因不同，预后也有所不同。

教育园地

防止新生儿晒伤

出生时，新生儿皮肤内黑色素含量很少，因此，其对日光的晒伤尤其敏感。告诉父母避免将新生儿暴露于强烈日光的重要性，并给出以下提示：

- 外出时，给新生儿带上有遮阳板的帽子；
- 确保婴儿车罩能够将婴儿遮住；
- 必要时用毯子遮盖新生儿，避免日光直射；
- 尤其需要注意汽车内的防护。因为汽车顶蓬上的凉棚和窗户可能使婴儿受到过多日光照射，应购买和使用窗帘与遮阳板。

皮肤系统

新生儿出生时已具有皮肤系统的所有结构，但其中很多功能还不完善。表皮和真皮都很薄，二者结合比较疏松。另外，由于母体激素的作用，出生后头几个月新生儿皮脂腺非常活跃。（见：防止新生儿晒伤）

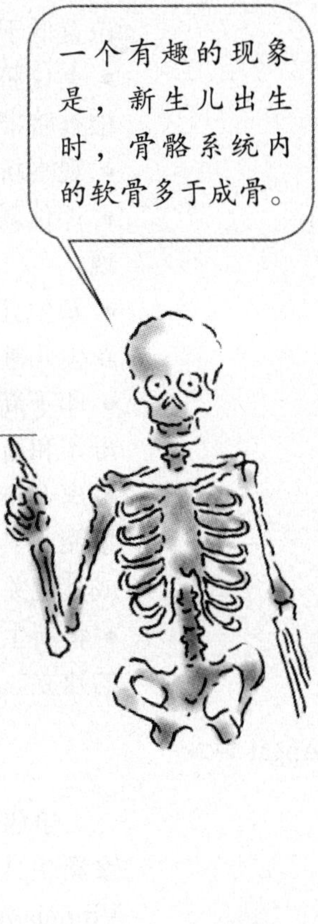
一个有趣的现象是，新生儿出生时，骨骼系统内的软骨多于成骨。

肌肉骨骼系统

出生时，新生儿骨骼系统内软骨多于成骨。出生后一年内骨化作用非常活跃。而肌肉系统则在出生时已基本全部形成。

生殖系统

女婴卵巢内含有数以千计的原始生殖细胞，这些生殖细胞具有进一步发育成卵子的潜力。新生儿发育成熟后，卵子的数量大约会减少 90%。出生后，脱离了母体激素的作用，新生儿的子宫萎缩，体积和重量都有所减小。

出生时，约 97%的男婴睾丸下降到阴囊内，直到青春期才有精子生成。

新生儿评估

新生儿评估分为首次评估和随访评估，内容包括全身体格检查、神经系统和行为评估。

首次评估

对新生儿进行首次评估前应吸干分泌物、检查有无异常并做好记录。首次评估应遵循以下步骤：

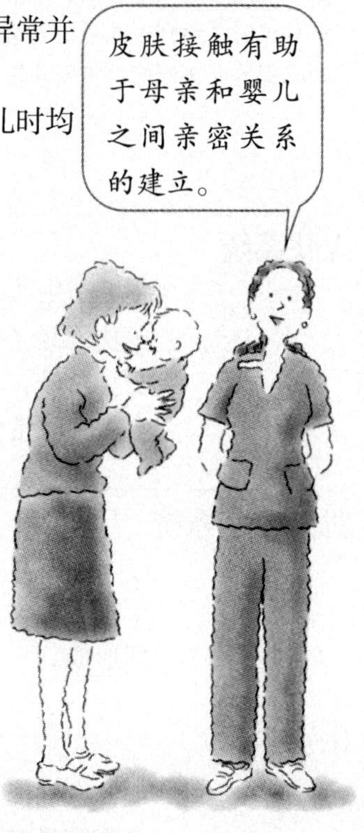
皮肤接触有助于母亲和婴儿之间亲密关系的建立。

- 为防止感染，新生儿第一次沐浴前，评估或护理新生儿时均应洗手并戴手套。
- 通过抽吸保持呼吸道通畅，必要时给氧。
- 将新生儿放在取暖器下使体表干燥，保持小儿头部位置低于躯干，以利于分泌物排出。
- 夹住脐带，注意观察新生儿脐带部位有无异常流血，检查脐带血管数量。
- 观察新生儿大小便，记录第一次排便和排尿情况。
- 评估新生儿有无外观畸形和其他可疑的异常临床表现。
- 新生儿出生 5 分钟及以后，持续使用 Apgar 评分对新生儿进行评估。
- 印下新生儿的足印和手印（在一些医疗机构可以将母亲和新生儿的足印记录下来）。
- 离开产房前，给新生儿系上两条手圈，母亲系上一条圈，其上的号码相互对应。一些医疗机构还给父亲或其他关系密切的人系上一条手圈。
- 将新生儿放在产妇胸脯上或进行皮肤接触，以促进母子关系的建立。

Apgar 评分

争取使用 Apgar 评分对新生儿进行首次评估，同时注意观察新生儿的总体外观和行为。Apgar 新生儿评分由麻醉学家 Virginia Apgar 博士于 1952 年提出，主要对新生儿的心率、呼吸、肌张力、反射应答性和肤色进行评估。出生后 1 分钟和 5 分钟时分别对上述 5 项进行评分，每项最高 2 分，最低 0 分。评分的最后得分是各项相加之和，最高 10 分。

新生儿 Apgar 评分

用下表记录新生儿出生后 1 分钟和 5 分钟的 Apgar 评分。每项得分最低为 0，最高为 2，所代表的情况如下表所示。总分 7～10 分表示新生儿情况良好；4～6 分表示情况较差（新生儿可能存在中度中枢神经系统抑制、肌无力、发绀、呼吸无力等）；0～3 分表示情况很危险（新生儿需要立即复苏）。若有必要，应在分娩后 1 分钟、5 分钟、10 分钟、15 分钟和 20 分钟对每一项目评分。其他复苏措施，如吸氧、气管插管、胸外按压、正压通气、鼻导管持续正压给氧、使用肾上腺素等应及时记录。

项目	Apgar 评分		
	0	1	2
心率	无	少于 100 次 / 分	大于 100 次 / 分
呼吸	无	哭声微弱，通气不足	哭声良好
肌张力	无力	四肢稍屈	活动良好
刺激反应性	无反应	表情痛苦或哭声微弱	哭声有力
肤色	苍白，发绀	肤色粉红，肢体末端青紫	全身红润

出生后 1 分钟的得分能反映新生儿适应宫外生活的情况，提示是否需要进行复苏。5 分钟的得分能更准确地反映胎儿总体状况。（见：新生儿 Apgar 评分）

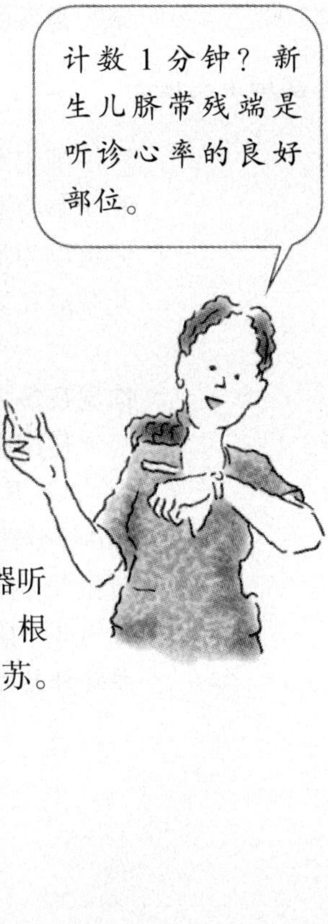
计数 1 分钟？新生儿脐带残端是听诊心率的良好部位。

心率

应首先测量心率。如果脐带还有搏动，可以将手指放在脐带与皮肤结合处，触诊新生儿心率。新生儿脐带的残端出生后还会持续搏动几个小时，是测量心率的良好部位。也可以将两个手指或听诊器放在新生儿第 5 肋间隙，听取心尖搏动处的心率。为准确起见，心率应计数 1 分钟。

呼吸

接着测量的是 Apgar 评分中第 2 项重要指标——呼吸。评估新生儿的哭声，注意其音量和力度。然后用听诊器听诊肺部，评估呼吸的深度和节律。若新生儿呼吸反应异常，根据美国心脏协会和美国儿科协会的操作指南进行新生儿复苏。

然后使用Apgar标准评估复苏过程是否有效。（见：监测药物的作用）

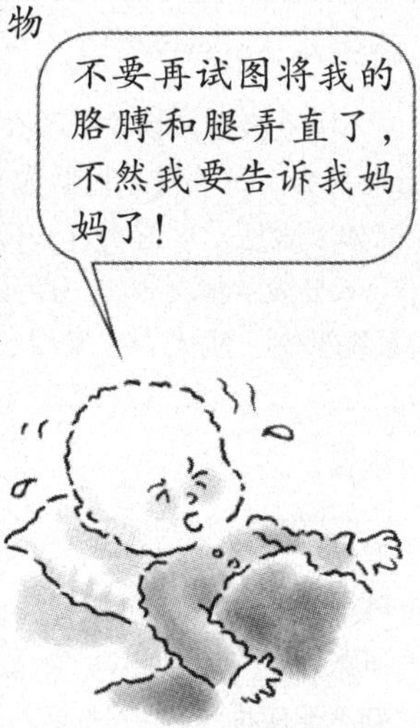
不要再试图将我的胳膊和腿弄直了，不然我要告诉我妈妈了！

肌张力

观察新生儿上下肢的屈曲程度和抗牵拉能力，以评估其肌张力。可以将新生儿肢体伸展开，观察其是否能迅速恢复自然的屈曲状态。

通过新生儿哭声的音量、力度和音调，评估其刺激反应性。新生儿刚出生时，轻拍其足底可引出哭声，正常反应是响亮、愤怒的哭声。音调很高的哭声或尖叫属于异常表现。

皮肤颜色

最后观察婴儿有无发绀。新生儿皮肤一般呈淡粉色，肢体末端稍有青紫。新生儿出生后1分钟内，由于血液循环转向独立，导致外周氧合不足，约85%的婴儿会出现手足发绀。评估非白人新生儿时，应注意观察口腔黏膜、眼结膜、嘴唇、手掌、足底的颜色变化。

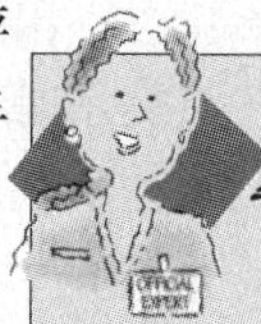

专家建议

监测药物的作用

如果孕妇产前大量应用镇静剂或分娩时应用硫酸镁，要密切监测新生儿。即使出生时Apgar分值很高，新生儿仍然可能受到镇静剂的继发效应的影响。警惕发生呼吸抑制或者无应答性。分娩过程中因宫缩乏力使用硫酸镁的产妇，其新生儿也要加强监测。

孕龄与出生体重

围生期患病率、死亡率与孕龄及出生体重有关。通过体重和孕龄将新生儿分类，不仅能够准确评估新生儿的患病风险，还可以为治疗和处理提供指导。在随后的评估中也应当考虑婴儿孕龄和体重的因素。

你现在多大了？

临床上，根据孕龄将新生儿分为3类：早产儿（小于37周）、足月产儿（37～42周）、过期产儿（42周或更长）。Ballard评分法通过体格检查和神经系统检查结果估计1周以内的新生儿孕龄，对早产儿同样准确。该方法可在出生时至生后42小时内使用，在30～42小时评价最为准确。（见：Ballard孕龄评估系统）

新生儿的出生体重

正常新生儿出生体重为2500g以上。体重在1500～2499g的为低出生体重儿，1000～1499g的为极低出生体重儿，低于1000g的为超低出生体重儿。

通过测量新生儿的头围、体重、身长和孕龄，可以绘制新生儿出生后生长曲线，用以评估其健康状况。低于孕龄新生儿

Ballard孕龄评估系统

该系统的使用方法是，首先评估新生儿的神经肌肉系统和生理成熟度并打分，将得分相加，然后在成熟度方格中找到该数字对应的孕龄。

姿势

新生儿仰卧位，安静状态下评分：

- 上肢、下肢伸直＝0
- 臀部、膝关节轻微或中度屈曲＝1
- 臀部、膝关节中度或重度屈曲＝2
- 腿屈曲外展、上肢轻微屈曲＝3
- 上肢、下肢完全屈曲＝4

腕部屈曲度

将新生儿的手掌向手腕弯曲，测量拇指根部与前臂的角度，分值如下：

- 大于90°＝-1
- 90°＝0
- 60°＝1
- 45°＝2
- 30°＝3
- 0°＝4

上肢反弹

新生儿仰卧位，将其前臂完全屈曲，持续5秒后，拉着手掌使上臂完全伸展，然后放开，观察婴儿的反应并按照下列标准评分：

- 保持伸展状态呈180°或无意识运动＝1
- 极微的屈曲（140°～180°）＝1
- 稍微屈曲（110°～140°）＝2
- 中度屈曲（90°～110°）＝3
- 很快恢复至完全屈曲状态（小于90°）＝4

腘窝的角度

新生儿仰卧位，骨盆部位平躺在检查床上，用一只手先弯曲小腿，后弯曲大腿，然后用另一只手伸展小腿，对新生儿此时腘窝的角度进行评分：

- 180°＝-1
- 160°＝0
- 140°＝1
- 120°＝2
- 100°＝3
- 90°＝4
- 小于90°＝5

Scarf征

新生儿仰卧位，拉住婴儿一只手越过颈部尽量到达对侧肩部。可以协助肘越过身体。根据肘的位置评分：

- 肘到达或接近对侧肩部＝-1
- 肘越过对侧腋前线＝0
- 肘到达对侧腋前线＝1
- 肘到达中线＝2
- 肘没有到达中线＝3
- 肘没有到达近侧腋前线＝4

足跟到耳

新生儿仰卧位，一只手握住婴儿一只脚使其靠近头部，但不要强迫用力，保持骨盆平卧于检查床上，评分如图所示。

（未完待续）

Ballard 孕龄评估系统（续）

神经肌肉成熟度

神经肌肉成熟度测评项目	分值							得分
	-1	0	1	2	3	4	5	
姿势	—	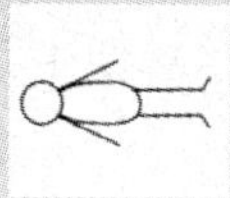	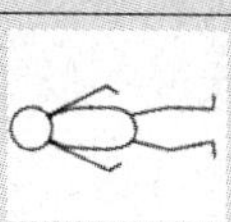	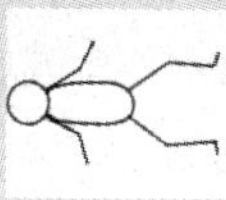	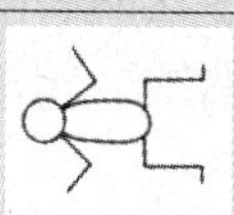	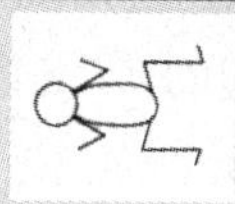	—	
腕部屈曲度	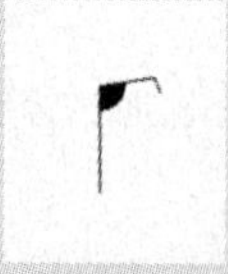 >90°	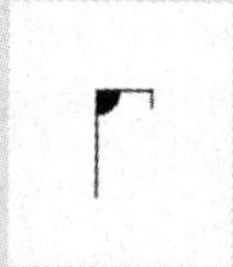 90°	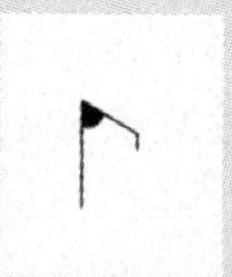 60°	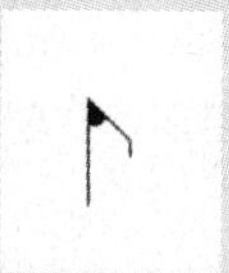 45°	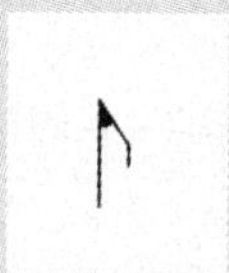 30°	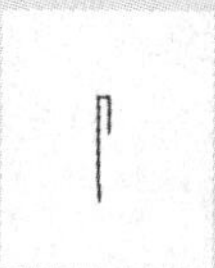 0°	—	
上肢反弹	—	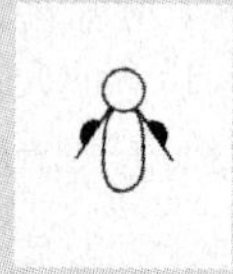 180°	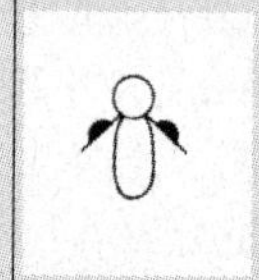 140 °～180 °	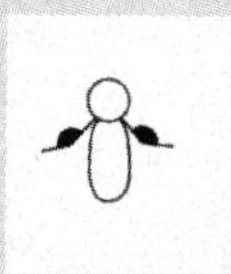 110 °～140 °	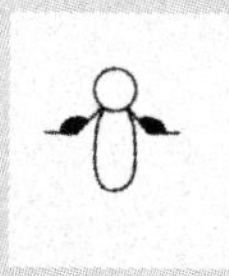 90°～110 °	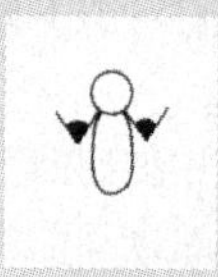 <90°	—	
腘窝的角度	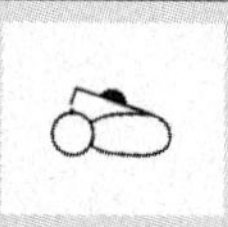 180°	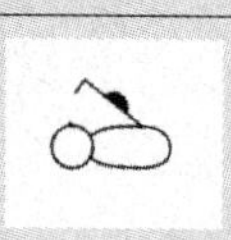 160°	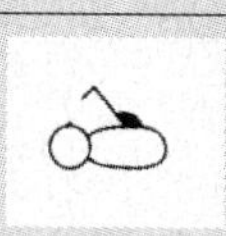 140°	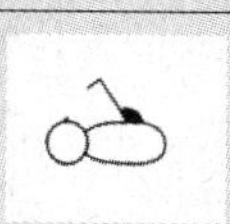 120°	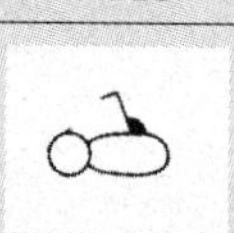 100°	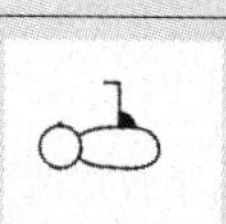 90°	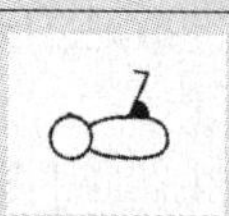 <90°	
Scarf 征	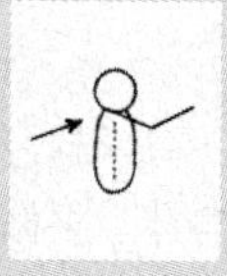	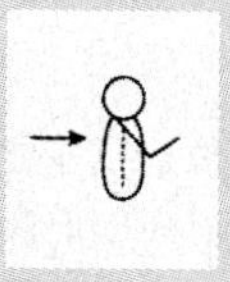	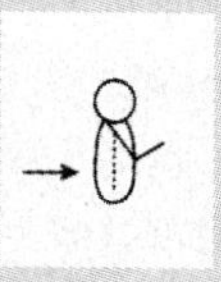	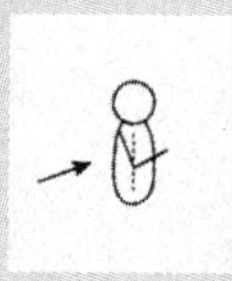	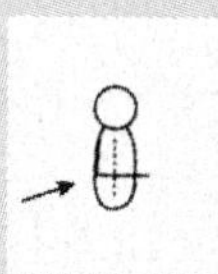	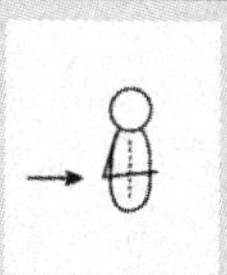	—	
足跟到耳	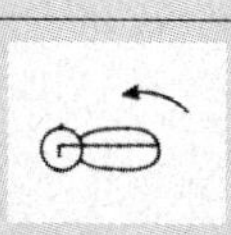	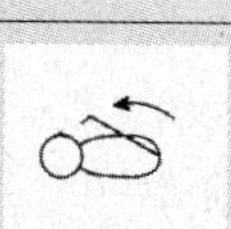	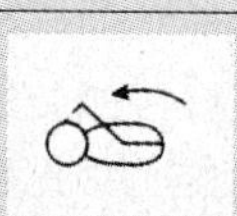	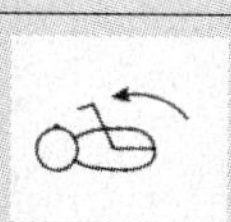	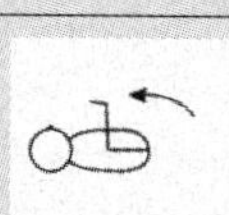	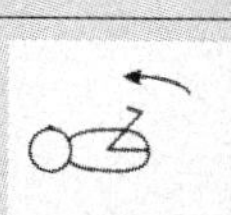	—	
							神经肌肉成熟度总分	

Ballard 孕龄评估系统（续）

生理成熟度

生理成熟度测评项目	分值 -1	0	1	2	3	4	5	得分
皮肤	黏的；纤薄；透明	凝胶样；红色；半透明	光滑；粉红色；可见静脉	表皮脱屑或有皮疹；似见静脉	裂痕；苍白区；静脉稀少	羊皮纸样；裂痕深；未见静脉	皮革样；裂痕深；有皱褶	
胎毛	无	稀疏	丰富	部分区域稀疏	部分区域缺乏	大部分区域缺乏	—	
跖面	足跟至足趾 40～50mm：-1；40mm：-2	>50mm；无皱褶	纤细红色印痕	见足底前部横纹	皱褶见于前部 2/3	皱褶见于整个足底	—	
乳房	难以觉察	稍能觉察	有乳晕；无乳头	乳晕呈点状，乳头直径 1～2mm	乳晕隆起，乳头直径 3～4mm	乳晕完整，乳头直径 5～10mm	—	
眼睛与耳朵	眼睑闭合，松弛：-1 紧闭：-2	眼睑睁开；耳郭平坦，遮盖耳孔	耳郭稍弯曲，柔软，回缩	耳郭弯曲良好，柔软易弯曲	硬，已成形；能立即弯曲	软骨致密，耳郭不易弯曲	—	
男性外生殖器	阴囊平坦、光滑	阴囊空虚，有表浅皱褶	睾丸位于精索上部；有少量皱褶	睾丸继续下降；有少许皱褶	睾丸下降；皱褶形成良好	睾丸悬垂；皱褶较深	—	
女性外生殖器	阴蒂突出，阴唇平坦	阴蒂明显，小阴唇外露	阴蒂明显，阴唇增大	大小阴唇同等程度外露	大阴唇显著大于小阴唇	大阴唇覆盖小阴唇和阴蒂	—	
							生理成熟度总分	

（未完待续）

Ballard 孕龄评估系统（续）

得分
神经肌肉成熟度：___
生理成熟度：______
成熟度总分：______

成熟度总分	−10	−5	0	5	10	15	20	25	30	35	40	45	50
孕龄（周数）	20	22	24	26	28	30	32	34	36	38	40	42	44

孕龄（周数）
日期计算：______
超声检查：______
得分估算：______

Adapted with permission from Ballard, J.L.,et al. "New Ballad Score, expanded to include extremely premature infants," Journal of Pediatrics 119 (3):417-23,1991.Used with permission from Mosby-Year Book,Inc.

的体重在出生后生长曲线的10%以下，适于孕龄新生儿的出生体重在10%～90%，高于孕龄新生儿的出生体重大于90%。（见：早产儿的护理）

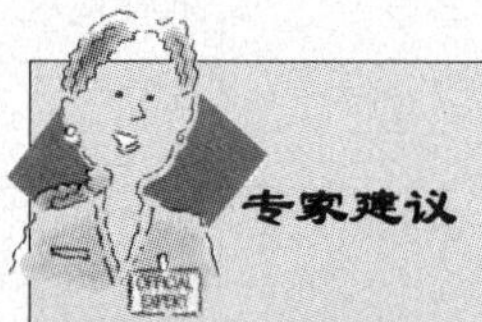

早产儿的护理

护理早产儿时，即使其出生体重正常，也要注意观察是否存在健康问题。出生体重适于孕龄的早产儿容易发生呼吸窘迫综合征、呼吸暂停、左向右分流的动脉导管未闭以及感染。出生体重低于孕龄的早产儿容易发生窒息、低血糖和低血钙。

随访评估

随访评估的内容包括：观察和记录婴儿的生命体征、协助服用处方药物。随访评估应遵循以下步骤：

- 评估新生儿的生命体征；
- 评估和记录新生儿的人口统计学资料；
- 为预防凝血因子Ⅱ、Ⅶ、Ⅸ、Ⅹ的暂时性缺乏，遵医嘱给予处方药物，如维生素K；
- 淋球菌和衣原体感染会引发结膜炎，进而导致眼睛损伤甚至失明，可以根据法律规定，给新生儿预防性使用红霉素药膏；
- 进行实验室检查；
- 检测血糖水平和血细胞比容，以评估是否存在低血糖和贫血。

生命体征

测量并记录生命体征的基线值。生命体征包括呼吸、心率（上部肋间隙测量）、体温（经直肠测量，以证实直肠开放）。之后测量体温时都采用腋窝部位，以防损伤直肠黏膜。测量血

新生儿生命体征的正常范围

下面列出了新生儿生命体征的正常范围。

呼吸
- 30～50 次 / 分

心率
- 110～160 次 / 分

体温
- 直肠：96～99.5°F（35.6～37.5℃）
- 腋窝：97.5～99°F（36.4～37.2℃）

血压
- 收缩压：60～80mmHg
- 舒张压：40～50mmHg

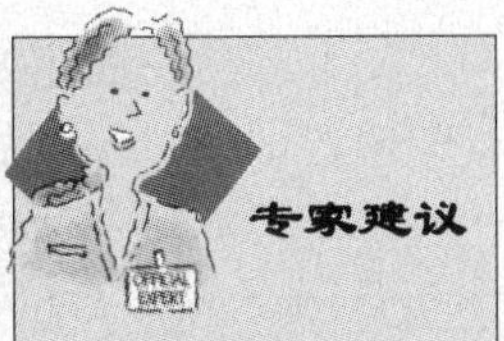
专家建议

新生儿呼吸计数

计数新生儿呼吸频率时，应观察其腹部运动，而不是胸部运动。此外，还可以通过胸部听诊，或将听诊器置于新生儿口部、鼻部协助计数。

压时，可采用听诊、触诊或血压计进行测量。也可以使用生命体征电子监测仪。（见：新生儿生命体征的正常范围）

确定呼吸频率

测量呼吸频率要避开新生儿活跃或躁动的时刻。首先观察其呼吸情况，然后计数 1 分钟内的呼吸次数。正常的呼吸频率一般在 30～50 次 / 分。同时注意观察有无呼吸窘迫的表现，如发绀、呼吸急促、肋间隙凹陷、打鼾、鼻翼翕动，或阵发性呼吸暂停。短暂的阵发性呼吸暂停（时间短于 15 秒）是新生儿呼吸的特点之一。（见：新生儿呼吸计数）

评估心率

使用儿科听诊器测量新生儿心尖部位的心率。将听诊器置于左侧锁骨中线第 4～5 肋间隙的心尖部，听诊搏动情况。为保证计数准确，应听诊 1 分钟。正常新生儿心率一般在 110～160 次 / 分，睡眠和觉醒时的心率存在正常变异。

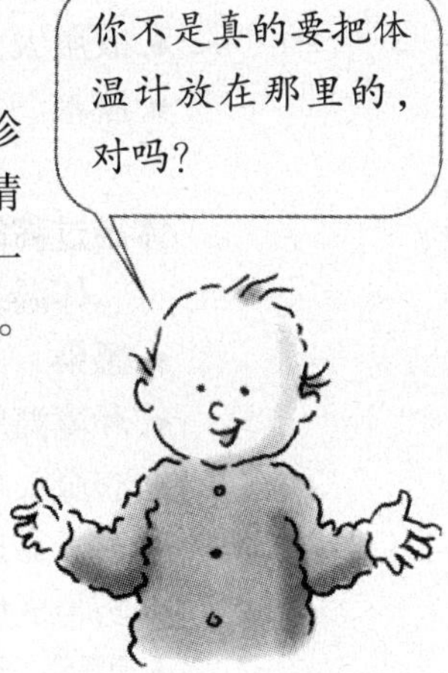
你不是真的要把体温计放在那里的，对吗？

测量肛温

新生儿肛温测量相对比较简单。新生儿取仰卧位，阴茎部位覆盖尿布（如果可行的话），一只手紧握其脚踝，示指置于两侧脚踝之间。然后将润滑过的体温计插入直肠约 1.3cm。手掌放在小儿臀部，体温计置于示指和中指间固定。体温计插入过程中若遇到阻抗，应将体温计取出，并通知医生。

固定好体温计

如果使用水银体温计，固定约 3 分钟后取出。如果使用电子体温计，待读数稳定后移开，然后记录体温数值。

与成人相比，新生儿体温不是非常恒定，一天之内可能会出现不明原因的波动，直肠温度的正常范围是 96～99.5°F（35.6～37.5℃）。

测量腋窝体温

测量腋窝体温前一定要确保腋窝干燥。将体温计置于腋窝中，在腋窝和胳膊之间固定于胸壁外侧。记录体温数值之前要固定好体温计于原位。腋窝温度的正常范围是 97.5～99°F（36.4～37.2℃）。

如果第一次测量体温超出正常范围，15～30 分钟后重测一次，仍然不正常的话，通知医生。

体温过低的原因

直肠或腋窝温度低于正常，提示可能存在以下情况：

- 早产
- 感染
- 环境温度过低
- 衣服太少
- 脱水

体温过高的原因

体温过高的原因可能有：

- 感染
- 环境温度过高
- 衣服太多
- 过于靠近取暖设备或日光
- 药物成瘾
- 腹泻、脱水

测量血压

尽可能在新生儿安静、放松的状态下测量血压。确保血压计袖带宽度适合新生儿手臂（袖带宽度应为小儿手臂周径的 1.5 倍）。将袖带置于肘上或腘窝处 1～2 指处，听诊器置于选定的动脉处，握紧袖带末端保持其伸展状态，以不超过每秒5mmHg的速度充气。

正常收缩压是60～80mmHg，舒张压40～50mmHg。新生儿出生后1小时内常出现收缩压下降（约15mmHg）。哭闹和活动都会引起血压波动。

从头到脚

分别测量上肢和下肢血压，至少1次，并将二者数值进行比较，以期尽早发现有无畸形。应记住，股动脉血压一般比上肢高10mmHg左右。如果股动脉血压等于或低于上肢血压，请通知医生，因为这提示可能存在先天性心脏病——主动脉缩窄，需要进一步检查。

身高与体重

身高和体重数值可以作为监测新生儿生长发育的基础值，还有助于发现潜在的问题，如发育迟缓、脑积水等。（见：新生儿的平均身高与体重）

新生儿的平均身高与体重

除体重之外，人体测量指标还包括头围、胸围、头顶至足跟的距离。这些基础数值能够反映新生儿的体型是否处于正常范围，其与平均值差别较大时，提示可能存在异常情况。

新生儿人体测量指标的平均值是：

- 头围——33～35.5cm
- 头顶至足跟的距离——46～53cm
- 胸围——30.5～33cm
- 体重——2500～4000g

头围

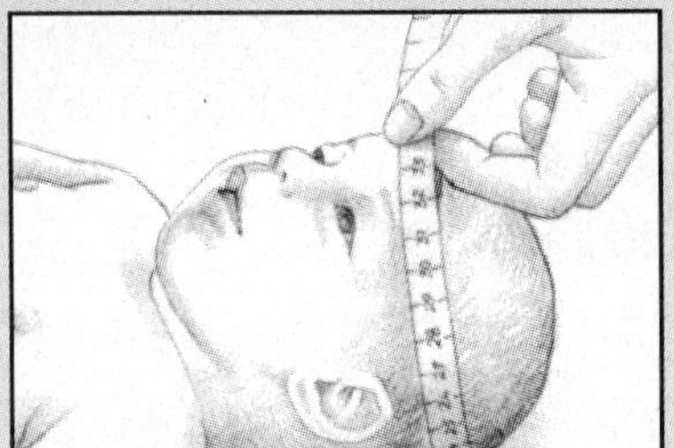

胸围

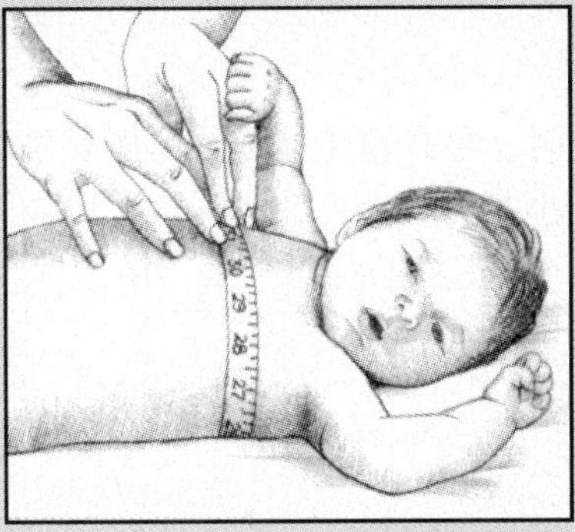

头顶至足跟的距离

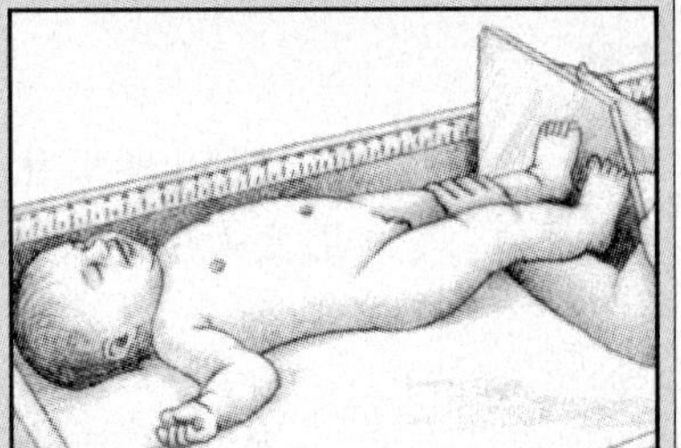

测量头围

头围能够反映头部的生长速度和颅腔内容物。测量头围时，将软尺置于枕骨部位，贴头皮绕行至两侧眉弓上方，记录读数。正常新生儿头围是33～35.5cm。新生儿头颅变形或阴道分娩所致的头颅水肿会影响测量的准确性。

有时脑袋大点儿是个好事。头围应比胸围大2.5cm左右。

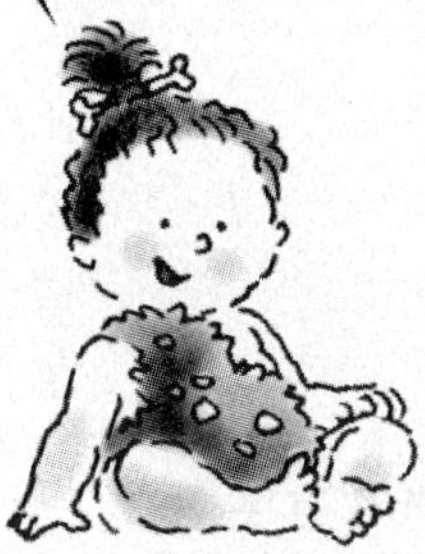

测量胸围

测量胸围时，齐乳头将软尺置于新生儿背部，贴身绕行一圈，保持身体前后的软尺处于同一水平线。待小儿吸气后呼气前读取胸围数值。正常新生儿的胸围是30.5～33cm。

测量头顶至足跟的距离

小儿双腿伸展、脚趾向上，测量头顶到足跟的距离。有条件的话，可以使用测量板。正常长度是46～53cm。

新生儿称重

给新生儿喂食前一定要称量体重。调平天平后，取下尿布，将小儿置于天平托盘中央。为安全起见，应将一只手始终放在小儿身旁。正常新生儿体重范围是2500～4000g。

将小儿放回摇篮或检查台。如果称量时小儿穿有衣物或带有其他装置（如静脉输液管），一定要记录。尽可能在每天的同一时间用同一天平测量体重。注意避免小儿着凉。

全身评估

应当对新生儿全身的每个部位进行全面检查。体检之前，应首先评估其外观和姿势。作为宫内体位的延续，新生儿的姿势一般是典型的“胎儿姿势”——对称、屈曲状。

皮肤

刚出生后几小时，足月新生儿皮肤一般呈牛肉样红色，随后变为正常颜色。小儿皮肤常见花斑样，尤以肢体末端多见。

外观评估

新生儿评估的常见表现如下：

- 出生后24小时内手足发绀（可能由于血管舒缩不稳定、微血管阻塞和高血红蛋白水平所致）；
- 鼻部或下巴出现粟粒疹（阻塞的皮脂腺）；
- 妊娠20周后出现遍布全身的胎毛（柔软、细小的毛发），手掌和足底除外；
- 胎儿皮脂（白色、蜡状保护性物质，由脱落的上皮细胞和皮脂组成）；
- 新生儿中毒性红斑（暂时性的斑丘疹样皮疹）；
- 颈部、上眼睑、上唇有毛细血管扩张（红色、扁平的血管区域）；
- 痱子或粟疹（扩张的汗腺），皮肤表面出现小水泡，面部多见；
- 胎斑[蓝黑色色素沉着区域，多见于肤色较深（与种族无关）的新生儿背部、臀部]。

结合活动、姿势、体温等，对新生儿的皮肤外观进行一般性评估。一般来说，新生儿哭闹或气温较高时，其皮肤会更红一些。哭闹时也可出现暂时性的发绀。暴露于温度较低的环境中，小儿皮肤可暂时性呈紫斑状。

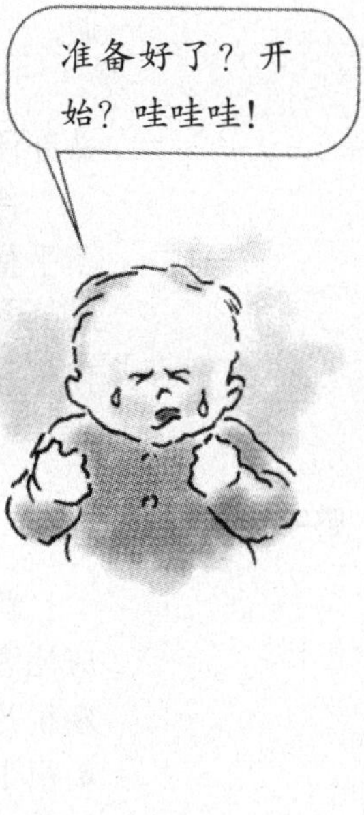

皮肤评估

通过触诊评估新生儿皮肤的紧张度。具体方法是：用拇指和示指将小儿腹部皮肤夹起，然后放松，评估皮肤皮下组织的连续性和量，以及水合程度。水合良好的新生儿皮肤在放松后会迅速恢复原样。

头

新生儿的头部占身体大小的1/4。头颅由6块骨构成：

- 1块额骨
- 1块枕骨
- 2块顶骨
- 2块颞骨

骨与骨之间的结合处称为骨缝，由结缔组织构成。骨缝的交接部位为膜状结构，称为囟门。

关于囟门

新生儿头颅上有前后两个囟门。前囟门呈菱形，位于额骨和两侧顶骨结合处，长3～4cm，宽2cm，出生后18个月左右前囟门闭合。后囟门呈三角形，位于枕骨和两侧颞骨结合处，约2cm大小，出生后8～12周闭合。

小儿囟门触诊应质韧而不应当凹陷，囟门凹陷提示可能存在脱水。另外，囟门也不应当凸出，囟门凸出提示颅内压升高(ICP)，应当立即处理。囟门处有节奏的搏动可反映脉搏次数。

儿头变形

儿头变形是指阴道分娩过程中遭遇某些困难导致新生儿颅骨骨缝不对称，剖宫产者不会发生。颅骨畸形主要有以下两种：

☝ 头颅血肿：指血液积聚在颅骨和骨膜之间，由阴道分娩时受压所致，不会越过骨缝，出生后3～6周可自行吸收。

✌ 胎头水肿：是指小儿头皮先露部位的局部水肿，也可由于阴道分娩时受压造成，可越过骨缝，出生后3～4天可自行吸收。

头部评估

首次评估的内容还应包括小儿头部控制情况。将新生儿置于平整坚硬的台面上，小儿头部倾向于转向一侧以保持呼吸道通畅。拉住其胳膊向上抬起时，小儿也会抬起头部，尽力与身体呈直线。新生儿头部运动滞后是正常现象，但显著的头部滞后常见于唐氏综合征、脑部损伤和缺氧患儿。

眼睛

新生儿通常紧闭双眼。出生后头几天经常会有眼睑水肿，应注意观察。同时注意评估双眼大小和形状的对称性。以下是新生儿眼部评估的一般表现：

- 由于巩膜较薄，新生儿的眼睛常呈蓝灰色，约3～12个月后眼睛的颜色才会确定；
- 出生时泪腺未成熟，导致2个月内哭泣时无眼泪；

- 新生儿可能有暂时性斜视；
- 玩偶眼现象（头部向一侧转动时，眼睛看向相反的方向）可持续 10 天左右；
- 分娩时血管压力的变化可致结膜下出血；
- 存在角膜反射，此检查只在怀疑眼睛有问题时进行；
- 存在瞳孔反射和红光反射。

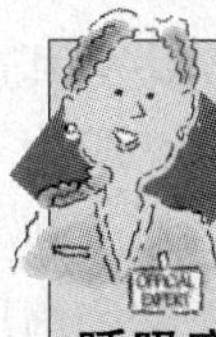

专家建议

呼吸窘迫的监测

鼻翼煽动是呼吸窘迫时严重缺氧的表现。如果发现鼻翼煽动或跷跷板式呼吸、皮肤苍白或灰暗、阵发性呼吸暂停、心动过缓等呼吸窘迫综合征的表现，应提醒保健人员。

鼻

观察鼻的下列内容：

- 形状
- 对称性
- 位置
- 开放闭合情况
- 轮廓

出生后几个月内新生儿以经鼻呼吸为主，因此，保证呼吸的前提是鼻孔一定要通畅。新生儿会本能地通过打喷嚏来排出阻碍物。检查一侧鼻孔开放情况时，应使婴儿口部和对侧鼻孔闭合。（见：呼吸窘迫的监测）

口与咽

新生儿通常唾液较少，口唇呈粉红色。检查口腔的结构。小儿上腭一般较窄、呈大的弓形，应分别检查软腭和硬腭有无裂缝。

Epstein 小珠

新生儿齿龈或硬腭上可能会有 Epstein 小珠（呈针头大小，白色或黄色，圆形的突起），由分泌物潴留造成，在数周或数月内消失。上唇的系带一般非常肥厚。可见乳牙。新生儿啼哭时检查咽部最为方便。扁桃体组织一般看不见。

耳朵

从以下几个方面评估新生儿的耳朵：

- 对称性
- 在头部的位置
- 软骨数量

- 外耳道
- 听力

新生儿耳朵的特点是耳郭向内弯曲、软骨发育不完善。受子宫内压力的影响，小儿耳郭常平贴在头部一侧。耳朵的上缘应与内外眼角连线的水平延长线平齐或稍高。耳朵位置偏低可能与几种疾病如染色体异常有关。

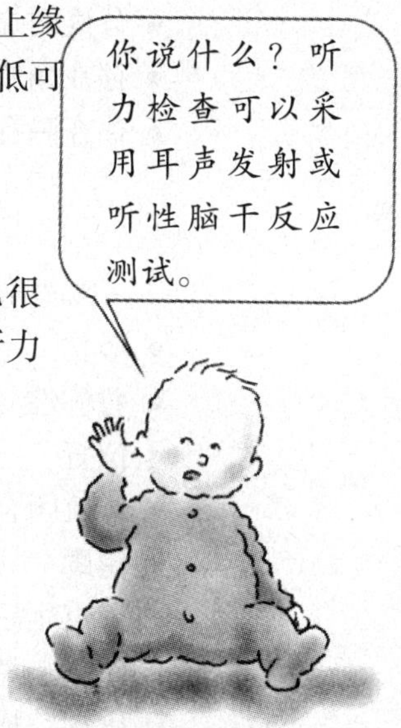
你说什么？听力检查可以采用耳声发射或听性脑干反应测试。

离开医院之前

目前，在婴儿离开医院或分娩场所前进行听力筛查已很普遍。这些检查可以发现双侧或单侧的感觉性或传导性听力障碍。（见：新生儿听力检查）

听力测试

听力检查一般采用非侵入性的、客观的生理指标，如耳声发射或听性脑干反应测试等。这两种方法都是无痛性的，可以在小儿休息时进行测试。如果第一次检查结果不好，一般需要在小儿3个月时重复检查一次。

颈部

新生儿颈部的特点是短、脆弱，且有很多皮肤皱褶。应注意观察以下内容：

- 活动范围

注重证据

新生儿听力检查

大量事实表明，及早进行新生儿听力检查有助于尽早确定婴儿有无听力受损并提供必要的干预措施。

根据上述医学证据，“新生儿听力联合委员会（JCIH）2000年度宣言”推荐，对听力受损的婴儿应进行早期听力检查。

根据JCIH的建议，应做到：

- 应采用生理学方法对所有婴儿进行听力筛查；
- 接受常规护理的新生儿，在出生后住院期间，应当接受听力筛查；
- 在医院之外的场所，如家中出生的新生儿，在出生后1个月之内应当接受听力筛查；
- 接受重症监护的所有新生儿在离开监护室之前应当进行听力筛查；
- 出生后首次检查或随后的任何一次检查有问题的所有新生儿，应当进行听力检查和医学检查，在生后3个月内确诊是否有听力受损。

- 外形
- 异常肿块

还应触诊每侧锁骨和胸锁乳突肌，注意气管的位置。甲状腺一般不能触及。

胸部

视诊和触诊胸部，注意以下内容：

- 外形
- 锁骨
- 肋骨
- 乳头
- 乳房组织
- 呼吸运动
- 胸廓软骨的数量

新生儿胸部的特点是桶状胸（前后径和左右径基本相等）、肋骨柔韧。吸气时可见肋间隙稍凹陷。胸骨突出，近似圆形，常能看见胸骨末端的剑突。

受母体激素影响，新生儿可能出现胸部肿胀或泌“乳”。乳头下面或内侧可能会出现假乳头。

肺部

正常情况下，新生儿是腹式呼吸，频率在每分钟 30～50 次。第一次呼吸之后，新生儿随后的呼吸应比较容易和相当规律。在哭闹、睡觉和喂养时可出现暂时的呼吸不规律。

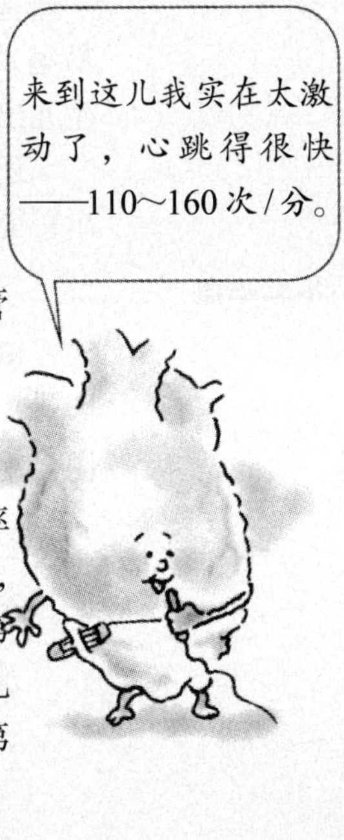

宝宝要安静，不要说话

当新生儿安静时进行肺部听诊最容易。应听诊双侧支气管呼吸音。刚出生后的啰音是肺部开始适应子宫外生活的表现。

心脏

正常新生儿的心率在每分钟 110～160 次。新生儿的心率较快，为心脏周期每个时相的听诊带来了困难。与日后相比，新生儿时期的心音一般更为高调、持续时间短、强度更大。第一心音比第二心音响亮、低钝，后者音调更为尖锐。由于胎儿导管关闭不全，常可闻及心脏杂音，在心底部或左侧第 3 或第

4 肋间隙较为明显。

心尖搏动（冲动发生点）位置大致在第 4 肋间隙与左侧锁骨中线交汇处。

腹部

新生儿腹部评估应包括下列内容：

- 脐带的视诊和触诊
- 评估腹部的大小和轮廓
- 听诊肠鸣音
- 评估皮肤色泽
- 观察腹部随呼吸运动的情况
- 腹部器官触诊

停下来，看一看，听一听……

新生儿腹部一般呈桶状，稍膨隆。出生后几小时即可闻及肠鸣音。舟状腹提示可能存在膈疝。脐带呈白色凝胶状，两条动脉、一条静脉走行其中，出生后 1～2 小时内开始干燥。

……并且感觉一下

正常情况下，肝可在右侧肋骨下缘 2.5cm 处触及，左肋下缘可触及脾尖部，若脾可触及的部分大于 1cm，应做进一步检查。刚出生后的短时间内肌张力较低，双侧肾很容易触及。触诊耻骨上区域，检查膀胱是否存在尿潴留。新生儿出生后 24 小时内应排便。

还应触诊股动脉搏动情况。若无法扪及股动脉搏动，提示可能存在主动脉缩窄。

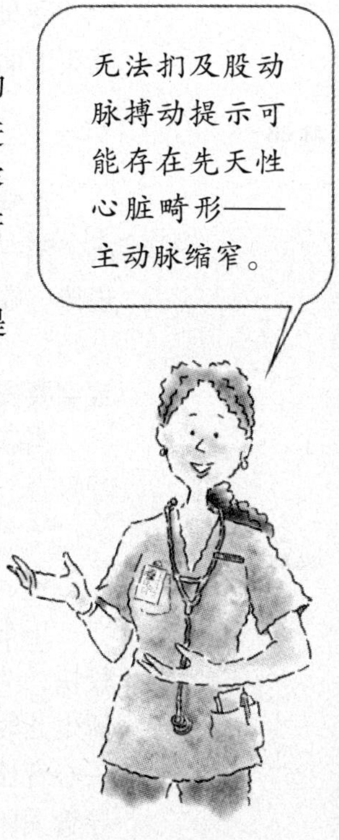

外生殖器

男性新生儿外生殖器的特点是阴囊皱褶和睾丸下降至阴囊。受母体激素的影响，新生儿出生后几天内可能会有阴囊水肿。尿道开口可有以下 3 个位置：

- 阴茎末端（正常）
- 阴茎背侧（尿道上裂）
- 阴茎腹侧（尿道下裂）

在女婴，大阴唇覆盖小阴唇和阴蒂。受母体激素的作用，大小阴唇和阴蒂可能比较明显。还可能出现阴道分泌物。

四肢

对四肢的评价，应包括活动范围、对称性和有无外伤。所有的新生儿都是弓形腿、扁平足。应检查臀部有无脱臼，可提示新生儿有无臀部发育异常。关节活动范围过大是唐氏综合征的特有表现。部分新生儿可能有手指或脚趾畸形，如多指/趾（手掌或脚掌的指/趾多于5个）或并指/趾（2个或更多指/趾融合在一起）。

注意指/趾甲

甲床应呈粉红色，但由于手足发绀可能有轻微的青紫。持续发绀提示存在缺氧或血管收缩。

观察掌心纹理

掌心的皮肤纹理应正常。如出现双侧掌褶，称为“猿褶”，常提示唐氏综合征。

评估肌张力

一般情况下，伸展每一侧肢体都会有抵抗，放松后，肢体应恢复到之前的屈曲状态。

脊柱

新生儿的脊柱应平直，肛门处无裂缝。脊柱底部有小凹形成常与脊柱裂有关。肩、肩胛骨与髂嵴应在同一平面上成一直线。

神经系统评估

反射情况评估可以提供有关新生儿神经系统及神经发育成熟程度的有用信息。有些反射行为是新生儿生存所必需的，另一些则作为一种安全应对机制而存在。

评估反射情况

正常新生儿会表现出几种类型的反射。这些反射如果消失、不对称、持续出现或较弱，提示可能存在异常：

● 吸吮反射——乳头放在新生儿嘴边时出现；

● 拥抱反射——将新生儿从婴儿车内抱起，然后迅速降低，正常新生儿上下肢对称地外展、伸直，同时手指展开成“C”形；

● 觅食反射——触及新生儿一侧面颊，其头部即转向该侧；

● 强直性颈部反射——新生儿仰卧时使其头部歪向一侧，则头部朝向的一侧上下肢伸直，而对侧上下肢屈曲；

● 巴宾斯基反射——刺激婴儿足掌外侧缘，发现拇趾背屈、其余4趾跖屈及扇形展开；

● 握持反射——用手指刺激婴儿手心，婴儿手指屈曲出现抓握动作，且紧抓不放；

● 走步反射——将婴儿直立，使其足部触及一个平整的表面，婴儿的反应是出现舞蹈样或走步样运动；

● 惊跳反射——个巨大的声响，如击掌声，会引起婴儿上肢外展、肘部屈曲、手掌紧握；

● 躯干弯曲反射——手指在婴儿背部沿脊柱旁线外侧滑行，引起躯干屈曲、骨盆向受刺激一侧歪曲；

● 眨眼反射——强光刺激下，婴儿会有闭眼反应；

● 听觉眨眼反射——婴儿双眼对尖锐的声音有眨眼反应；

● 帕氏反射——用一只手扶住婴儿成悬吊式俯卧姿势，另一手拇指由婴儿骶骨向上沿脊柱用力划向头部，新生儿的反应是头部和脊柱伸展、膝盖部弯曲、哭叫和排空膀胱。

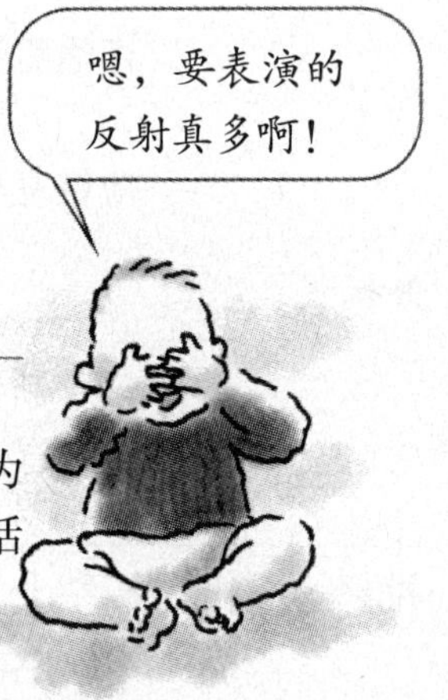

行为评估

行为特征是新生儿发育过程的重要部分。评估新生儿行为表现是否正常时，应注意观察其基本行为，如睡眠、觉醒、活动（如哭闹），以及其社会生活能力和适应某些刺激的能力。

影响行为反应的因素有：

● 孕龄

● 出生天数

● 刺激

● 药物

为什么哭闹？

新生命伴随响亮的哭声开始。第一声异样的哭泣可能提示存在某些异常。例如，呼气过程中出现的微弱呻吟声或呼噜声常提示呼吸系统异常。没有哭声、哭声微弱或持续哭闹提示脑损伤。而高调尖叫则可能是颅内压升高的表现。

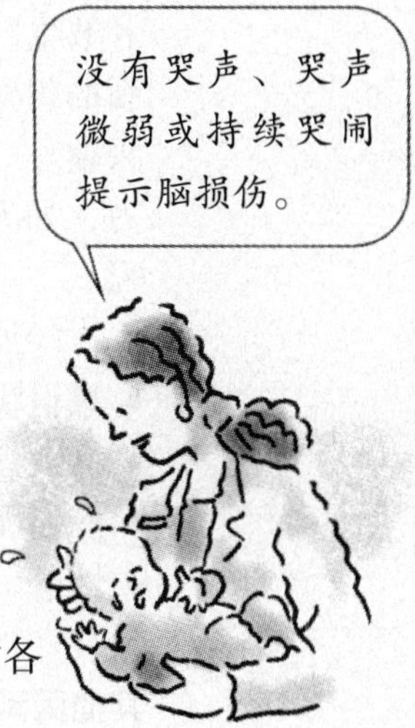

宝贝，你睡着了吗？

行为评估的另一个方面是观察睡眠-觉醒周期（即婴儿意识状态的转换）。护士应注意评估婴儿是如何在两个状态之间转换的。该周期有以下 6 种特异的睡眠活动状态：

深睡眠——呼吸规律，双眼闭合，无自发活动；

浅睡眠——双眼闭合，有快速动眼、随意运动和惊吓，呼吸不规律，有吸吮动作；

瞌睡——眼睛张开、眼皮半闭、迟钝，有各种活动，对各种刺激的反应延迟；

警醒——清醒，精力集中，偶尔有运动活动；

活跃——眼睛睁开，较多运动活动，活动有力，反应稍过激；

哭闹——运动活动非常多。

睡眠-觉醒周期受环境的影响很大。

感知觉

新生儿具有感知觉能力，提示其已做好社会交流的准备。如果缺乏下列行为反应，应引起注意：

- 对光的感知——光线昏暗时，新生儿会睁大眼睛，可以观察到其对运动的反应；
- 选择性倾听——新生儿倾向于选择性倾听母亲的声音；
- 触觉反应——新生儿会对触觉做出反应，如轻轻抚触时婴儿会变得安静，提示其已做好接受触觉信号的准备；
- 味觉倾向性——大量研究表明，相对于酸或苦，新生儿更喜欢甜味的液体；
- 嗅觉——研究表明，新生儿更喜欢好闻的味道，并具有识别和记忆味道的能力。

过滤刺激

每个婴儿都有自己独特的性情，其处理外界刺激的能力也各不相同。通过“习惯化”作用，新生儿可以调节刺激的类型和数量，从而降低自身对持续或反复刺激的反应。第一次接触新的刺激时，新生儿会睁大眼睛变得警惕起来，但最终将失去兴趣。“习惯化”作用赋予新生儿对刺激做出选择性反应的能力，如人的声音，这些刺激往往能够强化婴儿的社会学习过程。

“习惯化”作用取决于婴儿的下列因素：

- 意识状态
- 饥饿程度
- 疲乏程度
- 性情

其他因素

影响行为的其他因素还有：

- 可安慰性——新生儿自我安慰或被安慰的能力
- 可拥抱性——新生儿对拥抱的反应
- 易激惹性——新生儿被扰乱的难易程度
- 哭闹——新生儿通过哭闹表达各种需要的能力

新生儿护理

新生儿身体护理的内容包括：

- 预防感染和外伤
- 保持呼吸道通畅
- 保持体温恒定

新生儿眼部处理

眼部处理措施是给新生儿的眼睛滴入0.5%红霉素药膏。此项处理的目的在于预防新生儿通过产道时感染新生儿眼炎和淋球菌或沙眼衣原体。红霉素可以起到广谱抗菌作用。

法律规定

美国 50 个州的法律都规定新生儿必须接受眼部处理。在此项规定出台之前，淋球菌性结膜炎是造成终生眼睛损伤和失明的常见原因。

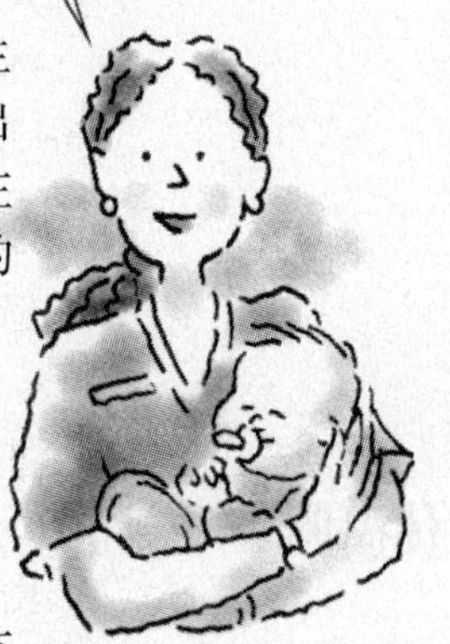
为给母亲和婴儿留出第一次亲密接触的时间，新生儿眼部处理可以推迟 1 个小时左右。

预留母子亲密接触的时间

进行新生儿眼部处理前，护士应首先通过医嘱准备好抗生素药膏和手套。虽然在新生儿室就可使用眼药膏，但为了留出产妇和婴儿第一次亲密接触的时间，处理可以延迟 1 个小时左右。发生胎膜早破时，婴儿如果在宫内已经被感染，抗生素的预防作用可能无效。

处理步骤

进行新生儿眼部处理时，应遵循以下步骤：

- 洗手，戴手套；
- 为保证舒适和有效，应遮挡照向婴儿眼部的强光，并使其头部向操作的一侧倾斜；
- 使用优势对侧手的示指翻开婴儿上眼睑，用拇指将下眼睑向下翻；
- 使用优势侧手将药膏滴在下结膜囊；
- 闭合眼睑，轻轻按摩使药膏在眼内均匀涂布；
- 同法处理对侧眼睛；
- 为防止交叉感染或感染的扩散，应使用一次剂量包装的药膏；
- 新生儿父母在场时，告诉他们该项操作是州法律规定的，眼部处理可能会给婴儿眼睛带来暂时性的刺激，导致其哭闹，但这种反应是暂时的。（见：新生儿眼部处理的并发症）

记录

一定要准确记录新生儿眼部处理的过程。如果该操作在产房进行，应记录于产房护理表格上，如果是在婴儿室进行，应在护理记录上注明。

> **新生儿眼部处理的并发症**
>
> 新生儿眼部处理的并发症包括化学性结膜炎（表现为红、肿、流泪）和眼周皮肤异常着色。如果发生此类并发症，安慰婴儿父母这只是暂时的，症状会在几天内自动消失。

皮肤护理

皮肤护理是新生儿护理的重要工作。新生儿体温稳定持续 4 小时后，应尽快给新生儿进行第一次沐浴。

戴手套

新生儿第一次沐浴前，接触其皮肤时要戴手套。可以在新生儿体表尤其是头部使用肥皂，用于清除胎脂和血液，但要避开眼部。仔细清除体表的所有血液，最大限度降低血源性传播的病原体传播给新生儿或卫生服务人员的可能性。用梳子轻梳头发可有助于清除血迹。胎脂可能无法全部清洗掉，不过这也没关系。胎脂本身可以作为一种润滑剂和天然的抗感染保护剂。

热还是冷？

沐浴完毕，要再次测量新生儿体温。若体温低于 97.5°F (36.4℃)，应将其置于温箱，直至体温恢复。

包裹起来

新生儿体温恢复正常后，给他穿上小上衣、纸尿裤，戴上帽子，用毯子包裹起来，然后放到婴儿车中。

体温调节

由于体表面积与体重的比值较大，单位面积代谢率较低，并且隔热脂肪较少，新生儿容易出现体温过低。棕色脂肪细胞内的线粒体密度较大，产热性能高，为新生儿时期所特有。新生儿正是依靠体内的棕色脂肪代谢保持体温。棕色脂肪代谢效率高，但温度变化范围小。

缺乏适当的外部体温调节措施时，新生儿可能会受寒，可导致：

- 缺氧
- 酸中毒
- 低血糖
- 肺血管收缩
- 死亡

维持体温平衡

体温调节的目标是提供一个合适的温度环境，帮助新生儿以最少的氧气和热量消耗维持正常体温。新生儿体温可能有所差异，但一般在 97.7°F (36.5℃)。适当的干预措施可以防止寒冷应激及其并发症的发生。(见：认识体温调节器，505 页)

为调节好体温，需要准备下列物品：

- 暖箱或孵箱（必要时）
- 毛毯

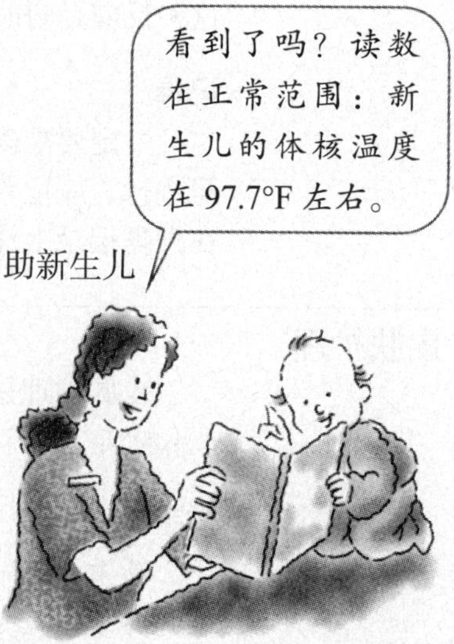
看到了吗？读数在正常范围：新生儿的体核温度在 97.7°F 左右。

认识体温调节器

体温调节器通过各种方式来维持新生儿的体温。例如，辐射加热器以辐射方式散发热量，从而维持新生儿体温，而孵箱则通过传导和对流来保持小儿的体温。

温度设定

辐射加热器和保温箱都有两种操作模式：自动方式和手动方式。对于手动方式操作的设备，护士需亲自设定其温度，而自动操作模式下，与新生儿皮肤接触的探针会控制设备的温度。

其他功能

绝大多数体温调节器都带有报警装置。此外，保温箱还有额外的优点，就是能够提供一个密闭的、温度恒定的环境，从而避免了新生儿以蒸发形式散失热量。

热辐射器

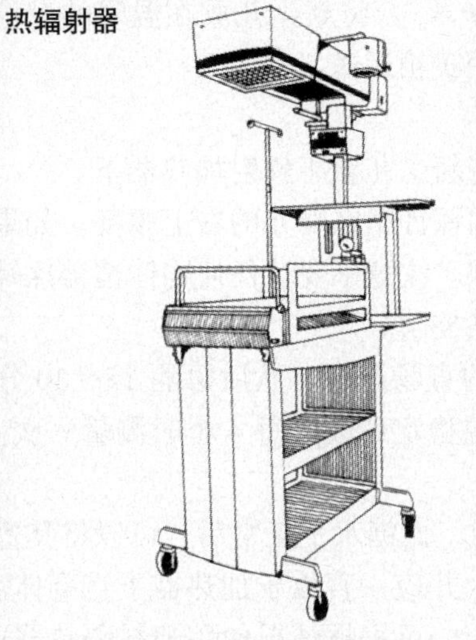

暖箱

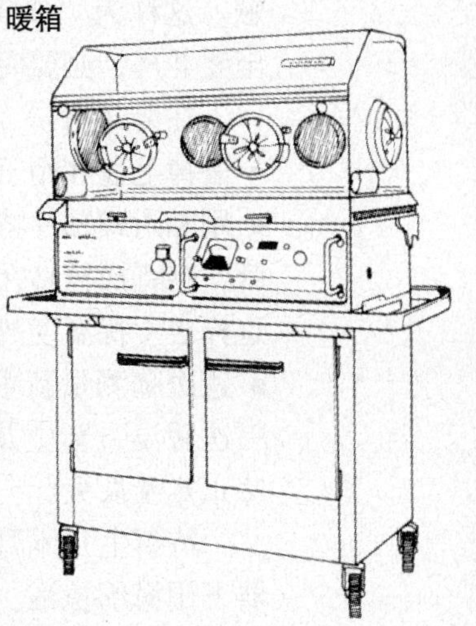

- 皮肤探针
- 毛巾或吸水纸巾
- 黏附式贴片
- 水溶性润滑剂
- 体温计
- 衣物，包括帽子

等待时的准备工作

准备接生新生儿时，打开产房的热辐射器并设定至合适的温度，将毛毯、毛巾或纸巾烘热。

出生之后

在产房：

- 将新生儿置于辐射加热器下，用浴巾或毛巾擦干其身体，然后用帽子覆盖头部防止热量散失。
- 尽快做好必要的处理，然后用预温的毛毯包裹新生儿。如果新生儿情况良好，将其交给父母以促进亲子感情的建立。如合适可开始母乳喂养。

如果新生儿情况稳定，尽快将其身体擦干，头部戴上帽子，将他与父亲或母亲包裹在一条毛毯里，进行皮肤亲密接触。这称为“袋鼠式护理”。将新生儿放在温暖的毛毯中，送至婴儿房，必要时使用暖箱运送。

在婴儿房：

- 去掉毛毯和帽子，将新生儿置于辐射加热器下。
- 用黏附式贴片将控温探针粘在婴儿的右上腹部。如果小儿俯卧，则将探针粘在背部。注意不要让任何物体覆盖探针，因为这样会干扰温度的自动控制。
- 遵医嘱测量新生儿的直肠温度，然后每隔 15～30 分钟测量一次腋温，新生儿体温稳定后改为每 4 小时测量一次。（见：防止热量散失）

待新生儿体温稳定、血糖水平正常后，可以将其置于加热器下用海绵擦浴。新生儿应一直放于加热器下直到体温稳定。若新生儿体温仍不稳定，可根据情况使用塑料隔热器或暖箱。同时检查有无感染等可能导致低体温的症状。

暖箱的使用

使用暖箱时，皮肤探针的放置方法与辐射加热器相同。将暖箱置于远离冰冷的墙壁及其他物体处。迅速完成所有必要的操作后，关闭暖箱罩子上的孔道。如果有些操作必须在暖箱外进行，应使用辐射加热器。

离开暖箱或将新生儿放回摇篮前，应将孵箱温度缓慢降低至婴儿房室温，使新生儿逐渐适应暖箱外的温度。定期检查新生儿有无低体温。待新生儿体温稳定后，将其衣服穿好，放于摇篮中，并用毛毯覆盖。此外，还应指导新生儿父母充分了解维持宝宝正常体温的重要意义。（见：维持新生儿的正常体温）

应注意的问题

护理病例中一定要记录以下内容：

- 使用的保暖仪器名称和设定的温度
- 新生儿的体温

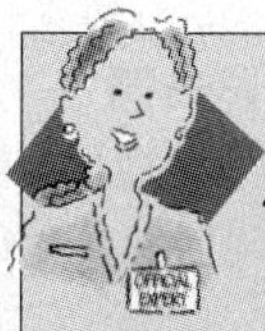

专家建议

防止热量散失

采取下列措施防止新生儿热量散失。

传导

- 将辐射温床和床上物品预热；
- 听诊器及其他仪器使用前应预热；
- 称量新生儿前，在天平上放一个纸垫或预先称量过的预温的床单。

对流

- 不要将婴儿床直接面向打开的窗户、风扇或空调。

蒸发

- 娩出后立即将小儿身体擦干；
- 给小儿洗澡时，一次只暴露身体的一部分。彻底洗净身体的每部分后，立即擦干。

辐射

- 使新生儿和检查床远离窗户和空调。

教育园地

维持新生儿的正常体温

指导新生儿父母了解维持正常体温的重要意义，内容包括：

- 将新生儿移出摇篮时，应用毛毯包裹，并远离通风口；
- 避免将婴儿车置于窗户、风扇、空调或空调通风口附近；
- 新生儿头部热量散失很大，因此，应保持让新生儿带棉帽；
- 应尽快移开新生儿身体附近的任何浸湿的物品；
- 将新生儿置于凉的台面前，应预先铺毛巾或毯子。

- 使用体温调节器的并发症

吸氧的护理

发绀、苍白、呼吸困难、鼻翼煽动、心动过缓、体温过低、凹陷（肋间隙、肋下缘、胸骨上窝）、张力减退、反射减弱等，均可引起新生儿呼吸窘迫，吸氧可以缓解这一症状。

事情的另一个方面

无论采取何种方式，氧疗都可能给新生儿带来危险。例如，高浓度用氧时间过长会引起早产儿视网膜病变，并进而导致早产儿失明，还可能引起支气管肺发育不良。基于体型及呼吸要求的特殊性，新生儿氧疗通常需要特别的仪器和技术。

急救时可以手动复苏

发生紧急情况时，可先使用手动复苏气囊和大小合适的面罩给氧，以等待更为持续的措施。

不同的给氧方式

如果新生儿只是需要比环境浓度更高的氧，可以使用面罩给氧。呼吸窘迫综合征（新生儿透明膜病）的婴儿，需要持续的气道正压（CPAP）以防止呼气末肺泡塌陷，及使用与压力计相连的鼻内支架或气管内（ET）导管给氧。新生儿不能自主呼吸时，需使用呼吸机辅助呼吸。为预防新生儿体温过低和脱水，氧气必须事先经过湿化和加温，尤其是对那些可疑患病的新生儿。

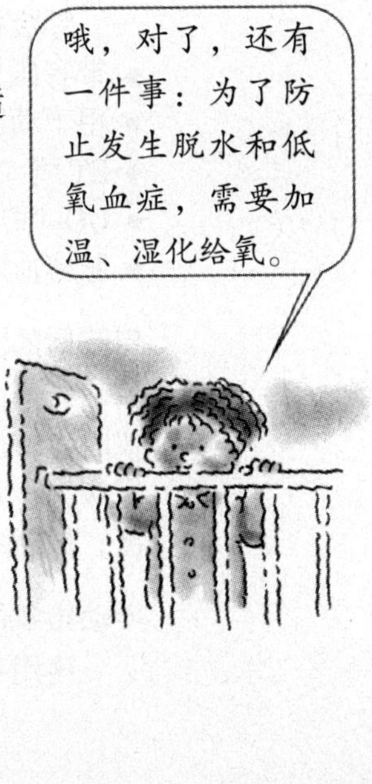
哦，对了，还有一件事：为了防止发生脱水和低氧血症，需要加温、湿化给氧。

氧疗所需物品

开始氧疗前，需要准备下列物品：

- 氧气来源（中央供氧、氧气筒或液态氧）
- 压缩空气
- 流量计
- 各种型号的无菌氧气管
- 血气分析仪
- 听诊器
- 鼻导管

如果是采取手握式复苏气囊或面罩复苏，还需要以下物品：

- 特殊型号的面罩，附有手握式复苏气囊和放气阀门
- 带有连接器的压力计

通过氧气面罩给氧的话，还需准备：

- 型号合适的氧气面罩
- 氧气分析仪

鼻塞法供氧所需的设备还包括：

- 鼻塞式导管
- 水溶性润滑剂

呼气末正压氧疗时，还需准备：

- 带有连接器的压力计
- 鼻咽管或 ET 管，或呼气末正压鼻塞
- 水溶性润滑剂
- 低致敏性胶带
- CO_2 呼出量监测仪

呼吸机给氧时，需要准备：

- 带有压力计和嵌入式温度计的呼吸机
- 用于动脉血气分析的标本管
- ET 管
- CO_2 呼出量监测仪
- 脉搏血氧饱和度或经皮血氧饱和度监测仪

氧疗前的准备工作

氧疗前应首先洗净双手，将所需用物备齐。校准氧气分析仪时，首先将分析仪打开，读取显示的数据。室内空气的氧含量应大于21%。将分析仪的探头置于100%纯氧中，调整灵敏度，然后重新读取室内空气的氧含量值。

手动给氧的方法

使用手握式复苏气囊和面罩时：

• 将连接好的复苏气囊和面罩置于婴儿床旁。
• 打开氧气和压缩空气流量计，将面罩放在婴儿口鼻之上。
• 检查压力设置和面罩型号是否合适。
• 请另外一个同事迅速通知医生。
• 每分钟给氧 40～60 次，压力应足以引起肉眼可见的胸部起伏，使供氧足以维持甲床和黏膜呈粉红色。
• 注意观察婴儿的胸部运动并注意听诊呼吸音，防止过度通气。婴儿心率降至 100 次 / 分以下时，应继续通过手动复苏气囊给氧，直到心率升至 100 次 / 分或以上。
• 插入鼻胃管，协助排出婴儿胃内的气体。

氧气面罩给氧

使用氧气面罩时：
• 将氧气面罩连接于管道上，使嵌入式体温计置于婴儿身旁。
• 需要时，按照医嘱规定的流量打开氧气和压缩空气开关。
• 将氧气面罩置于婴儿头部。
• 使用氧气分析仪测量婴儿吸入的氧气量，一定要确保分析仪的探头靠近婴儿鼻部。
• 调整氧流量至医嘱规定值。

鼻塞法给氧

使用鼻塞法给氧时：
• 选择与婴儿鼻部相适合的鼻塞型号。
• 在鼻塞外部涂少量水溶性润滑剂。
• 需要时，打开氧气和压缩空气开关。
• 将鼻塞与氧气管道连接。
• 将鼻塞塞入婴儿鼻腔并固定。
• 保持鼻塞清洁通畅。

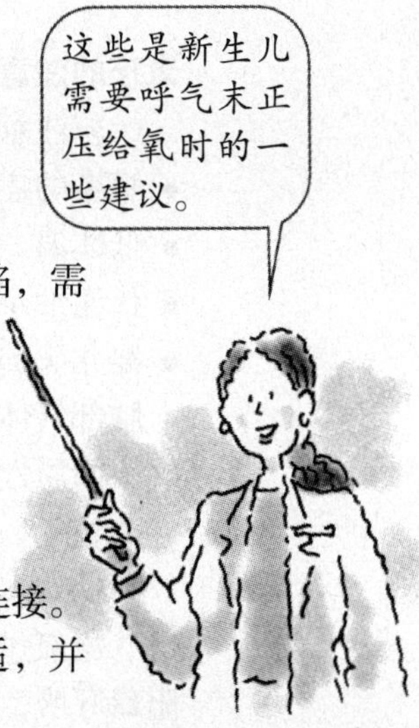
这些是新生儿需要呼气末正压给氧时的一些建议。

呼气末正压给氧

对于呼吸窘迫综合征等疾病，每次呼气末肺泡壁塌陷，需要使用呼气末正压给氧。这时，需要使用 ET 管、鼻咽管或呼气末正压鼻塞。采用呼气末正压给氧时：
• 将婴儿置于仰卧位，颈下置圆枕以保持呼吸道通畅，但应防止颈部过度拉伸。
• 需要时辅助插管。
• 打开氧气和压缩空气开关并与 ET 管或呼气末正压鼻塞连接。
• 使用 ET 管时，用 CO_2 呼出量监测仪确定位置是否合适，并将其固定。

- 遵医嘱插入鼻胃管或口胃管以使胃部减压，除经胃管给婴儿喂食外，应使胃管与空气相通。

使用呼吸机给氧时：

- 打开呼吸机，遵医嘱设定各个参数。
- 协助插入 ET 管，并连接呼吸机。
- 确保 ET 管处于合适位置，用 CO_2 呼出量监测仪确定位置是否合适，并将其固定。
- 观察压力计读数，使其维持医嘱规定的压力。监测嵌入式体温计，保证合适的体温。

氧疗护理

应掌握婴儿胸部听诊的正确方法，以识别细微的呼吸变化。能够识别呼吸窘迫的症状和实施相应的急救措施。必要时，遵医嘱采用胸部理疗、叩击、吸痰等方法，协助排出呼吸道分泌物。

氧浓度或氧分压出现变化后，每 15～20 分钟（或其他合理的间隔）检测一次动脉血氧饱和度。遵医嘱监测血氧弥散度或混合静脉血氧饱和度。及时将监测结果告知医生，以便其对血氧浓度的变化作出合理的调整。

新生儿吸气氧分压（F_{IO_2}）达到室内空气水平（20%～21%），动脉氧分压稳定至 60～90 mmHg 时，遵医嘱停止氧疗。停氧后 20～30 分钟检测动脉血氧饱和度，然后根据医嘱或医院规定的频率检测。

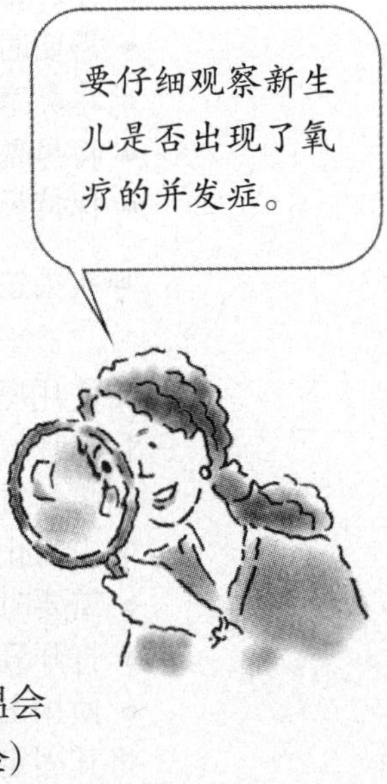

氧疗的注意事项

应注意观察婴儿氧疗的并发症，包括：

- 感染的症状与体征
- 低体温
- 代谢性及呼吸性酸中毒
- 婴儿头部、面部和鼻部的压力性溃疡
- 肺部气体溢出的表现，如肺气肿、纵隔积气、心包积气、间质性肺气肿

安全第一

给氧过程中一定要做好防火、防爆的安全措施。低体温会阻碍呼吸，应采取措施给婴儿保暖。（见：氧疗的潜在危险）

氧疗的潜在危险

不管通过哪种途径给氧，氧疗对于新生儿都有潜在的危险。为防止发生低体温和脱水，氧气必须经过加温和湿化。如果长时间高浓度给氧，会引起早产儿视网膜病变，导致失明。氧浓度过低时，又可能引起组织缺氧和中枢神经系统损害。而且，根据给氧途径的不同，氧疗还会导致支气管肺发育不良。

其他的担忧

新生儿氧疗可能发生的其他并发症还有：

- 感染或“溺水”：氧气过度湿化所致。过度湿化导致水分在管道中积聚，引起细菌繁殖，或导致新生儿窒息。
- 低体温：吸入过冷的氧气所致。低体温会增加氧气消耗。
- 通气不足可能引起代谢性和呼吸性酸中毒。
- 长时间氧疗可能引起婴儿头部、面部和鼻周围的压力性溃疡。
- 肺内气体溢出（肺气肿、纵隔积气、心包积气、间质性肺气肿）：可由呼吸窘迫自发引起，也可由于通气压力过大引起。
- 持续气道正压给氧时间过长可引起心输出量降低。

记录的项目

氧疗的记录内容应包括：

- 需要氧疗的呼吸窘迫的类型
- 给氧浓度
- 给氧的方法
- 氧浓度的变化
- 每次氧浓度检测的结果
- 氧气分析仪测得的新生儿 F_{IO_2}
- 动脉血氧饱和度，包括每次采集样本的时间
- 每次吸痰的时间
- 黏液的量和黏稠度
- 如果采取持续氧疗监测，记录监测的类型
- 并发症
- 氧疗期间新生儿的状态，包括呼吸频率、呼吸音、呼吸窘迫的表现

包皮环切术

包皮环切术是指通过手术方式去除阴茎包皮。过去，人们认为这样做可以促进龟头的清洁，最大限度减少成人以后发生包茎的危险，降低阴茎癌和性伙伴宫颈癌的发生率。然而，在对包皮环切术的风险和优点进行了 40 年的研究之后，美国儿

科学会得出的结论是，他们不推荐将包皮环切术作为新生儿常规手术。（见：包皮环切术与宗教仪式）

手术方法

包皮环切术的手术方法之一是使用 Yellen 夹钳。通过 Yellen 夹钳固定阴茎，一个大小合适的锥形物体覆盖龟头，保护龟头并提供操作表面。使用一个塑料的包皮环（Plastibell）从阴茎包皮基底部扎紧缝合。这种方法能够避免出血，操作造成的缺血能使包皮在 5～8 天内脱落。阴茎包皮过度拉伸抑制了感觉的传导，因此，不会产生痛感。

禁忌证

包皮环切的禁忌证包括：

- 疾病
- 异常出血
- 外生殖器不明显
- 先天性阴茎异常，如尿道下裂、尿道上裂（这种情况下，随后的整形手术可能需要阴茎包皮）

术前准备

包皮环切术过程中，婴儿会感到疼痛。向小儿父母或保姆解释手术过程，告诉他们该过程需要实施局部麻醉。手术前 1 小时应停止给小儿喂食，以防止发生呕吐、误吸。指导小儿父母手术过程中将婴儿固定。一定要确保父母签署一份手术知情同意书（很多机构需要签署同意书后才可实施环切术）。

手术用物

以下物品都是需要的：

- 包皮环切术手术包（内容物可能有所不同，但一般包括：环切手术钳、各种型号的锥体、手术刀、探针、剪刀、镊子、无菌容器、无菌毛巾、无菌治疗巾）
- 碘酊溶液
- 带有手脚制动装置的手术操作台
- 无菌手套
- 凡士林纱布
- 4×4 无菌纱布垫

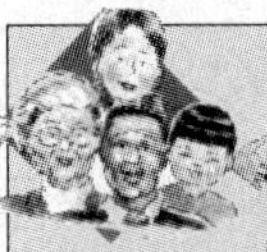

跨文化护理

包皮环切术与宗教仪式

犹太人的包皮环切术以宗教仪式的方式，在婴儿出生后第 8 天举行，这种仪式称为割礼，希伯来语是贝切米拉（Bris Milah）。这一天婴儿同时正式取名。大多数新生儿在此之前已经回到家中，因此，割礼很少在医院进行。

- 麻醉剂
- 蔗糖假乳头（用于缓解疼痛）

其他选择性准备的物品包括：缝合线、环切术所用的塑料包皮环、抗生素药膏、局麻药物、头部保温装置。

用物准备

术中需准备以下物品：

- 将无菌手术包和其他物品集中在操作区域。
- 打开手术包，将碘酊倒入无菌容器中。
- 用无菌操作技术将 4 × 4 无菌纱布垫和凡士林纱布铺在无菌盘上。
- 将手术操作台和灯光置于合适位置。

使用塑料的环切环时，无需准备环切手术包。但应将无菌手套、缝合线、手术操作台、凡士林纱布准备好。遵医嘱还应准备抗生素药膏。

辅助操作

- 将婴儿置于手术操作台上，固定好手和脚。不可让婴儿处于无人照料状态。
- 需要时，应协助医生的操作，并在必要时抚慰婴儿。
- 医生戴上无菌手套后，用碘酊溶液清洁阴茎、阴囊，铺治疗巾于婴儿身上，然后实施局部麻醉。

夹钳的使用

使用 Yellen 夹钳时，医生应：

- 将 Yellen 夹钳置于阴茎上，使阴茎包皮放松，在夹钳下放置锥形物体，从而为去除阴茎包皮形成一个手术表面，同时能够保护阴茎；
- 用无菌凡士林纱布包裹伤口，防止感染并控制出血。

术后护理

手术结束后，将婴儿从操作台上抱下，并检查出血情况。每次排尿后，应迅速更换尿布，每次更换尿布都应应用抗生素药膏、凡士林凝胶或凡士林纱布，直到伤口愈合。（见：包皮环切术后的护理）

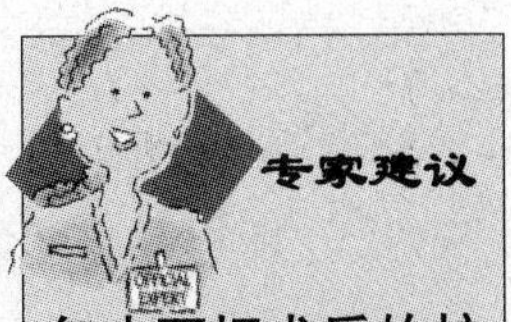

包皮环切术后的护理

以下是护理包皮环切术后婴儿的几个要点：

- 环切术后婴儿阴茎涂抹凡士林后，应避免将其放在热辐射器下，因为可能导致伤口部位灼伤；
- 尿布应尽量宽松，避免引起刺激；
- 敷料脱落时，应用温水清洗刀口，降低尿液引起的疼痛；
- 应让手术敷料自然脱落；
- 术后 1 小时内每 15 分钟检查一次出血情况，随后的 24 小时内每小时检查一次。如果发生出血，使用无菌纱布垫加压止血。如果继续出血，通知医生。

教育园地

指导包皮环切术的正确护理

一定要让新生儿父母在婴儿第一次排泄前观察刀口，以便他们发现并提出问题。教会他们以下护理技巧：

- 每次更换尿布时，都应重新涂抹抗生素药膏、凡林士凝胶或更换凡士林纱布。
- 湿巾中含有酒精，会延缓伤口愈合并引起不适感，因此，应避免使用湿巾清洁阴茎。
- 不要试图清除阴茎周围的渗出液，否则会引起出血。
- 至少每 4 小时更换一次尿布，防止尿布与阴茎发生粘连。
- 包皮环切术后，应注意观察婴儿的排尿情况。24 小时内应使用 6～10 块尿布，否则，通知医生。
- 刀口愈合前，使用温水清洗残留的尿液和粪便。刀口愈合后可以使用香皂。
- 阴茎出现红、肿或分泌物是感染的征象，应通知医生。环切术后，阴茎的正常颜色是暗红色，随后在 24 小时内覆盖一层黄色渗出物。

另一种手术方法

使用塑料的环切环时，医生应：

- 将塑料环装置在阴茎包皮和龟头阴茎之间滑动；
- 在龟头冠状沟部位用缝合线紧紧地环扎阴茎包皮。

缝合线远端的包皮逐渐缺血萎缩。这些包皮一般于 5～8 天后脱落，附着在塑料环上，留下一个干净的、愈合良好的切口。术后无需特殊护理，但父母应注意观察手术部位有无水肿。水肿的出现一般提示存在感染或干扰了排尿。（见：指导包皮环切术的正确护理）

并发症

应当警惕包皮环切术后发生以下并发症：

- 尿道瘘和水肿
- 感染或出血（如果使用 Yellen 夹钳的话）
- 愈合延迟或感染，表现为有带脓或血的分泌物排出
- 瘢痕或纤维带，阴茎拉伸的皮肤与龟头粘连而成

- 使用塑料环时，可能发生包皮切断不全

护理记录的内容应包括：

- 手术日期和时间
- 对小儿父母所作的指导
- 出血过多
- 婴儿大便前排尿的时间

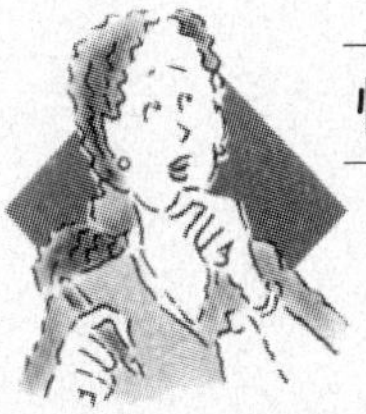

快速测试

1．下列哪个因素不会促进呼吸？

A．CO_2 水平降低

B．CO_2 水平升高

C．血 pH 降低

D．血氧水平降低

答案：A．CO_2 水平降低不会促进呼吸。

2．下列对脐带解剖结构的描述中，哪项是正确的？

A．一条动脉和一条静脉

B．一条动脉和一条韧带

C．两条动脉和一条静脉

D．一条动脉和两条静脉

答案：C．脐带内走行两条动脉和一条静脉。

3．Apgar 评分的项目有：

A．心率、呼吸频率、肤色、血压和体温

B．心率、呼吸做功、肌张力、反射应激性和肤色

C．呼吸频率、血压、反射应激性、肌张力和体温

D．体温、心率、肤色、肌张力和血压

答案：B．Apgar 评分的项目有心率、呼吸做功、肌张力、反射应激性和肤色。

4．新生儿呼吸窘迫的表现有：

A．手足发绀

B．鼻翼煽动

C．腹式呼吸

D．短暂的呼吸暂停（少于 15 秒）

答案：B．鼻翼煽动是新生儿呼吸窘迫的表现之一。手足发绀、腹式呼吸和短暂的呼吸暂停都是正常表现。

5．正常新生儿囟门是：

A．触之柔软

B．凹陷的

C．凸出的

D．闭合的

答案：A．新生儿囟门应是触之柔软的。

6．测量新生儿心尖搏动的最佳部位是：

A．第 2 肋间隙，胸骨右缘

B．第 5 肋间隙，左锁骨中线

C．第 5 肋间隙，胸骨左缘

D．心尖部位

答案：B．第 5 肋间隙、左锁骨中线是听诊新生儿心尖搏动的最佳位置。

7．睡眠－觉醒周期中，新生儿在下列哪个时相经历 REM（快速动眼运动）？

A．深睡眠

B．浅睡眠

C．困倦时

D．哭泣时

答案：B．在浅睡眠阶段，婴儿的眼睛闭合，出现 REM、不自主运动和惊吓、不规则呼吸和吸吮动作。

评分

☆☆☆ 如果你回答对了全部 7 个问题，太棒了！你是一流的婴儿护理人员！你可以学习下一章的内容啦！

☆☆ 如果你答对了 5～6 个问题，很棒啊！现在你已经能够护理婴儿了！

☆ 如果答对的题目少于 4 个，不要灰心!重新复习一遍，你一定能掌握的!

（陈新霞　译）

12

第十二章　高危新生儿的护理

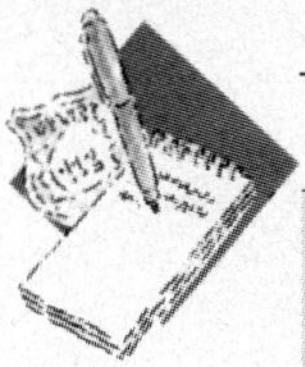

主要内容

在本章中，你将学习：

- ◆ 高危新生儿的特征性表现
- ◆ 高危新生儿的检查诊断
- ◆ 高危新生儿的治疗
- ◆ 高危新生儿的护理措施

高危新生儿

如果新生儿在分娩过程中或出生后较短时间内死亡概率升高，或出现围生期或先天性疾病需要立即干预时即为高危新生儿。随着医学的不断发展，许多围生期问题得到解决，使得高危新生儿的存活率大大增加。大多数高危新生儿不会因产后的高危状况而留有后遗症。

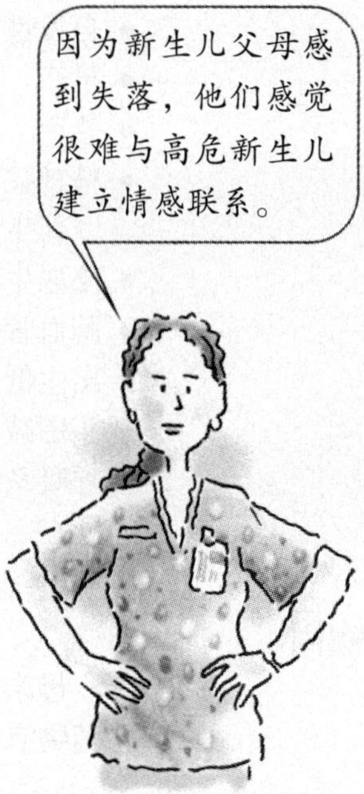
因为新生儿父母感到失落，他们感觉很难与高危新生儿建立情感联系。

开始

高危新生儿的父母在面对此种情况时，精神上经受了巨大的痛苦。他们会感觉若有所失并很难建立情感联系，因为他们的孩子不像期望的那样完美和健康。若新生儿患有慢性疾病或先天性畸形，需采取各种方法来应对长时间的痛苦并提供特殊的照护（或许和其他孩子来平衡这些照护需求）。如果为死产或新生儿在出生后数小时、数天内死亡，家庭成员必须接受这一现实，慢慢忘却并将注意力转移到照顾整个家庭的生活和需求上来。

高危新生儿需要特殊的照护，其主要的护理目标有：

- 保证氧供、机械通气、体温调节、营养支持、体液和电解质平衡
- 预防和控制感染
- 鼓励父母与新生儿增进感情
- 提供进一步的护理

药物成瘾

孕妇妊娠期间服用禁忌药物可导致新生儿药物成瘾并出现戒断症状和体征。新生儿是其母亲滥用药物的受害者，因此，在新生儿健康照护的各个方面，都应该以一种非裁决式的态度（即不建立在个人伦理标准基础上）照顾药物成瘾的新生儿，因为新生儿是另一个人药物滥用的无辜受害者。

药物副作用

孕妇在妊娠期间服用禁忌药物可发生：

- 胎盘剥离
- 自发性流产
- 早产
- 急产
- 精神症状

新生儿常见并发症有：

- 泌尿生殖系统畸形
- 脑血管并发症
- 出生低体重
- 头围减小
- 呼吸系统症状
- 死亡

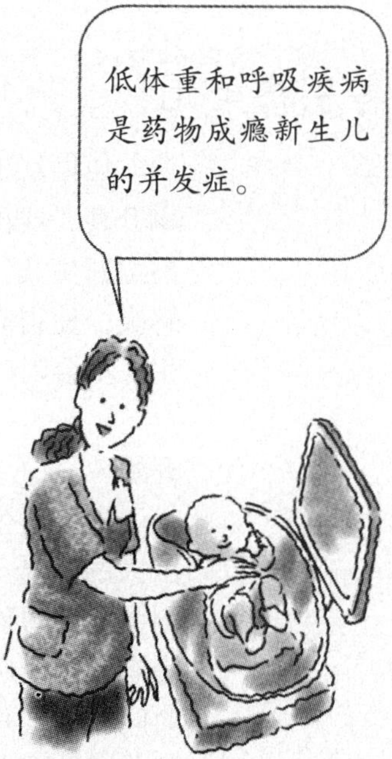
低体重和呼吸疾病是药物成瘾新生儿的并发症。

病因

母亲在妊娠期间服用禁忌药物可导致新生儿药物成瘾。这些药物有致畸作用，可引起胚胎或胎儿发育异常。

临床表现

使用避孕药物可导致新生儿出现明显的生理异常、精神行为改变或停药反应。新生儿药物依赖的症状和体征各不相同，

麻醉药品戒断综合征

注意观察新生儿对麻醉药品的戒断症状和体征。

中枢神经系统
- 惊厥
- 震颤
- 兴奋、易怒
- 觉醒次数增多
- 哭声高调
- 肌张力增强
- 腱反射亢进
- Moro 反射增强
- 哈欠增多
- 喷嚏增多
- 情绪化
- 对噪声和外部刺激敏感性高
- 睡眠障碍
- 出汗

消化系统
- 进食减少
- 不协调、持续吸吮
- 呕吐
- 腹泻
- 脱水
- 体重增长缓慢

自主神经系统
- 出汗增多
- 鼻塞
- 发热
- 斑疹
- 体温不稳定
- 呼吸频率加快
- 心率增快

包括生理和行为上的改变。这些变化的严重程度主要取决于：
- 药物特性或联合应用药物
- 药物剂量
- 给药途径
- 母体及新生儿代谢及排泄能力
- 药物应用时间
- 应用药物的时间间隔

苯二氮卓类药物

安定属于苯二氮卓类药物，是目前最常用的处方药之一。它容易穿过胎盘屏障到达胎儿体内，并被胎儿缓慢吸收。戒断症状和体征可在产后几小时至几周内出现并持续数月之久。常见的戒断症状和体征包括：
- 低体温
- 高胆红素血症
- 中枢神经系统（CNS）抑制

麻醉药物

新生儿麻醉药品的戒断表现可持续 2～3 周，其主要的症状和体征包括 CNS 和消化系统功能紊乱。（见：麻醉药品戒断综合征）

海洛因

接触海洛因的新生儿多表现为低体重，且小于孕龄，并可有如下症状和体征：

- 紧张、高反应性
- 尖叫、持续哭闹
- 不断打呵欠、打喷嚏
- 腱反射亢进
- Moro 反射减少
- 进食量减少
- 呼吸频率增加
- 呕吐
- 腹泻
- 体温过高或过低
- 出汗增多
- 睡眠周期异常

美沙酮

美沙酮的停药症状与海洛因相似，但更严重，持续时间更长，包括：

- 惊厥的概率增加
- 睡眠型态紊乱
- 出生体重过重而孕龄正常
- 易发生新生儿猝死综合征

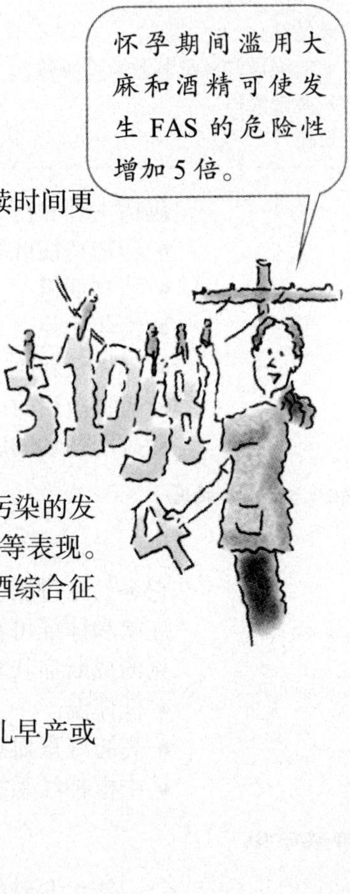
怀孕期间滥用大麻和酒精可使发生 FAS 的危险性增加 5 倍。

大麻

产妇妊娠期间吸食大麻易发生早产，急产和胎粪污染的发生概率也呈增高趋势。新生儿可能有颤抖、睡眠减少等表现。若产妇在妊娠期间滥用大麻和酒精，则发生新生儿酗酒综合征（FAS）的危险会增加 5 倍。

苯丙胺类

妊娠期间产妇如果服用苯丙胺类药物，可致新生儿早产或出生时低体重，还可有以下特征：

- 嗜睡
- 紧张
- 出生后呼吸窘迫
- 反复感染
- 体重增长过慢

- 情绪不稳
- 儿童时期粗大运动和精细运动发育迟缓
- 心脏杂音
- 短暂的心动过缓和心动过速

诊断检查

成瘾和戒断的症状和体征会被误认为是一些常见的新生儿问题，尤其是当无法弄清产妇是否应用过禁忌药物。因此，需要区分是药物戒断反应，还是由感染或代谢紊乱引起的 CNS 兴奋性增高，如低血糖、低血镁或低血钙。同时，还需要排除甲亢、CNS 出血和缺氧。

评估系统

新生儿戒断评分系统是用来评价足月新生儿的一种评分工具。它主要用来对新生儿 CNS、代谢、血管收缩、呼吸和 GI 紊乱等方面的反应进行评估和打分。总分越高，需要用药物进行戒断治疗的可能性越高。此测验基于以前的打分定期进行重复测量。

戒断症状

当临床症状和体征与药物戒断症状相一致时，应留取尿液和胎粪标本。孕龄 20 周后，胎便检测可以发现孕妇药物服用情况。需要注意的是，尿液检查的假阴性率很高，因为只有近期接触药物的新生儿才会显示阳性。虽然胎便检查不是诊断性检查，但如果检测结果为阴性，其可靠性要高于尿液检查。

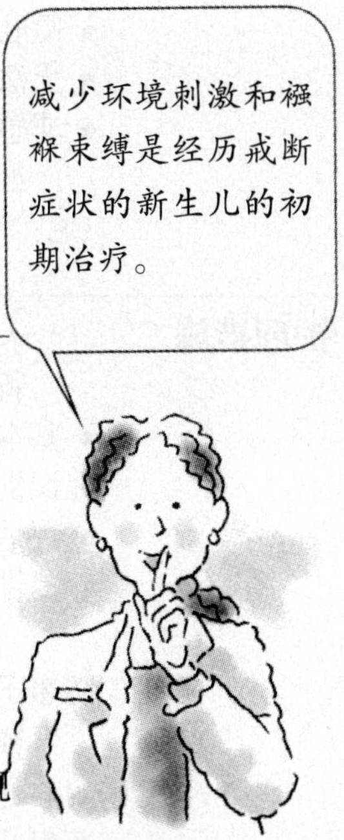
减少环境刺激和襁褓束缚是经历戒断症状的新生儿的初期治疗。

治疗

对有新生儿戒断症状的初期治疗方法是支持疗法，包括：

- 保暖
- 怀抱新生儿
- 给婴儿吸吮用的假乳头
- 减少环境刺激（光线、噪音）
- 少量、多餐、高热量配方饮食（24 卡 / 盎司）
- 观察睡眠习惯
- 观察有无体温不稳定、体重增减或提示其他疾病的临床表现的改变

注重证据

纳洛酮和药物戒断

对有中枢神经系统抑制症状以及其母亲近期吸食鸦片的新生儿注射纳洛酮已经有很多年的历史了。

美国儿科协会认为对确定或怀疑其母亲使用鸦片的新生儿使用纳洛酮是不恰当的，因为有引发新生儿惊厥的可能，可发展成为药物戒断症状。

Source：American Academy of Pediatrics. "Neonatal Drug Withdrawal," Pediatrics 101 (6)：1079-1088，June 1998.

治疗戒断症状的药物

下列药物可用以治疗戒断症状：

- 氯丙嗪
- 可乐定
- 安定
- 美沙酮
- 吗啡
- 止痛药
- 镇静安眠药
- 鸦片酊剂

- 补充体液和电解质
- 控制感染
- 呼吸系统的管理

药物治疗

药物治疗的指征有：

- 惊厥
- 喂养量减少
- 腹泻
- 呕吐导致的体重减轻和脱水
- 无法入睡
- 非感染性发热

如果需要药物治疗，应选用针对同一类药物的治疗方法。(见：*治疗戒断症状的药物和纳洛酮和药物戒断*)

护理措施

新生儿药物成瘾的护理措施包括：

- 基本的预防性措施
- 识别处于危险期的婴儿
- 评估新生儿状况
- 提供支持治疗

防患于未然

预防孕妇滥用药物是根除新生儿药物成瘾的最理想措施，耐心的教育和支持也是非常必要的。因此，首先要明确母亲和新生儿是否有药物成瘾的危险。

- 获得一份详细的有关母亲应用处方药和非处方药的资料
- 评估父母双方的社会行为习惯

监测异常

为检测药物接触史，可对母亲及新生儿进行评估。产妇出现下列异常症状和体征时，需对新生儿进行药物检测：

- 缺乏产前护理
- 不明原因的胎儿死亡
- 急产
- 营养改变
- 胎盘剥离
- 高血压史
- 严重的情绪波动
- 中风
- 心肌梗死（MI）
- 习惯性流产

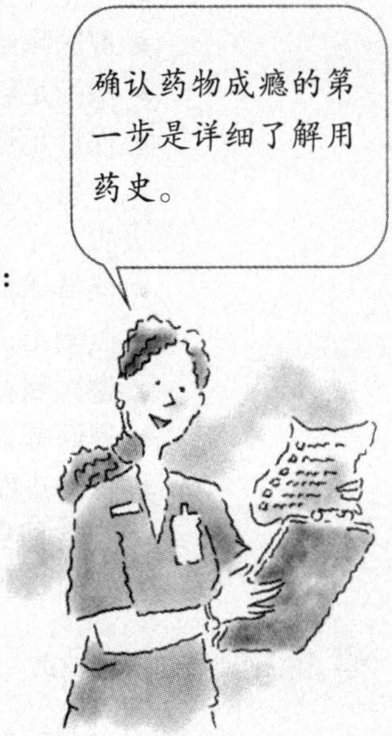

新生儿的某些特征可能与母亲的药物使用有关，包括：

- 早产
- 心脏缺陷
- 不明原因的宫内发育迟缓
- 精神行为异常
- 泌尿生殖系统畸形
- 非典型性血管疾病（健康足月产新生儿发生中风、MI或坏死性小肠结肠炎）

对新生儿动态评估内容有：

- 呼吸系统
- 反射（包括吸吮、吞咽、呕吐）
- CNS
- 饮食和生长发育
- 生命体征

对成瘾患儿的支持治疗

对新生儿药物成瘾的支持治疗包括：

- 保持呼吸道通畅
- 经常评估呼吸音
- 提供支持并监测通气状况
- 提供足够的氧气

- 使用机械通气
- 确保抢救设备的可用性
- 监测血氧饱和度[如果血氧饱和度低，应监测动脉血气（ABG）]
- 约束患儿以减少 CNS 兴奋性
- 给予婴儿吸吮用假乳头
- 穿衣服、戴手套以减少面部抓伤
- 必要时吸去鼻腔黏液
- 有计划的照护以减少操作带来的应激
- 减少室内灯光的刺激
- 监测惊厥的新生儿
- 防止外伤
- 遵医嘱给药
- 保证足够的休息
- 保证足够的营养摄入
- 少量、多餐饮食，抬高头部，奶嘴位置要合适以保证有效的吸吮
- 保持体液和电解质的平衡
- 监测出入量
- 遵医嘱补液
- 遵医嘱评估血清电解质
- 保持皮肤完整性，提供皮肤护理
- 经常翻身
- 及时报告窘迫的症状

婴儿酒精综合征

孕妇妊娠期间接触酒精引起的一系列出生缺陷称为婴儿酒精综合征（FAS），它可导致胎儿 CNS 异常、生长发育迟缓和面部畸形。

病因

FAS 是由于胎儿在子宫内接触酒精所致。尽管在产前接触酒精并不一定会发生 FAS，但妊娠期间酒精饮用的安全准线还无定论。酒精可穿过胎盘进入胎儿的血液循环，干扰胎儿的生长发育。事实上，产前接触酒精引起的生理缺陷多发生于妊娠头 3～8 周，此时多数人还未发现自己已怀孕。酒精引起胎儿缺陷的程度主要与下列因素有关：饮用酒精的量、饮用时间和饮用方式。

临床表现

患儿在出生后 24 小时内会出现以下症状：

- 呼吸困难
- 易激惹
- 昏睡
- 惊厥发作频繁
- 颤抖
- 角弓反张
- 吸吮反射减弱
- 腹胀

总结

FAS 的所有症状包括 CNS 功能紊乱、大脑中线结构区的异常发育、生长发育缺陷和一系列特征性的面部轻微异常。随着儿童不断生长发育，这些症状将会趋于正常。（见：FAS 常见的面部特征性表现）

患有 FAS 的新生儿，其典型中枢神经系统表现为：

- 智力缺陷
- 头小畸形
- 协调障碍
- 肌力减退

FAS 常见的面部特征性表现

下图显示的是与 FAS 有关的颅面部特征性表现：

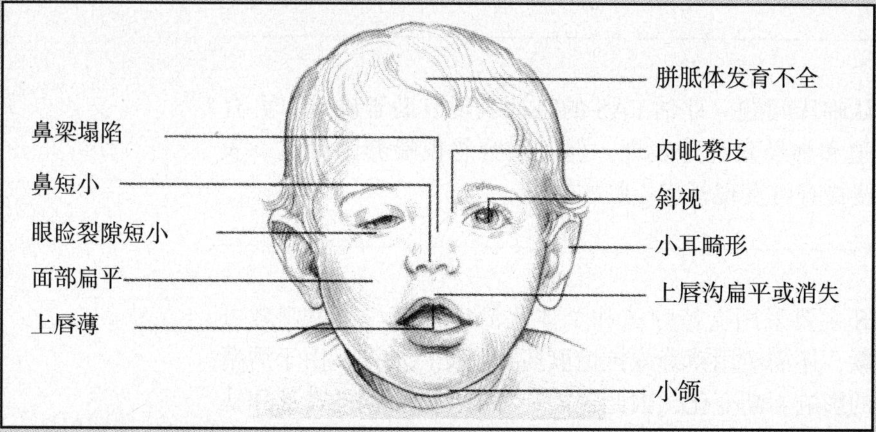

- 小脑儿
- 行为异常
- 易怒
- 颤抖
- 喂养困难

生长发育缺陷是指发育迟缓或脂肪组织不成比例地减少。患有 FAS 的新生儿其身高和体重一般比正常新生儿低 3%。

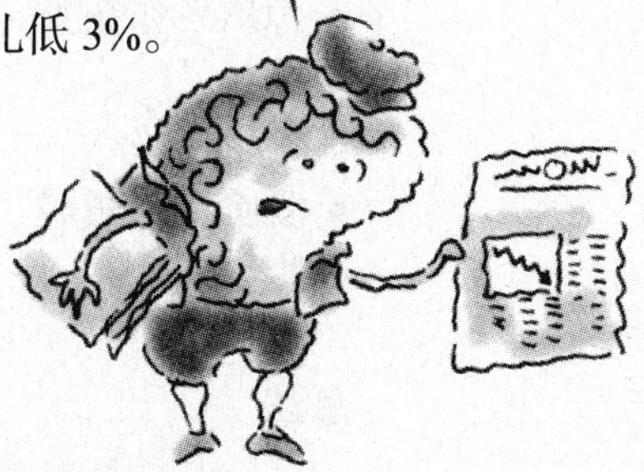
不是什么重大新闻！
FAS 可导致智力缺陷和行为异常。

其他系统的表现

异常表现也可见于心血管系统、骨骼系统、泌尿生殖系统和皮肤。潜在并发症包括：

- 心脏杂音
- 关节活动受限
- 手指和脚趾畸形
- 手掌纹理异常
- 肾缺陷
- 口唇畸形
- 血管瘤

患有 FAS 的儿童和成人还可有以下表现：

- 智力缺陷
- 解决问题、记忆、注意力集中等有困难
- 学习能力缺陷
- 精神问题
- 社交困难

诊断检查

确认临床问题、评估 FAS 的特征表现有助于确诊。可有呼吸窘迫和神经紊乱等表现，但一般会忽视喂养困难这一表现。X 线检查可发现肾或心脏的缺陷。

治疗

FAS 主要采用支持疗法和个体化治疗方案。避免刺激可减少惊厥，还需应用镇静或抗惊厥药物及支持治疗。由于酒精对子宫的影响不断变化，因此，需针对新生儿不同的畸形和缺陷制定个体化的治疗方案。

护理措施

FAS 基本的护理干预措施有助于预防 FAS 的发生，主要内容有：

- 提高公众意识
- 加强产前护理
- 加强产前教育
- 筛查孕龄妇女的饮酒问题
- 合理利用资源和策略减少酒精饮用

FAS 患儿的呼吸道症状

FAS 患儿的护理措施包括预防和治疗呼吸窘迫：

- 进行心电监护并设置报警范围
- 不断进行呼吸音评估，警惕呼吸窘迫的危险信号
- 必要时吸痰
- 置新生儿于舒适体位

FAS 患儿的营养问题

特别要强调的是应遵循新生儿体重增长和进食的规律，制定合理计划以增加营养摄入：

- 鼓励喂养新生儿，以增进父母与新生儿的感情
- 在进食中或进食后抬高新生儿头部
- 选择合适的奶嘴
- 进食时或进食后轻拍新生儿背部
- 监测新生儿体重
- 记录出入量

增进感情

为增进母婴感情，可采取下列措施：

- 鼓励经常探视
- 鼓励身体接触
- 指导父母了解新生儿的并发症
- 提供情感支持

新生儿体重改变

不论新生儿为早产、足月产或过期产，均可按体重分为3类：

- 大于胎龄（LGA）新生儿指出生体重在同胎龄儿平均体重的第90百分位数以上的新生儿；
- 适于胎龄（AGA）新生儿指出生体重在同胎龄儿平均体重的第10至第90百分位数之间的新生儿；
- 小于胎龄（SGA）新生儿指出生体重在同胎龄儿平均体重的第10百分位数以下的新生儿。

病因

新生儿大小不同，其病因亦不同。

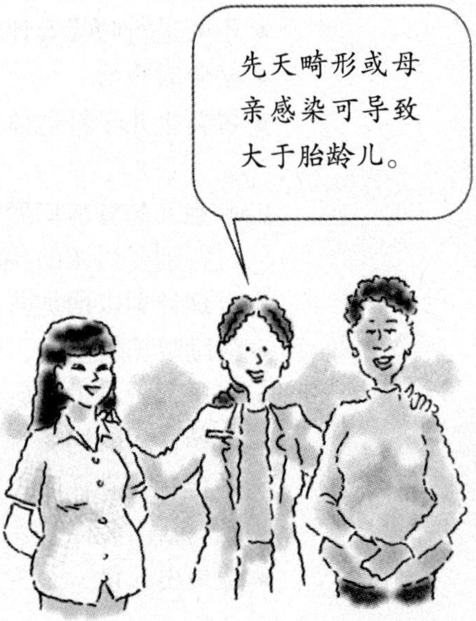

小于胎龄儿

引发小于胎龄儿的病因有：

- 先天畸形
- 染色体畸变
- 母体感染
- 妊娠高血压
- 产妇重度糖尿病导致流经胎盘的血流减少
- 由于胎盘功能不全或母体营养不良致宫内营养不良
- 母亲吸烟
- 服用药物或饮酒
- 多次妊娠

大于胎龄儿

遗传因素可导致大于胎龄儿。例如，若新生儿为男孩、父母体重过重或为经产妇，则易致新生儿过大；糖尿病产妇由于高血糖刺激可致胎儿持续分泌胰岛素，成为大于胎龄儿。持续的高血糖状态可引起胎儿过度生长和脂肪沉积。

临床表现

小于胎龄儿和大于胎龄儿的临床表现各不相同。

小于胎龄儿

小于胎龄儿易发生呼吸窘迫和缺氧。由于长时间缺氧，胎儿出生后眼裂增宽、易惊厥。此外，小于胎龄儿更易发生胎便吸入。这是由于胎儿缺氧，肛门括约肌松弛，胎便排出，胎儿反射性地在宫内产生喘息样呼吸所致。小于胎龄儿一般在出生前 4 天内可发生低血糖。皮下脂肪少且相对于体重来说，体表面积较大，使得小于胎龄儿存在体温调节问题。

大于胎龄儿

大于胎龄儿体重在同胎龄儿平均体重的第 90 百分位数以上，一般大于 4000g（8 磅 13 盎司），比较胖。经阴道分娩过程中大于胎龄儿容易发生缺氧和严重的损伤，如挫伤和颅内出血。另外，出生和分娩阶段可出现低血糖。

诊断检查

糖尿病孕妇娩出的新生儿应监测血细胞比容、葡萄糖、钙和胆红素水平，还要注意低血糖、高胆红素血症和呼吸窘迫综合征的发生。

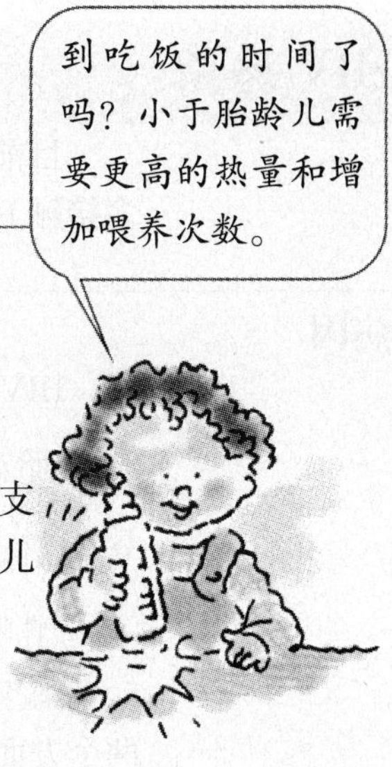

治疗

小于胎龄儿和大于胎龄儿的处理措施各不相同。

小于胎龄儿

小于胎龄儿的治疗措施包括支持治疗和个体化的营养支持。小于胎龄儿需要更高的热量和增加喂养次数。小于胎龄儿的照护措施还包括血糖监测和呼吸系统症状的评估。

大于胎龄儿

大于胎龄儿分娩时，产妇需要额外的措施，如外阴切开术、体位改变或使用产钳、吸引器等。新生儿出生后，血糖监测和黄疸评估也是非常必要的，同时还要处理各种产伤。

护理措施

小于胎龄儿和大于胎龄儿的护理干预措施包括：

- 呼吸功能支持
- 提供温暖的环境
- 保护新生儿免受感染
- 提供适当的营养
- 保证足够的水分
- 保存新生儿的能量
- 评估血糖水平
- 避免皮肤损伤
- 促进新生儿生长和发育
- 与新生儿父母随时保持联系
- 对整个家庭提供支持

HIV 感染

目前，孕妇有机会做 HIV 检测。这一检测有助于发现更多接触 HIV 的新生儿，有助于及早诊断和治疗。

病因

HIV 可以通过以下 3 种途径传播给新生儿：

- 经胎盘传播
- 分娩过程传播
- 母乳喂养传播

围生期感染 HIV 的危险因素包括新生儿因素和母体因素两个方面。（见：围生期感染 HIV 的危险因素）

围生期感染 HIV 的危险因素

新生儿和母体因素均可导致新生儿围生期 HIV 感染。

新生儿因素

- 细菌感染
- 双胎妊娠时第一个娩出的新生儿
- 母乳喂养
- 早产儿

母体因素

- 绒毛膜羊膜炎
- 低 CD_4^+
- 高 CD_8^+
- 高病毒载量
- 新发疾病
- 药物滥用
- 滞产或难产

临床表现

大多数暴露于HIV的新生儿为足月新生儿并且是适龄新生儿，各项生理指标表现正常。分娩过程中感染HIV后，生理指标如淋巴结肿大或肝脾大等指标可能查不到，但可发展为AIDS或提示已感染HIV。

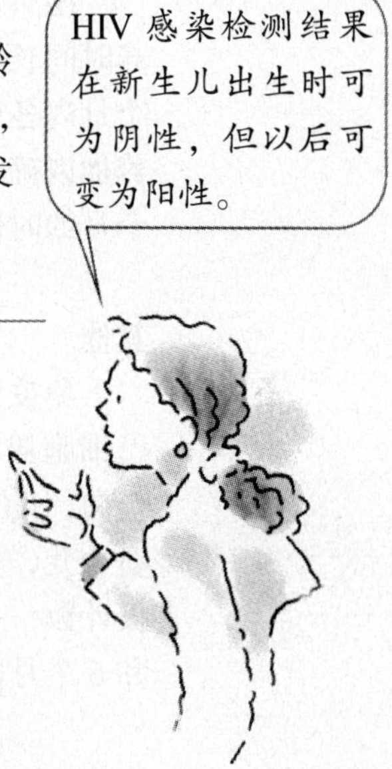
HIV感染检测结果在新生儿出生时可为阴性，但以后可变为阳性。

诊断检查

疾病预防控制中心建议婴儿出生48小时内、1～2个月、3～6个月时分别检测HIV病毒。不同时期两次阳性反应可做出阳性诊断。其他诊断试验有HIV DNA聚合酶链反应（PCR）、HIV p24抗原试验、HIV抗体测定、HIV培养和免疫试验等。

PCR

HIV DNA PCR技术是诊断新生儿感染HIV的常用方法，具有高灵敏度和高特异度。新生儿出生14天内阳性结果的检出率为93%。因此，可在新生儿出生后1～2个月内进行检测。如果检测结果为阴性且无症状，应在出生后第4个月重复检测一次。

抗原试验

HIV p24抗原试验可用来评估大于1个月的婴儿HIV的感染情况，但其灵敏度要低于PCR技术。HIV p24抗原阴性不能排除HIV感染。

抗体测定

HIV抗体测定是采用酶联免疫吸附试验和免疫印迹技术分析暴露于HIV病毒时是否出现抗体。然而，这种方法不能区分是母体感染还是新生儿感染。并且，母体症状和新生儿抗HIV IgG型抗体阳性会干扰诊断的准确性。因此，一般不采用脐血检测HIV。

婴儿18个月大的时候（胎儿体内母体IgG消失），HIV抗体阳性表明已感染HIV。对于暴露于HIV病毒但初期检测结果阴性的婴儿，应在出生后24个月内再次检测HIV抗体。

特殊培养

HIV 培养可行性差、费用高、所需血液样本量大，并且培养时间长，约为 2～4 周。HIV 培养可在出生时和出生后 1～2 个月内各检测一次。如果初次结果显示阳性，应该立即重复培养加以确定。如果新生儿无症状且检测结果为阴性，应在第 4 个月的时候重复进行 HIV 培养。

其他

免疫试验用来检测母体 HIV 阳性的所有新生儿，包括淋巴细胞亚群（$CD4^+$、$CD8^+$、$CD4^+$–$CD8^+$ 比例）和定量免疫球蛋白（IgG、IgM、IgA）。血液学检查适用于母体感染 HIV 的新生儿，包括全血细胞计数（CBC）、分类白细胞计数和血小板计数，一般在出生后 6 个月内检测。对已确定感染的新生儿和 6 个月内尚未排除感染的新生儿应连续检测。

排除 HIV 感染

当新生儿符合以下条件时，可排除 HIV 感染：

- 无 HIV 感染体征
- 免疫学试验阴性
- 病毒学试验阴性
- 出生 12 个月后检测 2 种或多种 HIV 抗体均为阴性

治疗

为避免围生期感染 HIV，可在 HIV 阳性孕妇的孕中期、晚期和分娩过程中均给予齐多夫定。同时，对于母体 HIV 阳性的产妇娩出的新生儿出生后 6 周内亦需应用此药。研究表明此药物可显著减少围生期 HIV 感染的几率。齐多夫定治疗在新生儿满 6 周时即可停止。（见：新生儿齐多夫定治疗的副作用）

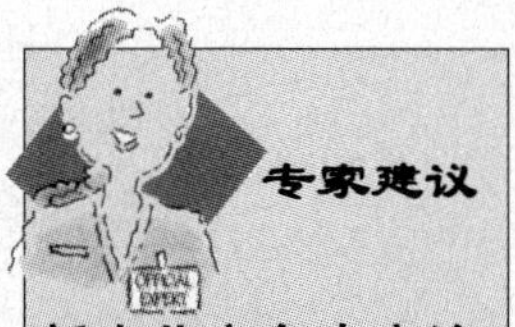

新生儿齐多夫定治疗的副作用

齐多夫定会引起短暂的贫血。因此，在新生儿出生时需检测全血细胞计数及分类白细胞计数，以此作为基准，第 4～6 周时需再次检测。

预防

齐多夫定治疗结束后，还应注意预防肺孢子虫病（PCP）。HIV 阳性孕妇娩出的新生儿，不论其初始检测结果如何，均应预防 PCP。因为 PCP 多发生于新生儿出生后 3～6 个月内，而此时暴露于 HIV 的新生儿尚未被确诊为 HIV 感染。因此，不论是否已确诊为 HIV 感染，PCP 预防措施应该在 6 个月时开

教育园地

暴露于 HIV 的新生儿健康指导

对暴露于 HIV 的新生儿的父母进行宣教时需注意以下几点：

- 经常随访
- 检测并确定感染情况
- 给予齐多夫定降低感染的危险
- 预防肺孢子虫病
- 采取措施控制 HIV 感染的播散

此外，还应告知新生儿感染 HIV 的可疑症状：

- 反复感染
- 异常感染
- 生长缓慢
- 血液学表现
- 肾病
- 神经系统表现

始施行（齐多夫定治疗完成后）。该措施至少持续到新生儿出生后 12 个月。

复方磺胺甲唑（Bactrim）是预防 PCP 的化学药物方案。开始治疗时，应先检测全血细胞计数（CBC）、分类白细胞计数和血小板计数，以此作为基线值，并在新生儿接受预防治疗期间每月检测一次。若不能耐受，可应用氨苯砜。

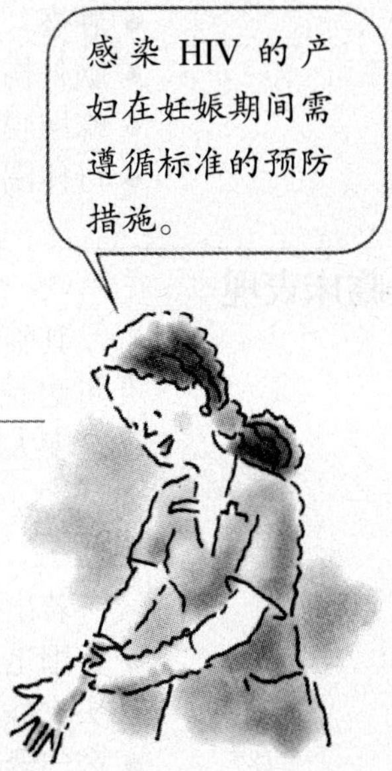
感染 HIV 的产妇在妊娠期间需遵循标准的预防措施。

护理措施

HIV 感染的产妇不论是经阴道分娩还是剖宫产，均需遵循标准的预防措施。注意穿戴无菌手套、隔离衣和防护镜。迅速、仔细地清除新生儿身上的血液和羊水十分重要，但不需要采取隔离措施。建议产妇尽量避免母乳喂养并指导产妇及其家属护理新生儿。（见：暴露于 HIV 的新生儿健康指导）

脑积水

脑积水是指脑脊液（CSF）在脑间隙内过量积聚，积水使脑室膨胀并压迫脑组织。这种对脑组织和脑血管的压迫易导致肌肉萎缩甚至细胞坏死。

交通性?

脑积水可以是交通性的，也可以是非交通性的。交通性脑积水是由 CSF 吸收不良引起的，而非交通性脑积水则是由 CSF 阻塞造成的。先天性脑积水在出生时即存在，继发性脑积水则在出生时或出生后发生。

病因

脑积水的病因尚未明确，可能的因素有：

- 遗传因素
- 神经管缺损，如脊柱裂和脑膨出
- 早产的并发症，如脑室出血
- 脑膜炎
- 肿瘤
- 脑外伤
- 蛛网膜下腔出血
- 母体围生期感染

临床表现

其临床表现各异。但需要注意的是，与成年人相比，新生儿可耐受大量 CSF 聚积，此时由于其颅骨骨缝尚未闭合，头颅会变大。

症状

若出现以下症状，可怀疑为脑积水：

- 头围迅速增大或头颅巨大且与新生儿生长不成比例
- 头皮静脉扩张
- 囟门隆起
- 头部皮肤薄弱且异常光亮
- 落日眼征
- 瞳孔对光反应迟钝
- 惊厥
- 哭声尖锐而高调
- 易激惹
- 喷射性呕吐
- 喂养困难（因为新生儿头部比胸部大 $1^1/_8$，约 3cm）

另外，新生儿在被抱起或摇动时易啼哭，静置时则比较安静。

诊断检查

脑积水可通过临床表现和影像学检查予以确诊：

- 超声
- 断层扫描
- 核磁共振（MRI）
- 脑压检测

同时，我们还要根据新生儿的年龄、临床表现和脑、脊髓的已知的或可疑的症状来选择不同的诊断方法。

治疗

脑积水的常见治疗是外科手术插入分流器。分流器由一个导管和一个瓣膜组成，膜为单向的，可以控制 CSF 的排泄速度。方法是将导管从脑室引流至腹膜或心房里，使 CSF 分流至可吸收的区域。

分流器的使用

应用分流器的潜在并发症包括：

- 机械故障
- 感染
- 导管堵塞
- 导管需延长或更换

因此，外科植入分流器的患儿需定期复查。

护理措施

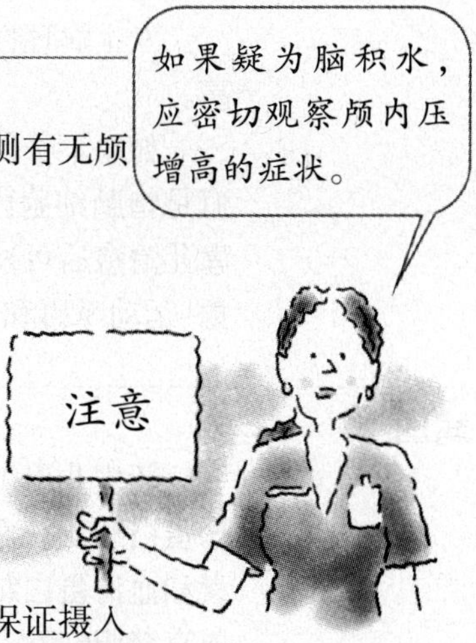
如果疑为脑积水，应密切观察颅内压增高的症状。
注意

对于明确诊断或怀疑为脑积水的新生儿需密切监测有无颅内压（ICP）增高的症状：

- 易激惹
- 昏睡
- 惊厥发作频繁
- 生命体征改变
- 喂养行为改变

灵活、多次哺乳

对患有脑积水的新生儿，其另一个护理重点就是保证摄入充足的营养。因此，需灵活地制订喂养时间以适应各种护理措施。少量、多次喂养及充足的喂养时间以防新生儿喂养困难。

术后支持

术后护理措施包括：

- 使新生儿侧卧于与分流管相对的位置
- 观察颅内压增高的症状
- 密切监测出入量
- 预防感染
- 提供皮肤护理

家庭指导

脑积水可导致新生儿认知和生长发育障碍。照顾慢性功能不全和发育迟缓的孩子对父母来说可能有很大的压力，对家庭提供支持以帮助应对是非常重要的。允许他们表达内心的想法，如果需要的话，提供适当的医疗资源和康复设施。

高胆红素血症

高胆红素血症是指血液中的胆红素升高导致血清胆红素水平超过 5mg/dl。不断升高的胆红素主要由非结合性胆红素组成，其沉积于黏膜和皮肤，导致黄疸，可为生理性黄疸或病理性黄疸。（见：不同人种对重度高胆红素血症的易感性）

生理性黄疸是由异常胆红素代谢造成的高胆红素血症，一般持续 7～10 天。

发生病理性黄疸时，总胆红素水平和血清胆红素水平均升高。

如果不予以治疗，高胆红素血症最终可导致核黄疸。核黄疸是指脑细胞内的非结合胆红素沉积导致的神经系统综合征。患儿治愈后可发生脑瘫、癫痫或智力下降，病情轻微者可有知觉–运动障碍和学习功能紊乱。

病因

新生儿出生后，体内的红细胞发生破裂，血红蛋白分解为球蛋白和亚铁血红素，后者可形成非结合胆红素。非结合胆红素和血清蛋白结合后进入肝细胞内，进而与葡萄糖苷酸结合形成直接胆红素。这一过程中，非结合胆红素可逃逸到血管外组织，即为高胆红素血症。

跨文化护理

不同人种对重度高胆红素血症的易感性

重度高胆红素血症在东亚和美国本土人后裔中的发病率较高且病情严重。上述地区的人群非结合胆红素的平均峰值为正常平均值的 2 倍左右。

相反，重度高胆红素血症在黑色人种中的发病率较低。

致病因素

下列因素可致高胆红素血症：

- 某些药物（如阿司匹林、镇静剂和磺胺类药物）或躯体状况（如体温过低、缺氧、低血糖和低蛋白血症）可阻断结合及占据蛋白结合位点；
- 肝功能减退可降低胆红素结合；
- 红细胞生成或破坏增多、Rh 血型或 ABO 血型不合导致溶血；
- 母乳中的酶可抑制新生儿体内葡萄糖醛基转移酶的活性；
- 如果新生儿葡萄糖 -6- 磷酸脱氢酶缺乏，其发生黄疸的危险性增高。

临床表现

高胆红素血症的主要体征是黄疸。当血清胆红素降至 7mg/dl 时，黄疸可消失。

生理性黄疸

60％的足月新生儿和 80%的早产儿在出生后 3～4 天内可出现生理性黄疸。足月儿生理性黄疸可于第 7 天消失，而早产儿的黄疸于第 9～10 天消失。黄疸期间，血清非结合胆红素不超过 12mg/dl 并于出生后第 1 周迅速下降。大多数新生儿在黄疸达高峰时（72 小时）被发现。

病理性黄疸

病理性黄疸指在出生后头 24 小时内发生黄疸，足月新生儿每天的血清总胆红素水平增加超过 5mg/dl，总胆红素水平超过 17mg/dl。

诊断检查

黄疸和血清胆红素水平可以确诊高胆红素血症。在光线良好的房间里观察新生儿，可发现新生儿皮肤尤其是巩膜呈黄色。为进一步明确诊断，可用一个手指轻压脸部或腹部皮肤，松手后立即观察皮肤颜色。当存在黄疸症状尤其是病理性黄疸时，需每 4 小时测量一次血清直接胆红素和间接胆红素水平并制图。若胆红素水平异常升高或一日内变化很大时，提示为病理性黄疸。

潜在病因

下列内容有助于确定高胆红素血症的潜在病因：

- 详细的病史（包括父母的病史）
- 详细的家族史（如父母的 Rh 血型、遗传性红细胞缺陷病）
- 新生儿现状（未成熟、感染等因素）
- 新生儿及其母亲的血液学检查（如血型不相容检测、血红蛋白水平、血清胆红素或经皮胆红素水平、血细胞比容）

治疗

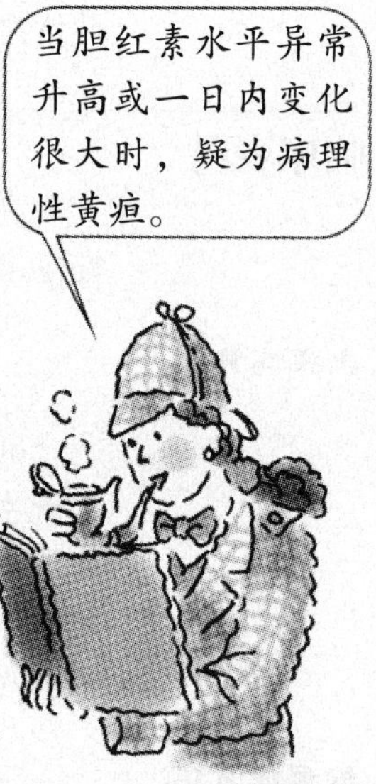
当胆红素水平异常升高或一日内变化很大时，疑为病理性黄疸。

高胆红素血症的治疗方法有；

- 换血疗法
- 高强度光照疗法
- 输入白蛋白
- 静脉注射球蛋白（同种免疫性溶血性疾病）

换血疗法

可用新鲜血液（不超过 48 个小时）置换新生儿的血液以清除患儿血清中的非结合胆红素。

光照疗法与输入白蛋白

新生儿输血后便可利用荧光光线的氧化作用来分解皮肤内的胆红素。当胆红素水平低于 10mg/dl、持续下降大于 24 小时即可停止照射。（见：实施光照疗法）

其他疗法如输入白蛋白（1g/kg，25%的低盐白蛋白），可提供额外的白蛋白用以结合非结合胆红素，多在换血前 1～2 个小时内施行。此外，输血时可将白蛋白制品作为血浆替代品使用。

护理措施

高胆红素血症的护理干预措施包括：

- 羊水穿刺后，Rh 阴性的产妇或妊娠 6～9 个月的孕妇，遵医嘱应用人类 Rho 免疫球蛋白防止新生儿出生后发生溶血性疾病。
- 评估并记录新生儿黄疸状况，并注明黄疸起始时间，及时汇

实施光照疗法

实施光线疗法时可遵循以下步骤：

- 在距新生儿床上方放置光疗灯泡并检查灯罩是否固定。如果早产儿在温箱内，根据生产商的建议应将灯泡置于温箱上方。打开开关，并在床中央放置光度仪探头来测量光线强度。
- 如果胆红素水平极高并且需要迅速下降，新生儿床的周边一定要用铝箔或白垫包绕，光疗装置要放置在新生儿身体下方。
- 向患儿父母解释操作步骤。
- 记录患儿初始胆红素水平和腋窝体温。
- 为新生儿佩戴不透明眼罩以保护眼睛。
- 脱去新生儿衣服并在其臀下垫一尿布。用外科面罩或尿布遮住男婴的生殖器，可收集尿液并防止睾丸损伤。
- 每 2 个小时测量一次体温并调节自动调温器以满足保暖需求。
- 监测新生儿出入量和体重，每天 2 次。注意观察有无脱水现象（如皮肤发干、虚肿、囟门下陷等），并用尿比重计测量尿比重以评估水合作用。
- 每隔 3～4 个小时将新生儿抱离小床，关闭灯光。摘下眼罩检查眼部是否有炎症或烧伤等症状。
- 每 2 个小时更换体位，以保证全身皮肤均可接受光线照射，同时可避免头部压迫和皮肤压伤。
- 至少每 24 小时检测一次血清胆红素。如果胆红素水平上升明显，应相应增加检测次数。静脉抽血时需关闭灯光，这是因为灯光会降低所抽血液中的胆红素水平，从而影响检测结果。若足月新生儿胆红素接近 20mg/dl 或早产儿接近 15mg/dl 时，应及时通知医生。

报黄疸情况和血清胆红素水平。

- 维持经口喂养。不要漏餐以免加速亚铁血红素转变为胆红素。
- 提供充足的水分以加速胆红素排泄。
- 向新生儿父母解释大多数新生儿会经历不同程度的黄疸。
- 向新生儿父母解释高胆红素血症的病因、诊断及治疗。
- 向新生儿父母解释新生儿的粪便中因含有一定量的胆汁，可呈浅绿色。
- 建议新生儿父母在新生儿出院 48 小时内与儿科医生预约随访时间。如果新生儿有发生重度胆红素血症的危险，则应延迟出院。

胎便吸入综合征

胎儿的第一次粪便，即胎便，呈黏稠状黑绿色。胎儿早在妊娠第 10 周时就已排出粪便。当新生儿吸入胎便和羊水的混合物时即为胎便吸入综合征，主要发生于宫体内或胎儿第一次呼吸时。胎便可部分或全部阻塞新生儿气道，导致气体无法呼出，胎便还可刺激新生儿气道致呼吸困难。

胎便的黏稠度

胎便吸入综合征的严重程度与吸入胎便的量和胎便的黏稠度有关。胎便越黏稠，危险性越大。

做功增加

发生胎便吸入综合征的新生儿呼吸做功增加以加大胸内负压，改善肺通气。过度充气、低氧血症和酸中毒可导致周围血管抵抗力增加，发生右向左的分流。

病因

胎便吸入综合征通常与分娩过程中发生的胎儿窘迫有关。新生儿氧供不足时，肠蠕动增加，肛门括约肌松弛。健康的新生儿有时会在出生前排便。在上述两种情况下，如果新生儿误吸胎便即发生胎便吸入综合征，缺氧最终可导致脑部损伤。

胎便吸入综合征的危险因素包括：

- 妊娠合并糖尿病
- 妊娠高血压
- 难产
- 胎儿窘迫
- 宫内缺氧
- 过期妊娠（妊娠超过 40 周）
- 宫内发育不良

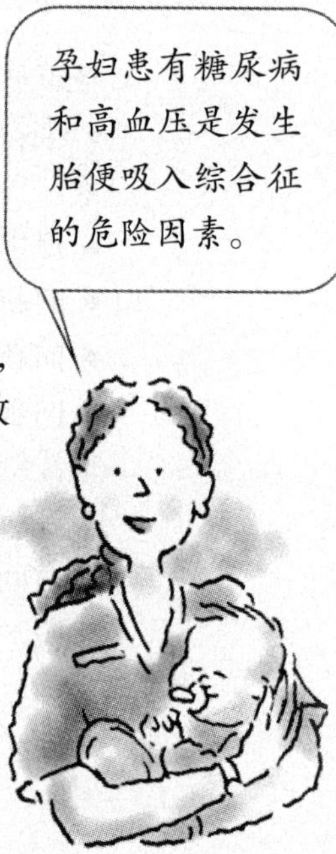
孕妇患有糖尿病和高血压是发生胎便吸入综合征的危险因素。

临床表现

胎便吸入综合征的症状和体征包括：

- 羊水中混有黑绿色点状或条索状物质
- 羊水中明显存在胎便
- 皮肤上有浅绿色斑点（胎便在分娩前排出）
- 出生时跛行
- 发绀
- 呼吸增快
- 呼吸困难
- 呼吸暂停
- 过度成熟的体征，如橘皮样皮肤、长指甲等
- 分娩前心率减慢
- Apgar 评分较低
- 体温过低
- 低血糖
- 低血钙
- 鼻翼煽动
- 打呼噜
- 呼吸急促
- 不规则的喘息样呼吸

诊断检查

诊断胎便吸入综合征最准确的方法是观察喉部是否有胎便存在。发生胎便吸入综合征的新生儿常伴有粗糙的、爆裂的呼吸声。ABG 分析有助于评估酸中毒（血 pH 较低和低氧血症）。胸部 X 线检查显示肺部有斑点状或条索状胎便，并能显示是否发生肺扩张和气胸。

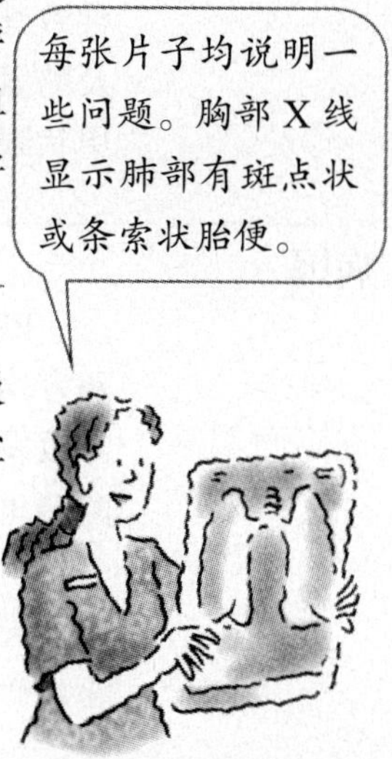
每张片子均说明一些问题。胸部 X 线显示肺部有斑点状或条索状胎便。

治疗

当发生或怀疑胎便吸入综合征时，应在胎头娩出后立即吸净口鼻。新生儿第一次呼吸前用导管将胎便吸出，滴入生理盐水移除稠厚的胎便，并密切监测胎儿病情。

其他措施包括：

- 胸部理化治疗
- 应用抗生素
- 使用辐射加温器

- 给氧
- 机械通气

如发生并发症，需采取进一步治疗。（见：胎便吸入综合征的并发症）

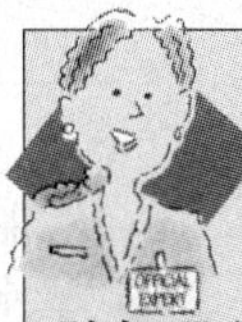

专家建议

胎便吸入综合征的并发症

胎便吸入综合征可引发：

- 吸入性肺炎
- 支气管肺发育异常
- 脑瘫
- 精神迟滞
- 气胸
- 抽搐

护理措施

如果可能发生胎便吸入综合征，最好在分娩前评估危险因素。其他护理措施有：

- 羊水检查
- 胎儿监护
- 产房内立即采取相应措施
- 胸部物理疗法
- 保持体温
- 肺部评估
- 应用呼吸道支持疗法，如氧疗、机械通气
- 注意潜在并发症
- 安慰、鼓励新生儿父母，提供健康指导并促进父母与新生儿间的接触

苯丙酮尿症

苯丙酮尿症（PKU）是一种罕见的遗传病，主要因机体无法代谢蛋白质类食物中的必需氨基酸苯丙氨酸而导致其在体内蓄积，影响了大脑和中枢神经系统的发育及酪氨酸的水平。酪氨酸参与合成黑色素、肾上腺素和甲状腺素。

病因

PKU是常染色体隐性遗传病。父母双方均携带致病基因并将其遗传给子女而导致发病。发生苯丙酮尿症时，将苯丙氨酸转化成酪氨酸的苯丙氨酸羟化酶完全失去活性，使苯丙氨酸积聚在血液和尿液中，导致酪氨酸水平降低。（见：苯丙酮尿症的发生率）

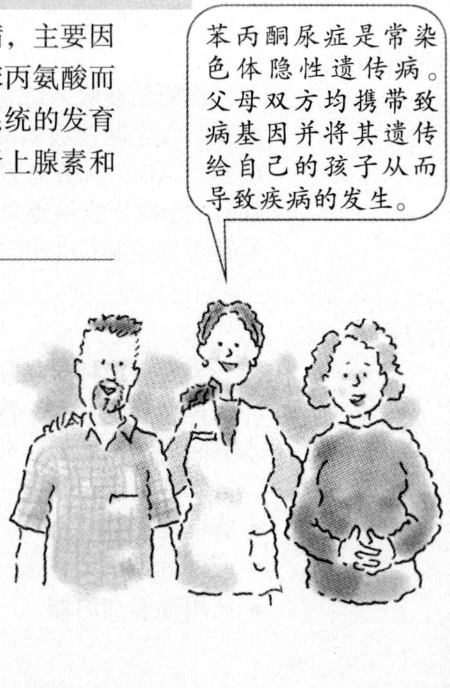
苯丙酮尿症是常染色体隐性遗传病。父母双方均携带致病基因并将其遗传给自己的孩子从而导致疾病的发生。

临床表现

新生儿发生 PKU 时，其症状和体征表现为：

- 惊厥
- 头小畸形
- 活动过度
- 易激惹
- 无目的、重复性动作
- 皮肤和尿液散发出苯丙酮酸排泄物的味道
- 震颤
- 手足徐动
- 异常手势

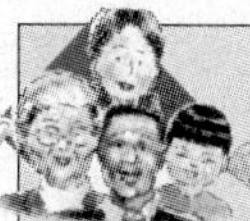

跨文化护理

苯丙酮尿症的发生率

苯丙酮尿症多见于爱尔兰人和苏格兰人；黑人和阿肯纳西犹太人发生率则较低。

苯丙酮尿症表现型

发生 PKU 时，黑色素生成减少，新生儿具有相似的外貌，如金黄色头发、蓝眼睛、白皮肤等。

诊断检查

PKU 的诊断检查包括：

- 酶联免疫试验可检测父母是否为致病基因的携带者
- 孕期绒毛膜样本和羊膜腔穿刺检查
- PKU 筛查（多数州必查项目）

血液检查

Guthrie 血液检查主要是对新生儿足跟采血，对血液样本进行 PKU 的筛查，可发现血清苯丙氨酸水平高于 4mg/dl（正常为 2mg/dl）。

治疗

PKU 的治疗方法是低苯丙氨酸饮食。患有 PKU 的成年女性应在妊娠前及妊娠期间严格低苯丙氨酸饮食，这是因为母体内苯丙氨酸水平与新生儿 PKU 的预后密切相关。患有 PKU 的产妇血苯丙氨酸水平增高还可影响胚胎发育，导致胎儿出生时低体重、先天性异常、头小畸形和精神发育迟滞。

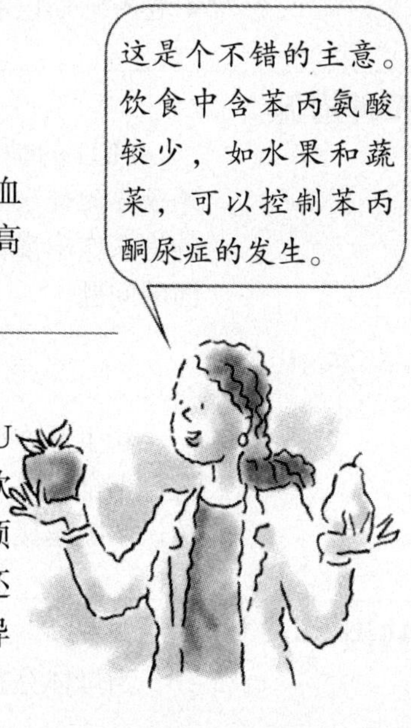
这是个不错的主意。饮食中含苯丙氨酸较少，如水果和蔬菜，可以控制苯丙酮尿症的发生。

健康饮食

建议患有 PKU 的新生儿父母咨询营养师。合理的饮食可满足新生儿生长发育需求，保持苯丙氨酸水平在正常范围内（2～8mg/dl）。当苯丙氨酸超过 10～15mg/dl 时，可导致新生儿大脑损伤。当低于 2mg/dl 可导致蛋白质分解减慢和新生儿发育迟缓。

必需食物

为患有 PKU 的新生儿设计特殊的配方饮食，可在新生儿出生后 3 周内开始，并终生实施，作为患儿蛋白质的主要来源。苯丙氨酸含量较低的食物有：

- 蔬菜
- 水果
- 果汁
- 一些谷类、面包、淀粉等

避免食用的食物

为避免苯丙氨酸对大脑和中枢神经系统的毒性，应避免食用苯丙氨酸含量高的食物，包括：

- 奶制品
- 蛋类
- 肉类
- 含有阿斯巴甜的食物或饮料

> **教育园地**
>
> **苯丙酮尿症的健康教育**
>
> 患有苯丙酮尿症的新生儿父母需了解基本病情及饮食的有关指导。由于准备食物时常常需要计算苯丙氨酸的含量，给父母们带来了很大的压力。应指导父母：
>
> - 减少或严格控制高苯丙氨酸饮食
> - 测量食物是否含苯丙氨酸
> - 避免使用含有阿斯巴甜的人工甜味剂

护理措施

PKU 的护理干预措施主要是进行饮食指导。（见：苯丙酮尿症的健康教育）父母承受着巨大的压力，他们必须为孩子的将来作出谨慎的决定。可以建议他们咨询有关遗传和饮食方面的问题。

早产儿

新生儿在妊娠 37 周前出生即为早产。早产儿各器官系统发育不全，易发生各种并发症，其并发症的严重程度取决于孕龄。孕龄越接近 40 周，越容易适应宫外生活。

病因

当母体存在并发症时，就必须提前娩出新生儿。例如，先兆子痫常发生于妊娠 3～9 个月。先兆子痫的体征包括：血压升高、液体潴留和蛋白尿。治疗先兆子痫的唯一方法是尽快将胎儿娩出。若不做任何处理，产妇将会发生严重的器官损害和惊厥。患有肾病、心脏病、糖尿病或感染的产妇也需提前娩出胎儿。

早产儿的其他高危因素有：

- 多胎妊娠
- 未成年妊娠
- 缺乏产前护理
- 药物滥用
- 吸烟
- 有早产史
- 妊娠 3～6 个月时无明显原因出现 α- 甲胎蛋白升高
- 子宫畸形
- 宫颈机能不全
- 胎膜早破
- 前置胎盘
- 妊高征

临床表现

早产儿在不同的发育时期有不同的特点，这些特点可以帮助我们推测孕龄和生理功能。

最初表现

初次评估早产儿时可有如下典型表现：

- 低出生体重
- 少量皮下脂肪堆积
- 头部较身体比例过大
- 面颊部有明显的吮吸垫
- 皮肤皱褶
- 皮肤薄而光滑，几乎透亮
- 因皮肤薄可清楚看到皮下的静脉
- 遍体胎毛（柔软的毛发）
- 头发稀少、柔顺
- 耳部软骨可以屈曲
- 手掌和脚掌有小皱褶
- 头骨和肋骨较软
- 眼睛紧闭

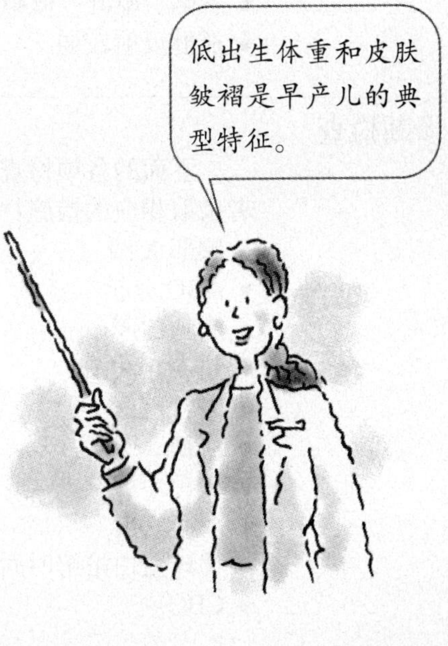

- 阴囊皱褶少（男孩）
- 睾丸未降（男孩）
- 阴唇和阴蒂外露（女孩）

体检表现

体检时可以发现：

- 无法保持体温恒定
- 通过尿排泄代谢产物的能力有限
- 易受感染
- 周期性呼吸、通气不足、呼吸暂停
- 易患高胆红素血症
- 易患低血糖
- 新生儿肘部可越过前胸，上肢围颈，形成 scarf 征
- 新生儿脚后跟易触及耳部

各系统体征

可通过评估以下项目来确定神经系统状况：

- 活动度
- 对刺激的反应
- 对被动运动的反应

中枢神经系统评估可以发现：

- 不活动（但新生儿在刚出生时表现得极为活跃）
- 四肢伸展
- 吸吮反射消失
- 吞咽、呕吐、咳嗽反射较弱
- 抓握反射较弱

诊断检查

下面的各项检查可以确定新生儿生理成熟度，有助于照护者采取相应的措施：

- 胸部 X 线
- ABG 分析
- 颅脑超声
- 超声心动图
- 眼科检查
- 血糖
- 血钙
- 血胆红素
- 优球蛋白溶解时间
- CBC

治疗

早产儿由新生儿重症监护室（NICU）的专职人员进行照护。新生儿的首要治疗措施是对呼吸和心脏系统的支持治疗。当新生儿无法呼吸或呼吸功能较差时，需行气管插管进行机械通气，并适当给予氧气吸入。药物可增加心率，保持血压稳定，可作为复苏的措施之一。其他措施包括调节体温、静脉注射或鼻饲营养物质。

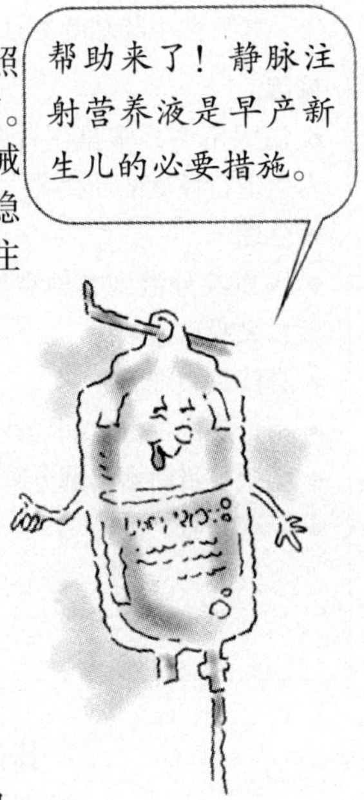
帮助来了！静脉注射营养液是早产新生儿的必要措施。

目标

在 NICU，细心的观察和照护延续到：

- 新生儿可以经口进食
- 保持体温恒定
- 体重超过五磅

早产儿存在的问题

早产可发生某些并发症：

- 呼吸窘迫综合征（RDS）：是早产儿发病和死亡的主要原因，是指肺缺乏表面活性物质。肺表面活性物质可防止肺泡在呼气末塌陷。治疗措施包括应用肺表面活性物质、氧疗和机械通气。
- 脑室内出血（IVH）：指在脑室或其周围发生出血，多见于孕 32 周前出生的新生儿，可导致脑部功能长期受损。
- 早产儿视网膜病（ROP）：指因视网膜血管生长异常而引发的疾病。早产可引起血管生长异常，氧疗亦可导致异常。早产儿视网膜病可引起眼睛和视网膜轻到重度损伤，可采用激光和冷冻疗法治疗。
- 动脉导管未闭：指新生儿出生后因呼吸道损伤致氧气张力降低从而引发动脉导管再次开放的现象。治疗方法包括体液调节、呼吸支持、应用吲哚美辛及手术结扎动脉导管（其他治疗无效时）。
- 坏死性小肠结肠炎（NEC）：指胃肠道黏膜的炎症性疾病。（见：坏死性小肠结肠炎，548 页）
- 支气管肺发育异常（BPD）：亦称慢性肺疾病，指因早产、感染、机械通气等导致的肺顺应性降低。治疗措施包括吸氧、保持良好的营养和预防呼吸道疾病。
- 呼吸暂停：早产儿较常见，主要由于肺部的神经和化学性呼吸控制机制未发育成熟所致。呼吸停止发作的次数随孕龄的减少而增多，可采用茶碱和咖啡因进行治疗。

坏死性小肠结肠炎

坏死性小肠结肠炎是指胃肠道黏膜的炎症性疾病，其病因、病理生理、体征、诊断检查和治疗方法如下：

病因

- 病因不明，多见于胃肠道血管发生退行性变的新生儿

病生理

- 因血液分流到其他重要器官导致胃黏膜血流减少
- 肠壁黏膜细胞坏死
- 不分泌保护性、润滑性黏液
- 肠壁被蛋白水解酶分解
- 肠壁肿胀、破坏

体征

- 腹部鼓胀
- 胃潴留
- 便血或胃内容物混有血液
- 昏睡
- 畏食
- 低血压
- 呼吸暂停
- 呕吐

诊断检查

- 放射线检查显示肠道扩张、腹腔有游离气体（表明已穿孔）
- 实验室检查显示贫血、白细胞减少、白细胞增多、电解质紊乱

治疗

- 预防
- 停止经胃肠道喂养
- 鼻胃管减压
- 静脉应用抗生素
- 肠外营养支持
- 手术

其他可能的并发症包括：

- 感染
- 黄疸
- 贫血
- 低血糖
- 生长发育迟缓

护理措施

早产儿护理干预措施的重点在于保持外环境与宫内环境相似。可根据早产儿的生理状况及生长和恢复的能力需求采取相应的护理措施。

具体护理措施包括：

- 快速进行初评估
- 如果需要的话，施行复苏措施
- 体温调节
- 采取呼吸道支持措施
- 电子监护
- 遵医嘱胃肠外液体支持
- 遵医嘱给药
- 遵医嘱进行血液样本分析

教育园地

早产儿健康指导

可对早产儿父母进行健康指导以应对照护过程中出现的问题：

- 使新生儿父母适应新生儿重症监护室的环境，并介绍有关工作人员；
- 向新生儿父母介绍新生儿身上连接的仪器装置和监护仪，并给予安慰，确保会及时处理警报信息；
- 告知预期的结果；
- 告知有关早产儿的特征；
- 教给他们怎样照顾新生儿；
- 指导喂养方法，包括鼻饲、母乳喂养、人工喂养；
- 告知潜在并发症；
- 提供出院计划；
- 做合适的介绍。

正确的抚触

依据新生儿个体的情况采取不同的刺激方式。抚触应轻柔，部位要正确，避免摩擦和擦伤。在体位改变的过程中应支撑头部并使四肢尽量靠近身体。这种抚触可减少运动肌活动紊乱和受压。

吞咽困难

孕 34 周前出生的早产儿因吸吮、吞咽不协调和呼吸反射发育不全而喂哺困难。这些新生儿需通过静脉或鼻饲进食，并注意观察并发症的发生，如坏死性小肠结肠炎。安慰性哺乳，如鼻饲时使用奶嘴可逐渐过渡到由口进食。

保持交流

护理措施包括与新生儿父母随时保持联系、进行早产儿的健康指导等。（见：早产儿健康指导）

呼吸窘迫综合征

肺部发育不全时可发生 RDS，多见于早产儿，是发生长期呼吸道症状和神经系统并发症的高危因素之一。

病因

RDS 表现为肺部通气和换气功能障碍，由肺表面活性物质缺乏造成的。肺表面活性物质是由成熟肺的肺泡上皮细胞分泌的磷脂构成。这些表面活性物质覆盖在肺泡表面，在气体交换时保持肺泡张开。早产儿肺部发育不全使表面活性物质分泌不足可致：

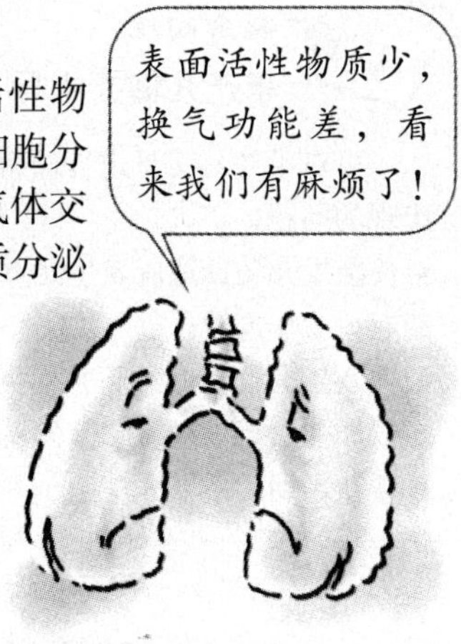

- 肺不张
- 呼吸做功增加
- 呼吸性酸中毒
- 低氧血症

血流改变

当肺不张加重时，肺血管张力增加，导致肺部的血流减少，为保持胎儿循环，血液通过开放的卵圆孔和动脉导管从右向左分流。

透明膜形成

肺泡坏死可导致毛细血管损伤。局部缺血时血流渗入周围组织间隙和肺泡中，可形成透明膜。透明膜降低肺的顺应性，可致呼吸系统功能紊乱。

RDS 的危险因素包括：

- 早产
- 妊娠合并糖尿病
- 新生儿分娩过程中因酸中毒而导致的应激

临床表现

新生儿出生时或出生后几小时内可因 RDS 致急性呼吸窘迫。初步评估显示：

- 呼吸频率加快
- 吸气性凹陷
- 肤色正常
- 听诊呼吸音清

进一步观察

当呼吸窘迫症状明显时，可见：

- 呼吸频率进一步加快

- 呼吸困难
- 明显的胸骨下窝吸气性凹陷
- 听诊可闻及细小水泡音
- 呼气性呻吟
- 鼻翼煽动
- 发绀

病情加重

当治疗不及时或治疗无效时，新生儿可有如下表现：

- 发绀加重
- 肌肉松弛
- 无反应
- 呼吸暂停
- 呼吸音减弱

诊断检查

实验室检查结果如缺氧、高碳酸血症、酸中毒均为 RDS 的非特异性表现。特异性检查可用以评估新生儿各种并发因素，包括：

- 血、尿、CSF 培养
- 血糖分析
- 血钙
- ABG 监测

放射学检查示：

- 肺部区域肺泡不张（布满颗粒状，类似毛玻璃样）
- 支气管扩张（黑色条索状，表面粗糙）

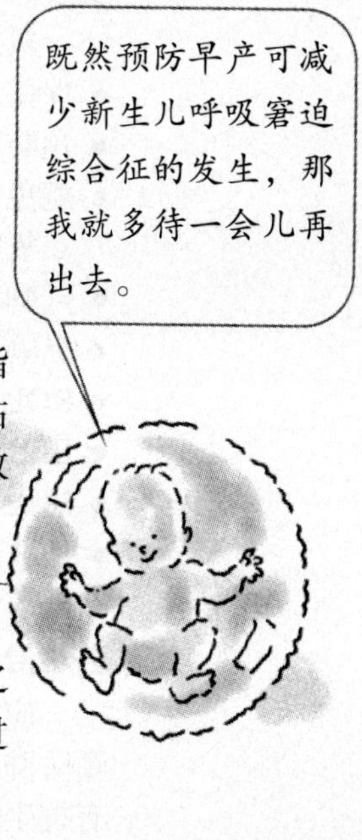
既然预防早产可减少新生儿呼吸窘迫综合征的发生，那我就多待一会儿再出去。

磷脂

产前检查时评估肺的成熟度，主要是指检测羊水中卵磷脂和鞘磷脂的比例。卵磷脂和鞘磷脂是两种表面活性磷脂。评估胎儿肺成熟度有助于估计胎儿娩出后的生活状态并可采取有效治疗措施延缓分娩或在分娩前促使新生儿肺部发育成熟。

治疗

RDS 的发生与孕龄及肺成熟度相关，因此，治疗方法之一就是预防早产的发生。当早产不可避免时，可在分娩前通过给母亲注射皮质激素刺激表面活性物质的生成。

步骤

新生儿出生后呼吸窘迫的治疗方法包括支持疗法和针对早产儿的一般治疗措施：

- 体温调节
- 氧疗
- 必要时行机械通气
- 预防低血压
- 预防低血容量
- 利用通气支持纠正呼吸性酸中毒
- 应用小苏打纠正代谢性酸中毒
- 胃肠外营养支持

RDS 急性期不宜施行鼻饲或经口喂养，因为这样会增加呼吸频率和氧气消耗，应尽量避免。

呼吸功能的治疗

呼吸道支持治疗包括：

- 鼻导管吸氧
- 持续正压气道通气（CPAP）
- 机械通气

可采用高频振动仪，给予呼气末正压通气（PEEP）。呼气末正压可阻止呼气时肺泡塌陷，从而给予充足的时间进行气体交换。

氧疗的目标为：

- 保持组织氧供充足
- 预防乳酸堆积
- 避免氧中毒

氧疗和机械通气的并发症包括：

- 气胸
- 纵隔积气
- ROP
- BPD
- 感染
- IVH

药物治疗

应用肺表面活性物质也可治疗 RDS。肺表面活性物质可预防肺不张并能够清除肺泡内的液体。治疗 RDS 的其他药物有抗生素、镇静剂、麻醉剂和利尿剂。

护理措施

患有 RDS 的新生儿因有发生低氧血症的危险，应持续监测。具体措施包括：

- 采集血标本
- 监测血氧饱和度
- 吸痰
- 体温调节
- 监测营养状况
- 应用药物
- 提供口腔和皮肤护理

减少干扰

为了减少耗氧量，尽量不要打扰 RDS 患儿。在 RDS 急性期可采用胃肠外营养，尽量保持安静、光线适宜和温暖的环境。

除了进行有关新生儿的健康指导外，RDS 患儿父母还需了解 RDS 的有关症状，尤其是急性期的症状。同时建议父母寻求社会服务或其他支持。

新生儿一过性呼吸急促

新生儿一过性呼吸急促（TTN）是一种症状较轻的呼吸道疾病，多发生于出生后，持续约 3 天，又叫湿肺或II型 RDS。

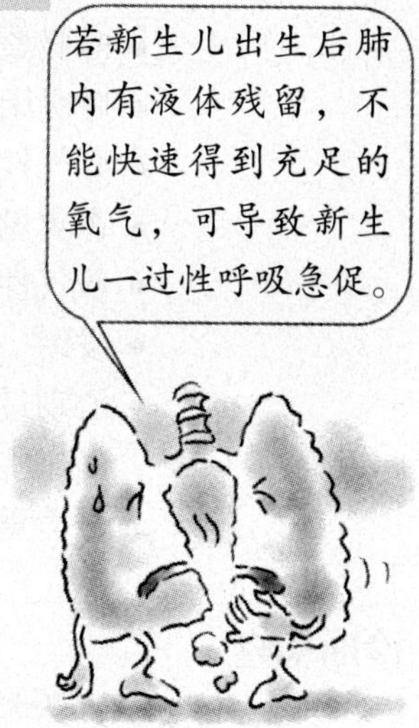
若新生儿出生后肺内有液体残留，不能快速得到充足的氧气，可导致新生儿一过性呼吸急促。

病因

TTN 是由于胎儿出生后肺部液体吸收延迟造成的。出生前，胎儿并不是用肺进行呼吸，相反胎儿肺内充满了液体。胎儿的全部营养和氧供均来自于母体。分娩过程中，胎儿肺部受到产道的挤压而将部分液体排出。出生后，剩余的液体因肺内充满气体而被排出。残留的液体不久会被咳出或被血流吸收。当肺内液体存留时可导致 TTN，为得到充足的氧气，新生儿呼吸会加深加快。

危险因素

TTN 多见于剖宫产的新生儿，其胸廓未受到产道挤压致液体残留在肺内。其他危险因素包括：

- 早产儿
- 孕期吸烟
- 妊娠期糖尿病
- 小于胎龄儿
- 大于胎龄儿
- 母亲哮喘
- 母亲滥用药物
- 出生时窒息
- 母亲输液过多（尤其是应用催产素）
- 产程延长
- 脐带夹闭延迟
- 母亲服用过多的镇静剂

早产儿、体重较轻的新生儿或经阴道快速分娩的新生儿因胸廓未受到充分的挤压导致肺内液体残留。

临床表现

TTN 的体征包括：

- 呼吸急促（>60 次 / 分）
- 呼吸困难
- 呼气性呻吟
- 鼻翼煽动
- 吸气性凹陷
- 发绀
- 心动过速

这些症状和体征可在产后立即发生，然而，这也可能预示着更严重的情况，应密切观察新生儿。

诊断检查

实验室检查和影像学检查可确诊 TTN，例如：

- ABG 结果显示血氧和 CO_2 水平降低；
- CO_2 升高提示发生疲劳和呼吸衰竭；

• 血氧饱和度可以用来监测组织氧供并提供足够氧气；
• 分类 CBC 可用来评估感染症状；
• 胸部 X 线是 TTN 的诊断标准，显示因肺部液体滞留致淋巴管充血而形成的条索状阴影，高度扩张的肺部，轻到中度心脏扩大以及较平的横膈。

异常表现

诊断检查应在 72 小时内施行，及时发现异常表现。

治疗

TTN 具体治疗措施取决于：

• 新生儿的孕龄、全身健康状况和疾病史
• 呼吸窘迫的程度
• 药物治疗的耐受程度
• 疾病的发展过程

支持治疗

支持治疗贯穿于肺内液体吸收的全过程，其措施有：

• 监测心率、呼吸频率和氧气浓度
• 提供氧气支持
• 保持 CPAP
• 监测出入量
• 应用机械通气
• 提供适宜的营养

通常，患有 TTN 的新生儿需通过鼻饲或静脉进行营养支持，这是因为呼吸频率和呼吸做功增加可导致经口喂养困难。由于新生儿必须要协调好吸吮、吞咽和呼吸间的关系，因此呼吸频率加快可致新生儿误吸的危险性增加。

药物

TTN 很少采用药物治疗，发生败血症时可适量应用抗生素。常用的药物有：青霉素类（如氨苄西林）、氨基糖苷类（如庆大霉素）或头孢菌素类。

护理措施

患有 TTN 的新生儿可在 NICU 进行治疗，其护理措施包括：

- 监测心率、呼吸频率和血氧浓度
- 提供呼吸支持
- 保持环境温暖
- 减少刺激，如调暗灯光、减少噪音等
- 遵医嘱给药
- 提供适宜营养
- 提供健康指导和情感支持

其症状可在 72 小时内消退，新生儿通常恢复较快，不会发生其他呼吸道疾病。

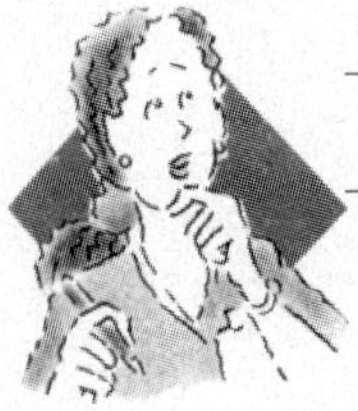

快速测试

1．胎儿在宫内时可收集和分析哪些物质来测试新生儿药物暴露史？

A．尿和胎便

B．血和尿

C．CSF 和胎便

D．CSF 和血

答案：A．测试新生儿药物暴露情况时可收集尿和胎便进行检测。

2．小于胎龄儿是指出生体重：

A．低于 5%

B．低于 10%

C．低于 15%

D．低于 20%

答案：B．新生儿体重低于 10%时即为小于胎龄儿。

3．新生儿感染 HIV 的危险因素是：

A．早产

B．双胞胎的第二胎

C．人工喂养

D．过期产

答案：A．早产是感染 HIV 的危险因素。

4．眼球向下偏离（日落征）用以描述下列哪一项的体征？

A．FAS

B．脑积水

C．早产

D．HIV 感染

答案：B．眼球向下偏离是脑积水的特征性临床表现。

5．下面哪一项检查可确诊胎便吸入综合征？

A．胸部 X 线

B．ABG 分析

C．喉镜检查声带

D．检测到羊水中有胎便

答案：C．诊断胎便吸入综合征最准确的方法是用喉镜检测喉部。

6．肺表面活性物质的作用是什么？

A．覆盖在肺泡表面有助于肺泡张开进行气体交换

B．可增加肺毛细血管血流

C．增加呼吸频率纠正酸中毒

D．预防支气管痉挛

答案：A．肺表面活性物质是由肺泡上皮细胞分泌的磷脂构成，覆盖在肺泡表面，可保持肺泡张开进行气体交换。

7．下列哪个母体因素能够导致新生儿发生 TTN 的危险性增加？

A．镰状红细胞贫血

B．妊娠剧吐

C．大于胎龄儿

D．哮喘

答案：D．母体有哮喘史、滥用药物、糖尿病、过度镇静、产程延长和液体潴留，能够导致新生儿发生 TTN 的危险性增加。

评分

☆☆☆ 如果你答对了全部 7 个题目，非常优秀！你已经对新生儿护理有了明确的概念！

☆☆ 如果你答对 5 道或 6 道题，很好！你已经很好地掌握了高危新生儿护理的知识！

☆ 如果你答对的题目少于 5 道，没关系。你可以回过头来以你自己的方式再复习一遍！

（袁秋环　译）

附录

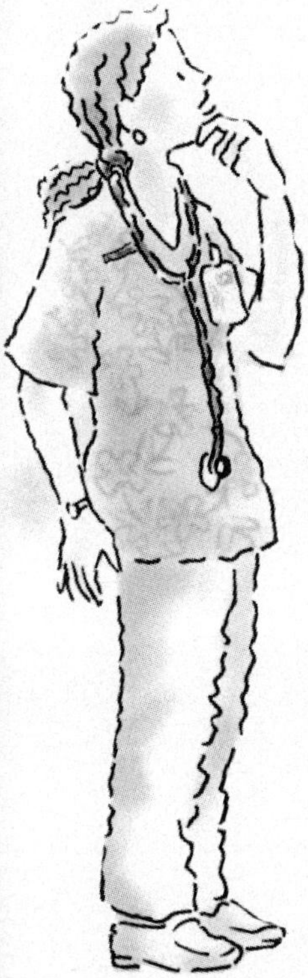

孕妇和非孕妇实验室检查参考值 561

母体每日饮食中选择的营养素摄入量 563

新生儿实验室检查正常参考值 565

NANDA–I 分类 II 569

术语表 573

主要参考文献 577

专业词汇中英对照 579

孕妇和非孕妇实验室检查参考值

	孕妇	非孕妇
血红蛋白	11.5～14g/dl	12～16g/dl
血细胞比容	32%～42%	37%～47%
白细胞	5000～15 000/μl	4500～10 000/μl
中性粒细胞	60% ± 10%	60%
淋巴细胞	15%～40%	38%～46%
血小板	150 000～350 000/μl	150 000～350 000/μl
血清钙	7.8～9.3mg/dl	8.4～10.2mg/dl
血清钠	潴留增加	136～146mmol/L
血清氯	轻度升高	98～106mmol/L
血清铁	65～120mcg/dl	75～150mcg/dl
纤维蛋白原	400mg/dl	250mg/dl
红细胞	1500～1900/μl	1600/μl
快速血糖	65mg/dl	70～80mg/dl
餐后 2 小时血糖	＜140mg/dl(在进食 100g 碳水化合物之后)	60～110mg/dl
血尿素氮	下降	20～25mg/dl
血清肌酐	下降	0.5～1.1mg/dl
肾血浆流量	增加 25%	490～700ml/min
肾小球滤过率	增加 50%到 160～198ml/min	105～132ml/min
血尿酸	下降	2.0～6.6mg/dl
血沉	30～90mm/h	20mm/h
凝血酶原时间	轻微下降	60～70s
部分凝血活酶时间	孕期轻微下降，产程的第二和第三阶段再次下降（表现在胎盘部位的血凝块）	12～14s

母体每日饮食中选择的营养素摄入量

下表为孕妇和哺乳妇女每日饮食中选择的营养素摄入量。

营养素	孕妇	哺乳妇女
热量	2500	2700
钙	1000mg	1000mg
叶酸	600mcg	500mcg
碘	220mcg	290mcg
铁	27mg	9mg
镁	350mg	310mg
烟碱酸（B_3）	18mg	17mg
磷	700mg	700mg
蛋白质	80g	80g
核黄素（B_2）	1.4mg	1.6mg
硫胺素（B_1）	1.5mg	1.5mg
VitA	770mcg	1300mcg
VitB_6	1.9mg	2mg
VitB_{12}	2.6mcg	2.8mcg
VitC	85mg	120mg
VitD	5mcg	5mcg
VitE	15mg	19mg
锌	11mg	12mg

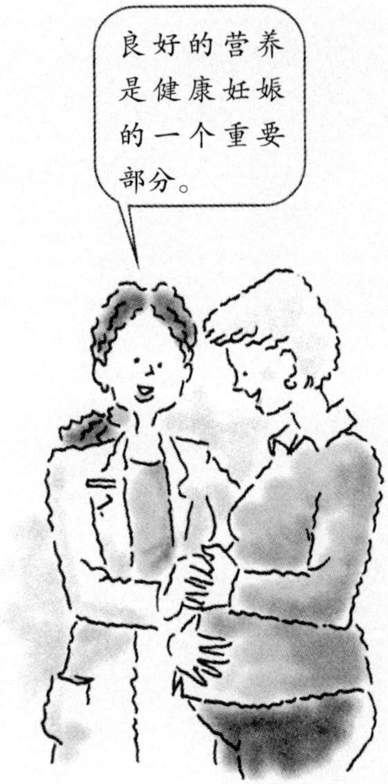

新生儿实验室检查正常参考值

下表为新生儿的实验室检查参考值，包括足月产新生儿的正常范围。注意正常范围根据情况会有所变化。早产新生儿的检查结果通常反映在重量和孕龄上，其范围是变化的。

检查	正常值范围
血液	
白蛋白	3.6～5.4g/dl
碱性磷酸酶	150～400units/L（1 周）（SI，150～400units/L）
甲胎蛋白	10mg/L，出生 21 天之前测
氨	13～48mcg/dl（SI，9～34μmol/L）
淀粉酶	5～65units/L（SI，5～65units/L）
重碳酸盐	20～25mEq/L（SI，20～25mmol/L）
直接胆红素	0～0.2mg/dl（SI，0～3.4μmol/L）
总胆红素	＜2mg/dl（脐血）（SI，＜34μmol/L）
• 0～1 天	＜6mg/dl（SI，＜103μmol/L）（外周血）
• 1～2 天	＜8mg/dl（SI，＜137μmol/L）（外周血）
• 3～5 天	＜12mg/dl（SI，＜205μmol/L）（外周血）
出血时间	2 分钟
动脉血气	
• pH	7.35～7.45
• $Paco_2$	35～45mmHg
• Pao_2	50～90mmHg
静脉血气	
• pH	7.35～7.45
• $Paco_2$	41～51mmHg
• Pao_2	20～49mmHg

检查	正常值范围
血液（续）	
游离钙	4.48～4.92mg/dl（SI，1.12～1.23mmol/L）
总钙	7～12mg/dl（SI，1.75～3mmol/L）
氯	95～110mEq/L（SI，1.75～3mmol/L）
凝血时间（2 试管）	5～8min
肌酸激酶	76～600units/L（SI，76～600units/L）
肌酐	0.3～1mg/dl（SI，27～88μmol/L）
地高辛水平	可能＞2ng/ml；可能＞30ng/ml
纤维蛋白原	200～400mg/dl（SI，2～4g/L）
血糖	20～100mg/dl（SI，1.1～6.1mmol/L）
谷氨酰转移酶	0～130units/L（SI，0～130units/L）
血细胞比容	56% 51%（脐血）
血红蛋白	18.5g/dl 16.5g/dl（脐血）
免疫球蛋白	
·IgG	6.4～16g/L
·IgM	0.06～0.24g/L
·IgA	0～0.5g/L
铁	100～270mcg/dl（SI，20～48μmol/L）
铁结合力	59～175mcg/dl（SI，10.6～31.3μmol/L）
乳酸脱氢酶	160～1500IU/L（SI，160～1500IU/L）
镁	1.5～2mEq/L （SI，0.75～1 mmol/L）
渗透压浓度	285～295mOsm/kg （SI，285～295mmol/kg）
部分凝血活酶时间	40～80s
苯巴比妥水平	15～40mcg/dl

检查	正常值范围
血液（续）	
磷	4.2～9mg/dl（SI，1.36～2.91mmol/L）
血小板	100 000～300 000/μl
钾	3.5～6mEq/L（SI，3.5～6mmol/L）
总蛋白	5～7.1g/dl（SI，50～71g/L）
凝血酶原时间	12～21s
红细胞计数	5.1～5.8（1 000 000/μl）
网织红细胞	3%～7%（脐血）
钠	135～145mEq/L（SI，135～145mmol/L）
茶碱水平	5～10mcg/ml
促甲状腺激素	0～17.4μu/ml（SI，0～17.4μu /L）（脐血）
甲状腺素（T_4）(总)	7.4～13mcg/dl（SI，95～168mmol/L）（脐血）
尿素氮	5～20mg/dl（SI，2～7μmol/L）
白细胞计数	18 000/μl
· 嗜酸性、嗜碱性粒细胞	3%
· 不成熟白细胞	10%
· 淋巴细胞	30%
· 单核白细胞	5%
· 中性粒细胞	45%
尿液	
白细胞管型	前 2～4 天阳性
渗透压浓度	50～1200mOsm/kg
pH	5～7
蛋白质	前 2～4 天阳性
比重	1.006～1.008

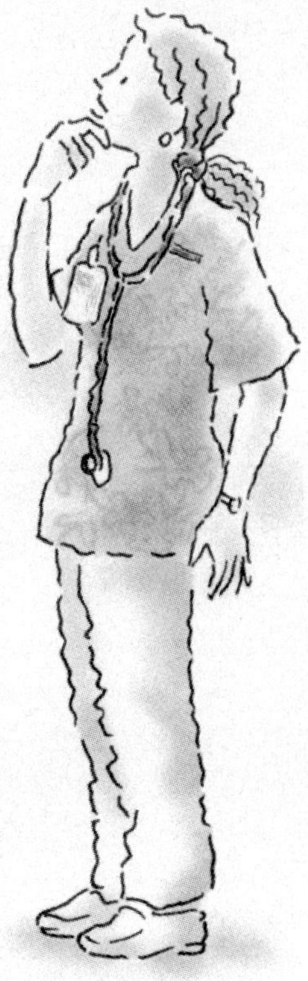

NANDA-I 分类Ⅱ

以下是 2007～2008 年根据所属领域划分的最新护理诊断分类。

领域：健康促进

- 处理治疗计划有效
- 寻求健康行为（特定的）
- 缺乏娱乐活动
- 社区处理治疗计划不当 / 无效
- 家庭处理治疗计划不当 / 无效
- 健康维护无效
- 处理治疗计划不当 / 无效
- 有增强免疫状况的愿望
- 有增强营养的愿望
- 有改善治疗方案的愿望

领域：营养

- 体液不足
- 体液过多
- 营养失调：低于机体需要量
- 营养失调：高于机体需要量
- 吞咽障碍
- 婴儿吸吮方式无效
- 有增强体液平衡的愿望
- 有体液不足的危险
- 有体液失衡的危险
- 有营养失调的危险：高于机体需要量
- 有肝功能受损的危险
- 有血糖水平不稳定的危险

领域：排泄 / 交换

- 大便失禁
- 便秘
- 腹泻
- 功能性尿失禁
- 气体交换受损
- 排尿功能受损
- 充溢性尿失禁
- 感知性便秘
- 有增强排尿功能的愿望
- 反射性尿失禁
- 有便秘的危险
- 有急迫性尿失禁的危险
- 压力性尿失禁
- 完全性尿失禁
- 急迫性尿失禁
- 尿潴留

领域：活动 / 休息

- 活动无耐力
- 沐浴 / 卫生自理缺陷
- 心输出量减少
- 娱乐活动缺乏
- 外科手术后恢复延迟
- 穿戴 / 修饰自理缺陷
- 功能障碍性撤离呼吸机反应
- 能量场紊乱
- 疲乏
- 进食自理缺陷
- 床上活动障碍
- 躯体移动障碍
- 自主呼吸功能受损
- 移位障碍
- 行走障碍
- 借助轮椅活动障碍
- 低效性呼吸型态
- 组织灌注无效（特定类型：肾、脑、心肺、胃肠、周围血管）
- 失眠
- 有增强自理能力的愿望
- 有改善睡眠的愿望
- 有活动无耐力的危险
- 有废用综合征的危险
- 久坐不动的生活方式
- 睡眠剥夺
- 如厕自理缺陷

领域：感知 / 认知

- 突发性意识模糊
- 渐进性意识模糊
- 知识缺乏（特定的）
- 感知改变（特定的：视、听、运动、味、触、嗅）
- 思维过程紊乱
- 环境解析障碍综合征
- 记忆力障碍
- 语言沟通障碍
- 有增进交流的愿望
- 有提高决策能力的愿望
- 有增加知识的愿望（特定的）
- 有突发性意识模糊的危险
- 单侧感觉丧失
- 漫游

领域：自我感知

- 长期自尊低下
- 自我形象紊乱
- 自我认同紊乱
- 绝望
- 无能为力
- 有增强力量的愿望
- 有丧失尊严的危险
- 有增强希望的愿望
- 有增强自我概念的愿望
- 有孤独的危险
- 有情境性自尊低下的危险
- 情境性自尊低下

领域：角色关系

- 照顾者角色障碍
- 家庭作用改变：酗酒
- 母乳喂养无效
- 父母不称职
- 社交活动障碍
- 母乳喂养无效
- 角色功能无效
- 母乳喂养中断
- 家庭作用中断
- 父母角色冲突
- 有增强家庭作用的愿望
- 有增强父母角色功能的愿望
- 有照顾者角色障碍的危险
- 有亲子依附关系受损的危险
- 有父母不称职的危险

领域：性

- 性生活型态不当 / 无效
- 性功能障碍

领域：应对 / 压力

- 焦虑
- 自主神经反射异常
- 经常性悲伤
- 复杂的悲伤
- 家庭应对妥协
- 对死亡的焦虑
- 颅内调适能力降低
- 家庭应对无力
- 婴儿行为紊乱
- 害怕
- 悲伤
- 社区应对不当 / 无效
- 应对无效
- 防卫性否认
- 创伤后综合征
- 强奸创伤综合征
- 强奸创伤综合征：复合性反应
- 强奸创伤综合征：沉默性反应
- 有增强社区应对能力的愿望
- 有增强个人应对能力的愿望
- 有增强家庭应对能力的愿望
- 有增强婴儿行为的愿望
- 迁居应激综合征
- 有自主反射失调的危险
- 有复杂悲伤的危险
- 有婴儿行为紊乱的危险
- 有创伤后综合征的危险
- 有迁居应激综合征的危险
- 有危险倾向的健康行为
- 过度焦虑

领域：生活原则

- 决策冲突（特定的）
- 宗教信仰受损
- 道德的不适感
- 不顺从（特定的）
- 有增强决策功能的愿望
- 有增强宗教信仰的愿望
- 有增进精神健康的愿望
- 有增加希望的愿望
- 有宗教信仰受损的危险
- 有精神悲伤的危险
- 精神悲伤

领域：安全/保护

- 污染
- 体温过高
- 体温过低
- 牙齿受损
- 口腔黏膜受损
- 皮肤完整性受损
- 组织完整性受损
- 清理呼吸道无效
- 保护无效
- 体温调节无效
- 乳胶过敏反应
- 有增强免疫状况的愿望
- 有误吸的危险
- 有污染的危险
- 有跌倒的危险
- 有体温失衡的危险
- 有皮肤完整性受损的危险
- 有感染的危险
- 有受伤的危险
- 有乳胶过敏的危险
- 有对他人有暴力行为的危险
- 有围术期受伤的危险
- 有周围神经血管功能障碍的危险
- 有中毒的危险
- 有对自己有暴力行为的危险
- 有自伤的危险
- 有婴儿猝死综合征的危险
- 有窒息的危险
- 有自杀的危险
- 有外伤的危险
- 自伤

领域：舒适

- 急性疼痛
- 慢性疼痛
- 恶心
- 有增进舒适的愿望
- 社交孤立

领域：成长/发展

- 成人厌弃生存
- 生长发育延迟
- 有发育延迟的危险
- 有不成比例生长的危险

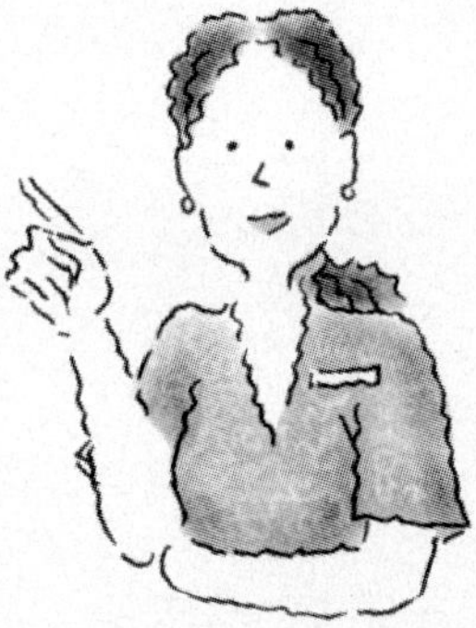

术语表

畸变

偏离典型或正常

极期

收缩的高峰

附件区

子宫、卵巢和输卵管的附属部分

发育不全

器官发育失败

羊膜

两层胎膜的内膜，形成羊膜囊，在子宫内包裹胎儿和围绕胎儿的羊水

羊膜的

羊膜附属的或相关的

羊水

围绕胎儿的液体，最初来自于母体的血清和胎儿的尿液

羊膜囊

在孕期包裹胎儿和羊水的膜

止痛剂

在不引起意识丧失的情况下减轻疼痛的药物

麻醉

运用药物使部分或全部感觉丧失，伴有或不伴有意识丧失

畸形

器官或结构的畸形或在某种程度上因为结构、形式或位置而出现的异常

人工授精

运用器械将配偶或捐赠者的精液用人工方法注入女性子宫颈

常染色体

任何成对的染色体，而不是 X 或 Y 染色体

基础体温

当机体代谢处于最低点时的体温，通常在排卵前低于 36.7℃，在排卵后高于 36.7℃

Bishop 评分

评估宫颈扩张、消失的程度和位置、坚实度及胎位以确定是否准备诱导分娩

c- 肽

早期胰岛素过多症的一种酶预报因子

由头部至尾端发展

一种成长理论，指发展过程从头部至尾端（臀部）

绒毛膜

离子宫壁最近的胎膜；产生胎盘，是羊膜最外面的一层膜

传导

体热通过直接接触传到冷的固体物体上

先天性疾病

出生时出现的疾病，可由于遗传或环境因素造成

对流

体热丢失于外界的冷空气中

黄体

破裂的囊状卵泡形成的黄色结构，在月经周期的后半期分泌黄体酮，如果怀孕了，黄体继续产生黄体酮直到胎盘承担这一功能

绒毛叶

在胎盘母体侧的圆形部分，包括绒毛、胎儿血管和绒毛间的空隙

隐睾病

睾丸未降

陷凹

通过腹膜在直肠前壁和子宫后壁返折形成的小囊，也叫道格拉斯陷凹

蜕膜

在孕期附于子宫的黏膜层，分娩后脱落

扩张

子宫颈外口的扩大

双合子的

来源于两个受精卵或合子（就像双卵双胎）

玩偶眼征

新生儿眼睛的活动朝向转头的反方向，这一反射一般在出生后 10 天消失

唐氏综合征

染色体三体的一种畸形，代替了正常的成对染色体（21 三体），其典型表现为智力发育延迟和外貌的改变

难产

分娩困难

轻抚法

分娩时轻柔地按摩腹部，目的是放松和转移注意力

（宫颈管）消失

宫颈变薄、变短

胚胎

孕体从着床到 8 周

子宫内膜

子宫内面的黏膜层

衔接

胎儿先露部分下降至少至坐骨棘水平

爱泼斯坦小结

新生儿硬腭上的小的、白色、坚硬的上皮囊肿

蒸发

当身体表面的水变成水蒸气时发生的体热丧失

胎儿

孕体从 8 周到足月

尿促卵泡素

垂体前叶产生的刺激囊状卵泡生长的激素

前囟

胎儿颅骨连接处的骨缝空隙

输卵管内配子移植

通过腹腔镜将卵子和精子放在输卵管末端，也叫做体内受精

基因

位于染色体上决定后代的遗传特征的因子

全身麻醉

使用药物使患者意识丧失，逐渐抑制中枢神经系统，最后完全感觉丧失

血肿

血液在软组织的聚集

遗传性疾病

从一代传到另一代的疾病

杂合的

在配对染色体同一位置上存在的两个不同基因

Homans 征

伸腿和足背屈时小腿痛，是血栓性静脉炎的早期征象

纯合子

在配对染色体同一位置上存在的两个相同基因

人绒毛膜促性腺激素

绒毛分泌的激素，在妊娠试验中的生物标记

高胰岛素血症

以胰岛素抵抗为特征的糖尿病前状态

缺氧

组织或胎儿氧供减少

增加

子宫收缩强度的增加

引产

人工发动的分娩

知情同意

当患者被告知了治疗计划、潜在的副作用以及可选择的治疗方法后，患者签署的交给医生的同意书

强度

子宫收缩的强度（如果用宫内压力装置测量，以 mmHg 计；如果在宫外测量，用相对测量的方法）

间隔

一次宫缩结束和另一次宫缩开始之间的间隔

绒毛间隙

胎盘母体部分的不规则形状区域，其间充满了血液，并作为母体和胎儿进行气体、营养和废物交换的场所

体外受精

将卵子进行体外受精，接着将胚细胞植入母体内

复旧

分娩后子宫的缩小，需要 6 周时间

染色体组型

细胞内染色体的组成和排列，以表明它们的数目和形态

胎毛

在孕 20 周到出生覆盖胎儿的柔软的、细的毛发

卵磷脂

一种减轻表面张力、增加肺组织弹性的磷脂表面活性剂，存在于羊水中，用于确定胎儿肺成熟度

卵磷脂-神经鞘髓磷脂比例

用以测量卵磷脂（在孕 35 周左右迅速升高）和神经鞘髓磷脂（保持不变）的关系，是测量胎儿肺成熟度的指标，也叫做 L/S 比例

白带

白色或黄色阴道分泌物

胎位

胎儿纵轴和孕妇纵轴的关系

线形终端

假想的线，用以区分真骨盆和假骨盆

局部麻醉

在器官水平阻断感觉神经通路，只在该器官出现感觉丧失

恶露

分娩后来自于子宫蜕膜的坏死组织排出物

黄体激素

垂体前叶分泌的刺激排卵和黄体发育的激素

减数分裂

生殖细胞分裂并减少一半染色体的过程

米非司酮

一种黄体酮拮抗剂，可阻止受精卵的着床，也叫 RU-486

有丝分裂

体细胞的分裂过程，一个细胞分裂为两个，并且每一个细胞有同样数目的染色体

儿头变形

胎儿头部的变形，是在分娩过程中对母体骨盆和产道产生压力的反应，通过骨缝的移动而完成

子宫肌层

由 3 层平滑肌、不随意肌组成的子宫的中间肌层

新生儿

出生后至 28 天的婴儿

着床

受精卵种植于子宫内膜

硝嗪纸

一种用于检测 pH 以确定是否有羊水流出的试纸

NuvaRing

阴道避孕环，含有雌激素和黄体酮

羊水过少

严重减少和高度浓缩的羊水

卵母细胞

未完全发育成熟的卵细胞

卵子发生

卵细胞的形成和发育

卵细胞

从怀孕时的孕体到绒毛出现（在末次月经周期之后大约 4 周）

子宫外膜

子宫外面的浆膜层

羊水过多

子宫内异常大量的羊水（大于 2000ml）

前驱的

作为预警信号

原始的

以最初级的形式存在

产褥期

分娩至分娩后 6 周的时期

辐射

体热散失到冷的固体上，没有直接接触

区域麻醉

阻断器官及其周围组织的感觉神经通路，使器官及其周围区域的感觉丧失

成熟

宫颈变软变薄为临产做准备

里特根手法

在分娩时，当胎儿仰伸并露出时，用手通过会阴对枕部施加压力

黏膜皱襞

阴道黏膜或阴囊的褶皱

精液

由男性生殖器官分泌，通过阴茎尿道射出的白色、黏性分泌物，含有精子和营养液

阴垢、包皮垢

在小阴唇周围和阴茎包皮下的白色分泌物

精子

男性性细胞

精子发生

精子的形成和发育

神经鞘磷脂

一种普通的细胞膜磷脂，不直接与肺的成熟度有关，但是，它与卵磷脂相比可确定胎儿肺成熟度；在孕期，其水平保持稳定

定位

先露部与坐骨棘的关系

斜视

其特征是眼睛运动的不精确的肌肉控制

复旧不全

产后子宫不能恢复到正常大小

代理母亲

妊娠至足月，期望孩子出生后交给已经签订合同的收养父母

骨缝

胎儿头皮弹性组织的狭窄区域，当胎儿在产道下降时可以进行略微调整

致畸因子

导致胎儿畸形的任何药物、病毒、放射或其他非遗传因素

宫缩抑制剂

阻止早产宫缩的药物

分娩换能器

将一种物理量转换成另一种物理量，可以通过测量胎儿心率、将其值转换并记录到胎儿监护仪上的一种外部医疗设备

三体

染色体以一种三倍体的形式，而不是正常二倍体的形式存在的状况

脐带胶质

在脐带内围绕于脐带血管的白色、凝胶状物质

X 染色体

人类性染色体，在女性以双二倍体存在，在男性以单体存在

Y 染色体

男性的性染色体，男性性腺或生殖腺发育所必需的

受精卵输卵管内移植

卵细胞在母体体外受精，之后利用腹腔镜将受精卵种植于输卵管内

主要参考文献

Côté-Arsenault, D., et al. "Watching & Worrying: Early Pregnancy After Loss Experiences," *Maternal Child Nursing* 31(6):356-63, November-December 2006.

Heaman, M. "Breastfeeding Support and Early Cessation," *MCN American Journal of Maternal Child Nursing* 31(5):336, September-October 2006.

Kyle, T. *Essentials of Pediatric Nursing.* Philadelphia: Lippincott Williams & Wilkins, 2007.

Leifer, G. *Introduction to Maternity and Pediatric Nursing.* Philadelphia: W.B. Saunders Co., 2006.

Logsdon, M.C., and Hutti, M.H. "Readability: An Important Issue Impacting Healthcare for Women with Postpartum Depression," *Maternal Child Nursing* 31(6):350-55, November-December 2006.

Lowdermilk, D., and Perry, S. *Maternity & Women's Healthcare*, 9th ed. St. Louis: Mosby, 2006.

Maternal-Neonatal Nursing Made Incredibly Quick, 2nd ed. Philadelphia: Lippincott Williams & Wilkins, 2008.

Pillitteri, A. *Maternal and Child Health Nursing Care of the Childbearing and Childrearing Family*, 5th ed. Philadelphia: Lippincott Williams & Wilkins, 2006.

Scott-Ricci, S. *Essentials of Maternity, Newborn, and Women's Health Nursing.* Philadelphia: Lippincott Williams & Wilkins, 2006.

Shorten, A., et al. "Making Choices for Childbirth: A Randomized Controlled Trial of a Decision-Aid for Informed Birth After Cesarean," *Birth* 32(4):252-61, December 2005.

Symon, A. *Risk and Choice in Maternity Care.* London: Churchill Livingstone, 2007.

Zwelling, E., et al. "How to Implement Complementary Therapies for Laboring Women," *Maternal Child Nursing* 31(6):364-70, November-December 2006.

专业词汇中英对照

(按词汇汉语拼音字母顺序排列)

A

安宫黄体酮	medroxyprogesterone

B

巴彬斯基反射	Babinski reflex
巴氏腺	Bartholin's gland
白色念珠菌感染	candida infection
包皮环割术	circumcision
苯丙胺应用	amphetamine use
苯丙酮酸尿症	phenylketonuria
闭经	amenorrhea
避孕	contraception
避孕药	contraceptives
病理性收缩环	pathological retractive ring
哺乳	lactation
不全流产	incomplete abortion
不协调收缩	uncoordinated contraction
不孕	infertility
部分仰伸	partial extension in fetal attitude

C

查德威克征象	Chadwick's sign
产程刺激	labor stimulation
产程期间	intrapartum period of pregnancy
产后出血	postpartum hemorrhage
产后忧郁	baby blues
产后抑郁	postpartum depression
产瘤	caput succedaneum
产褥感染	puerperal infection
晨起呕吐	morning sickness

齿龈肉芽瘤	gingival granuloma
耻骨联合	symphysis pubis
冲击触诊法	ballottement
初乳	foremilk
雌激素	estrogen
促黄体生成素	luteinizing hormone
促性腺激素释放激素	gonadotropin releasing hormone
催眠术	hypnosis
催乳素	prolactin
催熟剂	ripening agent

D

达那唑	danazol
大阴唇	labia majora
动脉导管	ductus arteriosus
低促性腺激素型无排卵	hypogonadotropic anovulation
低血容量性休克	hypovolemic shock
低血糖	hypoglycemia
低张收缩	hypotonic contractions
滴虫病	trichomoniasis
顶先露	vertex cephalic presentation
动脉导管未闭	patent ductus arteriosus
对角径	diagonal conjugate
多胎妊娠	multiple pregnanacy

E

Ⅱ型呼吸窘迫综合征	type Ⅱ respiratory distress syndrome
额先露	brow cephalic presentation
恶露	lochia

F

分裂球	blastomeres
分娩	delivery
分娩换能器	tocotransducer
风疹滴度	rubella titer
复合先露	compound presentation
副胎盘	placenta succenturiata
腹膜	peritoneum

腹膜炎	peritonitis
腹腔镜检查	laparoscopy

G

感染性流产	septic abortion
肛提肌	levator ani muscle
高促性腺激素型无排卵	hypergonadotrophic anovulation
高催乳型无排卵	hyperprolactinemic anovulation
高张收缩	hypertonic contractions
睾酮	testosterone
睾丸	testes
膈肌	diaphragm
宫底	fundus
宫高	fundal height
宫颈裂伤	cervical laceration
宫颈帽	cervical cap
宫颈消失和扩张	cervical effacement and dilation
宫内节育器	intrauterine device
宫腔镜	hysteroscopy
宫外孕	ectopic pregnancy
宫缩应激试验	contraction stress test
古德尔征象	Goodell's sign
光照疗法	phototherapy

H

汗疹	sudamina
黑斑病	melasma
黑线	linea nigra
后乳	hindmilk
呼吸窘迫综合征	respiratory stress syndrome
壶腹部	ampulla
护士-助产士	nurse-midwife
黄疸	jaundice
黄褐斑	chloasma
黄体	corpus luteum
黄体酮	progesterone
会阴	perineum
会阴感染	perineal infection

J

稽留流产	missed abortio
计划生育	family planning
家庭妊娠试验	home pregnancy test
尖锐湿疣	condyloma acuminata
间质细胞刺激激素	interstitial cell-stimulating hormone
肩难产	shoulder dystocia
肩先露	shoulder presentation
脚踝水肿	ankle edema
经腹脐静脉穿刺术	percutaneous umbilical blood sampling
经皮电神经刺激	transcutaneous electrical nerve stimulation
惊跳发射	startle reflex
精原细胞	spermatogonia
精囊	seminal vesicles
精索静脉曲张切除术	varicocelectomy
精细胞	spermatozoon
精液	semen
精子	spermatozoa / spermatozoon
精子发生	spermatogenesis
精母细胞	spermatocytes
颈紧张反射	tonic neck reflex
静脉导管	ductus venosus
静脉曲张	varicosities
巨大儿	macrosomia
绝经期	menopause

K

颏先露	chin cephalic presentation
颏先露	mentum cephalic presentation
口服避孕药	oral contraceptives
跨步反射	stepping reflex

L

镰刀形红细胞性贫血	sickle cell anemia
镰状细胞危象	sickle cell crisis
淋病	gonorrhea
流产	abortion

卵巢	ovaries
卵黄囊	yolk sac
卵质	ooplasm
卵磷脂 / 鞘磷脂比值	Lecithin/sphingomyelin ratio
卵母细胞	oocytes
卵泡刺激素	follicle-stimulating hormone
卵透明带	zona pellucida
卵子	ovum
卵子捐献	ovation donation
轮状胎盘	placenta circumvallata

M

毛细管扩张	telangiectasia
毛细血管扩张症	talangiectasia
梅毒	syphilis
门静脉	portal vein
米非司酮	mifepristone
觅食反射	rooting reflex
面先露	face cephalic presentation
母乳喂养	breast-feeding

N

内胚层	endoderm
内转	involution
男用避孕套	male condom
难免流产	inevitable abortion
脑积水	hydrocephalus
脑室出血	intraventricular hemorrhage
拟娩综合征	couvade syndrome
尿道海绵体	corpus spongiosum
尿道球腺	bulbourethral gland

P

Piper 产钳	Piper forceps
胚前期发育	pre-embryonic development
胚细胞	blastocyte
培高利特	pergolide
盆腔蜂窝织炎	pelvic cellulitis

盆腔感染性疾病	pelvic inflammatory disease
盆腔深静脉血栓	pelvic deep vein thrombosis
皮肤系统	integumemtary system
屏障避孕	barrier methods
剖宫产	casarean birth
葡萄胎	hydatidiform mole
葡萄胎妊娠	molar pregnancy

Q

脐	umbilicus
脐带	umbilical cord
脐带帆状附着	velamentous cord insertion
脐带脱垂	umbilical cord prolapse
脐动脉	umbilical arteries
脐静脉	umbilical vein
前列腺	prostate gland
前列腺素	prostaglandins
前置胎盘	placenta previa
嵌压性神经病	entrapment neuropathies
青春期	puberty
轻抚法	effleurage
球拍状胎盘	battledore placenta
屈曲	flexion
躯干曲张反射	trunk curvature reflex

R

人工破膜	amniotomy
人工甜料	artificial sweetenter
人类免疫缺陷病毒抗体检验	human immunodeficiency virus test
人类免疫缺陷病毒脱氧核糖核酸试验	human immunodeficiency virus deoxyribonucleic test
人绒毛膜促性腺激素	human chorionic somatomammotropin
人绒毛膜生长激素	human chorionic somatomammotropin
人胎盘催乳素	human placental lactogen
妊娠	conception / gestation
妊娠剧吐	hyperemesis gravidarum
妊娠期高血压	gestational hypertension
妊娠期高血压综合征	pregnancy induced hypertension
妊娠糖尿病	gestational diabetes

妊娠纹	striae gravidarum
妊娠滋养细胞疾病	gestational trophoblastic disease
绒毛	chorionic villi
乳房护理	breast care
乳房胀痛	breast tenderness
乳头刺激宫缩应激试验	nipple stimulation contraction stress test
乳腺	mammary gland
乳腺肿胀	breast engorgement
乳腺炎	mastitis

S

桑葚胚	morula
色素沉着	pigmentation
杀精剂	spermicidal products
上腔静脉	superior vena cava
射精管	ejaculatory duct
深静脉血栓形成	deep vein thrombosis
生理盐水引产	saline induction
生殖器疱疹	genital herpes
生殖系统	reproductive system
失眠	insomnia
湿肺	wet lungs
手掌红斑	palmar erythema
手足发绀	acrocyanosis
受精	fertilization
受精卵	zygote
输卵管配子移植	gamete intrafallopian transfer
输精管	ductus deferens
输精管	vas deferens
输精管结扎术	vasectorny
输卵管	fallopian tube
输卵管绝育术	tubal sterilization
输乳管	lactiferous ducts
四步触诊法	leopold's maneuvers
粟粒疹	milia
缩复环	retraction rings
缩宫素	oxytocin

T

胎儿镜	fetoscopy
胎斑	mongolian spots
胎动	fetal movement
胎动感	quickening
胎儿横位	transverse fetal lie
胎儿酒精综合征	fetal alcohol syndrome
胎产式	fetal lie
胎先露	fetal presentation
胎势	fetal attitude / fetal position
胎粪	meconium
胎粪吸入综合征	meconium aspiration syndrome
胎毛	lanugo
胎膜	fetal membrane
胎膜早破	prematual rupture of membranes
胎盘早剥	abruptio placentae
胎盘早剥	placental abruption
胎盘娩出	placenta expulsion
胎盘异常	placental abnormalities
胎盘植入	placenta accreta
胎脂	vernix caseosa
体长	head-to-heel length
体外授精-胚胎移植	in vitro fertilization-embryo transfer
听觉眨眼反射	acoustic blinking reflex
头颅血肿	cephalhematoma
头围	head circumferences
头先露	cephalic presentation
头盆不称	cephalopelvic clisproportion
头晕	light-headedness
透皮避孕贴剂	transdermal contraceptive patch
蜕膜	decidua
臀先露	breech presentation

W

外胚层	ectoderm
完全俯屈	complete flexion in fetal attitude
完全仰伸	complete extention in fetal attitude

玩偶眼反射	doll's eye reflex
腕管综合征	carpal tunnel syndrome
围绝经期	perimenopause
握持反射	grasping reflex

X

吸吮反射	sucking reflex
习惯性流产	habitual abortion
下降感	lightening
下腔静脉	inferior vena cava
先兆流产	threatened abortion
线粒体鞘	mitochondrial sheath
腺垂体	pituitary gland
小阴唇	labia minora
新生儿暂时呼吸急促	transient tachypnea of the neunate
囟门	fontanels
性传播疾病	sexual transmitted diseases
雄激素	androgen
血管前置	vasa previa

Y

牙龈瘤	epulides
牙龈粟粒点	epstein's pearl
羊膜穿刺	amniocentesis
羊膜囊	amniotic sac
羊水	amniotic fluid
羊水栓塞	amniotic fluid embolism
仰卧位低血压	supine hypotension
腰椎硬膜外麻醉	Lumbar epidural anesthesia
叶酸缺乏	folic acid deficiency
阴道	vagina
阴道分泌物	vaginal discharge
阴道口	vaginal orfice
阴道内避孕法	intravagina contraceptive method
阴阜	mons pubis
阴茎	penis
阴茎龟头	glans penis
阴茎海绵体	corpus cavernosum

阴囊	scrotum
硬膜外阻滞	epidural block
优生	eugenics
月经初潮	menarche
月经周期	menstrual cycle
孕前期	antepartum period of pregnancy

Z

早产	preterm delivery
早产儿	preterm neonate
早产儿呼吸暂停	apnea of prematurity
早产儿视网膜病变	retinopathy of prematuarity
早产婴儿保育箱	incubator
真结合径	true coinjugate
枕后位	occipitoposterior position
正常促性腺激素型无排卵	normogonadotrophic anovulation
支气管肺发育不良	brochopulmonary dysplasia
蜘蛛痣	vascular spiders
中毒性红斑	erythema toxicum neunatorum
中胚层	mesoderm
着床	implantation
着冠	crowning
滋养层	trophoblast
子宫内翻	uterine inversion
子宫肌层	myometrium
子宫内膜	endometrium
子宫内膜炎	endometritis
子宫旁炎	parametritis
子宫破裂	uterine rupture
子宫切开术	hysterotomy
子宫胎盘循环	uterine placental circulation
子宫张力缺乏	uterine atony
子痫	eclampsia
自然计划生育	natural family planning
自然流产	spontaneous abortion
自然破膜	Spontaneous rupture of memberance
足先臀先露	footing breech presentation
坐浴	sitz bath